一个医生的学术评论

郎景和　著

中国协和医科大学出版社

图书在版编目（CIP）数据

一个医生的学术评论／郎景和著. —北京：中国协和医科大学出版社，2020.5
ISBN 978-7-5679-1255-7

Ⅰ．①一… Ⅱ．①郎… Ⅲ．①妇产科学-文集 Ⅳ．①R71-53

中国版本图书馆 CIP 数据核字（2020）第 023874 号

一个医生的学术评论

著　　者：郎景和
责任编辑：张　宇　吴桂梅

出版发行：中国协和医科大学出版社
（北京市东城区东单三条 9 号　邮编 100730　电话 010-65260431）
网　　址：www.pumcp.com
经　　销：新华书店总店北京发行所
印　　刷：中煤（北京）印务有限公司

开　　本：889×1194　　1/16
印　　张：34.5
字　　数：750 千字
版　　次：2020 年 5 月第 1 版
印　　次：2020 年 5 月第 1 次印刷
定　　价：128.00 元

ISBN 978-7-5679-1255-7

序

PREFACE

这是我自 1992 年至 2019 年 27 年间，在国内妇产科学专业主要期刊上发表的学术评论性文章的选集，共 138 篇。

学术评论性文章与临床或基础研究的原始论文不同，它是对某个主要问题或者新进展、新方法、新技术，以及经典抑或传统、深化抑或革新的观念的认识和评价。体现一种高度、一种深度，注重或者诠释，有一定指导性和推动力。可以不必有过多、过细的技术方法陈述，却是以事实、数据和结论，加以总结、分析与论述。所以，写评论、看评论是件重要、有益之事。

我本人当专业杂志主编多年，受命写评述性文章不少，虽然力图完成好评论的写作，但亦觉力不从心、捉襟见肘。难免有失偏颇，未臻完善。这次将其收录起来，也是一种回顾、总结、检讨。时间跨度比较大，方法、观念都会有些改变和进展，但基本原则似乎没有大变，故仍有其讨论、思考和应用的价值。

有价值的评论会受到关注，多被引用，如在《中华妇产科杂志》发表的"子宫颈上皮内变的诊断与治疗"（2001），"子宫内膜异位症的研究与设想"（2003），都是高引率的评论，被列入中国科学技术信息研究所颁布的全国 5000 多种科技期刊第一届百篇最具影响的优秀学术论文。

本书也遴选了一些新年致词、主编寄语和应时专论等，可以视为历史的足迹，令人难以忘怀。顺序是按从后至前的时间表排列的。

书中文章绝大多数是为我个人撰写，个别文章有与他人合作或访谈，亦有标出，以示尊重。

感谢《中华妇产科杂志》沈平虎主任、《中国实用妇科与产科杂志》魏正强主任、《国际妇产科杂志》李淑杰主任以及宁丽博士等在收集整理文稿中给予的支持和帮助。

感谢中国协和医科大学出版社在图书出版过程中给予的支持和帮助。

祈望读者、同道给予批评指正。

郎景和

二〇二〇年春

目 录

CONTENTS

1. 重视罕见疾病的诊治和研究

一、罕见病的定义、概念和意义

2019 年 2 月 28 日我们迎来了第 12 个世界罕见病日。第一个罕见病日是在 2 月 29 日举办活动，彰显疾病的少见，但随着其概念深入人心，目前已将 2 月的最后一天作为纪念日。今年的主题是"搭建健康和社会关怀的桥梁（bridging health and social care）"，目的是强调罕见病不仅仅是健康问题，也是社会问题。

罕见病（rare disease）是指流行率很低、很少见的疾病，多为慢性、严重性疾病，常危及生命。目前罕见病尚无统一定义，欧盟罕见病组织（EURODIS）将罕见病定义为患病率低于 1/2000 的疾病。美国则定义为患者人数少于 20 万的疾病。世界卫生组织则将罕见病定义为患病人数占总人口的 0.65‰~1‰ 的疾病。估计全球有 3 亿罕见病患者，7000 多种罕见病，占人类疾病的 10%。约有 80% 的罕见病由于遗传缺陷引起，约 50% 在出生时或者儿童期即可发病。罕见病常进展迅速，死亡率很高，对罕见病有效治疗药物不到 1%。各国对罕见病认定的标准存在一定差异，这与其罕见病药物研发的激励政策及罕见病诊疗费用的覆盖范围有关。以罕见病作为主题词在 PubMed 进行检索，至 2019 年 5 月 18 日，可获得 9844 篇文献（https://www.ncbi.nlm.nih.gov）。

全球范围内对罕见病研究和药物开发的热情日益高涨。包括中国在内的多个国家均开展了单病种或多病种的罕见病注册登记研究。过去 30 年间大约 3500 种单基因遗传性罕见病相关基因已得到明确，几乎全部单基因遗传性罕见病的致病基因将在 2020 年前得到定位。罕见病治疗药物研发成为罕见病与常见病药物研发的重要组成，2016 年，约 41% 的获批新药（美国食品药品监督管理局，FDA）为罕见病治疗药物。同时，"孤儿药"（罕见病药）市场也快速增长，市场份额快速提升。罕见病研究与诊疗的巨大社会意义、科学价值及效益都得以体现。

近年来，我国在罕见病诊疗、药物上市方面均有新政策出台。同时以中国罕见病发展中心为代表的一系列罕见病患者组织的成立，为罕见病患者提供了多维度社会支持，并推动了罕见病立法。2017 年中央办公厅、国务院办公厅发布的《关于审评审批制度改革鼓励药品医疗器械创新的意见》中，提出支持罕见病治疗药品及医疗器械的研发。2018 年 6 月 25 日，国家卫生健康委员会发布《关于公布第一批罕见病目录的通知》，纳入了 121 种"常见的"罕见病。2019 年 2 月 15 日，国家卫生健康委员会办公厅发布《关于建立全国罕见病诊疗协作网的通知》，决定建立全国罕见病诊疗协作网。遴选罕见病诊疗能力较强、诊疗病例较多的 324 家医院作为协作网医院。2019 年 2 月 27 日，由国家卫生健康委员会医政医管局主办，中国罕见病联盟、北京协和医院承办的《罕见病诊疗指南（2019 年版）》发布会在京召开。科技部"十三五"国家重点研发计划"精准医学研究重点专项"启动了"罕见病临床队列研究"与"中国人群重要罕见病的精准诊疗技术与临床规范研究"等课题，启动了首个全国性罕见病注册登记研究。作为全国疑难重症诊治中心，北京协和医院牵头此项罕见病临床队列研究，以中国国家罕见病注册系统为平台，联合 20 家国内顶尖教学医院，登记研究 50 余种至少 5 万例相关罕见病例，建设多组学数据库与多中心临床生物样本库，吹响了攻克罕见病的集结号！

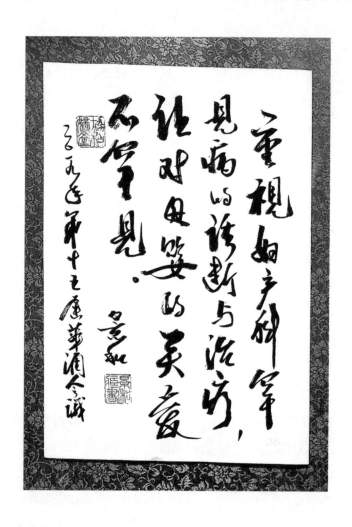

二、妇产科学中罕见病的特殊重要性

妇产科学是有关人类生殖、发育的重要学科。和罕见病有异常密切的关系，应该成为罕见病研究的重镇和前沿。目前妇产科学中的罕见病主要集中于出生缺陷、生殖道畸形、性发育异常和妇科肿瘤等。

1. 出生缺陷相关的罕见病　全球低收入国家的出生缺陷发生率为 6.42%，中等收入国家为 5.57%，高收入国家为 4.72%。我国是人口大国，也是出生缺陷高发国家。根据 2012 年 9 月发布的《中国出生缺陷防治报告（2012）》统计，目前我国出生缺陷发生率在 5.6% 左右，每年新增出生缺陷数约 90 万例，其中出生时临床明显可见的出生缺陷约有 25 万例。根据世界卫生组织估计，全球大约 1/4 的出生缺陷与遗传因素有关。在 2018 年公布的第一批罕见病目录中，就包括了相当多数的代谢性疾病和遗传性疾病。其中最为人熟知的苯丙酮尿症，是一种苯丙氨酸代谢中酶缺陷导致的出生缺陷。尽管该病的产前诊断技术还不够成熟，对结果的诠释和应用尚需谨慎，但是该病的新生儿筛查和干预与治疗已经相当成熟。其他我们熟悉的疾病还包括常染色体隐性遗传疾病，如范可尼贫血、同型半胱氨酸血症、先天性氨基酸代谢障碍苯丙氨酸血症、异戊酸血症等。随着母胎医学、胎儿手术学、游离 DNA 在内的无创产前技术以及二代测序技术的进步，这些疾病的产前诊断和筛查技术日渐进步，为罕见病的防治提供了助力。

产前诊断和母胎医学作为罕见病诊疗的开路先锋，在罕见病临床和科研体系中占据极其重要的地位，相关研究方兴未艾。从事罕见病研究的专业都不能绕开而必然遭遇，譬如，近来日益成熟的游离 DNA 检测技术为大量罕见病的产前筛查提供了有效、安全和具备卫生经济学的方案，包括肺囊性纤维化、血友病、镰状细胞性贫血，以及 21-羟化酶缺乏症在内的 X-连锁隐性遗传基因病等。游离 DNA 检测还为妊娠女性筛查罕见肿瘤提供了有价值的资料。

2. 生殖道畸形相关的罕见病　女性生殖道畸形是涉及外阴、宫颈、子宫体、输卵管的一大类先天性解剖与结构异常，且常合并生殖道以外的器官畸形。由于苗勒管（副中肾管）发育与午非管（中肾管）等泌尿系发育在胚胎早期密切相关的发育缺陷。总体上包括两大类：性腺分化异常相关的生殖道畸形，以及散发的畸形和相关综合征，我们正在寻找明确的遗传证据。其中 Mayer-Rokitansky-Küster-Hauser 综合征（MRKH 综合征）最为有名、最为常见。MRKH 综合征指的是一组正常女性外生殖器发育以及正常退化的中肾管（Wolffian 管），但是副中肾管（Müllerian 管）发育异常的生殖道畸形症候群，包括子宫、宫颈和上 2/3 阴道的发育不良或缺陷。MRKH 综合征可以是纯粹的生殖道畸形（Ⅰ型，又称 Rokitansky 综合征），也有累及其他器官的情况 ［Ⅱ型，和 MURCS 相关的，即苗勒氏管、肾脏、颈胸部和体节异常（Müllerian, renal, cervicothoracic, somite abnormalities）］，最常见的是肾脏、输尿管畸形。少见情况下还会累及肢体、头颅、心脏和中枢神经系统（听力异常）。MRKH 综合征发生率为 1/（4500～5000）女性新生儿，完全属于罕见病的范畴。既往认为 MRKH 综合征是一种散发畸形，但是越来越多家族病例提示该综合征可能有遗传学病因。

生殖道畸形有很多分类，对女性的生育、精神心理和性生活质量造成严重的影响。遗憾的是第一批罕见病目录并没有收入生殖道畸形。其原因可能是疾病预后相对良好，相关的遗传分子机制不多，遗传学病因不强，产前诊断不足，以及有逐渐成熟与共识的诊治手段。这也反映了罕见病研究领域的某种误解和偏见。有趣的是，在 2013 年，一位 35 岁的先天无子宫的女性（Rokitansky 综合征）在瑞典哥特堡的 Sahlgrenska University 医院进行了子宫移植，此后经过辅助生育分娩一健康男婴。其子宫来自她的母亲，一位健的、61 岁的且有两次分娩的女性。这是世界上首例子宫移植后分娩的报道。

3. 性发育异常相关的罕见病　性发育异常是指性染色体异常、性腺发育异常和性激素异常

（合成与受体异常）。这一大类疾病包括了很多罕见病，如著名的 Turner 综合征、Klinefelter 综合征、性腺发育不全、真两性畸形、先天性肾上腺皮质增生症、17-羟化酶缺乏症等多种疾病和综合征。在妇产科领域，对于这些罕见病的诊断、治疗和生育功能的保护已经非常清晰、明确了。如果管理得当，患者预后也相对良好。恰恰可能是因为这些疾病的诊断和处理比较成熟、预后良好，导致了这类罕见病（除了 21-羟化酶缺乏症）均未进入第一批罕见病目录。即便如此，这些罕见病仍然存在较多棘手之处，主要问题包括：产前筛查和诊断，相关生殖道畸形的变异的手术治疗，社会心理和身份识别，性生活能力与质量，生育能力与功能，激素治疗与恶性肿瘤风险等。临床无小事，尽管这些罕见病并不需要特别的"孤儿药"进行治疗，但是其背后的诊断、处理及其长期随访都需要极其专业的医疗人员担任和执行，这些疾病的潜在机制和新型诊疗方案也亟待开发。

4. 妇科肿瘤相关的罕见病　在妇科肿瘤领域，与遗传机制相关的综合征包括遗传性乳腺癌卵巢癌综合征（与 BRCA1/2 基因突变有关）、Lynch 综合征（遗传性非息肉病性结直肠癌，与错配修复基因突变有关）、Li-Fraumeni 综合征（与 TP53 基因突变有关）、Cowden 综合征（与 PTEN 基因突变有关）和 Peutz-Jeghers 综合征（与 STK11 基因突变有关）。从发病率上看，这几类综合征都可以算是罕见病。不过目前仅有 Peutz-Jeghers 综合征进入了第一批罕见病目录。在二代测序时代，这些综合征的诊断相对比较容易，且多属于常染色体显性遗传。因此，妇科肿瘤遗传咨询和诊断的作用非常重要。这些疾病不仅累及女性生殖道系统，还会涉及乳腺、前列腺、胰腺、胃肠道、皮肤、骨骼等多器官系统。所以多学科合作的意义非常关键。

目前国内还缺少妇科肿瘤遗传咨询和检测的统一方案、标准与指南。以遗传性乳腺癌卵巢癌综合征，尽管美国国立肿瘤全面网络（NCCN）指南的建议非常成熟，国内仍然缺少共识和指南指导相应的工作，对于突变基因携带者的随访、预防性治疗均处于初始阶段，相关靶向药物的开发和应用也相对滞后。治愈其他更为少见的妇科肿瘤遗传综合征，其临床和基础研究仍然存在很多空白和缺陷。

三、关于罕见病的研究

北京协和医院及其妇产科系全国疑难重症的诊治中心。据统计，1987 年 2 月至 1999 年 12 月，全院诊治的病种是 1683 种，仅 1 例病种者 532 例，非常罕见病 30 例，包括艾滋病，以及 2003 年的严重急性呼吸综合征（SARS）的诊治。产科的高危孕产妇占 60%~70%。

根据北京协和医院的经验，中国罕见病研究需秉承协作、创新的原则，从"构建协同创新网络、建设国家级罕见病数据库与知识库、推进技术创新探索、促进专业人才培养、推动患者关怀和搭建国际合作平台"几个方面入手，推进罕见病事业发展。在妇产科罕见病的研究领域，在上述大框架系统中，以下几点是值得关注的。

1. 重视罕见病的临床研究，提高诊疗水平　归根结底，罕见病的研究还是要回到临床，解决患者的切实问题。罕见病的低发病率不应成为罕见病诊疗困难的瓶颈。随着对罕见病临床的重视，在更多维度和更大平台上的信息分享和知识共建，罕见病必将逐渐成为"少见"甚或"常见"的问题，有成熟流畅的诊疗流程，有高效到位的药物供应，有稳定发展的随访检测。在这方面，性发育异常相关疾病是比较典型的例子。随着对生殖内分泌系统和染色体结构功能的深入了解，既往大家并不熟悉的疾病、综合征，慢慢成为教材上的经典问题，拥有明确的诊断和鉴别诊断方案、治疗措施和随访结果，成为医疗工作者甚至医学生必知的临床知识点。

2. 打破专业屏障，实现多学科合作　罕见病之所以上升到比较重要的地位，并不仅仅是其"罕见"，更多的还是因为其对患者健康及国民健康与社会健康导致的多方面影响。预估我国有1200万以上的罕见患者，80%是遗传病，还是1~5岁儿童死亡的主要原因。牵一发而动全身，单基因疾病问题也许只是某个基因位点的改变，但它引发的代谢、发育、生殖和生存问题却牵涉极广。也许不久的将来会出现有效和安全的基因编辑和治疗方案，但目前多学科的管理仍是治疗学上的关键和重点。以妇科肿瘤遗传咨询门诊为例，在遇到携带 BRCA1/2 突变携带者，需要根据性别提供相应的癌症筛查和预防策略，提供生育生殖的建议（如植入前遗传诊断）。这些都不是妇产科学本身能够完全解决的。

遗传性疾病的预防可以通过三级预防模式进行防控：一级预防，胚胎植入前遗传学检测（PGT）、孕前检查；二级预防，产前筛查、产前诊断；三级预防，新生儿疾病筛查。这也是一个多学科与社会的问题。

3. 培养罕见病研究的专门人才　尽管罕见病的深入了解终将把很多"罕见"病转化为"常见"病，但是具体到细节的诊疗，仍需要专家把控和探索。术业有专攻，罕见病的"术业"由于牵涉面广、知识点多、处理困难，更需要"专攻"的人才对其进行充分、耐心和细致的摸索。产前诊断和生殖道畸形治疗都是非常好的例子。在这些领域的浅尝辄止，并不会给患者和学科带来更多裨益。

4. 加强罕见病的基础研究，促进基础研究与临床实践的转化　如上所述，罕见病的临床工作对于医患而言都是第一位的。但如果仅停留在临床层面，则和几百年前的经验医学差别不大。为了阐释疾病病因，提供新型诊疗方案，促进患者全面健康，临床实践还是要与基础研究相结合。以遗传性乳腺癌卵巢癌综合征为例，其标志性的突变基因 BRCA1/2 是在 1994—1995 年间被克隆定位的，经过漫长的摸索和实践，20 年后的 2014 年第一种靶向药物（多聚腺苷二磷酸核糖聚合酶抑制剂）才正式上市，圆满实现了临床-基础-临床的一个循环。不过目前，靶向药物的耐药机制则为我们提供了更大的挑战，需要再次开辟另一个转化医学的循环。

总之，罕见病的研究热情并不是赶时髦，而是当下临床医学和科研探索必须攻克的重大突破点。妇产科学中的罕见病主要集中于出生缺陷、生殖道畸形、性发育异常和妇科肿瘤。这些问题的分析和处理，就像编织一张细密的大网，笼络了学科的前沿技术和关键应用，包含了临床的深入分析和个体诊疗。因此，重视罕见疾病的诊治和研究，与提升学科水平和培养专门人才是密不可分，成为不可或缺的强大推动力。第一批罕见病目录见表1。

表 1　第一批罕见病目录

序号	中文名称	英文名称
1	21-羟化酶缺乏症	21-hydroxylase deficiency
2	白化病	albinism
3	Alport 综合征	Alport syndrome
4	肌萎缩侧索硬化	amyotrophic lateral sclerosis
5	Angelman 症候群（天使综合征）	Angelman syndrome
6	精氨酸酶缺乏症	arginase deficiency
7	热纳综合征（窒息性胸腔失养症）	asphyxiating thoracic dystrophy（Jeune syndrome）
8	非典型溶血性尿毒症	atypical hemolytic uremic syndrome
9	自身免疫性脑炎	autoimmune encephalitis
10	自身免疫性垂体炎	autoimmune hypophysitis
11	自身免疫性胰岛素受体病	autoimmune insulin receptopathy（type B insulin resistance）
12	β-酮硫解酶缺乏症	beta-ketothiolase deficiency
13	生物素酶缺乏症	biotinidase deficiency
14	心脏离子通道病	cardiac ion channelopathy
15	原发性肉碱缺乏症	carnitine deficiency
16	Castleman 病	Castleman disease
17	腓骨肌萎缩症	charcot-marie-tooth disease
18	瓜氨酸血症	citrullinemia
19	先天性肾上腺发育不良	congenital adrenal hypoplasia
20	先天性高胰岛素性低血糖血症	congenital hyperinsulinemic hypoglycemia
21	先天性肌无力综合征	congenital myasthenic syndrome
22	先天性肌强直（非营养不良性肌强直综合征）	congenital myotonia syndrome（non-dystrophic myotonia，NDM）
23	先天性脊柱侧弯	congenital scoliosis
24	冠状动脉扩张病	coronary artery ectasia
25	先天性纯红细胞再生障碍性贫血	diamond-blackfan anemia
26	Erdheim-Chester 病	Erdheim-Chester disease
27	法布雷病	Fabry disease
28	家族性地中海热	Familial mediterranean fever
29	范可尼贫血	fanconi anemia
30	半乳糖血症	galactosemia
31	戈谢病	Gaucher's disease
32	全身型重症肌无力	generalized myasthenia gravis
33	Gitelman 综合征	Gitelman syndrome
34	戊二酸血症 I 型	glutaric acidemia type I
35	糖原贮积病（I 型、II 型）	glycogen storage disease（type I、II）
36	血友病	hemophilia

序号	中文名称	英文名称
37	肝豆状核变性	hepatolenticular degeneration（wilson disease）
38	遗传性血管性水肿	hereditary angioedema（HAE）
39	遗传性大疱性表皮松解症	hereditary epidermolysis bullosa
40	遗传性果糖不耐受症	hereditary fructose intolerance
41	遗传性低镁血症	hereditary hypomagnesemia
42	遗传性多发脑梗死性痴呆	hereditary multi-infarct dementia（cerebral autosomal dominant arteriopathy with subcortical infarcts and leukoencephalopathy，CADASIL）
43	遗传性痉挛性截瘫	hereditary spastic paraplegia
44	全羧化酶合成酶缺乏症	holocarboxylase synthetase deficiency
45	同型半胱氨酸血症	homocysteinemia
46	纯合子家族性高胆固醇血症	homozygous hypercholesterolemia
47	亨廷顿舞蹈病	Huntington disease
48	HHH 综合征	hyperornithinaemia-hyperammonaemia-homocitrullinuria syndrome
49	高苯丙氨酸血症	hyperphenylalaninemia
50	低碱性磷酸酶血症	hypophosphatasia
51	低磷性佝偻病	hypophosphatemic rickets
52	特发性心肌病	idiopathic cardiomyopathy
53	特发性低促性腺激素性性腺功能减退症	idiopathic hypogonadotropic hypogonadism
54	特发性肺动脉高压	idiopathic pulmonary arterial hypertension
55	特发性肺纤维化	idiopathic pulmonary fibrosis
56	IgG4 相关性疾病	IgG4 related disease
57	先天性胆汁酸合成障碍	inborn errors of bile acid synthesis
58	异戊酸血症	isovaleric acidemia
59	卡尔曼综合征	Kallmann syndrome
60	朗格汉斯组织细胞增生症	Langerhans cell histiocytosis
61	莱伦综合征	Laron syndrome
62	Leber 遗传性视神经病变	Leber hereditary optic neuropathy
63	长链 3-羟酰基辅酶 A 脱氢酶缺乏症	long chain 3-hydroxyacyl-CoA dehydrogenase deficiency
64	淋巴管肌瘤病	lymphangioleiomyomatosis（LAM）
65	赖氨酸尿蛋白不耐受症	lysinuric protein intolerance
66	溶酶体酸性脂肪酶缺乏症	lysosomal acid lipase deficiency
67	枫糖尿症	maple syrup urine disease
68	马方综合征	Marfan syndrome
69	McCune-Albright 综合征	McCune-Albright syndrome
70	中链酰基辅酶 A 脱氢酶缺乏症	medium chain acyl-CoA dehydrogenase deficiency

续　表

序号	中文名称	英文名称
71	甲基丙二酸血症	methylmalonic academia
72	线粒体脑肌病	mitochodrial encephalomyopathy
73	黏多糖贮积症	mucopolysaccharidosis
74	多灶性运动神经病	multifocal motor neuropathy
75	多种酰基辅酶 A 脱氢酶缺乏症	multiple acyl-CoA dehydrogenase deficiency
76	多发性硬化	multiple sclerosis
77	多系统萎缩	multiple system atrophy
78	肌强直性营养不良	myotonic dystrophy
79	N-乙酰谷氨酸合成酶缺乏症	N-acetylglutamate synthase deficiency
80	新生儿糖尿病	neonatal diabetes mellitus
81	视神经脊髓炎	neuromyelitis optica
82	尼曼匹克病	Niemann-pick disease
83	非综合征性耳聋	non-syndromic deafness
84	Noonan 综合征	Noonan syndrome
85	鸟氨酸氨甲酰基转移酶缺乏症	ornithine transcarbamylase deficiency
86	成骨不全症（脆骨病）	osteogenesis imperfecta（brittle bone disease）
87	帕金森病（青年型、早发型）	Parkinson disease（young-onset，early-onset）
88	阵发性睡眠性血红蛋白尿	paroxysmal nocturnal hemoglobinuria
89	黑斑息肉综合征	peutz-jeghers syndrome
90	苯丙酮尿症	phenylketonuria
91	POEMS 综合征	POEMS syndrome
92	卟啉病	porphyria
93	Prader-Willi 综合征	Prader-Willi syndrome
94	原发性联合免疫缺陷	primary combined immune deficiency
95	原发性遗传性肌张力不全	primary hereditary dystonia
96	原发性轻链型淀粉样变	primary light chain amyloidosis
97	进行性家族性肝内胆汁淤积症	progressive familial intrahepatic cholestasis
98	进行性肌营养不良	progressive muscular dystrophy
99	丙酸血症	propionic acidemia
100	肺泡蛋白沉积症	pulmonary alveolar proteinosis
101	肺囊性纤维化	pulmonary cystic fibrosis
102	视网膜色素变性	retinitis pigmentosa
103	视网膜母细胞瘤	retinoblastoma
104	重症先天性粒细胞缺乏症	severe congenital neutropenia
105	婴儿严重肌阵挛性癫痫（Dravet 综合征）	severe myoclonic epilepsy in infancy（Dravet syndrome）
106	镰刀形细胞贫血病	sickle cell disease

序号	中文名称	英文名称
107	Silver-Russell 综合征	Silver-Russell syndrome
108	谷固醇血症	sitosterolemia
109	脊髓延髓肌萎缩症（肯尼迪病）	spinal and bulbar muscular atrophy（kennedy disease）
110	脊髓性肌萎缩症	spinal muscular atrophy
111	脊髓小脑性共济失调	spinocerebellar ataxia
112	系统性硬化症	systemic sclerosis
113	四氢生物蝶呤缺乏症	tetrahydrobiopterin deficiency
114	结节性硬化症	tuberous sclerosis complex
115	原发性酪氨酸血症	tyrosinemia
116	极长链酰基辅酶 A 脱氢酶缺乏症	very long chain acyl-CoA dehydrogenase deficiency
117	威廉姆斯综合征	Williams syndrome
118	湿疹血小板减少伴免疫缺陷综合征	wiskott-aldrich syndrome
119	X-连锁无丙种球蛋白血症	X-linked agammaglobulinemia
120	X-连锁肾上腺脑白质营养不良	X-linked adrenoleukodystrophy
121	X-连锁淋巴增生症	X-linked lymphoproliferative disease

［《林巧稚妇产科学论坛》主旨讲座，2019-07-04］

2. 重视人口发展的战略研究

习近平总书记在党的十九大报告中提出了"实施健康中国战略"，指出"人民健康是民族昌盛和国家富强的主要标志，坚持预防为主，预防控制重大疾病，加强人口发展的战略研究，积极应对人口老龄化"。这就是我们的方向，这就是我们的任务。

在过去的一年里，关于生育的调适政策和策略研究，成为了我们妇产科工作者的新方向；"二孩政策"是新的挑战，成为了新任务；出生缺陷的防控研究有了新进展；以肿瘤防治为主的重大疾病防治是学科发展的关键，有了新成就；推行妇产科疾病诊治的"四化"（规范化、个体化、微创化、人性化）有了新提高。

在 2019 年新年伊始，尤其是关于生育水平的调适政策和策略研究，应引起我们的高度重视和着力实施。诚然，"适度生育水平"是个深刻而广泛的概念和命题，涉及人口学、社会学、医学、经济学等诸多领域，是民生问题、科学问题、社会问题之综合。不仅是学术研究，也是政府行动。要对新中国成立后我国生育水平和相应政策进行系统回顾，总结经验，调整实施。如新中国成立后的初始阶段、独生子女政策阶段、"单独二孩政策"阶段、"全面二孩政策"阶段，应该全面地、历史地、辩证地进行评估分析。同时对发达国家、发展中国家的状况进行比照、比较分析。再经过对生育现状、生育观念、生育问题进行调查，籍以形成我们的战略、策略。

就妇产科学而论，我们需要回答"关于生的六个问题"，即：想不想生？能不能生？生多少？如何生？如何生得好？如何生个好孩子？

对此有所调查、有所研究、有所对策、有所措施和技术。慎审、周全地考虑其中的民生、民族、国家、社会、科学、技术、伦理、政策、法律诸多问题，为人口发展的战略研究与政策制订提供依据。

诚如前述，适度生育水平的研究涉及广泛深刻，虽然妇产科学研究生育，却也难以"单刀赴会"。就是涉及妇产科学，也是多种亚专业交叉重叠。至少，我们可以首先理会和开展当务之急的某些研究，或者"关于生的三个方面"，比如高龄妇女再生育问题、出生缺陷的防控问题以及促进人口健康及某些相关疾病的防治或生殖功能的保护等。

首先，我国人口老龄化问题凸显，2015 年中国老龄人口已达 15.5%。我国总和生育率低下，仅为 1.4（正常更替生育水平为 2.1），人口红利下降。而今"二孩政策"全面放开，有生育需求的高龄妇女增加，形势严峻。高龄孕产妇的并发问题及不良妊娠结局、母胎（母儿）风险明显增加。因此，提高高龄妇女助孕成功率、制定高龄孕产妇高危风险预警以及管理规范尤其重要。

其次，充分认识、高度重视出生缺陷的严重性，我国已是出生缺陷的"大国"，我国出生缺陷高达5.6%。每年新增90万例，近15年增长了74.9%，仅单基因疾病患者20万，国家经济损失达2000亿元。出生缺陷也是5岁以下儿童死亡以及身体与智力残疾的主要原因。因此，这不仅是重大的公共卫生问题，也关乎人口质量、民族繁衍、国家富强。

应该说，近年来我国的遗传咨询、产前诊断技术有了显著的进展，建立了孕前→产前→小儿系列管理体系，逐渐完善了从先证复习、遗传咨询到产前诊断的规范化诊治流程。各种诊断技术精度不断提高，开展了出生缺陷的筛查，包括无创技术。但是，我们也应清醒地认识到，出生缺陷的防控依然有相当的不确定性和高度的风险性，应积极、审慎地面对和解决。要构建多平台的孕前→产前→产后出生缺陷的防控网络，形成系统工程。除了科学技术的研究和开发以外，应完善伦理、政策和法规处理程序。

最后，是促进人口健康和相关疾病的防治及生殖功能保护。所有妇产科医师都应有人性化观念，即保护生理功能、保护器官功能、保护生育功能、保护精神心理健康，这对生殖健康尤为重要。在妇科疾病、妇科肿瘤的治疗中，在手术、化疗、放疗等的实施中，器官与功能的保护，子宫、卵巢的保护已成为我们长鸣的警钟。

这就是我们要不断强化解决的"六个生的问题"和"三个生的方面"。我们要把临床工作和基础研究结合起来，和社会学家、人口学家、流行病学家结合起来，把我们的专业工作和国家及社会的利益与发展，以及大政方针结合起来，提升我们工作的效益和意义。

也许，这就是我们对人的善良、同情和关爱，以及用毕生力量改善人与社会健康的智慧。

［原载《中华妇产科杂志》2019，54（1）：1-2］

3. 妇产科临床诊治的陷阱和对策（采访录）

谭先杰教授：郎大夫您好，感谢您接受《中国实用妇科与产科杂志》委托我对您进行的采访。说来惭愧，尽管从朋友圈中多次看到您在全国讲"妇产科临床诊治中的陷阱和对策"，但我居然没有能完整地听过这一堂课。这样也好，我可以从普通读者的角度来向您请教。请问您为什么要用"陷阱"作为关键词来阐述您的观点呢？

郎景和院士：所谓"陷阱"，就是我们在临床工作可能会遭遇的错误和问题。英文 pitfall，直译就是"掉进坑里"的意思。可以说，任何一个人，任何一个医生都有可能会遭遇陷阱。所以，我们需要知道临床诊治中为什么会出现陷阱？我们为什么会掉入陷阱？如何规避陷阱？如何从根本上、从理念上去对待它。

萨克雷在《鳏夫洛弗尔》中说："你如果从来没有做过傻事情，你大概不会成为智者。"我也认为，聪明的人，有智慧的人，不可能是做事一贯正确的人。他一定是从所犯的错误和挫折中，从丰富的经历中得到教训，最后才取得成功，不要奢望自己不犯错误。

谭先杰教授：抱歉，郎大夫，打断一下，既然如此，您如何理解"知彼知己，百战不殆"这句话呢？

郎景和院士：打断得好！我前不久在欧洲妇科内镜学会（ESGE）年会上所讲的题目是"《孙子兵法》与外科手术"，把我们自己都很难理解的问题讲给洋人听，不是件容易的事儿。我们常常讲一句话：百战百胜。其实不可能百战百胜，你看《三国演义》中显尽风流、过五关斩六将的关二爷，百战百胜么？没有！所以，孙子兵法里并没有讲百胜，而说的"知彼知己，百战不殆！"。这个"殆"字，不是指胜利，而是指伤害。也就是说，自己不受伤害就不错了，岂能苛求百战百胜。

毛主席说："错误和挫折教训了我们，使我们变得比较聪明起来。"后来我在想，我们外科大夫，从错误和挫折中学习到的东西，要比我们从成功和胜利中学习的多。你想想是不是这样？成功可以使我们得到经验，挫折和失败可以使我们得到教训，两者同样重要。

1. 诊治多陷阱，举步履薄冰

谭先杰教授：看来"陷阱"并非全是坏事，那您能谈谈临床诊治中为什么产生陷阱，哪些地方容易出现陷阱吗？

郎景和院士：整个临床诊治过程都会有陷阱，从病史开始，到临床检查、化验检查，再到最后的处理，处处都有陷阱。作为医生，我们需要掌握正确的观念方法、人文理念与哲学思想。

其中，最基本的问题就是我们对医学的看法，也就是医学到底是怎么样的？

医学有两大特点，一是局限性，二是风险性。所谓局限性，就是我们认识事物的局限。医学是研究人类自身的科学，而人类自身的未知数最多。医学的局限，首先在于认识的局限，我们对人体最基本认识的解剖学始于 16 世纪，之前几乎一无所知；其次，医学的局限还在于方法的局限，200 年前，我们没有输血、没有抗生素、没有真正的麻醉；最后，医学的局限也体现在疾病不可能被完全征服。人类和疾病的斗争，包括致病微生物、肿瘤或者其他疾病，会无限地进行下去。1981 年之前，我们不知道艾滋病；2003 年之前，我们不知道 SARS；2009 年，我们才知道禽流感 H1N1。后来，几乎每年都有一个新的病种出来，一个比一个厉害，例如埃博拉、寨卡等。

欧洲人不会忘掉两个非常惨痛的事件：一个是流感大流行，可以使成千上万人丧生；另一个是黑死病，也就是鼠疫，也可以使千百万人丧生，甚至使一个城邦 1 周之内人口减少一半！虽然很多烈性传染病已经被人类控制，但疾病对人类的反扑还会存在。不要相信 50 年之后我们会完全战胜肿瘤这种话，这不太可能，从哲学上来说，是没有可能。

我们对世界的认识是相对的，也许是片面的，甚至过后可能是错误的，医学原理也是如此。实际上，科学并不是说"我什么都知道"，科学只知道其中一部分。"没有包治百病的处方。"这不是我说的，是列宁说的。

很多年以前，我担任副院长，有一个外国人来推销仪器。他说他的仪器在美国做过实验，从冻伤到艾滋病都可以治。我连想都不用想，这是不可能的，不会有这种东西。后来我劝他，你不能说什么都能治，你说什么都能治，大概就是什么都不能治；你如果说没有任何不良反应，大概就意味着没有什么作用。

谭先杰教授：无论是从专业的角度还是从公众的角度，误诊误治都是最常听到的词儿，我们应该如何看待误诊、怎样避免误治呢？

郎景和院士：坦白地说，误诊是不可避免的。一项调查表明，我们对疾病的总的误诊率高达 27.8%，对传染病误诊率超过 30%，对肿瘤和结核的误诊率为 40%，对子宫内膜异位症的误诊率甚至高达 60%。多么触目惊心的数字！但这是事实。

关于误治，很多时候公众对治疗有一个错误的观念，以为医院和医生总是能把病治好，没有治好就是误治。其实不然，治疗并不总是意味着治愈某种疾病，有时候意味着体恤关爱、减轻痛苦。医生的注意力要集中到患病的人的体验上，而不仅仅集中到疾病的过程本身。所以，才有特鲁多（Edward Trudeau）的名言："有时，去治愈；常常，去帮助；总是，去安慰！"这是医生的责任。

谭先杰教授：记得您曾经给我们展示过 1 张兔子还是鸭子的图，并以此来说明医学的局限性，您能再给我们展示一下吗？

郎景和院士：就是这张图。这是什么呢？兔子，还是鸭子？或者兔子和鸭子都可以。仅仅是角度的不同，结果完全不同。出自奥地利哲学家维特根斯坦（Luwig Wittgenstein，1889—

1951 年）。所以说，人的感知有时是不确切的。同样的事物，由于看问题的角度不同，其结果可以大相径庭。

美国哲学家罗蒂（Richard Rorty，1931—2007 年）也说："真理不过是我们关于什么是真的共识，我们关于什么是真的共识不过是一种社会和历史状态，而并非科学和客观的准确性。"我最开始引用他的话时他还活着，10 多年过去了，罗蒂已经离世，但他的话依然正确。

2004 年 4 月，《英国医学杂志》（BMJ）刊登了 1 篇很有意思的文章，文章说：有些"病"，至少 60 多种病，是没有必要采取什么方法去治疗的，也没有确凿的证据说明什么方法有效，也许不治疗比用什么方法去治疗更好，也许最好的方法是不去治疗！所以，有时"期待疗法""保守治疗"，不是"不去治疗"，而是一种策略和方法。

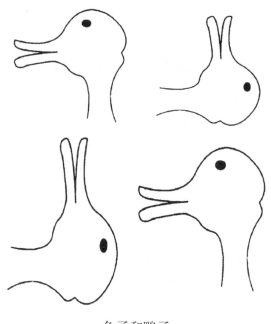

兔子和鸭子

谭先杰教授： 您曾讲过有些病是越治越坏，在医学史上有几个著名的案例，您能再讲讲吗？

郎景和院士： 1949 年诺贝尔生理学和医学奖获得者莫里兹（Egas Moniz，1874—1955 年），

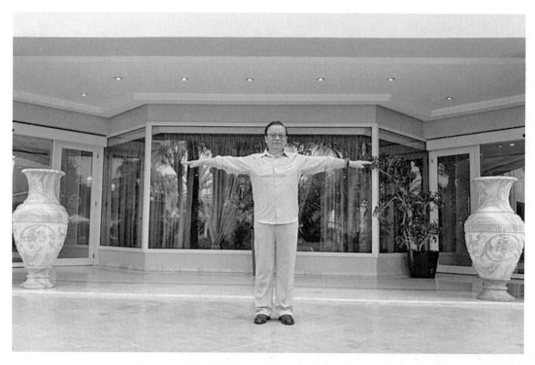

平衡、平和、平静（2018 年）

葡萄牙人，他的贡献是提出用前额脑白质切除术来治疗躁狂型精神病。这个"成就"很了不得，获得了诺贝尔奖。但 1942—1952 年，美国超过 1 万名接受手术的患者出现了严重并发症，后来证实这种治疗方法不可行。你看即使是诺贝尔奖获得者的成就，也可以被完全否定。

妇产科也有两个著名的案例：一个是孕期雌激素暴露导致女性阴道腺病和透明细胞癌；另一个是沙利度胺（反应停，曾用于治疗妊娠呕吐）造成的短臂畸形，也就是海豹畸形。1984 年我在挪威奥斯陆学习，正好赶上他们的国王奥拉夫 5 世的 82 岁生日，群众游行经过皇宫，接受国王检阅，一共有 82 个学校的队伍经过，其中最后一个队伍让我非常震惊——这个队伍中，有三四十个十几岁的小孩，都是晃着膀子走过去的，他们没有臂膀。国王陛下及皇族全体从露台上走下来，对他们表示关怀。这跟国王没有任何关系，这是历史留下来的，是"科学"成果带来的教训。

所以，伟大的医学教育家奥斯勒（William Osler，1849—1919 年）说过，医学是不确定的科学与可能性的艺术。我一直不太讲精准医学，精准医学很好，可以让我们更好地认识疾病，但实际上精准不了，精准只是一种理想，仍然会有局限性。

谭先杰教授： 是的，医学的局限性似乎是永恒的，那我们如何理解和应对医学的风险性呢？

郎景和院士： 医学有很大的风险性，从诊断到治疗，从用药到手术，处处都有风险。诊断方面，有误诊和创伤风险；用药方面，有不良反应、剂量耐受差异、过敏等风险；手术方面，有麻醉、出血、损伤、感染、意外等风险。这就是医学和其他科学、其他领域不一样的地方，所以我们要"如临深渊，如履薄冰"。我曾经以为这是张孝骞教授说的，后来发现是来自《诗经·雅·小旻》，但张孝骞教授用得最好。

我们现在都在追求微创治疗，但我常常讲这样一句话：成也微创，败也微创；好也能量，坏也能量。解放军总医院的宋磊教授到处去帮别人补瘘，包括尿瘘和肠瘘，这些瘘多半都是能量惹的祸！内镜手术使用电烧、电凝，使用各种能量器械，比传统手术更容易造成泌尿系损伤。

同样是前几天（2018 年 10 月 11 日），我还在欧洲妇科内镜协会（ESGE）年会上主持了一个并发症专题会议，我的总结点评是这样几句话："并发症可以发生在任何大夫、任何时间、任何手术；而且并发症的发生还会增加；微创可以变成巨创；我们从错误中学习的，比从成功中学习的要多"。

2. 重视病史询问和物理学检查，正确认识实验和技术应用

谭先杰教授： 您曾经讲过，在医生的成长道路上，对这些陷阱的认识和对策的掌握，就是为了规避陷阱。您能详细谈谈吗？

郎景和院士： 让我们先从最近一二百年的医学史当中来认识。在 20 世纪之前，传统医学发展了完整体系，获得了一定成功。随着解剖学和生理学的进步，催生了现代医学，并在 20 世纪取得了辉煌成就。100 年以前，医学的重点是对人体的认识，从维萨里的解剖学，到哈维的血液循环，再到列文·虎克的显微镜等。近 100 多年，医学的突破是对疾病的认知。人类在疾病治疗方面取得了重大进展，如抗生素、激素和手术等；研究方法不断突破，如遗传学、分子生

物学等；其他学科，包括电子、光学、仪器、工艺以及生物技术的发展，几乎改变了我们的医学实践。这些发展当然是非常有用的，但是也带来了新的问题，那就是医生的头脑、医生的思维逐渐僵化，逐渐沙漠化。

我们可能会过多地相信得到的数字报告和其他影像学检查结果，但这一切只是寻找证据（evidence），决策要基于证据，但证据还不是决策，决策还需要其他的考量因素，包括资源、法律、经济等社会因素，伦理、道德、价值等人文因素；决策必须考量与平衡证据、资源和价值取向三个方面的因素，依据实际情况，做出合理的决策，并涉及社会、经济、伦理等社会人文因素。所以，我们需要正确处理寻求证据和临床决策的关系。

循证并不能完全代替临床经验。强调循证是为了更好地进行临床实践，但临床经验是证据的来源，有时候临床经验是实践和决策唯一能够依靠的证据。我曾经讲过这样一个故事：有一次我们给一个产妇进行了择期剖宫产，手术很顺利，但是产妇术后高热不退，检查不出来原因。我们给林巧稚大夫打电话，林大夫详细询问了病情，问患者宫口是否开了，我们回答说是择期剖宫产，宫颈没有扩张过。林大夫让我们用卵圆钳扩开宫颈，大量的积血从宫腔中流出，高热很快就下去了。这就是经验！但当时的教科书中并没有写，我认为这应该写入教科书中，你说对吗？

谭先杰教授：是的，郎大夫，我在产科工作的时候，上级大夫已经再三强调对于择期剖宫产的产妇，一定要在术中扩张宫颈，以免血存留在宫腔中，原来这也是从林大夫那里学来的经验啊。我也给您讲一段故事吧：几个月前，我的一个很年轻的术后患者发生了手足抽搐，我们都以为是低钙，结果补钙后症状不能缓解，后来才知道是过度通气综合征导致呼吸性碱中毒，让患者罩上一个塑料袋后，她的症状很快就消失了。尽管我们在生理课上也学过过度通气综合征，但我以前从来没有遇到过，所以没有判断出来。说来也巧，前几天我在飞机上就遇到了类似的患者，我用飞机上的清洁袋捂住她的嘴，患者很快就缓解了。我写了1篇文章，在文末我感慨道：虽然现在提倡循证医学，但医学在某种程度上还是经验科学。有些事情，有些病，只有你见过、听过，脑袋里才有这根弦，才会想到，才会处理，才敢处理。

郎景和院士：你说得很对，循证医学很重要，但经验有时更重要。我们需要找证据，但它不能代表决策。我们提倡遵循诊治指南，但问题是有些疾病，特别是罕见病、疑难杂症，根本没有指南可用，这个时候，经验就非常重要！一个有经验的医生的观点，就是指南。所以，我一直强调，一个没有临床经验的人，即使十分熟悉证据，也是没有办法给人看病的。

当前各种新概念、新名词充斥于医学领域，人们趋之若鹜。你看看，先后出了多少新名词，先是循证医学，随后是转化医学、价值医学，还有精准医学。但是，循证，未必都能找到证据，证据不能代替决策；转化，从来都主张转化，未必都能转化；价值，不可能不讲价值，价值是观念；精准，只能力求精确，精准只是目标。

我曾经这样感叹：我们可能被围于不断花样翻新的烦琐术语所筑的高墙之中，失去了哲学的追问。我们甚至失去了孩子的追问，更可悲的是连孩子也不追问。

　　循证是什么？转化是什么？精准是什么？这些看上去很新的医学名词，如果你去读一些毛主席的书，或者看看语录，你就会发现，老人家已经讲得很清楚了。比如循证医学，在《人的正确思想是从哪里来的？》和《认识论》中，主席说，没有调查就没有发言权……要实事求是，这不就是找证据吗？比如转化医学，在《实践论》中，主席说，从实践中来，到实践中去。实践，理论，再实践，这就是转化，多么清楚！精准医学也一样，在《矛盾论》中，主席说，世界上怕就怕"认真"二字……对技术要精益求精，具体问题具体分析。

　　不客气地讲，有时候我们数典忘祖，去追求一些新的名词，实际上伟人们，包括古代的医家圣人，都讲得非常清楚了。所以，对于医生而言，我们不应该一味去追赶最时髦的词儿、最时髦的技术。"医生要永远地走到病人床前去，做面对面的工作。单纯地或仅仅依赖于检验报告是危险的！"这是林巧稚大夫的原话。

　　谭先杰教授：作为临床医生，我们要如何对待新技术呢？

　　郎景和院士：对于新的技术，我们当然要接受。我们不保守，但我们要正确认识，正确对待，正确理解，正确应用。我们始终要把临床实践放在第一位，把对患者的关爱放在第一位。我们要面对面地与患者交流。如果有一天，所有的医学完全被机器取代，我认为那个时候的医生就完全堕落了，医学就差不多该消亡了。这是多么可怕的事情！

　　现在都在讲大数据，实际上还是找证据。但是我们要知道，大数据可能会自欺欺人，而且，大数据会形成新的技术官僚主义。医学上的有些东西，你是不能完全用数字来解决的。

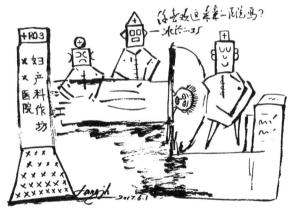

　　像图片中这样的医院，你愿意来吗？完全是全自动化的，但那不叫医院，那叫作坊，叫工厂，是一条冰冷的流水线。我们不希望有这一天，医生也不能这样当。

　　还有，前段时间深圳发生的胎儿基因编辑闹剧更是让人警醒。对胎儿的基因进行编辑，以及相应的研究，可能都不是技术问题，而是伦理问题、哲学问题，是能不能这样做的问题。孔子曰：君子不器。君子用器而非器，我们可以使用技术，使用工具，但不能成为技术和工具的奴隶，包括大数据，人是不会全在"算法"之内的，总会在数字够不到的地方呐喊！

　　3. 培养正确的思维观念和思维方法，并强化人文意识和哲学理念

　　谭先杰教授：在您的演讲题目中，你说谈妇产科临床诊治的陷阱和对策，也是兼论妇产科医生的成长，我想请您详细谈谈。

　　郎景和院士：我们知道，正确的诊断和处理来源于正确的决策；正确的决策来源于正确的

哲学观念和思维方法。这很重要，而且是终身性的。所以，一个医生（包括妇产科医生）成长，需要培养正确的思维观念和思维方法，并强化人文意识和哲学理念。

学习和得到一点知识是容易的，但正确的思维方法是需要时间才能培养出来。一百年以前，奥斯勒说过，医学实践的弊端在于：历史洞察的贫乏、科学与人文的断裂、技术进步与人道主义的疏离。这三个难题一直没有解决，并且愈演愈烈。奥斯勒认为，临床工作的三条基线是心地善良、心路清晰、心灵平静。我对这三条基线进行了这样的注解：心地善良，是关爱患者的职业精神；心路清晰，是思维与决策的职业智慧；心灵平静，是沉稳、认真与耐心的职业作风。你认为是这样吗？

谭先杰教授：当然是这样，但医生在成长过程中，怎样才能坚守这 3 条基线呢？

郎景和院士：1995 年世界医学教育峰会提出，要为 21 世纪重新设计医生。新时代的医生必须是细心的观察者、耐心的倾听者和敏锐的交谈者。可以说，交流是诊断、治疗、医学发展和医疗纠纷防范的关键环节，也是医德的表现。

张孝骞教授教导我们，患者是医生真正的老师！我们在临床工作中总是如临深渊，如履薄冰。的确，我们要敬畏生命——生命属于每个人，只有一次而已；敬畏患者——她把生命交给你，她是你的老师；敬畏医学——未知数最多的瀚海，要穷其一生去探索；敬畏自然——遵循规律，就是顺应自然。

患者该多么需要成就睿智的医学体恤者；患者该多么需要理解贫困难耐的医学和乏力无术的医生！我们都有保存生命的期望的乐趣，但我们都需要理解、耐心和安静。医生是在拯救病患中磨炼自己灵魂的高尚职业，包括对待各种不同难治的疾病，各种不同难处的患者。

谭先杰教授：谈到疾病的治疗，对于妇产科医生，自然会涉及手术，您如何看待外科医生的手术技巧和手术能力呢？

郎景和院士：我曾经多次讲过，一个成功的手术，决策占 75%，所谓的 Skills（技巧），只占 25%，当然技巧也很重要。临床决策的基本原则是：充分的事实和证据，周密的设计和方案，审慎的实施和操作，灵活的应急和应变，全面的考量和考虑。理论上我们应该做到 100% 的适应证而实施手术，而事实上术前正确诊断能达到 70% 就属于上乘。

这本书（*The Making of a Surgeon*）很好，是几十年前我淘到的一本书，是讲一个外科医生如何炼成的。其中的一段话我们需要好好体会：我们都想把工作做好，当我们工作做得非常多的时候，我们所遭遇的危险，就像工作做得非常少的时候一样多了。英文原文表达得更好："In my desire to do a good job, but too much surgery can be as dangerous as too little"。

大专家和小大夫一样，也会犯错误，但后者犯的多半是小错误，前者犯的却可能是大错误。比如腹腔镜手术，小大夫顶多是充气不好，造成皮下气肿或血肿。大大夫犯的错误就不一定了，可以是把血管弄破了，把膀胱弄破了，把肠子弄破了，把输尿管弄断了，问题更复杂，后果更严重。

所以我再次强调，不论过去，抑或现代及将来；不论年轻医生，抑或比较有经验的医生，甚至外科技术专家，都有不同遭遇危险的机会和遭遇不同的危险。甚至可以这么说，如果你的手术还没有发生并发症，那么就说明你做的手术还不够多。

谭先杰教授：前段时间《新英格兰医学杂志》发表了两项来自 MD 安德森癌症中心的研究结果，比较了开腹和腹腔镜广泛性子宫切除术的结局，结果发现腹腔镜手术患者的 3 年总生存率低于剖腹组。您怎样看待这个结果呢？

郎景和院士：具体的原因解释很多，向阳教授有一篇文章进行了分析，大家可以去看看。我想说的是，腹腔镜只是一种手术途径，一个医生应该掌握各种手术方式，又善于形成自己的特长。我们有腹腔镜了，有单孔腹腔镜了，有机器人辅助的腹腔镜了，很好，但是没有一个最完美最安全的东西，它只是一种方法，你不要期望用一种方式完成所有的手术，也不要企图用一种方式解决所有的疾病问题，否则注定会遭遇失败。这是一个哲学问题，外科医生应有很好的哲学理念。

谭先杰教授：那么，如何才能成长成为一名优秀的外科医生？有没有捷径和秘籍？

郎景和院士：很遗憾，没有捷径。外科医生成长、成熟的过程，需要经过 5 年、10 年、20 年以至几十年的临床磨炼，会有很多成功，也会有不少失败；会有很多经验，也会有不少教训。至于秘籍，也谈不上，但我想用"九个三"来阐述如何成为优秀的外科医生。三为大，九更大，九天揽月。

掌握三种技能，处理好三种关系，外科医生有三种不同的台风，外科医生有三个忌讳，有三种外科大夫，有三种快乐和三个忠告，外科医生有三个层面，最后达到三种境界。

谭先杰教授：斗胆借用一句古语：愿闻其详。

郎景和院士：首先需要掌握三种技能：解剖、技巧和应急。无论做到什么样水平的大夫，都要不断复习解剖、印证解剖、研究解剖，还要养成阅读解剖图谱、描绘手术图解的习惯；外科大夫要多实践，熟能生巧，还要琢磨、领悟；不仅在于如何去处理急诊、急救，还在于在手术中如何处理各种难以避免的，或可能发生的，或者意外出现的紧急情况。这三种技能是外科大夫最重要的技能，也是外科医生成熟的重要标志。

外科三忌：开空、遗留异物、患者死在手术台上。"开空"，表明资料不全，决定不慎；遗留异物，是大忌，不可原谅，是最糟糕、最不幸的事情，没有理由犯这样的错误，一次也不行，一辈子都不要；患者死在手术台上，是很难堪、很不幸的。原因很复杂，不完全是术者的事情，应该在术前、术中谨慎处理，充分准备，应急应变，手术还要根据情况适可而止。

三种外科大夫：一种是乐于开刀而不疲，手技好，经验多，但不善于，或者无暇于，或者不屑于坐而论道及纸上谈兵，这种外科大夫不少，也挺好；另一种是理论广博，研究深高，长于讲授，但刀下功夫并不十分精彩，也不错；但最好是两者兼具，若能文武兼备，口、手、脑皆灵就更难能可贵了。

谭先杰教授：您讲过世界上有三种人最快乐，其中之一就是外科医生。

郎景和院士：对，但这不是我说的，这是美国《读者文摘》杂志在成千上万读者中问卷调查的结果。这三种人最快乐：一是千辛万苦把肿瘤切除的外科医生；二是完成了作品，叼着烟斗自我欣赏的画家；三是正在给婴儿洗澡的母亲。外科医生居然名列榜首，这让我很感动，也很感慨！

最近《读者文摘》又在读者中进行了一个调查：谁是最可爱的人？结论是消防员，消防员是最可爱的人。因为消防员在最危险的时刻，不顾自己的生命安危，为了公众的生命和财产安全，逆向而行。其实，医生也一样。

几年前哈尔滨一个年轻大夫被患者刺死了，结果居然有60%的网民叫好。这是很悲哀的事，让我郁闷了很久。后来有人劝我，说深夜12点以后还在网上转悠的人不能代表全部。但这不是一两个人的事，而是一个社会的道德底线问题。

尽管如此，我有三个忠告，也是来自《读者文摘》："发愁是愚蠢的，因为人生短暂，坐那儿发愁毫无用途；倾听是必要的，因为别人的意见，有助于自己决定；妄猜是无益的，因为胡乱猜疑，只会是浪费和痛苦。"

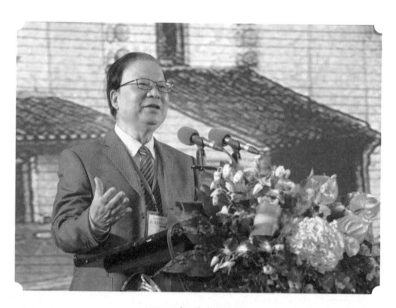

2016年从化论剑

谭先杰教授： 这三个忠告无论是外科医生还是一般人，都很受用。时间关系，最后请您谈谈外科医生的三个层面和三种境界好吗？

郎景和院士： 外科三个层面分别是知识层面、技术层面和心灵层面。刚刚从医学院毕业做大夫，是知识层面，是学习掌握基础知识和临床常规；逐渐是掌握专业技术，并形成自己的风格；最后上升到理论，上升到心灵层面，这是一个逐渐升华的过程。

外科大夫有三种境界：得艺、得气、得道。得艺是外科入门，是熟练流畅，处理疑难，独立胜任。得气是登堂入室，是有领有悟，排忧解难，随机应变。得道是位居中堂，是有精有神，提炼升华，探微发秘。得艺及得气之初，皆为匠。得气之后，并进而得道，遂成"气候"，则为师、为家。得道很难，我有一句话：十年磨一剑，百岁难成仙。百岁者，一辈子也，不一定都能成仙，但我们要毕生追求。

谭先杰教授：谢谢郎大夫，得道是外科医生成长的终极目标。再次感谢您接受采访。最后，您能给年轻外科医生再讲几句吗？

郎景和院士：大学问家王国维在《人间词话》中讲到做学问的三种境界，也是一个人或者一个成功者所走过的路：第一种，昨夜西风凋碧树，独上高楼，望尽天涯路；第二种，衣带渐宽终不悔，为伊消得人憔悴；第三种，众里寻他千百度，蓦然回首，那人却在灯火阑珊处。

对于医生而言，成功要遭遇很多陷阱，要经过很多的磨难。如果说，外科解剖刀就是剑，那么，外科医生就要把自己的生命精华都调动起来，倾力锻造，像干将莫邪一样，把自己炼就融铸进这把剑里……

最后我还想说，对于医生而言，平安是福！扬州个园里有一个门，瓶子的形状，代表"平安是福，平安是门"。后来，我自己照了这样一张相片，平安、平衡和平静，表达的分别是和善、和谐与和平。希望每个医生、每个患者都能如此！

［原载《中国实用妇科与产科杂志》2019，35（1）：1-7］

4. 医学的本源应是人们彼此表达善意与关爱

【按语】"医学到底是什么？它会发展到什么程度，又将走向何处？"

在日前举行的中国医师协会第一届医学与文学高峰论坛上，中国工程院院士郎景和，作为一名从医 50 余年的妇产科医生这样问道。

论坛上，他从自身经历出发，做了题为《医学的梦想与方向》的主题报告，给出了一份自己的答案。

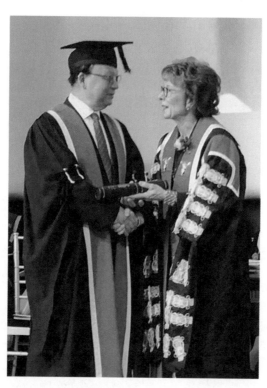

被授予英国皇家妇产科学院（RCOG）名誉院士（2019 年）

医学是什么？"医学是不确定的科学"

医学可以消灭一切疾病么？郎景和说："消灭一切疾病，这大概是一个不清醒的梦。每年都会出现一种新的疾病，科学家不知道该如何给它起名，病毒总会以新的方式向人类反扑，这个斗争将无休止地进行。医学需要人不断追求，这个追求的过程几乎无止境。"

针对临床上存在的误诊现象，郎景和指出，门诊确实会存在误诊，它更多的是一个检查过程，很多需要住院进一步检查与确认。千万不要认为有包治百病的药方。医生不是什么病都能治，什么都能治大概就是什么都不能治；如果有人说没有任何副作用，那大概就是没有什么用。

面对医学中的不确定性，郎景和鼓励在场医生，"作为医生，一定要审慎实践，小心前行，去拥抱不确定性，这才是医生的责任所在"。

医学又将走向何处？"一名医生要永远走到病人床边去"

未来的世界与医学是什么样呢？郎景和认为：基因技术、蛋白质组学、基因组学、人工智能技术等，改变了人和人的关系、人和世界的关系、人和其他物种的关系。很多人患上了一种错失恐惧症，总在焦虑地担心失去或错过什么，每隔几分钟就要看一次手机，这是被技术绑架了。

"如果，有一天人们进入医院，无人分诊台来指引患者，将其送入手术室，两个机器人来给患者开刀。整个过程没有医生与护士，这不是医院，而是机械加工厂或者机械修配厂。未来，一定是由人来操纵机器人"，郎景和说。

论坛现场，郎景和提出，社会性是医学的基本性质。他引用林巧稚的话，"我们要永记，要永远走到患者床边去，做面对面的工作，单纯地或仅仅依赖检验报告做医生是危险的"。他说："医学的本源应是人们彼此表达善意与关爱。医生与患者，应该是面对面交谈，而不是沉默的技术。医生和患者之间应是人与人的故事，而不是人与机器的故事。"

关于医学人文再教育的重要性，郎景和认为，医生要将医学与文学结合起来，他鼓励在场的医生学文学、艺术与哲学等，"文学的情感、音乐的梦幻，诗歌的意境、书画的神韵常常会给医生疲惫的头脑和枯燥的生活，带来清醒和灵性。医生只讲技术是不可行的，提升自身人文修养，关注患者，并给予他们人文关怀，才是自身职业精神、职业智慧与职业能力的展现。"

［原载《中国医学人文》2019，5（3）：5-6］

5. 学孙子兵法 精外科手术

《孙子兵法》是最古老、最杰出的兵书，可以说是古今中外之兵家秘籍、将帅必读。其富含策略、计谋，内敛政治、哲学。《孙子兵法》为春秋（公元前 5 世纪）孙武肇启，后世多修，定书于唐。1772 年译为法文，1910 年有英文版，可谓全世界都来学《孙子兵法》，是绝对的军事战略和战术大成，又影响多种专业，如商业、体育、法律，以至医学。2016 年，英国出版一本新书 *Surgical Philosophy*（《外科哲学》），结合医学、外科的现代观念，将其作为外科的实施艺术，颇为有趣。

《孙子兵法》十三篇，万余言，是"为天地立心，为万民立命，为往圣继绝学，为万世开太平"（宋·张载《横渠语录》）。就外科而论，手术是技术，靠熟练；是战术，靠实施；是艺术，靠技巧；是哲学，靠思维；是人学，靠心智。因此，外科手术可以用孙子兵法成功指导，至臻至善。

本文从《孙子兵法》中遴选了 8 个问题（权作"八款"），将"兵法"与"术法"结合起来，以盈外科医生之思。

一、孙子战略医学大观——"五事"

这是"孙子"的《始计第一》，即"一曰道，二曰天，三曰地，四曰将，五曰法"，乃为"五事"，应校之以计，索之其精。我们的医事也有最重要的"五事"：道，就是医学命意，指南规范；天，疾病规律，时机适治；地，病人病情，所悲所愿；将，主管主刀，主导主策；法，技术路线，细枝末节。可见，结合是密切、准确的。也可再将其提升至人文、社会与政治，即道，恩信民；天，顺天时；地，知地利；将，任贤能；法，依法理。

这"五事"，保障了我们行医、施术的科学性和安全性，可行性和成功性。

二、孙子战术手术诡道——"七计"

这也是《始计第一》之要素，"七计"是：主孰有道？将孰有能？天地孰得？法令孰行？兵众孰强？士卒孰练？赏罚孰明？多么严肃的、关键的 7 个问题，必须认真地、正确地回答。孙子将"五事"与"七计"合为"十二诡道"——"吾以此知胜负矣"。对于外科手术，我们怎样理解和回答这些"考问"呢？

主有道？——领导、统帅（或者是院长、主任）是否有道行，开明、理性，起决定作用。将有能？——主刀有能力、能胜任、好品格，是关键。天地得？——天时地利，条件具备。行法令？——遵守实施指南规范及相关条例戒律。兵众强？——助手团队，"兵强马壮"。士卒练？——整体协作，和谐默契。赏罚明？——纪律严明，规矩奖惩。由此可以预见成败胜负！

"五事"与"七计"为《孙子兵法》之基本，也是外科手术之基本，就是我们常说的"决策占75%，技巧占25%"。"十二诡道"强调把"道"放在第一位，分析主客观条件及因素，强调将帅的主导作用和团队精神。

三、知己知彼百战不殆

《谋功第三》称"知己知彼，百战不殆；不知彼而知己，一胜一负；不知彼不知己，每战必败"。作为外科手术，己是什么？系指自己的学识、经验、能力，团队状况，医院科室的手术条件、设备设施，以及相关单位科室的协作能力等。彼是什么？乃指患者病情、全身状况、局部情况、轻重缓急，病家的意愿要求、理解配合等。我们通常所说的手术适应证、非适应证、禁忌证，不仅包括疾病和治法，还有患者和医生，是四个因素，而不是两个因素。要完全契合，才是最佳选择。否则，就应该进行调整。

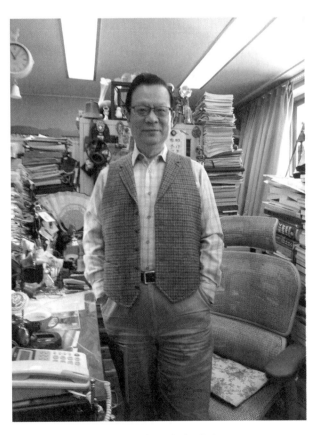

郎景和院士在办公室

此外，百战不殆，也不意味着百战百胜；殆者有伤害之意，不殆也指不伤害患者，也不伤害自己。

四、审势利害有备无患

《九变第八》曰"是故智者之虑，必杂于利害，杂于利而务可信也，杂于害而患可能也。"这里的"杂"是参与、存在之意，即对存在的利害的审势考虑。聪明的外科医生必须善于思考，兼顾利害。在不利的条件下看到有利因素，提高成功的信心；在顺利的条件下看到危险可能，解除意外的祸患。"无恃其不来，恃吾有以待之；无恃其不攻，恃吾有所不可攻也。"可以简言之，"有恃则无恐，无恃则被动"。我们做好各种准备，对遭遇各种困难之准备，出血、损伤的发生和处理的准备，腹腔镜手术转开腹的准备，意外、抢救的准备……无论手术大小、难易，无论什么方案和方式，都应如此。

五、团队精神约束申令

带头人、主刀者至关重要。《史记·孙子吴起列传》言称"约束不明，申令不熟，将之罪也。"任何地方、任何时候，任何工作，制度是最好的"老板"，纪律是最严的"老师"。

著名哲学家维特根斯坦说：规则之后无一物（Nothing after rules!）。即强调规则确定下来，就没有什么可讲的，遵守就是了。诚如我们按照指南规则办事。当然，指南规则也要定期修改，还有个体化处理。但遵守规则是前提、是原则。峨眉山报国寺的横匾大写着"以戒为师"，也是对皈依者的告诫。而对进入医业者的我们，戒条也是明确的，如"希波克拉底誓言""入职宣言"等。

"善战者，求之于势，不责于人故能择人而任势。"势者，责任、担当、职责也。"责"与"择"用得何等之好！善术与善战相同，我们选势而施术，我们不是责怪于人，而强调选择人、善用人，承当责任，完成任务。

在团队精神与团队建设上，《孙子兵法》的论述颇为周全细腻，"视卒如婴儿……视卒如爱子，故可与之俱死。"何等怜爱！但又不娇宠溺爱随情任性。"厚而不能使，爱而不能令，乱而不能治，譬如骄子，不可用也。"

应是对待下级、学生的模范，是良好团队建设的保证。

六、兵败六遭切切警戒

"凡兵有走者、有驰者、有陷者、有崩者、有乱者、有北者。凡此六者，非天地之灾，将之过也。"即走、驰、陷、崩、乱、北，六项乃为兵败之大忌，并非天不适，地不利，是将帅的过错。有些艰涩，以白话列表1说明之。

从信心不足到技术不佳，从主刀不良到助手不行，从目的不清到规则不明，全面周全地考虑问题，细致审慎地避免遭遇。

表1　兵败六遭切切警戒表

兵法	注释	从医施术
走	以弱抵强	信心不足
驰	官强兵弱	主刀不良
陷	兵强官弱	助手不行
崩	目标模糊	目的不清
乱	无规无矩	规则不明
北	缺乏精致	技术不佳

七、知胜"五道"

《谋功第三》提出知胜有五："智可以战与不可以战者胜，知众寡之用者胜，上下同欲者胜，以虞待不虞者胜，将能而君不御者胜。此五者，知胜之道也。"

不难理解此五道，也是做好手术的要诀，即判明情况，能成功则做，否则不可做，或做准备（医患双方）再酌；大小、难易手术都得擅长；术者、助手同心协力；充分估计困难，有所准备；精心操作，上下无忧。历代军事家、英明统帅都是以此为经典范例，指挥作战，运筹帷幄、决胜千里。毛主席的游击战术是孙子兵法的活学活用，如在战略上藐视敌人，在战术上重视敌人；能打则打，打不了则跑；集中优势兵力打歼灭战；消灭敌人与保护自己；从农村包围城市……这些战略战术在妇科手术，特别是对癌瘤以及困难复杂手术时，是极为有效的，可为制胜法宝。

八、修道保法道素为民

《孙子兵法》中，道为首，为计之首。道，就是道理、是原则、是根本；道，为政法、为典范、为机要。修道保法，也是道德要素，乃系为民。

返回《孙子兵法》之《始计第一》，开宗名义：兵者，国之大事，死生之地，存亡之道，不可不察也。这里强调领导者、决策者或"将"的五个条件：智、信、仁、勇、严。曹操在其《孙子注》中申言"同闻五者，将知其变极，则胜也"。

在《孙子兵法》中通篇贯穿的人文精神、哲学理念，是将其应用于医学和手术中的基本要领。手术犹如战争，我们与疾病、癌瘤作斗争，助手是我们的战友，患者也是我们的战友（有时在一个手术中，我们甚至分不清，手术者是主将，抑或患者是主将）。对患者的关爱精神、对治病的哲学理念，是根本性的、主导的、决定的。这与打战一样，所以它是战争哲学、手术艺术。

如何战而胜之？外科手术如同战事一样，紧要残酷；外科手术如同用兵一样，战略战术；外科手术如同疆场一样，令行禁止；外科手术如同布阵一样，知己知彼；外科手术如同运筹一样，道法天行。

［原载《中华妇产科杂志》2018，53（4）：217-218］

6. 为健康中国做出贡献

在党的"十九大"浩荡东风吹拂下，我们迎来了 2018 新的一年。

习主席提出"人民健康是民族昌盛和国家富强的重要标志"。这是我们奋斗的方向，这是我们光荣的任务。

重要的是坚持预防为主，预防和控制重大疾病。子宫颈癌仍是妇女的第一"杀手"，近年来的防治有了明显进展。以子宫颈阴道细胞学和人乳头瘤病毒（HPV）为主的筛查大面积、大范围展开，适合中国的筛查方案正在形成，HPV 疫苗也开始应用，规范化的宫颈上皮内瘤变（CIN）的管理和处理业已推行。我们向着"子宫颈癌是可以预防，可以治疗，可以治愈，可以消灭"的目标在前进。子宫内膜癌高危人群的筛查迫在眉睫，适宜的子宫内膜的细胞学、组织学取样和病理检查也在积极进行临床研究，有望形成方案并加以开展。卵巢恶性肿瘤的预防、筛查和早期诊断是我们当前和今后要攻克的"堡垒"，随着分子遗传学、检查工艺学的发展，至少对高危人群的筛查和早诊早治得以突破。

最能体现"预防为主"方针的当然是围生保健，这是生殖健康、妇女保健以及关心妇女和

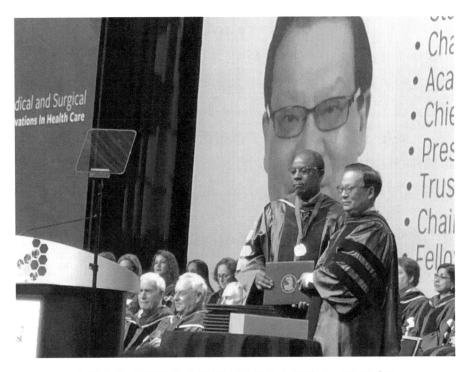

郎景和院士被授予美国妇产科学院名誉院士（2018 年）

儿童的重要措施。最具"决定性"的指标是降低孕产妇死亡率。我们要推广为此做出规划、部署和实施的先进经验，如区域性的网络、社区、分级医疗，严格的诊治制度及绿色通道，外地户籍及流动孕产妇的重视和管理等。

随着"二孩政策"的实行，接踵而来的妇产科问题使我们面临新的挑战。剖宫产术后子宫瘢痕妊娠（cesarean scar pregnancy）、缺陷（cesarean scar defect）及分娩（cesarean scar delivery）业已成为新的危险。高龄孕产妇带来的出生缺陷率的升高，是对人口素质和民族繁衍昌盛的另一挑战。遗传咨询和产前诊断于近年已有明显进展，从染色体到基因分析，从超声到无创产前基因检测（NIPT），但仍有相当的不确定性和高度的风险性，值得积极、审慎的面对和解决。

随着人口的高龄化，中老年妇女的常见病、多发病和相关问题悄然升起。据全国六大区的调查，盆腔器官脱垂的发生率可达30%，50岁是其高峰，严重影响妇女的健康和生命质量。自2004年成立中华医学会妇产科学分会妇科盆底学组以来，从基础研究到临床实践都有长足进步，盆底的修复建设、保护康复已成为妇产科医师的必备技能。围绝经期相关问题的处理、激素补充治疗（HRT）逐渐形成规范，仍需要不断积累经验。子宫内膜异位症、炎症、异常子宫出血（AUB）等，更应从机制上、本源上予以干预，以提高其诊治水平；一些原来并不多见的问题，如生殖器官畸形、各种特殊的感染等，更应重视诊断及治疗，以形成新的有效对策。

我国的妇科内镜技术作为微创手术的基本术式，已从"星星之火"到"星火燎原"，并跻入世界先进行列。但预防并发症，避免"能量损害"也为当前之要务。严格培训，分级手术，掌握好适应证、非适应证和禁忌证仍是基本要素。

"加强人口发展战略研究"，当然不仅涉及医学，还包括人口学、社会学、伦理学等诸多领域。但作为妇产科学，我们要对"想不想生、能不能生、生多少、如何生、如何生得好、如何生个好孩子"，这些基本的民生问题有所调查、有所研究、有所对策、有所措施与技术。生育政策关乎民生、民族，措施技术关乎科学、伦理，妇产科工作者的责任不言而喻。

在现代科技发展的当下，在国家大政方针的指引下，妇产科学的发展更应坚持以人为本，树立人文思想和哲学理念。除了诊治"病"，一定要有"人"的考虑，即人性化观念，包括伦理观念、价值观念、婚育与家庭观念，甚至美学观念，还包括保护生理功能、保护器官、保护生育功能、保护精神心理健康。

我们妇产科学工作者要聆听岁月，感怀今朝，不忘初心，拥抱未来。为健康中国做出更大贡献！

[原载《中华妇产科杂志》2018，53（1）：1]

7. 重视和发展青少年妇科学

女性青少年妇科学研究青少年女性发育生长及其缺陷障碍，以及在此时期的内分泌生理、病理，生殖器官肿瘤和其他妇科疾病于青少年阶段的特殊问题的基础与临床特征，亦包括少儿及青春期的精神心理与性及性教育问题等。

一、青少年妇科学的建立与发展

青少年妇科学是一个重要的医学学科，是儿科与妇科的交叉学科或边缘学科，一个像其名字一样尚处在"发育生长期"的学科，一个需要积极开发和扩展的学术领域。

现代青少年妇科学还属于年轻的医学亚学科，真正得到重视始于 20 世纪六七十年代。1986 年"北美儿童和青少年妇科协会"（North American Society of Pediatric and Adolescent Gynecology，NASPAG）成立，并有相应的杂志《儿童和青少年妇科杂志》（*Journal of Pediatric and Adolescent Gynecology*）创刊。之前，有《儿童和青少年妇科学》（*Pediatric and Adolescent Gynecology*）问世，可谓青少年妇科学之经典（1971，第 1 版），及至 2005 年有了第 5 版，次年，由郎景和、向阳主译，形成中文版。

其实，中国学者对青春期内分泌学有着丰富的经验，近年对女性生殖器官之发育、缺陷及其治疗有了长足进步，但尚未形成独立的、系统的亚学科及技术队伍。杨冬梓、石一复主编的《小儿与青春期妇科学》相继于 2003 年、2008 年推出第 2 版。罗光楠出版了《阴道成形术》（2009 年），郎景和主编了《青少年妇科学》（2011 年），朱兰、黄胡信、郎景和编著了《女性生殖器官发育异常——微创手术及图谱》（2015 年），并有其英文版问世（*Atlas of Surgical Correction of Female Genital Malformation*）。青少年妇科学相关的学术会议、手术演示逐渐增多，形成了一片蓬勃发展的景象。

但是，尽管我们已经积累了丰富的经验，但作为"学科"，尚不完善；尽管我们已经产生了著名的专家，但作为"队伍"，尚未成军。2018 年岁首，在深圳又召开了该问题的专题学术会议和《中国实用妇科与产科杂志》组稿会，不仅是"雪中送炭"，也是"锦上添花"，是向正在翻犁的"处女地"的集结出发！

二、青少年妇科学的研究范畴及状况

1. 青少年妇科学研究的年龄期限尚待统一。Susan M. Coupey 在其 *Primary Care of Adolescent*

Girls 中，将其分为：早期：10~13 岁；中期：14~17 岁；年轻成年期：18~22 岁。我们在儿少青年妇科学中涉及的年龄段从新生儿至 21 周岁。

2. 性分化的生理发育及女性生殖道发育异常是非常重要的"事件"。作为我国生殖内分泌学开拓者之一的葛秦生教授提出的"性染色体-性腺-生殖器官"之"发育链"，清晰地阐述了从染色体异常到性腺及性激素异常，及至生殖器官异常的关系与过程。但女性生殖器官异常的分类尚属庞杂纷乱。我国学者对先天性无子宫无阴道综合征（MRKH syndrome）、阴道斜隔综合征（HWW syndrome）及阴道闭锁等的诊断治疗都有丰富的经验和独到见解，已得到广泛推广。

3. 生殖内分泌在青少年是问题表象，也是问题本质从乳腺、阴毛及骨骼发育到月经周期建立与发育，涉及性早熟、延迟、功能失调，原发性闭经，原发性痛经，以及多囊卵巢综合征（PCOS）。后者已经成为妇科的热门话题，并有专著发表。其中亦涉及全身内分泌及代谢问题。

4. 生殖器官肿瘤在青少年时期有其重要性、特殊性，尤应引起注意。儿少时期少有子宫肿瘤，但卵巢肿瘤不少见，特别是生殖细胞肿瘤。不可忽略妇科检查，超声等影像检查也很便捷，甲胎蛋白（AFP）、人绒毛膜促性腺激素（hCG）、CA125 等肿瘤标志物检测都有所帮助。在治疗方面，特别是手术治疗中，应注意生理和生育功能的保护，如子宫肌瘤剔除术的选择。此期常见的卵巢恶性生殖细胞肿瘤，保留子宫和对侧卵巢，几乎不受期别限制，PEB［顺铂（DDP）+依托泊苷（VP-16）+博来霉素（BLM）］、PVB［DDP+长春新碱（VCR）+BLM］都是有效的化疗方案。卵巢上皮性癌早期（ⅠA、G_1）、交界性瘤亦可行分期而保留生育功能的手术。子宫颈癌ⅠB1，可行保留子宫的子宫颈癌根治术（tracheletomy）。青少年罹患恶性肿瘤之化疗或放疗时，应掌握用药特点及卵巢功能的保护。

三、常见妇科疾病在青少年女性的特殊问题

所谓"特殊问题"，就是指在青少年时期这些疾患的特殊性或特殊重要性。

1. 炎症结核病有"回潮"之势，对于青少年女性来说尤其注意，累及生殖器官会有严重后果。从 2006 年开始是"预防人乳头瘤病毒（HPV）感染和子宫颈癌的新时代"，因为有了 HPV 疫苗。疫苗是从 9~14 岁开始注射的，因此"HPV 疫苗后时代"关乎新生代宫颈癌防治的关键问题。

2. 子宫内膜异位症是生育年龄妇女的常见病，但在青春期亦不少见，且治疗更加困难，并对日后的生育造成影响。生殖道畸形与子宫内膜异位症合并的机会是 15.9%，可谓"雪上加霜"。

3. 外阴阴道疾病包括外阴皮肤病、外阴阴道肿瘤、外伤、阴道异物等，其诊治均需要一定经验和深入研究。

4. 青少年的性问题关乎她们的身心健康和保护，应重视性教育，审慎地对待性罪错、性侵害，注意避孕及意外妊娠的处理。

5. 其他包括青少年生殖器官损伤、青少年泌尿学、青少年手术及麻醉以及精神心理问题。

对青少年妇科疾病患者，要尊重、关爱、和善与耐心，如何接待、对待、善待和管待，是医学的，必是人文的、艺术的。

四、结语

1. 青少年妇科学关乎青少年身心健康成长，应成为重要的亚学科得到发展。

2. 青少年妇科学主要研究先天性发育异常或缺陷、生殖内分泌功能障碍、生殖器官肿瘤，以及常见妇科疾病在青少年时期的特殊问题和处理。

3. 青少年妇科学应由妇科、儿科以及相关学科，基础与临床密切合作，形成亚学科和技术队伍。

4. 使青少年妇科学专业逐渐成熟，组建专业学组或学会，推动其发展，并建立相关问题的诊治规范或指南。

［原载《中国实用妇科与产科杂志》2018，34（4）：353-354］

8. 大数据时代医学（采访录）

谭先杰教授：郎大夫您好，感谢您接受《中国实用妇科与产科杂志》委托我对您的专访。听您讲过"从易经到数字医学"的课，您能简单谈谈数字与医学吗？

郎景和院士：先给你看几张关于数字如何神奇的图片。是不是很震撼？这是中国古代的《易经》，被尊为"群经之首，大道之源"。《易经》虽然始于卜筮，但逐渐丰富、深刻，表达了东方文化对宇宙变化的认识论及方法论，可以说是中华民族传统文化的最高典范。《易经》的基本观点就是世事皆数。易者，数也。数学使哲学摆脱了原始宗教的束缚，把对自然作用力的神秘、玄想和随意性去掉，并把似属混乱的现象归结为一种井然有序的、可以理解的格局。《古今数学思想》也说："数是事物的本源，世界上一切事物都是由数构成的。一切事物都具有数的属性，只有将自然界的一切属性归结于数，才能理解事物本身及它与其他事物的相互关系。"

其实，很多医学数据，如发病率、治愈率、复发率、死亡率；末次月经、体重指数（BMI）、生育指数、疼痛评分；疾病的分类、分期、分级、分度；流调、统计、报告等，都是数。数的概念，就是事物的概念，数字蕴含了事物的吉凶祸福，生机危机。

谭先杰教授：那什么是数字医学？是由谁提出来的呢？

郎景和院士：世事皆数，万物皆数。计算机语言的核心是 0 和 1，《周易》的核心是阴和阳。所谓数字医学，就是应用数字化技术，解释医学现象，解决医学问题，探讨医学机制，提供医疗诊治水平。它是信息科学、计算技术、网络技术的综合，目的是使临床工作更加个体化、精准化、微创化、远程化。

数字医学可以把人体的某些器官，甚至整个人虚拟出来，可以是三维的，甚至四维的，还可以是运动的。比如肿瘤周围的血管情况，通过数字技术可以把它们之间的关系弄得非常清楚。实际上，数字医学已经应用于现代医学各学科，包括生理解剖、血管重建、骨盆测量、盆底损伤、肿瘤诊治、手术设计、技术培训、损伤风险及预防等。钟世镇院士率先在我国推动数字医学，并组建了中华医学会数字医学分会。

谭先杰教授：现在总在提大数据时代，您能给读者们简单谈谈吗？

郎景和院士：大数据又称巨量资料，它的原始含义是指所涉及的数据资料量规模巨大到无法通过人脑甚至主流软件工具，在合理时间内达到撷取、管理、处理，并整理成为帮助企业经营决策更积极目的的资讯。大数据概念的原始含义不断拓展，现在已经几乎涵盖了所有领域，而不仅限于企业。

简单地讲，大数据具有这样几个特点，可以概括为"4V"：第一是数据量大（volume）。大数据的起始计量单位至少是 P（1000 个 T，1 个 T 是 1000 个 G）、E（10^6 个 T）或 Z（10^9 个 T）。第二是类型繁多（variety）。包括音频、视频、图片、地理位置信息等，多类型的数据对数据的处理能力提出了更高的要求。第三是价值密度低（value），海量信息涌现的同时，其价值密度相对较低，如何迅速完成数据的价值"提纯"，是大数据时代亟待解决的难题。第四是速度快、时效高（velocity）。这是大数据区分于传统数据挖掘最显著的特征。

生命科学领域和医学领域是大数据最多区域。但是，众多的信息是纷繁复杂的，我们需要搜索、处理、分析、归纳、总结其深层次的规律。但这些浩瀚的信息通常无法用人脑来推算、估测，必须依托云计算、云存储和虚拟化技术等，才能对大量、动态、可持续的数据进行挖掘，从而获得具有新价值和洞察力的发现。

谭先杰教授：请教一下，大数据到底有多大？

郎景和院士：有人这样形容过，地球上图书馆的书籍的信息量和大数据相比，差不多是芝麻和西瓜的关系。有资料显示，2011 年，全球数据规模为 1.8ZB，可以填满 575 亿个 32GB 的 iPad，这些 iPad 可以在中国修建两座长城。到 2020 年，全球数据将达到 40ZB。1 个 ZB 相当于 10 万亿亿字节，也就是 1 的后面有 21 个 0。数据和知识进行转化与重组，就形成了巨大的知识、巨大的资源、巨大的财富。数字的医学化，催生了数字医学，或者称为智慧医学，包括人工智能。

谭先杰教授：什么是人工智能呢？也请您简单谈谈。

郎景和院士：人工智能（artificial intelligence，AI）是研究、开发用于模拟、延伸和扩展人的智能的理论、方法、技术及应用系统的一门新的技术科学。它是计算机科学的一个分支，企图了解智能的实质，并生产出一种新的能以人类智能相似的方式做出反应的智能机器，包括机器人、语言识别、图像识别、自然语言处理和专家系统等。总的说来，人工智能研究的主要目标之一是使机器能够胜任一些通常需要人类智能才能完成的复杂工作。人工智能从诞生以来，理论和技术日益成熟，应用领域也不断扩大，可以设想，未来人工智能带来的科技产品，将会是人类智慧的"容器"，甚至可以对人的意识、思维的信息过程的模拟。

或者可以这样说，当知识可以按片段的集成而创新使用，当数据与脑（生）相联，当数据、知识与生物直接联通，将导致新的、强大的智能系统的出现。比如为残疾人提供的腿的智能技术（被称为"刀锋战士"的南非运动员皮斯托瑞斯，2012 年伦敦奥运会男子 400m 银牌得主），比如支撑霍金生存的高科技系统等。

谭先杰教授：前段时间阿尔法狗大胜人类棋手，您怎么看？

郎景和院士：为什么阿尔法狗似乎比人还聪明呢？因为它是人类智慧的整合。为什么阿尔法狗可以赢人类的棋手？因为它不但集合了很多优秀棋手的智慧，而且它在不断地学习，不停地运算。人类棋手和他下棋，则需要休息，还会疲劳。而阿尔法狗可以不休息，除非断电。但是请注意，包括阿尔法狗之类的人工智能，一定是人脑的集合，最终还是由人脑掌控的。

谭先杰教授：您认为妇产科从什么时候开始就与数字医学挂上了钩？我当产科大夫的时候，每一个小孩出生都要填很多的表格。可不可以这样说，妇产科与数字的渊源挺深的？

郎景和院士：你这个问题很好！妇产科什么时候开始与数字医学挂上了钩？古代就挂上了！妇产科从什么时候接触大数据？古代就进入了！我们来看看《黄帝内经》是怎么说的，女子"二七，而天癸至，任脉通，太冲脉盛，月事以时下……七七，任脉虚，太冲脉衰少，天癸竭，地道不通，故形坏而无子也。"古人说，女性14岁该来月经了，49岁会绝经了，一定不是几个人，一定是从一大群人中来的大数据。几千年以后，我们进入了现代，进入了2000年，这些规律基本没有改变，初潮和绝经不过是提前或者延后了一两年而已！折腾了半天，我们还是在古人所画出的圈里转悠！这个圈儿，或者说这个规律，不是黄帝或者某个人说的，一定是一个时代的大数据的结晶。数据有多大？我们不知道！

谭先杰教授：您认为大数据和人工智能给医学带来了哪些方面的好处呢？

郎景和院士：可以让我们能更好认识事物的本质，认识事物发展的规律，认识生命的现象，认识疾病发生发展的规律。

谭先杰教授：具体到妇产科，有哪些应用前景呢？

郎景和院士：在妇产科的应用前景很大。以产科为例，十月怀胎，母亲有变化，胎儿在生长。从一个小小的受精卵变成一个3kg左右的孩子，这个过程是2个生命在发生变化，其中蕴藏的数字是非常奥妙的。我们说过什么最奥妙？生命最奥妙！这里面自然蕴含很多数据和规律。

妇科内分泌也一样。从下丘脑、垂体到卵巢这样一个生理调控轴里面，有多少数据？肿瘤发生、发展到结局，也是一个包含巨大数据的过程。我们现在强调遗传学，很多癌症都和遗传挂上了钩。遗传的本质是什么？遗传的本质是脱氧核糖核酸（DNA），是DNA双螺旋上的4个碱基对，通过碱基键链接，按三联体密码规则组合形成64个密码子。这些是不是数据？而且，这些数据不仅是患者一个人的，还包括他的父系和母系。这些数据甚至不是一个人两个人，而是一个种群，一个种族的数据。

谭先杰教授：作为医生，我们应该如何看待数字、大数据和人工智能呢？

郎景和院士：数字应该是有灵性的，变化的，不是死板的。如果我们把数字或者数据变成一个死的，就不对了，就违背了数字化的基本思想。数字是事物变化之所得，它本身也是变化的。因此，当我们利用这些数字的时候，我们一定要变化的、发展的、灵动的。具体来讲，就是诊断和治疗的个体化。数据告诉我们应该如何处理，但是具体到个人，还要结合他个人的情况。我认为这是目前合理利用大数据和人工智能的关键点之一。

谭先杰教授：可不可以说，不是每个人都可以框进所谓的数据当中呢？

郎景和院士：当然不可以！总有在数字之外的什么东西在呐喊，我们应该听见这种呐喊。否则，一定会被大数据带到沟里面去。

谭先杰教授：具体到妇产科医生，我们该如何看待数字医学、大数据和人工智能？

郎景和院士：这要从两方面来谈。一方面，无论是产科、妇科肿瘤、妇科内分泌，都需要通过大数据来积累材料。积累材料的过程，就是我们认识事物的过程。肿瘤的发生也好、产科的变化也好、内分泌的改变也好，这些数字对于我们认识事物的本质非常重要。

另一方面，我们要正确利用大数据和人工智能。现在我们有机器人辅助的腹腔镜手术——达芬奇系统，但它实际上还只是一种机械手，而将来完全可以用机器人来做手术。这当然很好，但是人工智能应该是在人的掌控下，通过一个人，通过一个医生来控制它，而不能完全靠机器来完成。我们可以让机器人去修了一个机器，可以让机器人去灭火，可以让机器人去干一些危险的工作。但医学的对象是人，我们不能完全把自己变成一个工程师，尽管我们可以掌握机械。医生面对的是一个活生生的人，医患之间应该有感情交流，医生应该有关爱之心，不能完全用人工智能来替代。

谭先杰教授：有报道称德国科学家已经能够用完全的人造子宫制造胎儿了，您对此有何评价？

郎景和院士：我对这个消息一点都不感到惊奇。大概在 20 世纪 80 年代，就有人写过一本书，叫《人的复制》（Copy of human body）。书中设想了这样一个场景：如果有一天，我们可以像制做面包一样——将面粉、凉水、酵母混合起来，揉搓几下，放入烤箱或面包机中，等待成品——人工"制造人"，无需生殖细胞、受精过程，更别提爱情和家庭。我们现在能够知道人体的各种蛋白质，有一天，人是否像面包一样可以在作坊里做出来呢？现在看来已经差不多能够实现了。目前除了两性细胞的结合形成试管婴儿之外，还可以做单性人，把体细胞拿出来也可以制造成人。"人"就这样就得以复制了，挑战了技术、挑战了上帝、挑战了一切！这是不是像孙悟空一样，拔一根毫毛，一吹，就变成几百只猴子一样？这到底是可喜？可悲？还是可怕呢？

谭先杰教授：当然是可怕！我借机进一步问您，当大数据和人工智能继续发展后，您最担心或者能想象的最恐怖的医学场景是什么？

郎景和院士：给你看两张图片。如果有一天，患者进入医院，验过指纹，经"无人分诊台"，像是通过"海关（custom）"。接着自动传送带将其送入手术间（operating room），由两个真正的机器人来施术。之后在流水线上完成各种实验室（laboratory）检查，超级电脑进行监测和处理。整个过程见不到一位医生或护士，哪怕直到最后一口气，驾鹤西去（death）。多么现代化、自动化的医疗过程！医学（medicine）= 冰冷（cold）?! 整个过程中，没有一个人类的医生，没有一个人类的护士。你就像被送进一个修配厂，被送进一个作坊里面，这样真的好吗？那还是医院吗？那不是我们所期望的！另外一张图片，我们刚才已经讨论过，将来有一天，我们真的可以像把水、面粉、酵母粉揉在一起那样就把"人"复制出来。但是，那还是"人"吗？

谭先杰教授：问一个可能会被编辑删除的问题。您认为人工智能发展后，会改变人类的性生活吗？因为，性生活已经不是种族繁衍必需的了。

郎景和院士：（哈哈大笑）可能，有可能会改变！性活动可能会变成完全是没有感情的、机械的过程。我想每个人都不希望这样，因为人类，甚至动物，都是有感情的，所以我们不希望世界变成那样。

谭先杰教授：再次感谢您接受专访。最后请您总结一下，我们应该怎样看待大数据时代和人工智能呢？

郎景和院士：第一，我们要清楚，大数据一定是人的智慧、人的工作的整合和集合。如果我们给它提供的基本数据（data）、基本数字若是错误的，它一定不会算正确，一定会算到邪路上去。就像我们做医疗统计和科学研究，如果基本素材和基本数据都不准确，算得再快，算得再好，也只是在错误的道路上跑得更远，背离真实和真理更远而已。

第二，我们要明白，大数据就是一个认识论和方法论而已，并不像人们所想象的那么深奥，那么强大，那么无处不在。世界上的很多事物的确可以通过数字来描述：三维、四维、五维，甚至六维。生命的很多内容也可以用数字来表达和诠释，但是，生命的本质是不是都可以用数字来表达呢？

答案应该不行！大数据淹没"一切"。但是总有"数据"以外的"什么"在呐喊。人、生命、思想，不是都能通过数字表达的。有的地方是数字"cover"（覆盖）不了的，够不着的，那才是生命，那才是医学。

所以，我们要记住，数字医学也好，大数据也罢，或者人工智能，依然是相对的，不是绝对的，更不是万能的。我认为这应该是我们这次谈话需要表达的基本思想。

［原载《中国实用妇科与产科杂志》2018，34（1）：1-4］

9. 医学与文学

　　现在提倡整合医学，作为整合医学，是要把医学的各个学科整合起来，形成一种新的医学体系。这种新的医学体系应该包括哲学、文学、艺术等，当然也要有其他有关医学的科学技术，还要有社会、政治和人文等。我们应该试图把医学和文学整合起来，阐述医学中的文学和文学中的医学，医学的叙事和叙事的医学，医生和作家与作家和医生。一个医生不仅应该是文学的读者，也应该是文学的作者。

一、医学与文学，文学与医学

　　从很多经典的医学名著《黄帝内经》《汤头歌》《药性赋》里，我们可以看到，其中的很多文字之美、文学之功和文化之妙。我们也可以从经典的文学名著中体会到，它们散发的医药之仁、医药之善和医药之味。《黄帝内经》讲人的生理，女子"七七"："二七天癸至（14 岁月经来潮）；七七天癸竭，地道不通，形坏而无子也"。多好的文字！男子生理，讲"八八"：男子最好的时候是"四八"（32 岁），"筋骨隆盛，肌肉满壮"；到了"六八"（48 岁），"阳气衰竭"，头发就斑白了。多好的文字！我们再看《麻黄汤》《生黄汤》，比如"产后止痛温经效亦彰"，比如"菊花能明目而清头风，栀子凉心肾鼻衄最宜"，语言非常简洁清楚。多少年过去了，我们还记得非常清楚的"经络歌"：头项寻列缺，肚腹三里留。这是医学，这也是文学。

　　看《红楼梦》，不只是了解故事情节，我们可以编一本红楼梦的食谱，还可以编一本红楼梦的药方。在《红楼梦》里讲"感冒"，知道什么是下了重药，"保"和"健"的描述也恰到好处；"茉莉粉替去蔷薇硝，玫瑰露引来茯苓霜"，制剂的用语准确而美俏。可以说作者对医学的理解，对医学语言之运用功底深厚。医学有了文学的风韵，意味无穷了；文学有了医学的内涵，神情温润。

　　我们知道月经有多少说法？我查了英文，没几个，中文可是很多："例假、倒霉、有事、大姨妈、月事"；文雅地说有："不便、不适、天癸、有疾"。皇上要宠幸于谁，正好来月经，就说"有疾"，有点不舒服；后来这个"有疾"不太好，你跟皇上说"我有病"不太好，后来就改成了"有姬"，非常雅致而含蓄的语言。

　　一个医学对文学重要的挑战就是色情文学，有两种概念，一种叫作色情文学，一种叫情色文学。所谓情色文学，就是以性活动为中心的文艺作品，电影、电视、诗歌、小说、美术，以及杂志等，你可以说是海淫海盗，你也可以说是非常好的文学艺术，你也可以说是非常好的科普宣教。这涉及对文学、医学，对性学、科学的把握；不同的国家、民族、习俗、观念等，有不同的认同与评判标准。一些书，比如《金瓶梅》《灯草和尚》《肉蒲团》《姑妄言》《查太莱夫人的情人》等，大家是不是都看过？似乎可以看，也可以不看。问题是，这是一个自然的问题，还是一个艺术？是一个色情还是一个科普？动机和效果又如何？实际上，还是清者自清，浊者自浊。我写过一本书，叫《性爱之道》，署名"方及"。书里面对性的描述应该说是雅致的，我说，"性，生之桥；性，爱之链"。我讲贞操、讲处女膜，"贞操不是解剖学，而是伦理学概念"。我说"性是给予、是接受、是分享"。所以，我们说这些不是色情，不是诲淫诲盗。有一阙词赋很好，大家应该去看，据说是白居易的弟弟写的，叫作《天地阴阳交欢大乐赋》，非常华丽，非常漂亮，文学和艺术结合得如此密切、相得益彰；也是雅俗共赏，乐而不淫。

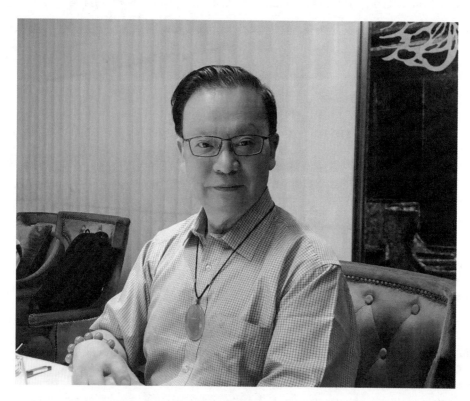

2017 年会议中

二、叙事的医学和医学的叙事

有一个新的概念叫叙事医学（narrative medicine），就是具有叙事能力的医学实践，或由叙事能力所实践的医学。叙事医学让我们能够吸收、解释、回应，并被病痛的故事所感动的能力，这应该是一个医生要掌握的。这需要关注、再现和归属。叙事医学更人道，更人性，更人文；更有理，更有情，更有效。我们避免了乏情化、碎片化、冷漠化、技术化、机械化和沙漠化。应该说叙事医学消除了医患之间的分歧，弥平了医患之间的沟壑，它是一座桥，我们可以和患者共同来决策。

现在可以形成一个新的病历了，叫"平行病历"。即所谓反思性写作，成为双轨的临床模式，用非教科书式的、非艰涩术语来描述对患者的了解、诊断和治疗的决定。这样的平行病历是人文关怀，也是一个普及，是医患沟通、仁爱表达，是一种真诚对话和感情记述。这个平行病历让一个医生会讲故事，当然不完全是讲故事。我有一本书叫《一个医生的故事》，150 个病例，150 个故事，所有的名字都是假的，但是所有的故事都是真的。一个医生确实要会讲故事，讲好故事，好好讲故事。我们要讲出有思想的故事，和有故事的思想。不能只有病，没有病人；只有技术，没有关爱；只有证据，没有故事；只有协助，没有拯救。这些都是尊重生命的故事，是医生与患者的合唱，是医学与文学的交响。

三、医生和作家，作家和医生

鲁迅、郭沫若，他们开始都学医，但后来都没有当医生。鲁迅是认为要先治疗人的精神，郭沫若早期创作了《女神》，他耳朵不好，当大夫大概不行。契科夫是俄罗斯的医生作家，他在自己的村庄里一直当大夫，但是他的作品非常丰富，我们可以看出来一个医生的影子。另一个布尔加科夫，脱离了医事专做作家。日本的渡边淳一，是非常伟大的医生作家，他一辈子写了很多书，写了一辈子医学科普，都应该是我们可以借鉴和学习的。现代的医生作家有毕淑敏、冯唐、余华、池莉等，也就是说医生和作家是可以联合起来的。作家，你们是把感动与崇拜积累，你们是上天或外星派来专门收获我们眼泪和鼓励共鸣的智者；医生，你们是把仁爱与慈悲奉献，你们是佛与神派来专门慰藉我们心灵和擦拭眼泪的善人。如果，又是医生又是作家，该如何呢？

这里必须讲一个非常有名的医生作家，叫阿图·葛文德（Atul Gawande），一个年轻的副教授，写了非常多的书。我认为公众和医生都应该看，他对医学的看法，对医疗的看法，对病人的看法都非常重要。而且从这些书可以看出来，他是用医学来提问，用文学来回答，每一部书都是一个惊心动魄的推理小说，但里面的道理非常深刻。美国《时代周刊》（*TIME*）评论说，阿图"有一只犀利如手术刀的笔，一双如 X 线能透视的眼睛"。我们要学习阿图，公众也应该读他的书，我认为这是最好的医改、最好的科普。这时，我们也可以说，文学给我们灵性，医学给我们定性；文学给我们祈望，医学给我们健康。

四、医生应该是文学的读者，也应该是文学的作者

其实，每个人都有文学的一面，这是雨果说的。大家愿意看文艺作品，也是一样的。阅读文学可以弥补人生的不足，学习艺术可以激发人的想象、心境的和谐与美的熏陶，学习伦理和法律可以界定各种关系、语言和行为，都是不可或缺的，是一个医生修养之必需。所以，一个医生应该有哲学的理念，文学的情感，音乐的梦幻，诗歌的意境，字画的神韵。这些一定会给医生疲惫及枯燥的生活带来清醒、灵性和愉悦，带来智慧、巧慧和美妙。一个医生除了看病，还要写病历、报告、讲稿和书著，我们能和文字、和文学脱离关系吗？当然不能！所以，一个

医生应该是文学和文字的作者。

　　首先要阅读，一个医生，或者一个人，应该阅读的东西很多，对于医生来讲，不仅是医学的读者，还应该是文学的读者、哲学的读者、人性的读者、生活的读者。阅读是在观察世界，了解社会，认识别人；在阅读中，我们领悟识世、辨人和做事的箴言。同样，一个医生也应该是一个写作者，写作实际上是必须的、必备的能力，写作是与自己的对白，写作是自我感验的程序，包括写病历，就是对这个病人的诊治或手术进行的重新谈话。写作也是一种考验，你说可以，但你要把它写下来就是一种考量，是一种锻炼。写作是在自我的评判、自我的检阅。写作是一种庄严的仪式，在写作中我们认识自己，反省自己。我逐渐完成了"一个医生的系列"：《一个医生的哲学》《一个医生的故事》《一个医生的非医学词典》《一个医生的序言》，还有《一个医生的人文》《一个医生的悟语》等，就是在经历这种反省和忏悔（忏悔不是悔罪，是自省）。所以，当大夫要会想、要会写、要会说，当然也更要会做。

　　我们应该写出好的文字，不一定是好的文学；不一定是好的字，至少应该是好的文。

　　除了医学和医术，我们还有诗和远方。

［原载《中华妇产科杂志》2017，52（11）：728-729］

10. 妇科手术后深静脉血栓形成及肺栓塞 ——必须重视的手术并发症

静脉血栓栓塞症（venous thromboembilism，VTE）包括深静脉血栓形成（deep venous thrombosis，DVT）和肺栓塞（pulmonary embolism，PE）。其中 PE 是手术后患者猝死的重要原因。在无预防措施的内科和外科患者中，DVT 的发生率高达 10%~40%，而由 DVT 继发的 PE 导致了10% 的住院患者死亡和 40% 的妇科手术后的死亡事件。人群中的研究显示，40.9% 的 PE 患者在 7 天内死亡，45.4% 的 PE 患者在 30 天内死亡。在西方国家，VTE 已得到高度重视，并形成了筛查与预防的相应指南。然而在我国，妇科手术后 VTE 的发病特点的"盖头"近 10 年才逐步揭开，《妇科手术后深静脉血栓及肺栓塞预防专家共识》的发布，标志着我国妇科手术后 VTE 的筛查与预防不再无据可依。

一、妇科手术后的 VTE 离我们有多远？

我们一直坚信由于"人种与生活饮食习惯的不同，使我国的 DVT 发生率低于西方国家"，这是《实用外科学》（第 2 版）关于我国 DVT 的描述。2006 年前，我国报道的妇科盆腔手术后 DVT 的发生率仅为 0.50%~6.78%，对 DVT 的预防更是处于"真空"状态，所报道的数据均来源于回顾性、针对有症状患者的小样本量 C 级证据研究。虽然"我国的 DVT 发生率低于西方国家"，但是我们并没有因此摆脱 DVT 的困扰。由于对疾病规律认识的局限性，当我们遭遇患者术后猝死的时候满目茫然，只得"迁怒"于"心脏病突发"。但是由于我国的风俗传统，民众对尸体解剖先天排斥（国外文献报道，PE 占尸体解剖的 6%~64%），患者猝死的原因常常无法断定，医务工作者、医疗机构、患者家属将陷入无尽的漩涡之中，当事的医务工作者常常因此断送自己钟爱一生的职业。SMART 研究显示，在所有的外科手术中，VTE 的发生率为 36.5%，而症状性 VTE 仅 0.9%，急性 PE 一旦发生，几乎没有抢救的机会，VTE 可谓"沉默的杀手"。我们开展了妇科盆腔手术后 VTE 发病特点与预防的系列研究，针对 DVT 无任何防御意识状态下的预试验显示，妇科手术后 DVT 的发生率高达 15.6%；而随后的大样本量研究表明，妇科手术后 DVT 的发生率为 9.6%，DVT 患者中 PE 的发生率为 45.6%。也就是说，接近一半的 DVT 患者合并 PE，PE 作为严重手术并发症的危害可想而知。由此可见，我们必须重视妇科手术后的 VTE，降低 VTE 的危害，确保妇科手术的安全。

二、VTE 诊断技术的革命性变化，使 VTE 的筛查成为可能

DVT 的传统诊断"金标准"方法是双下肢静脉造影（venography，VG），但是 VG 是侵入性检查、价格昂贵，可引起静脉炎、感染、出血、血栓脱落和 DVT，对比剂有过敏现象。由于静脉分布的多变性，VG 图像的识别具有一定的难度，VG 存在一定比例的假阴性（10%）。血管加压超声检查（CUS），先行双下肢静脉超声显示静脉管腔内无血流信号，然后将超声探头压迫患处扩张的静脉，检查其可压缩性，不能压瘪或仅部分压瘪者提示血栓存在。CUS 诊断 DVT 的敏感度约为 100%，特异度为 97%，准确性为 97%，被誉为无创血管造影术，已取代 VG，成为下肢 DVT 诊断的"金标准"方法。随着彩色多普勒超声的普及，下肢 DVT 的筛查成为可能。在 PE 的诊断上面也有了更为简便、易于接受的检查方法，如 CT 肺血管造影（CTPA）；超声心动图也可以通过肺动脉压力的变化，间接提示 PE 的存在。这些无创的检查方法，使 VTE 的筛查成为可能。

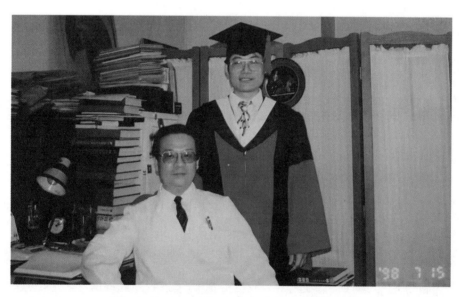

郎景和院士与张震宇博士合影（1998 年）

三、PE 是静脉系统凝血功能障碍的表现形式之一

研究显示，妇科盆腔手术后罹患 DVT 的患者中，PE 的检出率高达 46.5%；在所有手术后经 CUS 诊断的 DVT，多数是下肢远端静脉血栓，如胫后静脉、肌间静脉、腓静脉等下肢远端静脉，并未发现股静脉等下肢近端大静脉内的血栓；下肢远端静脉血栓脱落而导致的可能性没有股静脉、髂静脉内血栓那么大。因此，肺动脉内的血栓来源应该不仅仅是下肢静脉，有可能是手术诱发了静脉系统的凝血功能障碍，全身静脉内均有形成血栓的可能性，PE 可能是静脉系统

凝血功能障碍在肺部的体现。

四、针对 DVT 的预防措施，可以有效减少 PE 的发生

PE 的诊断成本高，只能在 DVT 患者中实施筛查，因此，对 DVT 的筛查可以有效提高 PE 的诊断率；对 DVT 的预防改善了手术后静脉凝血状态，对减少 PE 的发生极为重要。研究表明，对 DVT 的预防不只是降低了 DVT 的发生率，也相应地明显降低了 PE 的发生率。

五、《妇科手术后深静脉血栓及肺栓塞预防专家共识》的特点

1. 基于大量国内研究证据而制订，符合我国人群特点　我国关于 DVT 筛查与预防的研究起步较晚，以往只能参考美国胸科医师协会（ACCP）及美国妇产科医师协会（ACOG）的相应指南。由于人种与生活习惯的差异，我国人群与西方人群在 VTE 的发生特点以及诊断技术方面存在一定的差异，在 VTE 的预防方面，不宜照搬国外的经验及指南。近 10 年，我们开展了妇科盆腔手术后 VTE 发病特点与预防的全面研究，本共识正是基于大量国内研究证据而制订的，符合我国人群的特点。

2. G-Caprini 风险评分模型体现了人群与手术部位的特征　关于 VTE 的风险评估，Caprini 评分系统是西方国家广泛采用的风险评估系统。但是 Caprini 评分系统纳入的危险因素多，评估过程较为烦琐；Caprini 评分系统的证据来源主要为内科住院患者、骨科手术、普外科手术、泌尿外科手术，对妇科手术后人群的适用性受到一定的限制。根据我国妇科手术人群 VTE 发病特点对 Caprini 评分系统进行修正而形成的 G-Caprini 风险评分模型，其风险项目更加符合我国的妇科手术人群，实施风险评估快速、简便，易于临床推广应用。

3. 本共识专注于妇科盆腔手术人群，易于推广使用　由于 VTE 是危及患者生命安全的严重手术并发症，近 10 年受到呼吸内科、血管外科的高度重视，外科专业领域也相继制定了我国的 VTE 防治指南，如《中国骨科大手术静脉血栓栓塞症预防指南》《中国普通外科围术期血栓预防与管理指南》。但由于疾病及手术特点的差异，有必要制定更加符合妇科手术特点的防治指南。本共识仅推荐应用于接受妇科盆腔手术的患者，不推荐用于外阴手术、宫腔镜手术的患者。

4. 高危、极高危患者推荐使用药物预防　研究显示，机械性预防和药物预防均能降低 DVT 的发生率，但是药物预防的降低幅度更大，PE 发生率更低。因此，对于无明显出血风险的高危及极高危患者，建议使用药物预防。

六、使用本共识应该注意的问题

1. 重视 DVT 的预防，减少 DVT 的发生　DVT 发生率高，危害大，且绝大部分缺乏典型症状，因此，对于中危以上的患者应该给予常规的预防措施。

2. 重视 DVT 的筛查，及时发现、及时治疗　是不是已经采取了预防措施就可以不做 DVT

的筛查了？现有的预防措施虽然可以大幅度减少术后 DVT 的发生，但是，并不能杜绝 DVT。由于 DVT 患者中近 50% 合并 PE，必须及时诊断 DVT，及时给予 DVT 患者以抗凝治疗。在抗凝治疗的前提下，PE 的发生率下降，即使已经合并 PE，致死性 PE 的发生率也会大幅度下降。对非致死性 PE，常常可通过抗凝治疗而治愈。

3. DVT 筛查应该作为术前检查的必备项目　我们的研究表明，手术前的患者中，DVT 的检出率为 3%，术前 DVT 的患者中，经 CTPA 诊断的 PE 高达 60%。

七、结束语

对于妇产科专业的医务工作者而言，VTE 是个"陌生"的疾病，但是 VTE 严重危害妇科手术患者的围术期安全，必须引起足够的重视。PE 导致的孕产妇死亡目前尚属待认识的地带，我们应该对 VTE 在妇产科专业领域内的发病特点、诊断措施及预防策略进行深入研究、探索，不断丰富临床证据，使《妇科手术后深静脉血栓及肺栓塞预防专家共识》更加完善。

[原载《中华妇产科杂志》2017，52 (10)：654-656，郎景和　张震宇]

11. 防卫医学的理性探讨和思辨

近期，国内针对医疗人员的暴力事件频发，甚至引起国外专业媒体及大众媒体的关注。在此背景下，需要超越情绪宣泄和客观对立而对医患关系进行理性探讨和思辨。防卫医学（defensive medicine）作为一种现阶段盛行的医疗行为，为分析医师执业和医患关系提供了很好的切入点。1 项针对美国神经外科医师的调查中，"每个患者都是可能的诉讼" 这句看似玩笑的话却得到了 69% 医师的认可。美国医学研究院（IOM）估计美国每年约浪费 7650 亿美元的卫生保健费用（相当于 30% 的医疗支出）而无益于患者，其中 2100 亿美元与医师的不必要医疗行为有关，包括过度使用或误用诊断性检测和治疗。为了规避诉讼而改变诊疗规范，正是防卫医学的做法。本文就防卫医学的概念、起因、影响和解决方案进行探讨，特别以剖宫产术为例讨论防卫医学对医学实践（包括妇产科医学实践）的影响。

一、防卫医学的概念

1. 防卫医学的概念　防卫医学的概念首次出现于 1978 年，在国内也被称为防御性医疗、自卫性医疗等。按照美国国会技术评估办公室的定义，防卫医学是 "主要出于担心医疗事故责任的问题而安排或避免某些检查或操作"。防卫医学还是美国国家生物技术信息中心（NCBI）的主题词表（MeSH 词表）的主题词之一，定义为医疗责任威胁、诱导的医疗行为模式的改变，主要用于预防患者发起诉讼，并在诉讼发生时提供好的法律保护。由上可知，构成防卫医学的医疗行为需要符合两个条件：①医师的诊疗行为偏离了诊疗规范；②医师这样做是为了规避医疗纠纷和诉讼风险。防卫医学的医疗行为可分为两种类型：① "积极型防卫医疗"：医师为患者过度提供某些不必要的检查、检验和治疗项目，属于过度医疗；② "消极型防卫医疗"：医师拒绝收治高危患者或采取保守性的诊疗，如不恰当的会诊或转院等。住院过程中防卫医学的表现形式则更加多样化，如增加会诊，回避收治高危患者，回避高风险诊疗方案或操作，夸大病情，增加检查检验项目，多为患者开具药物，放宽病重、病危医嘱及护理等级，增加各种告知和知情同意等。调查显示，医师将总体医疗费用的 34% 完全归咎于防卫医学，21% 归咎于带有防卫医学性质的临床实践。根据医师自己的估计，35% 的诊断性操作、29% 的实验室检查、19% 的住院、14% 的处方以及 8% 的手术都是为了避免诉讼。

2. 防卫医学的全球化流行　防卫医学是全球性的问题，超越了国家民族、意识形态和文化宗教。针对苏丹妇产科医师的调查显示，71.8% 的医师曾经有过某种形式的防卫医学行为；在

"指责文化（blame culture）"流行的区域，医疗诉讼的比例更高。7 926例英国医师的调查中，绝大部分的医师报告曾经实践过防卫医学，包括过度诊疗（82%~89%）和回避诊疗（46%~50%）。另一项英国的研究发现，59%的医师会开出不必要的检查，55%会进行不必要的转诊。以色列的调查发现，889例医师中60%实践过防卫医学，40%的医师认为每位患者都是潜在的医疗诉讼的来源。防卫医学也跨越了医学专业的区分。一项针对6个高风险医学专业的调查显示，824例美国宾夕法尼亚州的医师中93%实践过防卫医学。防卫医学"保险的做法"包括进行额外的检查、额外的诊断性操作、转诊患者等，这些占据92%的防卫医学行为；43%的医师报告，在临床并无必要的情况下会安排影像学检查，42%相信如果不进行这些检查将会增加医疗诉讼的风险。

3. 中国的防卫医学研究现状　国内的防卫医学行为同样严重。与美国相比，我国防卫医学行为的实证人力欠缺，且缺乏系统性和针对性，调研的样本量相对较小，结论偏倚较大。北京9家三甲医院部分医师的调查显示，在512例医师中，79%的医师防卫医学行为的程度偏高，且与医师年龄、对医患关系和医疗环境的认知有关。河北省某医院375例临床医师的调查发现，82.9%的医师表示医患纠纷对诊疗工作的影响非常大或较大，临床医师的防卫医学行为平均得分高达14.8分（满分为20分），最近2年亲身遭遇过医疗纠纷的医师得分更高。桂林的调查发现，72%的医学生了解防卫医学，其中48%赞同防卫医学，43%"不知道、很矛盾"，仅有9%明确反对；医学生在维护患者利益与保护自身之间、培养专业技能与承担医疗风险之间感到困惑。广东省某公立医院504例执业医师的调查发现，80.6%的医师"有时"或"经常"实践防卫医学，而过度医疗行为并不完全是经济诱因；医师防范医患纠纷的动机在很大程度上导致了"大处方"和"过度检查"的防御性医疗行为。防卫医学行为也是中国急诊住院医师进行临床决策的独立影响因素。

二、防卫医学的起因

绝大部分对医师的调查研究发现，防卫医学行为的最主要原因是诉讼经历以及对于诉讼的担心。医师的医疗纠纷遭遇是防卫医学行为严重程度的独立影响因素。应用多层次模型对多变量进行校正后，医疗诉讼与防卫医学仍然有显著的相关性。其他影响防卫医学的重要因素包括医师资格、执业时间长短、执业地点、同业采取防卫医学行为的情况等。国内研究发现，医疗过失判断的不确定性及巨额的责任风险是防卫医学的法律制度基础，信息的不对称性及供给与需求的非市场性是防卫医学的市场基础。法经济学研究发现，影响医师防卫医学行为的关键因素包括：在确定医疗损害责任时的信息不完善，医师承担大量的非财务成本损失，医疗损害赔偿的交易成本不为零，医师是风险规避型，医师不承担预防医疗损害的成本等。

防卫医学还有深刻的社会根源。差错是人类的天性，罕见事件的风险是人们很少经历和难以控制的。无论付出多大代价都不可能消除任何行为的全部风险，医疗行为更是如此。尽管医疗诉讼在所有医疗投诉中的比例很低，但对于绝大部分医师来说，被追究法律责任有极大的压力，可导致严重的身心折磨；指责其医疗行为不规范、批评其"不是好医生"无异于人身攻击，从社会学角度，丧失名誉也是一种转移性支付。信任缺失和怀疑流行的社会文化可能是培育防卫医学的重要"营养"来源。国内研究还发现，低收入和对于付出与回报落差的不满在某种程度上刺激了过度医疗行为。

医学技术应用的误区也是防卫医学的原因之一。研究发现，门诊发生的绝大部分诊断错误主要是因为未能充分进行临床评估，包括采集病史和查体；电子病历中出现的不当拷贝和粘贴问题也是诊疗失误的可能来源。查体"基本功"的丧失、对诊断结果的不确定以及对医疗过失诉讼的畏惧等因素造成了医学技术的滥用和误用。这意味着医师的医疗行为主要建立在诊断检查上，而不是与患者的交流接触之上。

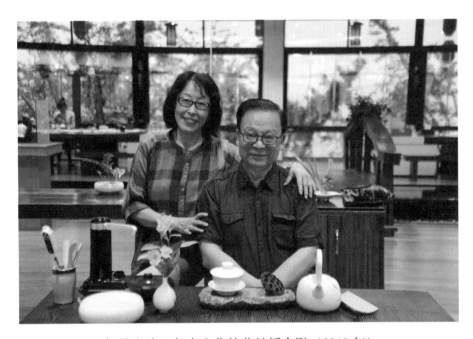

郎景和院士与夫人华桂茹教授合影（2019 年）

三、防卫医学的影响

1. 对卫生资源的影响　防卫医学增加了医疗开支。为了避免医疗过失责任，美国医疗保险系统不得不增加 60% 的医疗事故保险费用，导致美国 Medicare 系统的医疗保险总费用在 2000 年至 2003 年间增加了超过 150 亿美元，而这些费用的增加对于降低病死率并无价值。2009 年，美国用于防卫医学的开支估计在 6500 亿~8500 亿美元，约占当年医疗开支的 1/3。这种估计可能有夸大，但是最保守的评估也认为，每年防卫医学占用美国医疗开支的 2%~3%，仍然高达 500 亿美元/年。此外，为了减少医疗诉讼，美国医师应用的医疗资源显著增加。

2. 对医疗行为的影响　防卫医学势必造成医务人员谨小慎微，在一定程度上会限制医师的思维，影响其创造性的发挥，使诊疗工作变得机械、刻板，使其失去应有的人文关怀，甚至把患者作为潜在的诉讼人。对诉讼的恐惧不仅影响医务人员的情感和他们珍视医疗工作的程度，也影响了他们看待患者的观念，并促使他们改变医疗决策来避免诉讼。防卫医学淡化了医患关系的人文色彩，增加了医务人员的心理负担，造成患者对医者失去信任，诱发新的矛盾。医师有伦理学责任对具体患者安排最好的诊疗，对社会也有责任合理利用资源，防卫医学的本质违背了这些医学伦理原则。防卫医学不仅不能为患者提供更安全的诊疗，还可能伤害患者，令其承担不必要的费用和身体创伤。过度检查和过度治疗导致假阳性率和更多的检查，最终仍会导致责任问题。尽管很多医师相信多做一项检查可能对结果更加放心，但是研究发现，对严重病变可能性很小的症状进行的检查并不能安慰患者，也不能减少他们的焦虑，或缓解他们的症状。

四、防卫医学与剖宫产术

妇产科是医疗诉讼发生的高风险学科，最典型的例子是剖宫产术。美国的调查显示，医疗诉讼的历史以及对产科医疗事故和诉讼的担心均会导致医师推荐剖宫产术分娩，也会影响剖宫产术后再次妊娠阴道分娩的实践。医疗责任险的保险费用（作为医疗事故压力的指标）与初次剖宫产率和再次剖宫产率呈正相关，与剖宫产术后再次妊娠阴道分娩率呈负相关，说明追责环境（liability environment）影响产科分娩方式的选择。美国州立医疗事故保险费用平均 > 10 万美元的情况与 < 5 万美元的情况相比，将增加总体剖宫产的风险（$OR = 1.17$，95%CI 为 $1.02 \sim 1.35$），降低剖宫产术后再次妊娠阴道分娩的比例（$OR = 0.60$，95%CI 为 $0.37 \sim 0.98$）和阴道器械助产的比例（$OR = 0.72$，95%CI 为 $0.63 \sim 0.83$）。这些结果说明，如果减少诉讼压力很可能降低美国总体剖宫产的数量和总体的分娩费用。其他国家可能也是如此。以色列的 1 项横断面研究调查了 117 例妇产科医师（占以色列医学会注册妇产科医师的 10%），97% 感到他们的医疗工作受到担心医疗过错的影响，而非出于真正的医疗考虑；即使在没有明确医疗指征的情况下，87% 的医师也愿意实施剖宫产术。

在很多产科医师的思维模式中，实施剖宫产术对于减少和避免诉讼是有益的。这种思维模式有其心理学根源：人类在做决策时往往并不都能进行理性分析，而多受认知偏倚的影响，心理学的锚定效应和促发效应可以解释妇产科医师采取防卫医学的做法。对很多产科医师而言，"唯一遗憾的剖宫产就是没有去做的那台剖宫产"！产科最常见的诉讼原因，包括产前筛查和产前诊断中的失误或遗漏、超声诊断的失误、婴儿神经系统损害、新生儿脑病、死产或新生儿死亡、肩难产合并臂丛神经损伤或窒息性损伤、剖宫产术后再次妊娠阴道分娩、阴道手术助产。这些原因中大部分都与"未行剖宫产术"或"未能及时行剖宫产术"的潜在指控有关。美国妇产科医师协会（ACOG）认为放宽剖宫产术指征，并不能显著降低肩难产的发生率；但实际上，母亲对于胎儿可能存在的风险的接受程度有很大差异，既往有不良妊娠结局的母亲更不愿意再次接受可能的风险，即使这些风险是非常微小的理论风险。

五、防卫医学的解决方案

将患者的健康和福利放在第 1 位是医学专业精神的基石，也是医学专业精神的宗旨之一。

这样的伦理观念教导医师利他主义，建立与患者的治疗性关系。如果是利己主义，可能破坏该原则，就会严重破坏医学科学的荣誉。防卫医学是医疗过失诉讼制度在市场经济体制下不可剥离的"副产品"，纯粹的禁止性立法不足以制止防卫医学。但有鉴于防卫医学严重的负面效应，还是可以从多个角度和层面对其进行防范和改善。

1. 社会角度　有学者认为，只有建立明确的医疗免责条款才能解除医护人员的顾虑，促进医学的发展。在客观上，医疗免责制度的建立也有助于完善医疗伤害责任与赔偿制度，明确医师服务的质量标准，使医师成为完全的代理人，从患者的最大利益出发，最大程度地保障患者的生命和健康利益，而同时也保护了医师的合法权益。但这种想法太过理想化，目前难以实现。不过美国的实践表明，医疗过失诉讼制度的应用及对医疗损害赔偿的额度进行合理限制有可能约束防卫医学的泛滥。20 世纪 60 年代末至 70 年代初，美国的保险公司、烟草行业和大型企业集团对侵权法制度发难，开始了一场拟在扭转"过失侵权责任"的"侵权法改革运动"，在医学领域内，侵权法改革运动有望降低近 400 亿美元/年的住院费用。

2. 专业角度　最好的诊疗才是最好的防御。循证医学指南有助于提供恰当的、符合伦理的临床诊疗。指南不仅可以教育医师，还应被医师用于教育患者。临床指南提供的证据胜过常规做法的合理性，有助于建立规范的诊疗行为。事实上，医师很清楚要遵循医学指南并避免不必要的检查，根据患者的最佳利益提供恰当的临床诊疗。一项调查显示，79% 的医师强烈或中等程度地认为医师应该依从临床指南给予标准干预，避免已经被证明为价值很小而花费很多的干预；89% 的医师强烈或中等程度地认为医师在限制不必要的检查中应该扮演更重要的角色；78% 的医师认为其会致力于具体患者的最佳利益、无论代价多么高昂。根据《美国医师学会伦理学指南》的声明：在日益复杂的卫生保健系统中，医师有义务改善患者的健康福祉；这就要求医师坦诚地帮助患者理解临床惯例和推荐，参与所有合理的诊疗选择并进行决策……这也包括对有限的医疗资源进行管理，以尽可能保证诊疗的目的，无论是在诊所还是在住院期间。自治和无害的基本伦理原则，与为患者做正确的事情是一致的——也就是在恰当的时间提供恰当的诊疗，并避免过多或过少的诊疗。按照指南和官方推荐的科学证据的指引，医师能够为患者提供最优的诊疗方案并将医疗过失诉讼的风险降到最低程度。

强调基本技巧包括细致的病史采集、熟练的查体、有效的医患交流和全面的移情关怀，这种策略可能是避免医疗过失诉讼、减少诊断检查滥用和误用以及节约卫生健康资源的最有效方案。初步的研究显示，在评估患者、明确诊断时，病史能够提供超过 75% 的证据，查体贡献 10%～15%，而辅助检查提供的证据不足 10%。患者诉讼的常见原因是对诊疗过程的不满意，尤其是医师的交流和人际技巧。在开出诊断性检查前可以常规提出如下问题：这些检查结果是否会改变诊疗方案？进行这些检查与其他管理策略相比有无差别？提出这些问题也可减少防卫医学行为。对医疗相关法律、法规的了解和掌握，以及为医师提供必要的法律咨询和支持、保险、经济帮助或供给，对于减少防卫医学行为也有正面效应。

总之，防卫医学是为了避免医疗诉讼而改变医疗行为模式的做法，广泛见于各种文化背景和医学专业。妇产科领域内剖宫产率的增高是防卫医学最明显的例证。产生防卫医学行为最主要的原因是诉讼的经历以及对诉讼的担心，并与深刻的社会原因和医学技术因素密不可分。防卫医学造成卫生资源的巨大浪费，扭曲医疗行为和医患关系，需要从社会、专业和个人多个角度和层面进行防范与纠正。

［原载《中华妇产科杂志》2017，52（9）：644-648，郎景和　李　雷］

12. 把生殖内分泌学和妇科肿瘤学整合起来

我们常说，生殖内分泌学是妇产科学的内科学基础，妇科肿瘤学是妇产科学的外科学、治疗学基础。

我们应该把妇产科学中的内科学、外科学结合起来，把动脑和动手结合起来，把临床与基础结合起来。即应该把生殖内分泌学与妇科肿瘤学整合在一起，形成一个边缘科学、一个亚学科，即所谓的"肿瘤生育学（oncofertility）"。

及此，我们会涉及内分泌障碍引起肿瘤，肿瘤产生内分泌功能，肿瘤的内分泌治疗，以及在肿瘤治疗中对女性生理和生育功能的考量和保护等。

一、内分泌障碍可以诱发肿瘤

高血压、肥胖、糖尿病内科"三联征"是 I 型子宫内膜癌主要的高危因素，根本在于内分泌和代谢异常。雌激素依赖性疾病，如子宫肌瘤、子宫内膜癌、子宫内膜异位症、子宫腺肌病等，都与高涨的雌激素持续刺激和缺乏孕激素调解有关。最为典型和重要的是，多囊卵巢综合征（PCOS；尽管命名不断改变）与肿瘤的关系尤为密切。PCOS 患者发生子宫内膜癌的风险增加 2.7 倍，其一生发生子宫内膜癌的风险达 9%，而普通妇女的风险只有 3%。50 多年的观察证实，40 岁以下的子宫内膜癌患者中，约 1/4 是 PCOS 患者。业已发现，在乳腺癌治疗中他莫昔芬（其他名称：三苯氧胺）的应用可以诱发子宫内膜癌。性发育异常是某些肿瘤的高危因素。

不正常的子宫出血，特别是绝经期前后是罹患生殖器官肿瘤的"危险警号"，至少应该除外肿瘤。

二、某些妇科肿瘤具有内分泌功能

如曾被称为"男性化瘤"和"女性化瘤"的卵巢性索间质肿瘤，如颗粒细胞瘤、卵泡膜细胞瘤、环管状性索间质肿瘤等。它们可产生雌激素、孕激素和雄激素，尽管我们现在完全依赖组织学诊断，而不以分泌的激素作分类。由于雌激素的强度差异，卵泡膜细胞瘤并发子宫内膜癌的概率是颗粒细胞瘤的 4 倍。有一种特别类型的透明细胞瘤可以产生甲状腺素，从而引起高钙血症，即所谓"异位内分泌综合征"或"副激素综合征"。这时，这些内分泌激素即成为某些肿瘤诊断、鉴别诊断以及治疗后随诊的"肿瘤标志物"。

鉴于上述内分泌与肿瘤的相互关系，形成了一种新的治疗，即肿瘤内分泌治疗学。有从垂体水平的，如促性腺激素类似物［包括激动剂（GnRH-a）或拮抗剂（GnRH-ant）］治疗雌激素依赖性疾病或肿瘤，高效孕激素可以保守性治疗早期子宫内膜癌。

强有力的材料证明，口服避孕药对于卵巢上皮性癌（卵巢癌）的发生有保护作用，并随治疗期限的增加而增加，可能与抑制雌激素释放有关。孕激素对晚期卵巢癌患者，可增加食欲、改善症状、减少腹水。最近的资料提示，应用二甲双胍对于子宫内膜癌和乳腺癌均有预防作用。

三、在生殖内分泌和妇科肿瘤的相互关系中，应重视卵巢的重要地位

一方面，卵巢是女性生殖内分泌的"轴心"，对生长、发育、生育、健康生活起关键作用，故云"卵巢虽小，干系甚大"。另一方面，卵巢又是组织学构成复杂，容易遭遇病变，特别是卵巢肿瘤的场所，所谓"是非之地"，可以长出身体最大、种类最多的肿瘤，卵巢癌又是死亡率最高的女性生殖系统肿瘤。真是"成也卵巢、败也卵巢"！正如此，我们应正确地认识卵巢和卵巢疾病，保护卵巢和防治卵巢疾病。

一个重要的决策是对于卵巢肿瘤本身的卵巢处理，根据肿瘤的性质、期别及受累程度加以分别。对于子宫内膜癌、子宫颈癌手术时的卵巢去留亦有不同，除了按规范化原则外，应有个体化考虑。化疗中，特别是年轻患者卵巢的保护（如 GnRH-a 的应用），放疗中，卵巢的保护（如卵巢移位及屏蔽），都是治疗人性化的措施。

2016 年，召开了"内分泌与肿瘤"学术会议，对上述问题都有深入的讨论，或者会形成一个深入讨论的良好开端，为今后研究打下一个基础，为这一亚学科队伍集结一批骨干。

［原载《中华妇产科杂志》2017，52（1）：3］

13. 现代科技发展下的医学

过去的 2016 年，对于医学界、对于医务工作者是个备受振奋鼓舞的一年：国家召开了全国卫生与健康大会、全国科技创新大会，推出了"健康中国 2030"规划纲要，展现了宏伟蓝图，明确了方向任务。

我们应该怎样审时度势，跟上时代的脚步呢？提出以下三点供同道及读者参考及讨论。

一、科技发展迅速，促进巨大，务必坚守医学本源

现代科学技术迅猛发展，强烈地渗入、推动着医学的发展，促进诊断与治疗的进步，特别是遗传学、分子生物学及计算机技术的应用。此外，电子学、光学、机械仪器、工艺学等都广泛深入于医疗工作中，它们改变了医疗的思维观念、路线方法，可能模糊了疾病的图景，施治的方案，甚至诊疗的目的。医生趋之且也若鹜，患者信物却不信人。孰喜孰犹！

诚如一个医生如果变成了纯科学家当堪忧虑。仅以"循证"为例，实验室检查及各种检测是为寻求证据，但证据本身还不是医疗决策。决策必须考量与平衡诸多因素，亦如证据、资源、价值取向等，还必须依据患者及医者的实际情况，涉及社会、经济、伦理、人文等。

新技术层出不穷，但新技术使用不当或者滥用，不完善或者认识不充分，理解不恰当或者掌握不适宜，都会降低其价值，甚至造成伤害或者浪费。不是"新便是好"，经验依然是可贵的。况且，市场经济下，非医疗因素的驱动还会造成技术扭曲，医生更应保持平和冷静，开具我们负责任的处方。

此时，我们更应坚守医学的本源，医学的本源是什么？或者医生要做什么？还是特鲁多说的好：有时是治愈，常常是帮助，而总是关怀与慰藉。

二、科学问题的提出与解决，应以面向和解决民生问题为基础

医学的科学问题荆棘丛生，庞杂多舛。我们甚至很难说，哪个常见，哪个不见；谁个重要，谁个不重要；或者什么需要研究，什么不必研究。因为，它们是变化的，无限的，我们对它们的认识是相对的，有限的。但是任何时候，民生要解决的问题，就是科学要解决的问题。

妇产科学面对的是："二孩政策"开始了，"后剖宫产时代（post cesarean section era，PCSE）"来临了。因此，我们必须高度重视剖宫产及子宫手术史的相关问题，更应推行剖宫产术后再次妊娠阴道试产（trial of labor after cesarean section，TOLAC）、剖宫产术后再次妊娠阴道分

娩（vaginal birth after cesarean，VBAC）。这需要我们认真做好孕前评估子宫瘢痕愈合情况，适宜地处理子宫瘢痕缺损或憩室；解决好早中孕期的瘢痕子宫妊娠，中晚孕期的前置胎盘及胎盘植入，高度重视凶险性前置胎盘、子宫破裂、产后出血。应形成严格又个体化的 TOLAC、VBAC 技术和管理办法，避免和减少孕产妇死亡。

"二胎化"的另一突出问题是孕产妇"高龄化"，带来的是产科及其并发症合并症的增多，或高危妊娠的增多，是妇产科医生面临的新挑战。

我们还必须看到出生缺陷高发的严重性，和避免与减少出生缺陷、提高人口质量的极端重要性。重视一级预防，如合理营养、预防感染、谨慎用药、遗传咨询及注重环境因素等。培养与提高产科医生的遗传咨询能力，推广普及血清学产前筛查，提高超声软指标的解读和处理水平。适时适宜地应用无创性产前基因检测（NIPT），以及其他细胞及分子遗传学产前诊断技术，并注重可能出现的诊断与处理风险。

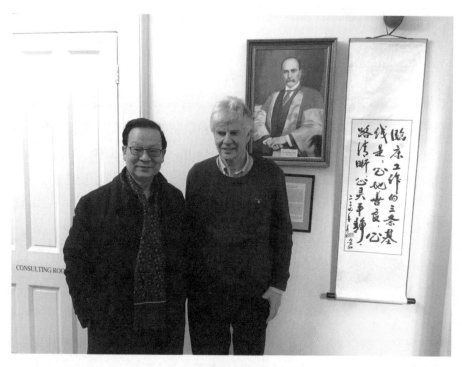

郎景和院士在英国牛津大学奥斯勒故居暨展览馆（右为馆长 David 教授）

此外，对严重影响妇女生命、健康，特别是生殖健康的常见病、多发病，如妇科肿瘤、子宫内膜异位症、盆底功能障碍性疾病以及炎症等，都应从流行病学、筛查、早期诊断及治疗，从基础实验到临床实践做更多的研究，有转化、有整合、有创新，形成"中国方案""中国品牌""中国制造"。

另一个值得重视的是，当前临床诊治的倾向，并非不足，而是过度，此缘于过度相信各种检查报告和实验结果，以及过于看重技术治疗的作用；而又轻慢于患者主诉、患者感受。其实

"倾听你的患者，他会告诉你诊断"（奥斯勒），诊治过程是对另一个生命体的悉心体察和感情交流。避免过度诊治，避免技术和设备的炫耀，避免病家盲目相信而追影随行。达到优化诊疗、安全诊治、经济治疗。

三、强化人文修养和哲学理念，迎接新时代的挑战

随着科技的发展，专业和技术的学习、训练和掌握固然很重要，但强化人文修养和树立哲学理念具有根本性、终身性。

常常是，如果我们一旦进入知识和技术的轨道，就可能随即将自己封闭起来，何以享受科学与艺术交融的激越美妙，何其获得其相互砥砺的智慧升华！

近年来，不断翻新的"新名词""新概念"令人眼花缭乱，从循证医学、转化医学、价值医学、数字医学、叙事医学、舒缓医学，到整合医学、精准医学等，作为技术目标、技术方向、技术方法，都有其积极、促进意义。但就其本质与内涵，并无哲学新意，我们可以在"矛盾论""认识论"和"实践论"中，找到早已有之的淋漓尽致的阐述，只是我们学习得不够、理解得不够、应用得不够。而且，我们必须强调，这些"医学"，都不能脱离、违悖医学的人文本源，或者说是人文医学。无论是基础研究、临床研究、教学研究，也都应以人文为始基，以解决民生问题为目的。

未来的科技可能是机器人的时代，但却不应该是完全代替医生和护士，或者不应该是机器人的医学时代。高效的现代检查治疗技术和机械流程会导致医生与患者的分离，导致系统、整体和辩证统一的丧失，活生生的人可能成为被分割的一个个部件，在冰冷的流水线上。我们甚至不夸张地说，无人文精神的科技，特别是医学，不啻一种破坏力。人文精神把握科技方向，确定人类在自然中的位置和行为，以及前行的道路。

因此，新世纪的医生，应该加强人文修养和哲学理念，不要把自己限定在一个狭窄的领域内，我们要学习的更多，包括哲学的思考、艺术的观察以及真正医生的感受和表达。无论怎样，我们要把自己定位于一个读者：医学的读者、哲学的读者、文学的读者、人性的读者、生活的读者……如此，我们会坚守信念，真诚友善，敬业爱业，在科技如此发展的当下，尤其需要一种哲学与人文的再教育，应该在医界掀起一场"人文风暴"。只有从医学本源上修炼，才能真正提升我们的职业洞察、职业智慧、职业精神和职业能力，走向新的征程！

［原载《中华妇产科杂志》2017，52（1）：1-2］

$14.$ 子宫腺肌病的若干问题

子宫内膜异位症（简称内异症）是指子宫内膜腺体和间质出现在子宫腔被覆内膜以外的部位（不包括子宫肌层），生长、浸润、反复出血，继而引发疼痛、不孕及结节或包块等症状的疾病。子宫腺肌病（简称腺肌病）是指子宫肌层内出现子宫内膜腺体和间质，在激素的影响下发生出血、肌纤维结缔组织增生，形成弥漫性病变或局限性病变，也可局灶形成子宫腺肌瘤病灶。

关于腺肌病，存在很多迷惑和问题，有很多模糊和争论。早在 4000 多年前的希波克拉底时代，已经有关于内异症或腺肌病症状的描述，时称"子宫溃疡"。1860 年，腺肌病和内异症同时被德国病理学家 Carl von Rokitansky 发现。19 世纪末，adenomyoma 的说法得到文献确定，1908 年 Thomas Cullen 第 1 次清楚地描述了子宫腺肌瘤的形态学和临床特点。1921 年，人们认识到腺肌病病灶是由于"上皮浸润"子宫肌层造成的，但此时所谓的"adenomyoma"不仅包含腺肌病，也包含内异症。1925 年，"adenomyosis"从"adenomyoma"中划分出来，获得正式命名。1927 年，Sampson 提出内异症的"经血逆流"学说，1972 年，Bird 对腺肌病做出了现代定义，一直沿用至今。

一、腺肌病的现代概念

尽管 Bird 对腺肌病进行了定义，但临床发现 1/3 的腺肌病患者无症状，出现症状时，组织学特点又是非特异性的。而且，由于"经血逆流"学说不能解释腺肌病，于是，很多学者认为腺肌病和内异症是两种完全不同的疾病。内异症的女性多为未产，更加年轻，家族史更明确，多在腹腔镜进行不孕诊断时发现。腺肌病多有引产史，初潮早且月经周期短。但有人认为，观察到的这些差异可能与诊断的方法学有关，因为，此前只能通过子宫标本的组织学得到腺肌病诊断，尽管后来有了高分辨率超声和磁共振（MRI）检查，但腺肌病的研究依然相当滞后。

相对于内异症，关于腺肌病诊断的争论更多。一般定义腺肌病中的异位内膜应在内膜基底层以下 1 个低倍视野的深度，其他定义还包括病灶位于内膜基底层以下 25% 的内膜厚度，或腺体延伸至内膜层以下 1~3mm。关于诊断腺肌病时最小的浸润深度至今尚无统一定义，大部分研究都应用基底层以下 2.5mm 作为界值。由于采用的浸润深度的标准不同，不同研究中腺肌病的发生率也不相同，同时，有学者认为腺肌病症状和浸润深度可能没有关系。

在利用超声和 MRI 发现结合带异常之后，人们开始探索腺肌病的无创诊断。与腺肌病相关的 MRI 发现包括肌层增厚、不规则边界的结合带、出现局灶病灶或结合带与子宫外肌层厚度比率增加。有学者将 MRI 影像和组织学发现进行比较，结果提示，结合带厚度达到或超过 12mm，才能预测内膜组织在肌层内浸润超过 2.5mm 或更深。

二、腺肌病的病因学

在腺肌病病灶中，子宫肌层中可以见到子宫内膜腺体和间质，通常用子宫基底层内膜内陷学说来解释，认为这是一种特殊形式的"经血逆流"，即子宫内膜通过既往手术造成的损伤部位"侵入迁移"至肌层。研究发现，巨噬细胞数量的增加能够活化 T 淋巴细胞和 B 淋巴细胞，产生细胞因子和抗体，破坏内膜结合带的免疫平衡。

内膜"迁移"的具体原因尚不清楚。一些研究发现，腺肌病组织中雌二醇受体水平比在位内膜更高，提示性激素水平的变化可能通过某些细胞信号途径，刺激基底层内膜的侵袭和植入；另外，腺肌病组织还能产生雌激素，刺激异位的内膜腺体和间质在肌层内增生和扩展。

Sampson 提出的"经血逆流"致病学说一直是内异症的经典发病理论。月经血中有大量子宫内膜组织，是异位内膜的来源。经血通过输卵管逆流进入盆腔，生根、生长、生病，形成内异症。但近百年来围绕 Sampson 学说存在很多争议和质疑：为什么大部分异位内膜并不致病？为什么经血到不了的组织也会发病？类似的争议也发生在腺肌病中：为什么很多患者并无有创操作史？为什么很多腺肌病没有症状？于是，关于腺肌病和内异症的病因有了很多其他学说。

1. 化生学说　这是对 Sampson 学说最普遍的一种"异议"，认为腺肌病是由胚性多能苗勒氏管遗迹移位引起。阴道直肠隔内异症被认为是一种子宫外的腺肌病病灶，它在病理和临床特点上与腺肌病病灶相似，似乎支持这种起病理论。还有研究认为，腺肌病中的异位组织与在位内膜相比，呈现截然不同的增殖和生物学特点；腺肌病中的异位组织对相同激素水平变化的反应不如在位内膜好。

2. 淋巴及静脉播散学说　该学说认为是淋巴系统的增殖和迁移导致了腺肌病病灶的增生。

经典的"经血逆流"致病学说和前述的两种学说，可以归纳为"双转"或"3I"理论。转移理论（metastatic theory），包括植入性（implantation——经血逆流种植）和侵入性（invasion——内膜细胞经血液及淋巴运送）。转化理论（metaplastic theory）是指体腔上皮或间皮（coelom-epithelium or mesothelium）的化生，多在原位发生（in situ）。

3. 骨髓干细胞假说　有学者发现在 4 例接受了人类白细胞抗原（HLA）错配骨髓移植的女性中出现了供体的内膜腺体和实质，于是提出了这一假说。

4. 异常子宫收缩　在腺肌病的发病中，一个值得关注的解剖特点是古子宫。在胚胎学上，子宫 = 古子宫 + 新子宫，古子宫 = 内膜 + 内膜下肌层。内膜下肌层的胚胎起源与子宫内膜相同，解剖结构与子宫内膜直接相连，故推测其生物学功能可能与内膜相关。非妊娠期的子宫蠕动早已被关注，内膜下肌层是非妊娠期子宫蠕动的唯一起源，可通过经阴道超声和磁共振电影成像（cine MRI）观测到。研究显示，内异症患者子宫收缩的强度、频率和幅度均增加。"应力－生长"学说认为，长期的力学刺激可以作用于血管内皮细胞、平滑肌及心肌细胞、成纤维细胞、软骨细胞、肺泡上皮细胞等，通过力学响应（mechanotran sduction）引起细胞增殖、凋亡、分化、炎症和细胞骨架改变等。基于该理论，子宫的长期慢性异常和过度蠕动，可能会导致内膜-肌层交界处的微损伤，并且激活了自我更新的组织修复机制。

5. 子宫结合带改变　超声、MRI 和组织学发现，内异症和腺肌病患者其肌层内侧（或结合带）均发生改变。在腺肌病中可以观察到结合带形态的多种异常，在腺肌病病灶形成的地方结合带部分的厚度更加明显。三维超声检测结合带厚度≥4mm 以及结合带浸润及扭曲，对于诊断腺肌病具有较好的敏感度（88%）和准确性（85%）。研究发现，结合带的改变也见于内异症女性，内异症女性后部结合带厚度（而非前部结合带或整个内膜厚度）显著增加，与内异症分期和患者年龄存在相关性。

6. 子宫内膜干细胞假说　成年女性的子宫内膜中存在极少量的上皮和间质干/祖细胞。内膜干细胞（EmSC）位于子宫内膜基底层，异常脱落后可经输卵管进入盆腔，形成内异症；如果 EmSC 异常迁移、侵入子宫基层，则形成腺肌病。基于 MRI 图像，根据病变位置可将腺肌病分为 4 种：内膜型（Ⅰ型）、浆膜型（Ⅱ型）、中间型（Ⅲ型）和异质型（Ⅳ型），作者推测 Ⅰ型源于内膜，Ⅱ层源于浆膜层的内异症，其他类型则源于肌层中的原始内膜残迹。干细胞是内异症和腺肌病的"种子"细胞，是逆流的经血中真正有活力的细胞，能保持其"永生性"及单克隆性，具有强大的增殖、多向分化潜能，是内膜上皮及间质细胞之始原，可以逃逸免疫监视，主动削弱局部免疫功能，改造周围环境，以利于自身生长。

还有研究发现，内膜基底层-肌层交界区的细胞基质及间质细胞的细胞因子表达异常，表现为黏附能力下降［E-钙黏附蛋白（E-cadherin）表达阴性］、细胞外基质溶解增加［基质金属蛋白酶（MMP）表达增强］、细胞间桥连减少、细胞极性消失等。

综合前述观点，可以这样认为，腺肌病和内异症患者存在结合带异常和异常子宫收缩，在环境修饰等表观遗传因素的作用下，导致内异症和腺肌病的发生。结合带异常和子宫收缩异常的深层原因是子宫内膜异常，包括干细胞、免疫和激素反应异常等。因此，在位内膜是决定因素，是源头、是根本，是决定致病的潜质。而位于子宫腔以外的异位内膜，受环境因素的影响，是表象、是结果，是致病的特性，这就是我们提出的"在位内膜决定论"。

三、腺肌病和内异症的在位内膜研究

关于内异症患者的在位内膜研究较多，已经发现内异症患者的在位内膜存在异常的基因表达、局部雌激素产物和内膜对孕激素的反应改变、神经纤维密度和氧化应激反应增加等。腺肌病在位内膜代谢和分子异常与内异症在位内膜相似，但是血管生成和细胞增殖增加，凋亡减少，导致局部雌激素水平升高，并引起孕激素抵抗，破坏细胞因子的表达。一些研究显示，内异症和腺肌病的在位内膜在细胞免疫以及体液免疫等方面存在差异。具体到腺肌病的在位内膜研究，近年有以下方面的研究进展。

1. 免疫和黏附　免疫异常能帮助子宫腔外的内膜碎片存活。内异症和腺肌病增殖期在位内膜 CD3[+] 白细胞均较正常对照多，但 CD45[+] 和 CD43[+] 白细胞仅在内异症患者在位内膜中升高，而腺肌病患者未见这一表现。有学者推测，腺肌病和内异症患者在位内膜中白细胞的类群有所差异，可能与发病和不孕有关。研究表明，HLA-DR 在内异症和腺肌病在位内膜表达均升高，可能与这两种病变的异常免疫反应相关。有学者认为，在位和异位内膜 HLA-G 表达异常可能介导免疫抑制，与保护异位内膜免受清除有关，正常子宫内膜中未发现 HLA-G 表达，而腺肌病在位内膜和异位病灶均有 HLA-G 表达。

2. 细胞增殖与凋亡　B 淋巴细胞瘤-2（Bcl-2）有抑制凋亡的功能，其在腺肌病患者在位内膜间质细胞中表达较内异症在位内膜显著增加，且表达水平不随月经周期变化，而内异症在位内膜中 Bcl-2 在晚分泌期表达增加。热休克蛋白（HSP）在多肽折叠和异位出入细胞膜过程中有重要作用。内异症在位内膜和腺肌病在位内膜中 HSP-27、HSP-70 表达较正常子宫内膜明显增加，而 HSP-60 无显著改变。细胞分裂周期蛋白（Cdc42）在内异症在位内膜中表达显著增加，而在腺肌病在位内膜中无显著变化。

3. 细胞因子和炎症介质　与内异症在位内膜相比，腺肌病在位内膜中血管内皮生长因子（VEGF）表达升高，微血管密度（MVD）表达增加。与正常内膜相比，腺肌病在位内膜中 VEGF、MMP-2 和 MMP-9 表达增加。研究显示，与正常内膜相比，内异症在位内膜及腺肌病在位内膜，晚增殖期中环氧化酶-2（COX-2）表达差异有统计学意义，但也有研究认为表达差异无统计学意义。有报道称，深部浸润型子宫内膜异位症（DIE）患者在位内膜间质细胞中 COX-2 表达显著增加，且其表达水平与患者疼痛程度相关。

细胞核因子 kappa B（NF-κB）作为调节基因的转录因子，参与内异症和腺肌病发病过程中的炎症、增殖、凋亡、侵袭、血管形成和其他细胞功能。有报道显示，腺肌病在位内膜中 NF-κB 的 p65 和 p50 亚单位以及 NF-κB DNA 结合活性均较正常内膜显著升高，给腺肌病小鼠模型应用穿心莲内酯（一种 NF-κB 抑制剂），病灶的肌层浸润减少、子宫收缩幅度降低、痛觉敏感减少。

4. 氧化应激和自由基代谢　腺肌病和内异症在位内膜中自由基代谢异常，推测可能与内膜容受性有关。腺肌病在位内膜内皮型一氧化氮合酶（eNOS）表达增加，促性腺激素释放激素激动剂（GnRH-a）治疗后 eNOS 表达下降。谷胱甘肽过氧化物酶（一种谷胱甘肽合酶，减少过氧化物的生成）在腺肌病在位内膜分泌期腺上皮中表达升高，而内异症在位内膜中表达降低。黄嘌呤氧化酶（XO，产生过氧化物，导致细胞内自由基聚集）在内异症和腺肌病在位内膜中，随月经周期变化的特点消失。研究显示，在正常子宫内膜中过氧化氢的表达随月经周期波动，但在内异症在位内膜和腺肌病在位内膜中明显升高，且无周期性，在腺肌病在位内膜中升高更为明显。

5. 甾体激素的作用　研究表明，内异症和腺肌病均与局部雌激素产物增加有关。内异症在位内膜和腺肌病在位内膜中 P450 芳香化酶 RNA 水平升高，经过 GnRH-a 或丹那唑治疗后，芳香化酶 mRNA 水平降低，内膜中芳香化酶或许是内异症或腺肌病的诊断标志物之一。研究发现，正常子宫内膜中有活性的雌二醇比内异症在位内膜和腺肌病在位内膜高，后两者之间差异无统计学意义。动物实验显示，甾体激素在诱发腺肌病过程中有一定作用。

尽管有了这些新的发现，但研究结果尚不一致，"经血逆流"或"迁徙"仍是包括腺肌病在内的内异症病因学的主流学说。腺肌病和内异症的众多病因学假说，几乎都可用"在位内膜决定论"来统摄和解释。在位内膜是根本、是枢纽、是答案；子宫异常收缩和结合带理论是目前腺肌病发病机制的关注重点，内镜手术和影像学的进步推动了组织学等基础研究的发展，反之亦然。

四、腺肌病和内异症的流行病学

腺肌病和内异症高度相关，通常是两者共存。腺肌病患者中内异症的发生率仍不清楚，估计比例高达 79%；DIE 患者中 34.6% 合并腺肌病，而对照组仅 19.4%；内异症女性中 40% 出现异常结合带，而对照组仅为 22.5%；内异症患者中 42.8% 合并腺肌病，在腺肌病和预后较差的 DIE 之间存在特定的相关性，尤其是直肠-乙状结肠内异症；40~50 岁因为腺肌病和/或子宫肌瘤进行手术的患者中，40.4% 是腺肌病患者，22.7% 是子宫肌瘤患者合并内异症，而在腺肌病和子宫肌瘤共存患者中 34.1% 合并内异症。这些流行病学结果提示，腺肌病和内异症通常是共存的，但这些研究多为回顾性研究，缺少对疾病的统一定义和疾病自然史的了解，用全子宫切除标本诊断也会低估轻度腺肌病的比例。

五、腺肌病、内异症是什么疾病？

1998 年的魁北克世界内异症大会曾讨论了内异症到底是什么样的疾病。是遗传性疾病？出血性疾病？炎症性疾病？激素依赖性疾病？免疫性疾病？器官依赖性疾病？似乎什么都是，什么都不是。我们提出，内异症是一种子宫内膜疾病，是干细胞/祖细胞疾病，是瘤样病变（类肿瘤），可以发生不典型病变-恶性病变-肿瘤（特别是卵巢内异症）的移行过程。我们还认为内异症一种慢性病、常见病和多发病，是一种综合征。

六、腺肌病和内异症的临床表现

1. 疼痛　腺肌病和内异症最重要的共同症状是疼痛。约 80% 的腺肌病患者年龄在 40 岁以上，有症状的患者中 50% 经量过多，30% 合并痛经，20% 不规则出血。其他不常见的症状包括性交痛和慢性盆腔痛。高达 80% 的腺肌病患者合并其他盆腔疾病，因此，很难把上述症状完全归咎于腺肌病。还有 35% 的腺肌病患者是在没有任何症状的女性中随机发现的。遗憾的是，我们对疼痛调节机制的认识不足，对疼痛的判定也需要明确，疼痛的客观指标尚未统一，很难建立理想的动物模型。

2. 不孕　通常认为，腺肌病相关的不孕是由于内膜容受性破坏，影响了胚胎的种植过程。

结合带的破坏引起子宫肌层异常蠕动，从而影响胚胎种植。此外，在位内膜及异位内膜生化和功能发生改变也可能与不孕有关，尽管也有证据不支持这些假说。

七、腺肌病和内异症的诊断

很长一段时间以来，腺肌病的诊断主要通过对全子宫切除后的组织标本的病理检查来确定，近年的研究显示，宫腔镜和腹腔镜下活检同样可以对腺肌病进行组织学诊断。影像学技术对于鉴别诊断和无创诊断十分重要，主要包括经阴道超声和 MRI。影像学诊断特征包括：不对称的子宫、肌层内囊肿（1~7mm 的圆形无回声区域）；扭曲和异质性的肌层回声，界限不清的病灶高回声；边界不清的肌层异质性以及结合带增生等。结合带增生是指结合带增厚至 8~12mm，或者结合带与肌层厚度的比例超过 40%。如果腺肌病合并肌瘤，经阴道超声和 MRI 的诊断准确性会显著降低。如果将超声和 MRI 联合使用，术前评估时可获得最高的敏感度。

八、腺肌病和内异症的治疗

腺肌病和内异症的治疗都需要规范化和个体化。对内异症而言，需要针对疼痛、不孕和盆腔包块，根据患者的年龄、症状程度、妊娠意愿、病变程度，并结合既往的治疗情况，制订个体化方案。我们在 2003 年提出了治疗的 28 字方针：减灭和去除病灶，缓解和消除疼痛，改善和促进生育，减少和避免复发。

什么是腺肌病或内异症的最好治疗？这一问题同样在 1998 年魁北克会议上进行过讨论。腹腔镜是最好的治疗？卵巢抑制是最好的治疗？"3 期疗法"是最好的治疗？妊娠是最好的治疗？辅助生殖技术是最好的治疗？没有最好，只有更好。

内异症和腺肌病的治疗包括手术治疗（基本治疗，首选腹腔镜）、药物治疗（抗雌激素、孕激素、口服避孕药、GnRH-a）、辅助生殖技术治疗［促排卵/人工授精（COH/IUI）、体外授精-胚胎移植（IVF-ET）］、介入治疗［超声、放射、高强度聚焦超声（HIFU）］和其他治疗等。既往腺肌病标准的治疗方式是全子宫切除。随着对保留生育和生理功能要求的增加，以及对手术风险和合并症的考虑，越来越多的患者要求保守性的药物和/或手术治疗。药物可用于腺肌病和内异症的治疗；通过使用 GnRH-a，改善不孕患者的妊娠率；通过避孕药和孕激素进行症状控制，还可用芳香化酶抑制剂控制症状。

基于对内异症和腺肌病发病机制的新发现，尤其是"在位内膜决定论"的提出，内异症及腺肌病有了新的治疗策略——"源头治疗论"。即通过在宫腔内放置左炔诺孕酮宫内释放系统（LNGIUS）和口服避孕药等改变子宫内膜的生物学特性，从而达到治疗和预防腺肌病和内异症的目的，更适合腺肌病的治疗。

手术干预：根据病变部位的特点制订干预方案，包括全子宫切除、病灶切除、内膜消融和剥脱术、子宫肌层电凝术以及子宫动脉栓塞等。

不孕的治疗：对于内异症和腺肌病相关的不孕，其治疗原则和设计类似。手术治疗对于腺肌病保留生育功能的作用争论很多，在有选择的患者中手术治疗可以改善生育结局。有生育要求的腺肌病患者在保守术后需要考虑积极妊娠和辅助生殖技术的干预。

　　根据内异症的3大主要问题，即盆腔包块、痛经和不孕，我们制订了内异症的诊治流程并进行了多次修订，对腺肌病也特别制定了诊治流程（图1）。

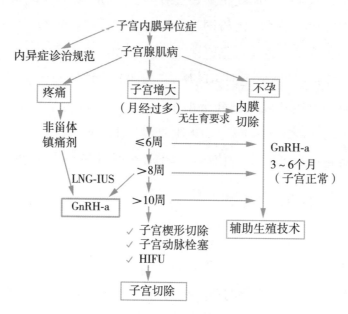

图1　子宫腺肌病的诊治流程图

　　关于腺肌病和内异症还有很多问题，争议仍然存在，可能会一直持续下去。但争议不是论对错、争意气、分派别；争论是对腺肌病和内异症发生机制的深入了解和新型诊疗方法的开发研究；对在位内膜的研究以及疾病自然发生史的认识是解决争议的关键，"在位内膜决定论"的提出为此提供契机，"源头"治疗学说也是支持腺肌病和内异症基础研究的重要证据。越来越多的证据表明，腺肌病是内异症的一种疾病表型而非另一种疾病，即同一种疾病，不同的表型。

［原载《中国实用妇科与产科杂志》2017，33（2）：129-133］

15. 妇产科疾病诊治现代观念与发展策略（采访录）

谭先杰教授：郎大夫您好，感谢您抽出时间接受采访。自 2013 年以来，《中国实用妇科与产科杂志》每年第 1 期的"院士访谈"栏目已经成为品牌，今年再次委托我对您进行采访，主题是妇产科疾病诊治现代观念与发展策略。首先提一个比较宏观的问题：您认为 21 世纪的世界和中国，医学上会面临哪些主要问题？

郎景和院士：作为被访谈者，我也感谢《中国实用妇科与产科杂志》的这一栏目，它让我（和其他人）可以更自由地表述观点。回到你的问题上，我认为在世界范围内，21 世纪的医学主要面临以下几大问题：人口问题、计算机与信息、遗传学、卫生保健系统（医疗体制），有机会再展开讲。

具体到中国，第一，老龄化的问题日益突出，到 2025 年，中国人口老龄化明显，中国将有 2.74 亿 60 岁以上的老人；第二，癌症已经成为危及生命的主要杀手，肺癌、肠癌、乳腺癌等疾病的发生率明显上升；第三，发达国家的宫颈癌发生率已经明显下降，但在发展中国家却明显上升，包括中国；第四，我国的吸烟者数量上升、肥胖率上升、人们的运动普遍下降；第五，感染性疾病的发病率上升，有的是新出现的疾病，如艾滋病，有的是死灰复燃，如结核、淋病、梅毒；第六，还有一种趋势，绝大多数手术可用内镜施行，这是好事，但也暗藏危险。

一、产科领域

谭先杰教授："二胎时代"已经来临，能否请您先谈谈"二胎"带来的新问题？

郎景和院士："二胎时代"是一项新的计划生育政策，给女性和家庭带来机遇的同时，也给产科工作者带来了挑战。对于适龄二胎，并不构成太大问题。她们与初孕的围生保健项目相同，但通常在第二次妊娠时她们对孕产期健康有更高的要求。需要重视第一胎的孕产史，尤其剖宫产史，后者会对二胎的妊娠过程和分娩决策造成影响。

高龄二胎的问题更多。第一是年龄大了，生殖能力下降，需要理性面对；第二，随着年龄的增加，出生缺陷问题更加明显；第三，与年龄相关的内外科合并症也会增加；第四，妊娠本身的相关风险也会随着年龄的增加而增加；第五，父亲的年龄也应该受到重视，毕竟生儿育女是两个人的事儿。

谭先杰教授：您提到了剖宫产对二胎的影响，由于种种原因，我国的剖宫产率一直高于世界平均水平，您对此有何看法？

郎景和院士：一段时间以来，由于一对夫妇只生一个孩子，出于安全考虑，剖宫产率呈上升趋势，甚至可以说是飙升。这需要采取积极的对策，最重要的是要降低初次剖宫产率，很多情况下，前次剖宫产史的产妇再次分娩时，无论是患者还是医生，都趋向于选择剖宫产。

如何降低初次剖宫产率呢？需要加强与妊娠分娩相关的科普宣教，包括健康生活方式、安全分娩的准备以及分娩的风险意识等；需要重视妊娠期的体重管理，尤其妊娠期糖尿病的管理，将胎儿的出生体重控制在合理范围，降低巨大胎儿的发生率；同时需要进一步提高阴道助产技术。

降低初次剖宫产率的确需要全方位开展工作，包括加强对医生的继续教育，让他们不断更新知识；加强公众的科普宣传；引导社会的公序良俗，让公众明白母儿安全并非"一剖了之"。

谭先杰教授：面对剖宫产后的二胎问题，您认为从医生的角度应该如何作为？

郎景和院士：作为医生，需要重视剖宫产及子宫手术史的相关问题；要大力推行剖宫产后的阴道试产（trial of labor after cesarean，TOLAC），提高剖宫产后阴道分娩（vaginal birth after cesarean，VBAC）的成功率。为了达到这些目的，需要孕前评估前次剖宫产瘢痕愈合情况；对瘢痕缺损和憩室，必要时在孕前进行处理；要提高对早中孕期瘢痕妊娠处理的水平；加强对中晚孕期前置胎盘、胎盘植入的处理；加强剖宫产后阴道试产技术培训，出台管理办法；提高对子宫破裂、产后出血的诊断和处理水平等。

谭先杰教授：除了"二胎"带来的新问题，您认为产科领域还面临哪些挑战？

郎景和院士：毫无疑问，这仍然是出生缺陷与产前诊断问题。无论是一胎时代还是二胎时代，控制人口数量，提高人口素质都是国策。对于出生缺陷，要特别重视一级预防，包括合理营养、预防感染、谨慎用药、遗传咨询，当然还包括改善环境等；需要培养产科医生的遗传咨询能力，让有需要的夫妇能得到及时指导；需要推广普及血清学产前筛查；需要提高产科医生对超声等软指标的解读水平；需要掌握对高通量基因测序产前筛查（NIPT）的适用、慎用、禁用人群，加强质量控制。产前诊断中应审慎使用细胞及分子遗传学技术，以免带来不必要的恐慌。需要充分利用互联网，包括大众健康教育、各级医生培养、分级诊疗和科研协作等。

二、妇科肿瘤

谭先杰教授：感谢您谈了这么多产科领域的问题。作为妇科肿瘤医生，我想请您谈一谈妇科肿瘤领域面临的挑战和对策。

郎景和院士：到2025年，中国妇女肺癌的死亡率会超过乳腺癌，这主要归因于吸烟和空气污染，发达国家在20世纪后半叶较为明显，发展中国家现在才开始显现。从降低癌症的发生率而言，蔬菜和水果或可作为降低包括乳腺癌在内的肿瘤发生危险的重要饮食因素；口服避孕药是否会增加乳腺癌的危险尚未证实，但对卵巢癌和子宫内膜癌发生的保护作用已经突显；激素替代治疗（HRT）对子宫内膜癌和乳腺癌的发生危险仍需高度重视；普查在降低宫颈癌和乳腺癌的发生率和死亡率方面成效巨大，HPV 检测可以作为宫颈癌筛查的重要内容。

与以前相比，妇科肿瘤患者的流行病学特征发生了某些变化。伴随着全球人口的老龄化，肿瘤总的发生率上升，全球每年将有 2000 万新发肿瘤者；60% 新诊断的肿瘤患者年龄 > 65 岁；妇科肿瘤患者的 5 年生存率有所增加，这就意味着我们需要更加关注那些高危患者，给她们更为准确或者有针对性的治疗，需要更加关注针对肿瘤的各种治疗手段可能给幸存患者带来的生理、心理和经济等方面的负面影响，尽最大努力使患者获得更好的生存质量。

谭先杰教授： 您曾说过，宫颈癌的防治工程可以作为人类抗击恶性肿瘤的成功典范，请您展开谈谈好吗？

郎景和院士： 从世界范围而言，宫颈癌的筛查发生了"革命性"的变化。从先前的巴氏涂片，到薄层液基细胞学检查，到新的细胞学诊断标准分类（TBS 分类）的提出，再到 HPV-DNA 检测，最后是 HPV 疫苗的出现。

中国宫颈癌的防治任务仍然十分艰巨。中国人口众多，发展不平衡；中国宫颈癌的患病率及死亡率均较高；HPV 疫苗刚刚进入中国市场，控制 HPV 感染还需要相当长的时间。

在宫颈癌的筛查政策及实践方面，需要强调宫颈病变诊治的规范化。欧美的相关学术组织基于新的证据，不断更新宫颈癌的筛查方案。欧洲生殖道感染协会（EUROGIN）2007 年提出的宫颈癌筛查方案为：在 25～64 岁的妇女中，以 HPV 检测作为初筛。如果 HPV 检测阴性，5 年后复查；如果 HPV 检测阳性，则进行细胞学检查。如果细胞学检查结果为高于低度鳞状上皮内病变（LSIL），行阴道镜检查及活检。如果细胞学检查结果为正常或临界［即意义不明确的非典型鳞状细胞（ASCUS）］，则 6～12 个月后行 HPV 和细胞学的联合检测，如果均为阴性，5 年后复查。如果细胞学高于 LSIL，则行阴道镜检查及活检。如果细胞学低于 LSIL 但 HPV 阳性或者 HPV 阴性但细胞学交界，则 6～12 个月再次行 HPV 和细胞学检查。

2008 年 EUROGIN 提出一种可能用于未来的筛查流程，该流程 2015 年被美国阴道镜和生殖道感染协会（ASCCP）采纳。在 25～64 岁的妇女中，以 HPV 检测作为初筛，如果 HPV 检测阴性，5 年后复查；如果 HPV 检测阳性，则进行细胞学检查。如果细胞学检查为中度异常（不含 LSIL）以上，则立即行阴道镜检查及活检。如果细胞学检查结果为正常、临界或轻度异常（含 LSIL），则进行 HPV16 和 HPV18 分型检测、E6/E7mRNA 检测或 P16/Ki67 检测。如果均为阴性，则 3～5 年后复查。如果任何一项阳性，则行阴道镜检查及活检。

EUROGIN 针对发展中国家推荐了新的筛查流程：对 30～64 岁妇女，进行 CareHPV 检测，如果阴性，5～10 年后复诊。如果阳性，行宫颈涂碘试验（VIA），如果异常，立即治疗；如果正常，则在 12～24 个月后重复 HPV 和 VIA 检查。显然，EUROGIN 的推荐流程并不完全适合中国，尤其是经济发达地区。我们正在开展一项全国范围内的多中心研究，有望建立适合中国城乡的宫颈癌筛查模式。

谭先杰教授： 几个月前，HPV 疫苗终于获准进入中国市场，在业界内外引起了很大轰动，或者说骚动。您能就这个问题特别谈谈吗？

郎景和院士： 高危型 HPV 持续感染是宫颈癌的元凶。坦白地说，我们对 HPV 感染的对策并不多，目前的策略是"治病即治毒"。所谓的病是宫颈上皮内瘤变（CIN），所谓毒就是 HPV。通过治疗 HPV 感染引起的病变，使 HPV 在一定时间内得以清除。

宫颈癌也有三级防治体系，癌前病变的筛查和处理属于二级预防。需要遵循三阶梯诊治步骤，以前是细胞学（C）-阴道镜（C）-组织学（H），现在是 HPV 检测（H）-阴道镜（C）-组织学（H）。要遵循 3 个规范，包括 CIN 的诊断流程、CIN 的治疗流程和 HPV 及细胞学处理流程。

HPV 疫苗接种属于一级预防。加德西（Gardasil）是默沙东公司的产品，可以预防 HPV16、HPV18 及 HPV6、HPV11 引起的感染，免疫效果至少可持续 5 年。希瑞斯（Cerverix）是葛兰素公司的产品，能预防 HPV16 和 HPV18 感染，对 HPV31 和 HPV45 有一定交叉保护作用。2016 年 7 月 17 日，中国食品药品监督管理总局（CDFA）批准了希瑞斯在国内上市。

2006 年的 EUROGIN 会议提出，2006—2016 年是 HPV 疫苗时代。HPV 疫苗接种已经成为全球宫颈癌防治策略，是人类抗击癌瘤的突破性战役：它创造整体水平的政策动议（political movement），建立国家的和国际的伙伴合作（partnership），动员了众多的人员参与（participates）。

很多国家都有疫苗开发计划，需要权衡利弊，考量疫苗的效价关系，还要考虑 HPV 疫苗与其他保健体系的关系。需要防范一些误区，尤其需要强调的是疫苗接种并不能取代筛查！

谭先杰教授： 除了宫颈癌防治外，妇科肿瘤的诊治方面还有哪些新的观念？

郎景和院士： 首先，诊断方面，组织学描述可能会被更为特异的遗传和生物标志物的描述所代替，尤其是基因芯片技术的出现，将使这种可能很快变为现实；其次，人类基因组计划和生物技术的革命性进步，使我们看到了妇科肿瘤诊断的光明前景。基因分型对诊断及治疗的价值愈加突出。

治疗方面，妇科肿瘤的治疗方法不外乎四种：外科手术（S）、内科化疗（M）、放疗（R）、生物治疗（B）。强调两个要素，一是强调治疗的国际化多中心，二是注意多种方法个体化。在妇科肿瘤的治疗方面，化疗的基本模式没有发生根本性的变化，但我们会更加关注肿瘤患者的生命质量，尽可能减少药物带来的不良反应，改善肿瘤患者的生命质量。会不断出现新的化疗药物，或者将现有化疗药物组合成更优化的方案。

除了传统化疗以外，还有免疫治疗、基因治疗和靶向治疗。免疫治疗主要是应用各种单克隆抗体的治疗；基因治疗是以对肿瘤相关基因的干预为基础，其中包括基因治疗、基因调控治疗；靶向治疗是针对肿瘤发生的关键环节进行的治疗，如肿瘤血管形成抑制治疗、细胞内信号传递干预治疗等。治疗新策略的发展与传统的治疗原则是相辅相成的。

未来恶性肿瘤的治疗将成为多学科的交叉融合点，生命质量将会越来越受到重视。需要强调心理保健和治疗，尽最大可能改善患者的整体状态。妇科肿瘤医生应该清楚，我们治疗的对象不仅是患者，还包括她的家庭、配偶和孩子；妇科肿瘤医生应该在社会心理学方面得到专门训练，当然也需要心理医生进入到妇科肿瘤的研究和临床工作中来。

谭先杰教授： 在互联网+时代，海量信息给人们带来了方便的同时也带来了困惑。您作为业界前辈和领军人物，如何看待妇科肿瘤与大众媒体和互联网呢？

郎景和院士： 进入互联网时代，信息化的结果为妇科肿瘤医生带来前所未有的便利，有很多优秀的关于肿瘤的网站可资利用，例如 PDQ 网站和 NCI 网站。但是，信息化也带来了很多问题。

有关妇科肿瘤的信息越来越多，我们如何去伪存真？未来的妇科肿瘤医生既要跟上时代的潮流，但又不能在信息的海洋中迷失自己。另外，患者也能够获取片面的关于自己病情的知识，如何才能形成新形势下良好的医患关系？

无论如何，未来的妇科肿瘤医生不再仅仅是一名研究者，还应该是真实信息的传递者。医生与媒体之间也应该相互理解，避免不必要的法律诉讼。

谭先杰教授： 您曾经说过，尽管医学观念推陈出新，循证医学和价值医学依然很重要。在妇科肿瘤领域，如何理解？

郎景和院士： 将"良好意愿的科学"（well meaning medicine）转变为以证据为基础的医学（evidence-based medicine），即"循证医学"是现代医学的一大进步。所谓良好意愿是指医学上凭着主观上要做好医疗保健工作的意愿，尽力而为，自以为治疗起了好的作用，但客观上其治疗活动并没有可靠的依据。在一些肿瘤的治疗中，由于没有客观的评价指标，所带来的副效应不一定少于益处。"以证据为基础"，这些证据不仅包括治疗的有效性、不良反应，而且还应将生命质量和经济学的评价引入其中，后者就是价值医学。

"生命质量"一词 1975 年才出现在医学文献上，它是一个多维概念，涉及心理和社会多个学科。妇科肿瘤的问题显然不只是一个生物学问题，评价治疗效果时，引入生命质量可以更加客观地描述治疗结局。经济学评价也很重要，经济原因可以影响患者对治疗策略的接受程度，一个疗效好但昂贵的方案，未必是最佳方案。

三、女性生殖道感染

谭先杰教授： 谈了这么多与肿瘤有关的问题，其实在妇科门诊中，因生殖道感染就诊的女性仍然是多数。所以，还得请您谈谈这方面的问题。

郎景和院士： 女性生殖道感染是女性面临的重要卫生问题，WHO 的一项报告指出，40% 的中国妇女正在遭受不同程度的生殖道感染的困扰。这一数字或许有些夸大，但也一定程度说明了问题的严重性。

女性生殖道感染的病原体具有多样性，感染疾病谱也发生了变化。常见的细菌有淋病奈瑟菌、大肠埃希菌、嗜血杆菌、厌氧菌等；其他病原体有真菌即白假丝酵母菌，原虫（如阴道毛滴虫），病毒如乙型肝炎病毒（HBV）、单纯疱疹病毒（HSV）、HPV、巨细胞病毒（CMV）、人免疫缺陷病毒（HIV），以及衣原体、支原体、梅毒螺旋体等。

世界上没有无缘无故的爱，也没有无缘无故的盆腔感染。通常而言，盆腔感染都有危险因素，包括性传播疾病（STD）、多性伴、年龄（年龄越小，感染机会越多）、宫内节育器（IUD）、反复发作的阴道炎或细菌性阴道病等。

女性盆腔炎性疾病（PID）的危害性很大，急性 PID 是各种 STD 的近期并发症，可表现为子宫内膜炎、输卵管炎、卵巢-输卵管脓肿及盆腔腹膜炎。而 PID 的远期并发症包括慢性腹痛、盆腔粘连、输卵管性不孕或宫外孕，现在称为盆腔炎性疾病后遗症。

淋病奈瑟菌及沙眼衣原体是 PID 最常见的病因。沙眼衣原体是 STD 最常见的病因。HPV 感染也是很常见的问题，高危型 HPV 的持续感染是宫颈癌的病因，目前认为宫颈癌是一种感染性疾病。应对沙眼衣原体及 HPV 感染进行筛查。

要预防 STD，需要确定高危人群，需要筛查无症状的患者，需要有效诊断及治疗 STD。还要对 STD 患者性伴侣进行评估、治疗及教育，改变有害的性行为。青少年 STD 与 PID 关系密切，对于少女的腹痛，应注意 PID 的可能。一旦诊断明确，要及时、规范、足量、足疗程给予能覆盖所有致病菌群的抗生素治疗。

女性 HIV 感染是一个重要问题。目前全球女性 HIV 感染者 120 万左右，占所有 HIV 感染者的 40%。性传播是 HIV 的重要途径，HIV 患者更易感染其他类型的 STD，应加强宣教。

四、子宫内膜异位症与女性盆底功能障碍性疾病

谭先杰教授：您说过，子宫内膜异位症是一种折磨女性的"不死精灵"，您最近 20 年的主要研究方向也是这一疾病。关于子宫内膜异位症都有哪些新观念呢？

郎景和院士：子宫内膜异位症（内异症）是一种真正的现代病和多发病，累及了 10%～15% 的育龄妇女，它所引起盆腔疼痛（80%）和不孕（50%），严重影响妇女的健康和生活质量，被称为"良性癌"。内异症病变广泛，形态多样，极具侵袭和复发性，是真正的"难治之症"。这几句话几乎是我的每名从事内异症课题的研究生毕业论文中的开头。

我们对内异症的发病机制一直不清楚。20 世纪 20 年代 Sampson 提出的经血逆流致病学说一直是发病主导理论，但它也引起了争议，不能解释 10%～15% 的发病率，不能解释多处转移，特别是远处转移。

我们的研究发现，子宫内膜反流进入腹腔后，要经过黏附（attachment）、侵袭（aggression）和血管形成（angiogenesis）三个过程，才能完成在异地生根、生长及生病的过程，即 AAA 发病模式。这一模式解释了内异症的临床病理过程。

研究还发现，子宫内膜异位症患者的在位子宫内膜与正常妇女的在位子宫内膜之间在黏附、侵袭、血管形成能力方面存在差异，其实质是基因差异、蛋白表达及功能的差异，激素、免疫等只是影响"内膜命运"，或是在"异地容受"的附加因素，这就是"在位内膜决定论"。它解释了为什么 70%～90% 经血逆流，10%～15% 发生病变，是对 Sampson 经血逆流致病学说的补充。在此基础上，我们提出通过改变在位子宫内膜的组织学和生物学特性，从而预防和治疗内异症的"源头治疗"策略。

谭先杰教授：在绝经后妇女中，也有一种您近年研究较多的疾病，那就是女性盆底功能障碍性疾病。关于这一疾病，都有哪些新的观念和进展呢？

郎景和院士：女性盆底功能障碍性疾病是老年妇女的常见疾病。是影响人类健康的五大疾病之一，主要问题是压力性尿失禁（SUI）和盆腔器官脱垂（POP）。有人说，人类站立起来了，器官降下去了。目前关于女性盆底功能障碍性疾病的新理论有盆底整体理论（the integral theory）和吊床假说（the hammock theory）。目前对 POP 的分度采用了新的标准，即脱垂的量化分期（POP-Q），强调从骶主韧带、肛提肌、会阴体 3 个水平重建盆底结构和恢复盆底功能，采取 4R 方式进行治疗，包括修复（repair）-维持（retain）-替代（replacement）-再生（regeneration）。

中国在女性盆底功能障碍性疾病领域起步较晚，但发展迅速。我们开展了中国成年女性尿失禁的流行病学研究，得到了中国成年女性尿失禁的数据。推广了多项新的手术技术，对盆底的组织解剖学和神经解剖学进行了基础研究，2005 年成立了中国女性盆底学组，召开多次全国性会议。2012 年主办了第 14 届国际尿控协会年会，也说明了我们在盆底功能障碍性疾病诊治方面不断发展和进步。

五、生殖内分泌与计划生育

谭先杰教授：生殖内分泌是发展最迅速的亚专业之一。作为中华医学会妇产科学分会主任委员，您对这一专业的发展有何看法或者建议？

郎景和院士：中国生殖内分泌专业的确发展迅速。中华医学会妇产科分会下设生殖内分泌学组，2006 年又成立了中华医学会生殖医学分会。学组对常见的生殖内分泌问题推出了"共识"或"规范"，包括"功能失调性子宫出血（现在称为不正常子宫出血）诊治规范""多囊卵巢综合征（PCOS）诊治规范"，与内分泌分会和神经外科分会共同制订了"高泌乳素血症诊治规范"，北京协和医院还提出了"性发育异常分类标准"。

生殖内分泌需要重视三方面的问题：重视卵巢解剖与功能保护，重视异常子宫出血（AUB），重视绝经相关问题。有一件事情大家可能还记得，在西方国家的一些学者对 HRT 或者 ERT 提出质疑，造成大面积的恐慌后，中国并没有人云亦云，而是开展了自己的研究，提出自己的认识和评价。认为在我国占人口 11% 的 40~59 岁妇女中，50% 以上有不同程度的绝经相关问题，在医生指导下的 HRT 是必要的、有益的。还推出了"围绝经期和绝经后激素治疗指南"，并成立了中华医学会骨质疏松及骨矿代谢分会。

生殖内分泌还有一项内容是辅助生殖技术（ART）。1988 年，中国第一例试管婴儿获得成功，比西方国家晚了 10 年（1978 年）；1996 年，中国首例卵胞质内单精子显微注射（ICSI）婴儿诞生，只比西方国家晚 4 年（1992 年）。卫生部 2001 年颁发关于辅助生殖技术的文件，强调资质认定和考核检查，强调质量控制，严格限制胚胎移植数量（≤2 个）。我们在胚胎、卵子和卵巢组织冷冻技术、促排卵技术、黄体支持技术方面积累了越来越多的经验，提高了妊娠率和优质胚胎率。当然，在辅助生殖技术领域，技术是一方面，更需要加强管理与质控，注意伦理与社会效益。

谭先杰教授： 计划生育仍是国策，您认为随着"二胎"政策的实施，这方面有哪些进展或新问题呢？

郎景和院士： 中国是世界上施行计划生育最好的国家，计划生育或生育调控，提高人口质量是我们的国策。我国目前流产的形势依然不容乐观，人工流产的数量大、患者年龄小，重复流产仍是严重问题。因此，推行安全避孕很重要！要减少妇女的非意愿妊娠，降低人工流产率。重视流产后避孕问题（宫内节育器、口服避孕药），加强流产后关怀（PAC），需要制订和实施与计划生育相关的临床技术操作规范，还要对适龄妇女给予孕前指导。

"二胎"政策实施后，前次剖宫产对二胎妊娠的不良影响日益明显，导致妊娠早中期的流产率增加；妊娠晚期前置胎盘、子宫破裂、凶险性前置胎盘的风险也增加，导致产前出血和产后出血，危及胎儿生命，导致子宫切除，甚至威胁产妇生命。

如何防范这些危险，是计划生育的新课题。

六、妇科内镜

谭先杰教授： 作为美国妇科腹腔镜医师协会（AAGL）亚太区理事和亚太妇科腹腔镜医师协会（APGE）主席，您能给我们谈谈妇科内镜方面的进展吗？

郎景和院士： 内镜是手术学的突破性进步，妇科内镜包括腹腔镜和宫腔镜。腹腔镜的最佳适应证是急腹症、卵巢良性肿瘤、内异症、慢性盆腔痛、不孕症。可选择的适应证包括子宫肌瘤（子宫切除、肌瘤剔除）、悬吊术、妊娠期卵巢肿瘤；正在开拓的腹腔镜手术适应证包括恶性肿瘤（宫颈癌根治术、广泛性宫颈切除、子宫内膜癌分期、早期卵巢癌）。

宫腔镜的适应证是不正常子宫出血、宫腔占位的检查、子宫内膜的观察与活检（子宫内膜癌）；可行子宫内膜息肉切除、子宫肌瘤切除（有选择性）、子宫纵隔切开术以及不孕症的检查等。

希波克拉底说：不要损伤！妇科内镜创伤小，出血少，时间短，痛苦小，恢复快。但是我们强调，微创不单纯是一项技术，而是一种外科的基本观念、一项手术恪守的原则。英国妇科手术大师 Victor Bonney 曾说，为了纯属良性的肿瘤而切除年轻妇女的子宫，不啻一次外科手术的彻底失败。

微创是目的，微创是效果，不单是过程。我们可以根据需要选择合适的手术途径和手术方式。法国医生 Dargent 说过，外科医生的职责并不是创造吉尼斯世界纪录，而是让他们的患者信任他们自己，并为患者提供最适合的治疗手段。

中国 90% 城市医院已经开展内镜手术，60% 的县级医院能开展内镜手术，中国的妇科内镜水平接近甚至超过世界发达国家水平。2000 年，中国妇科内镜学组（CGEG）成立，举办 7 次全国性会议，成为 AAGL 和欧洲妇科内镜协会（EGEA）理事成员及 APGE 主席成员。

内镜技术是 21 世纪妇科医生的必备技能，但要强调内镜技术是与剖腹、经阴道相辅相成的手术途径和方式。要认识到内镜技术有利有弊、有长处也有短缺，"微创可以变巨创"，切记安全和预防并发症。可谓成也微创，败也微创！

七、学科发展及问题

谭先杰教授： 如您所说，妇科内镜蓬勃发展的同时也带来了问题。那么，在更高的高度，从妇产科学科发展而言，您认为存在哪些问题呢？

郎景和院士： 首先是规范化问题。维斯根斯坦说，规则之后无一物（nothing after rules）！要重视临床诊治规范（或指南）的建立和实施，这样才能保证医疗服务质量，维系合理的医疗消费，提高医疗价值，强化组织领导和功能。

第一，临床策略。有 3 个水平，一是标准规定（standards），二是指南实施（guidelines），三是多种选择（options）。遗憾的是，目前临床诊治实施存在很大差异，甚至可以说混乱，诊治行为存在随意性或凭个人经验，存在不足与过度，而且缺乏监督、管理和调控。另一方面，指南的实用性和可行性有待提高。现在强调接轨，但我认为所谓"接轨"，应该首先与我国多数情况接轨，而不是首先与国际接轨。或者可以在一段时间内实行"双轨制"，否则，一些国际性指南虽好，但在中国缺乏可行性。

第二，个性化问题。一些新的诊治技术可能成为隔离医生和患者的屏障，我们认为，"离床"医生不是好医生；某些技术可能扭曲了诊治原则和人文关怀，只有面对患者，双方才能找到尊严。诊治过程中应该坚持 ABCD 原则：态度（attitude）、举止（behavior）、同情（compassion）和对话（dialogue）。

第三，轻视和脱离临床趋向需要纠正。我们需要一般的临床医生，更需要临床医学家；我们需要临床研究和基础研究，更需要与临床密切结合的基础研究。否则，文章再好，对临床也没有多大益处。基础医学追求预测（prediction）、预防（prevention）和个体化（personalization），而临床医学则常常是大概（probably）、可能（possibly）和期望（prospectively），期望值显然不同。

第四，亚学科亟待发展。就外阴阴道疾病学而言，疾病分类繁杂、亟待规范。女性生殖系统很多疾病发病不清，缺乏大规模流行病学调查数据；诊治困难，缺少诊治规范；需要重视青少年妇科学，包括发育缺陷与畸形和内分泌障碍；生殖器官肿瘤及感染性疾病；还包括心理与精神、性问题与性教育。还需要发展门诊妇科学（office gynecology）、肿瘤内分泌学等。妇产科医生不应该只专注于自己的领域，应加强与病理学、影像学、放射介入等学科的联系，展开合作。

最后，人文化有待提高。患者不是一台机器，医生也不应该是一名匠人。医生应该有职业洞察、职业智慧、职业精神；医生需要敬畏生命、敬畏患者、敬畏医学；医生需要心地善良、心路清晰、心灵平静。

八、访谈总结

谭先杰教授：感谢您花这么多时间论述了妇产科疾病诊治的现代观念与发展策略。得陇望蜀，您能简单总结一下吗？

郎景和院士：中国地广人多，经济、文化、卫生发展不平衡，医疗任务繁重，卫生保健体制正在改革中。尽管中国有 20 多万妇产科医师在为广大妇女儿童的健康服务，但水平和分布不平衡。可以说，大城市的医疗水准和妇女的健康状况已接近发达国家水平，而社区医疗及边远地区的妇幼保健仍然需要高度关注。

产科的重点是进一步强化产前检查，避免和减少严重的并发症；推行产前诊断，减少出生缺陷；提高人口质量；产科医生需要迎接"二胎"带来的新问题。

需要重视影响妇女健康和生活质量的妇科常见病（妇科炎症、子宫内膜异位症、盆底功能障碍性疾病等），加强基础与临床研究，提高诊治水平；由于肿瘤的发病率持续上升，普查普治、早诊早治仍是肿瘤防治的基本原则，宫颈癌的筛查将推动整个癌瘤预防工程的发展。

需要正确认识激素补充疗法的作用和问题，提高中老年妇女的健康和生活质量。

助孕技术是对人类生殖过程的完美了解的体现，重要的是加强管理，处理好其中的伦理、社会等问题。

谭先杰教授：您能再为妇产科学科集体和医生个人贡献一些建议吗？

郎景和院士：就妇产科学科而言，需要正确认识和合理施行各种新技术，如内镜手术、介入治疗等；要逐步制订和推行医疗技术诊治指南，规范医疗行为；需要加强医疗过程中的人文关怀，建立和谐医疗环境和医患关系；需要完善医师的培训、考核及资质认定制度，维权自律，建设德艺双馨的妇产科医师队伍。

作为妇产科医生，要正确理解和积极推行循证医学、转化医学、价值医学、舒缓医学及精准医学，而不是表面概念性地、追风时髦性地解读和引用。任何医学都应以人文为本，规范化实施。哲学始源于医学，医学归隐于哲学。

［原载《中国实用妇科与产科杂志》2017，33（1）：1-7］

16. 聆听大师风采——妇产科学的解剖与绘图

科学艺术，本来就是一家，

更懂解剖，才能素描作画。

外科医生，是人体雕塑家，

想象操作，会描述善表达。

勤于练习，不怕笑话涂鸦，

尽在意中，休论人比人夸。

——郎景和

2016年9月19日，第七届腹腔镜/系统保留盆腔神经的广泛性子宫切除术与相关临床解剖学研究高级研讨班在南方医科大学南方医院召开。当天，郎景和院士第一次以"妇产科学的解剖与绘图"为主题授课，同时也拉开了本次研讨班的序幕。

首先，郎院士为大家展示了他的简笔画作——九笔佛。一笔脸部轮廓，一笔额头，两笔眼睛，一笔鼻子，一笔嘴巴，一笔脖子，两笔衣襟。寥寥数笔，看似简单善良的一幅佛像图却有饱含哲理的解释：饱满的额头是智慧的象征，慈眉善目代表仁爱，突出的鼻子代表着觉悟，忍俊不禁的嘴巴寓意着冷静。这就是佛给我们的启示：要有智慧，要慈悲，要有觉悟，要冷静。

郎院士认为对于艺术，不一定要理解，要学会感受。他带我们欣赏名画《加歇医生肖像》：画家凡·高用了非常深重的蓝色，特别是深蓝色的眼睛表现出了一个医生的忧郁、愁苦、思虑以及对患者的牵挂。所以说，绘图是一种情感的表达。随后他给我们带来了艺术大师的简笔画赏析，让我们领略大师画作的风采，体会简笔绘画的精髓。

解剖学是医学与艺术的结合，特别是外科领域。一位手握手术刀外科医生完成一台手术，并不是单纯的开刀、缝合，而是在活体上完成一件艺术作品。郎院士强调，作为一名外科医生，需要做到"四要"：要会看病，要会开刀，要会书写，要会画画。为什么一个外科医生要练习绘画呢？

解剖学是医学最重要的技术之一，也是最重要的基础学科之一。解剖往往是复杂、枯燥、难以记忆的。有研究认为，绘画可以提升人脑的记忆功能，可以激发人的想象，甚至给我们带来灵感。因此，用一幅解剖图可以帮助我们更好地理解和记忆，为学习带来乐趣。

绘画是形象思维和逻辑思维结合最好的艺术形式之一，绘画比语言描述更生动、更形象。一幅好的解剖学绘画可以准确明了地表达病变、手术过程以及术后情况。因此，绘画应该成为一名外科医生的基本功，使外科医生能以绘画的形式表达自己的检查诊断。

郎院士向我们展示了北京协和医院多年前的病历，这些病历不仅有详实端正的文字记录，而且还有清晰准确的绘图。此外，我们还观看了郎院士30多年前的手术记录。这些手术记录图文并茂、清晰明了，一笔一画都是后辈眼中的学术珍品、艺术瑰宝，更是一位精益求精的医者医学文化和精神的传承。

医学绘画同时也便于向患者解释那些难以理解的医学术语，便于医患交流。在有的诊所和医院，他们会将妇科常见病绘制成小卡片，放在门诊里，用来给患者做宣教；有些医生会在术后通过绘画将手术的大概情况给聋哑患者"讲述"一遍。

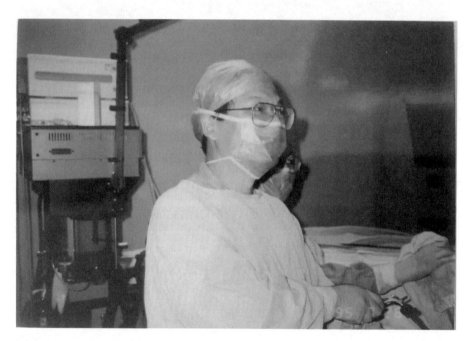

郎景和院士手术中（2017年）

领会了绘图的意义，那么我们如何才能画好图呢？郎院士教给我们绘图"四步曲"。

第一步——想。我们首先要勤于实践——看病、做手术，其次要善于思考——回忆总结。"想"的方式可以概括成3R：review（复习）、remind（回忆）、rumination（反刍）。第二步——看。我们要看三样东西：图谱、手术、绘画。看图谱，从二维视角了解人体组织结构；看手术，通过具体的实实在在的解剖去观察组织器官；看绘画，体察艺术意境，提高赞赏能力。第三步——摹。临摹绘画体现的是真实感，线条示意体现出美术感。摹仿大师画作的信马由缰，却别有一番韵味。第四步——画。解剖练熟了，画法具备了，表达自如了，绘图就成了。

郎院士所授的绘图"四步曲"，不仅详细介绍了绘画方法，而且揭示了一个学以致用的过程。之后，他带着我们进行绘画实操，为我们展示了外阴与会阴、盆底三腔道截面、盆腹腔血管、股三角以及小肠等解剖手绘图片。他不仅边讲解边在黑板上描绘，而且观看大家的绘图，现场指导学员应该如何描绘解剖器官。

郎院士用著名医学绘画艺术家奈特博士的一段话引出今天的主题——阐明主题是绘画的根本目的和最高标准。作为医学艺术作品，不管绘制多么美好，多么技巧，如果不能阐明其医学观点就失其意义。

他认为刚才展示的诸多作品中，如果不能阐明医学观点，即使是再美的画作，也不能叫医学绘画。而我们画的，虽然看起来很笨拙，很粗糙，但是它能够表达医学主题，那就是一个好的医学绘画。

最后，郎院士为本次授课作总结：外科是一门科学、一门技术、一门艺术，或者应该是这三者的结合，我们用一生探索外科的真谛；身体的美学、诗意甚至宗教和政治，我们同样用一生的手术、书写和绘画；体味对外科的敬意与喜悦，也是与自己相处最真实的感验和仪式。

［原载《妇产与遗传（电子版）》2017，7（1）：1-2］

17. 关于医学与哲学的断想

一、哲学始源于医学，医学归隐于哲学

自从有人类开始，便有了对自身和自然的探索。在理性还未得到充分发展之前，人类试图用神话和原始宗教的思维方式去解释自身和自然的现象。对生死的恐惧，幻化为了对鬼神的敬畏；对病痛的疑惑，转变成了对巫术的追求。从起源上看，宗教是医学的母体。在某种程度上，"医学随着人类痛苦的最初表达和减轻痛苦的最初愿望而诞生"。而为了解释人、自然发生的各种现象进行的辛勤探索而成为了哲学。哲学，是理论化、系统化的世界观和方法论的统一，是关于思维和存在、精神和物质关系的思考。在某方面来说，哲学起源于医学。

另一方面，医学又归隐于哲学。早期充当"医生"角色的是巫师和神职人员，他们被认为具有能够驱除病魔的神奇力量。随着时间的推移，基于哲学的发展，医学逐渐从巫和神的幻念中解脱出来，"医生"的角色逐渐由哲学家所替代，如毕达哥拉斯、恩培多可勒，他们既是哲学家，又是医生。同时，"医学的语言"也逐渐用"哲学的语言"表达，如《老子》中提到"万物负阴而抱阳"，老子认为万物皆是阴阳结合，自然之道就是阴阳调和，这一思想被应用在《黄帝内经》中，提出阴阳调和是养生的关键。

二、哲学理念指导医学实践，医学实践影响哲学理念

医学和哲学是类似的，亚里士多德在其著述中常常提到哲学家和医生的工作有很多相似之处，哲学家和医生关注的对象虽然不同——一个是灵魂，一个是身体，却都要时刻对两者进行悉心照料。医学和哲学也是一体的，希波克拉底曾经提到"医学没有哲学的普遍真理不行，哲学没有提供给它的医学事实也不行"。

一方面，哲学家认识、关心灵魂，以此指导医学实践。《庄子》中提到"天地也，万物之父母也"，认为天人合一、身心合一，这一思想渗透在中国古代医学的整体观中，人的形与神是一个有机的整体；研究病痛，首先，着眼于局部引起整体变化的情况。其次，哲学也指导医学发展。在西方，希波克拉底受泰勒斯"水是万物之本"的哲学思想影响，提出了"体液"是生物有机体的本原，为医学对人体的认识提供了基础。此外，哲学指导医学实践还体现在其对价值的规范，哲学是医学价值的守望者。古有医者，应常怀"恻隐之心"，视"天覆地载，万物悉备，莫贵于人"，知"医乃生死所系，责任匪轻，不可因其贫富而我为厚薄"。优秀的医者是医德和仁术的结合体，拥有超越世俗的爱人之心，"哪儿有人类之爱，哪儿也就有医学之

爱"，正如希波克拉底所言，医生除了具备丰富渊博的医学知识以外，"还应当具有优秀哲学家的一切品质：利他主义、热心、谦虚"。

另一方面，医学也为哲学提供了事实基础。既是哲学家又是医生的恩培多克勒，在医学实践中发现并提出了"四元素说"（即水、土、火、气）；受其影响的希波克拉底提出了"四体液说"（即血液、黏液、黄胆汁、黑胆汁），并为其后两千多年里的病理学提供了基础。

三、哲学理念的偏颇，医学实践的弊端

不难看出，早期中西方医学与哲学有很多相似的地方，都是经验医学，都重视整体与和谐的观点，在医学伦理观上，都确立了医生的道德思想。但是，在不同的文化土壤中，孕育出不同的中国古代医学与西方医学。中国美学追求心与物、意与境、神与形、情与景的相融相合，以人与自然、再现与表现、现实与理想的和谐统一，相互整合为最高的审美境界。所谓心身统一，主客合一。而自欧洲自然科学开端，西方医学逐渐丧失整体论指导，接受笛卡尔的心身二元论，主客二分。从 14 世纪开始，伴随西方医学开始追求实验科学改造，现代医学的价值取向发生了变化。从基于"以人为本"的价值逐步转变为以"唯技术论"的价值，系统论转为还原论，将人体化解为组织、器官、细胞、基因等微细结构。对中国医学而言，自近现代以来，西方医学的技术异化、市场经济的冲击与医学人文精神的失落也引发了大量以往医务工作者未曾碰到过的难题。

早在 20 世纪初，卓越的医学教育家威廉·奥斯勒就非常尖锐地、切中要害地指出，医学实践的弊端在于"历史洞察的贫乏，科学与人文的断裂，技术进步与人道主义的疏离"。时至今日，可以说这三条"软肋"，愈加孱弱，并困惑着现代医学及医疗的发展与改革。

首先，部分非医疗因素的驱动造成技术扭曲。"技术至上""技术经济化"，让"医学技术"成为医学的代名词，医学概念化、医学追求浮躁化。而"技术至上"又导致了临床医疗的唯"客观"是瞻。过度依赖仪器结果，忽视临床经验、患者病史。林巧稚大夫访美归来曾经有这样的感慨："那里的医疗技术很发达，但我担心这些仪器设备可能成为医生和患者的障碍。"

其次，高效的现代检查技术和技术流程，会导致辩证统一的缺失。缺乏整体观念和系统认识，分科过细，有助于深入，但也易造成分离。活生生的作为整体的人，可能被分割成流水线上的一个个部件。

另外，医学人文精神失落。林巧稚大夫曾说过，"医生要永远走到患者床边去，做面对面的工作，要看患者，而且要把检查结果和自己的经验结合起来，然后做出诊断"。现代医学过分地强调技术，愈来愈远离人性化，与人文本性相去甚远。临床医生蜕变为控制仪器、解读报告的纯科学家，心智板结，现代医学从交谈的艺术变成了沉默的技术，医患之间本应是人与人的故事变成了人与机器的故事。

四、哲学本源的回归，医学新智慧的探索

所幸，"中西方医学发展的趋势是，有越来越多的声音要求回到其传统起源，同时也开始

寻求一种新的医学智慧"。"以人为本"的医学价值观回归，系统论逐步取代单一的还原论，心身一元论取代了心身二元论。

现今的医学模式从既往传统的生物医学模式转变为生物-心理-社会医学模式，要求医生要将科学和人文交融起来，"要有完备的知识基础、优秀的思维品质、有效的工作方法、和谐的相互关系、健康的身心状态"。

医学模式的转变也意味着从纯科学、纯自然到心身一体的转变，这更要求医生思维的改变，想患者所想。希波克拉底曾说，"了解一个患者比了解一个人患了什么病更为重要"。对于治疗，医生更想减少复发和进展，而患者更想减少副作用和痛苦。一个常常是相对的，一个常常是绝对的。另一方面，对疾病的认识，患者是按照其生活和自身体验看待功能障碍或问题的，这和医生按照医学规律审视病情的思路并不相符。所以，医生必须要理解患者，要体察患者的感受。走到患者床边，基于"医患间完整人格"的交流，充分理解"疾病所带来的痛苦不仅与生物学躯体完整性的丧失相关联，而且也与躯体、自我和世界之间相互关系构成的整个网络一体化的丧失相关联"，给予患者对于生病感受的主观体验的正当性。

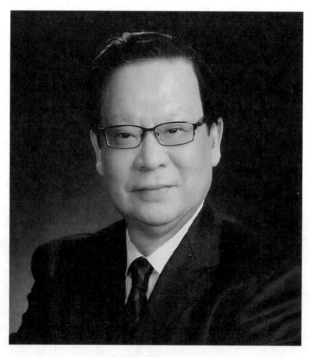

郎景和院士

这都需要医生提高人文修养。所谓修养，包括如何看待自己、如何处理自己和患者的关系、如何提升和完善医生的品格、作风、技术能力和人格魅力。所以，建议医生应该去学点文学，学点艺术，学点哲学充实自己，丰满自己。科学求真，艺术求美，医疗求善，真善美是做人的追求，更是一个医生的义务。

医学事业的兴旺，学科的发展，最重要的是要以人为本。2002 年，《美国内科医学年刊》和《柳叶刀》杂志首次发表了"关注患者就医体验"的"新世纪的医师专业精神——医师宣言"。2011 年，中国医师协会颁布的中国医师宣言更是将"把患者利益放在第一位"作为根本原则写入其中。医生给患者开出的第一张处方应该是关爱。"人之情，莫不恶死而乐生。告之以其败，语之以其善，导之以其所便，开之以其所苦。"正如医疗"有时是治愈，常常是帮助，总是去安慰"。医疗过程中，应该坚守"人的价值实际上大于技术价值"的职业基线准则。生命对于每个人来说只有一次，敬畏医学就是敬畏生命。

医患交流是医疗过程中的重要环节，医学模式的转变还要求医患交流模式的转变。如"ABCD"原则，包括 attitude（态度）、behavior（行为）、compassion（同情）、dialogue（对话）。态度为首要的，诚恳、信任的态度会拉近医患之间的距离；关键是行为，启齿举手投足间，都应体现友善和关爱；同情是医生的天性，是仁爱之心、慈善之心，乃医生的根本情怀、从医的本源；对话是诊疗的一部分，需要尊重与倾听、耐心与接受、坦诚与沟通、肯定与澄清、引导与总结。基于"人本价值"的回归，医疗关注的对象不再仅有生病的器官，还应关注患病的人。医患双方都有不同的文化观念、价值、社会关系及生活方式，不能把自己的观念强加给对方。

医学背景的差距、治疗预期的异同，医患关系是一个难以解开的活结。好在"一结三解"，通过"了解"（了解病情、人情，了解医疗、医生，了解医家、病家），"理解"（理解诊断、治疗、结果），"谅解"（谅解患者的焦虑与无助、医生的困惑与无力、医学的窘境与无奈），这三个"解"，就完全可以"解"开医患之"结"的。

科学赐予给人的恩惠固然可喜，但医生变成了纯科学家当堪忧虑；实验及各种检查是为了寻求证据，但证据还不是医疗决策。希波克拉底曾说，"医术包含三个方面：疾病、患者和医生，患者必须和医生一道对付疾病"。在做出决策的时候还应考虑到患者及其家庭，即"医患共决策"。以"研究证据、患者取向、患者背景"为依据，由患者和医生共同做出决策，充分尊重患者的价值观、尊重其家属意见，保持医疗服务的连续性、保证医疗服务的可及性。

现在，当人们回过头来审视现代医学时，已经认识到"技术异化"所带来的在医学实践上的弊端和哲学理念的偏颇。对中国医学而言，中国古代哲学思想深厚，作为最适合中国文化土壤的思想，与近现代医学倡导"人本"价值回归不谋而合。在中国医学今后的发展中，还应结合中国哲学思想，"中体西用"，努力营造一个和谐的医疗环境，建立一种和谐的医患关系。

我们深刻体会到，行医是一种以科学为基础的人文艺术。他是一种专业，而非一种交易；他是一种人类善良和友爱情感的表达，一种使命，一种社会责任。我们应当秉承"哲学应该深入到医学中，医生应该深入到哲学中"，以"先发大慈恻隐之心，誓愿普救含灵之苦"为意，以中国哲学思想为指导，"中体西用"，促进未来医学之发展。

[原载《中华妇产科杂志》2016，51（12）：887-889]

18. 重视子宫腺肌病的多元化治疗

虽然子宫腺肌病（adenomyosis，AM）从发生、发展、命名、分类等均有诸多不解之惑和未明之争，但人们愈加倾向于 AM 与子宫内膜异位症（endometriosis，EM）应属于同一种病。只由于"异位病变"之部位不同，而形成了不同的类型。较多的研究表明，EM 与 AM 的发病机制、临床表现是基本相同的。

既然如此，AM 的治疗也应遵循"减轻和消除症状，减灭和去除病灶，改善和促进生育，避免和减少复发"。这 28 字的 EM 治疗的规范化方针，以及根据年龄、症状、病变、生育和既往治疗 5 项个体化指标施行治疗。治疗的方法亦有多种，即手术、药物、介入、助孕等，目前主张依据基本原则和个体情况，采用多元化联合或序贯疗法。并强调微无创、强调健康保护、器官保护、功能保护、生育保护的"四个保护"，更加体现人性化理念。

和 EM 一样，AM 的治疗也是主要解决"三大问题"：疼痛、包块、不孕。AM 的痛经更甚于 EM，AM 的包块系指子宫增大，AM 引起的不孕问题也不亚于 EM。因此，AM 的治疗虽然类似于 EM，却又有自己的特殊性。

AM 引起的疼痛更集中于经期，即痛经，更集中于子宫区域，而且比其他部位的 EM，其疼痛更加严重，是患者就医的首发问题和主要原因。疼痛的解除，尤为重要，可以施行"三阶梯"止痛步骤，并略加变通，即先用非甾体类抗炎药（NSAID）、口服避孕药（OC），但应注意血栓形成及肺栓塞等；新近研究的地诺孕酮（dienogest），因其作用之多途径，效果较好。第二阶梯可选用左炔诺孕酮宫内缓释系统（LNG-IUS），LNG-IUS 置于子宫局部，更符合"源头治疗"。不少研究报道表明，LNG-IUS 的止痛效果几近注射促性腺激素释放素激动剂（GnRH-a）。由于 AM 子宫较大，LNG-IUS 的脱落和下移较为常见。第三阶梯即为 GnRH-a。GnRH-a 止痛效果最好，甚至是"标准疗法"，应用方法成熟；反向添加（add-back）缓解其副作用亦使用得当。

子宫增大是 AM 的基本体征，也是影响疼痛和不孕的基本原因，同时，也是治疗的基本所在。如果合并有月经过多，年龄较大、无生育要求的 AM 患者，宫腔镜下子宫内膜切除应是简便、有效之法。AM 的子宫增大，从丰满到 >孕 10 周不等，伴随疼痛及不孕的情况，以及患者年龄、生育历史和生育要求不同，治疗不一，颇费踌躇。GnRH-a 有良好的治疗效果，注射 2~3 次后常可使子宫缩小 30%~50%。但过大的子宫（>孕 10 周），往往难以达到理想的治疗效果。子宫动脉栓塞术（UAE）、高强度聚焦超声（HIFU）消融技术是可供选择的方法，符合微无创原则。

应该说，无论何种手术治疗方式都不是 AM 之首选，乃是上述治疗无效或者效果不佳时的最后选择，特别是子宫切除术。即使是子宫腺肌瘤，病灶切除或者部分切除、楔形切除，都只是使病变减量，难以切除殆尽。创口或创腔缝合困难、愈合欠佳，复发常见，术后再次妊娠子宫破裂时有发生。手术对疼痛和生育能力的改善亦有限。对于症状严重、上述治疗不佳、年龄较大、已有生育、无生育要求或生育无望者，子宫切除术是不得已或者唯一的治疗。AM 引起患者生育能力下降是多种因素造成的，涉及多个环节，包括不孕、流产、早产和胎膜早破，活产率低。辅助生殖技术（ART）应积极、尽早实施，妇科医师和生殖内分泌科医师的合作至关重要。一般应除外或治疗引起不孕的其他病变，如排卵障碍、男方因素等。子宫大小应基本正常后，再施行超促排卵（COH）和体外授精-胚胎移植（IVF-ET）。

最后，仍应强调治疗中的个体化和多元化考虑，形成有计划的处理决策。上述中，疼痛、子宫增大和不孕的处理是"单线"描述的，而临床实际是三者常常合并存在，又相互影响。因此，治疗亦应是"多线"的或"立体"的，如虽有痛经，但子宫增大明显，则应首选 GnRH-a；AM 病灶切除术后亦应使用 GnRH-a，以降低疼痛及复发。用 UAE、HIFU 消融或 GnRH-a 待子宫缩小后再施置 LNG-IUS，形成序贯，又可减少脱落。OC 也是 GnRH-a 注射半年后，持续治疗时常用的方法。IVF-ET 之前用 GnRH-a，无论超长方案（4~6 个月）或短方案（≤3 个月），都会提高妊娠率。

多元结合，序贯完成，具体病例，具体实施。

［原载《中华妇产科杂志》2016，51（9）：641-642］

19. 临床"四化"、杂志"四化"与学科发展

新年伊始，万象更新；新的编委会成立，意气风发。新的起点，在新的一年里，我们应该有新的作为。

恰值年前，"五部委"联合发布了《关于准确把握科技期刊在学术评价中作用的若干意见》，强调了科技期刊在学术评价中的独特作用、推动作用、主导作用和监控作用。

我们以此为指引，要充分发挥杂志对科技发展的功能和作用，密切杂志与临床科研的联系和转化，形成临床"四化"与杂志"四化"互动，以促进学科发展。

临床"四化"系指规范化、个体化、微创化、人性化。杂志"四化"系指精准化、创新化、接轨化、数字化。以规范化引领个体化、微创化和人性化；以精准化带动创新化、接轨化和数字化。可以认为临床"四化"是目标，杂志"四化"是推力，两者相结合，两者相转化。

规范化，保证医疗服务质量，提高技术标准；规范化，保证医疗合理消费，提高诊治价值；规范化，保证组织管理功能，提高体制水平。个体化乃为具体问题、具体分析；在强调共性时，注意个性；尽管守常，总要知变。微创化是指以最小的损伤，达到最佳的效果；是观念，是原则，不单指或特指某种手术或术式。术式是有选择的，术式是相结合的，各种术式的适应证掌握都是相对的，并发症的防治却是绝对的，微创的原则是贯穿始终的。人性化是医学的本源，医学是人学、仁学，以人为本。因为医学的对象是有思想感情、意识意愿、家庭社会背景的人。我们必须兼顾医学具备的科学、社会和人文三种属性，而实施人性化的医疗。

科技期刊作为科技成果集中记录和交流传播的基本载体，应该是为科技发展服务的，诚如医学杂志为医学研究和临床实践提供交流传播舞台，为发现、培养人才提供园地和平台。为此，我们认为，杂志当前应注意精准化、创新化、接轨化和数字化这几个重要的"关节"或焦点。

杂志的"精准化"可以是精准医学的组成部分，可以用多种内容予以充实。组织、完成、发布和推广疾病诊治的"共识""规范"或"指南"，是推行临床诊治精准化的基本举措，也是贯彻临床"规范化"的必要手段。本刊已经发表了60余个指南或共识，编撰出版了两版《中华妇产科杂志临床指南荟萃》，成为临床医师必备的"口袋书"，还组织了专家巡讲、解读，推行"规范化""精准化"。此外，重视重点号的选题和其中的述评及相关论著，对热点、难点、焦点，甚至冷点问题，开设论坛、发表专家评述，也都是"精准化"。严格审稿、评审、定稿的程序性和责任性，严谨编辑、发稿、校对的科学性和细致性等，都是努力做到杂志"精准化"的程序和细节。所谓杂志的"创新化"，当然首先是临床与科研工作的创新。杂志的功能

是善于及时发现、发表创新成果，及时评述其突破性、创新性、建树性的新观点、新理论、新成就，并促进临床实践和基础研究的相互转化，推动学科发展。就杂志本身，内容的实用性、新颖性以及形式的多样化、人文化都值得不断改善和提高。

杂志在"接轨"中的作用不可低估，所谓"接轨化"是指在临床诊断治疗中，与国际流行（或共识、规范、规定）的观念、方法相衔合，也包括研究的导向、方法及判定；"与国际接轨"，还包括论文撰写的"接轨"。接轨，便于疾病诊治，便于统一标准、分期、分级，便于结果制订和比较，便于交流与协作。问题在于如何接轨？我国医疗水平不平衡，诊治经验有差异，体制管理水平有不同，所以，既不能于"国际惯例"不顾，我行我素，也不能盲目照搬，机械沿用。既要"国际化"，也要"国情化"，诚如我们讨论实施美国国家综合癌症网络（NCCN）妇科肿瘤诊治规范，不是简单翻译的"中文版"，而是注入中国元素的"中国版"。在国内，亦可考虑城乡、区域等状况，实施"双轨制"。但轨道即规矩，无论何时何地，都应讲究规矩，即"以戒为师"。杂志有铺轨之功，监控之能。

数字化是潮流、是思维、是观念，形成了新技术、新媒体、新手段。本刊也与时俱进，于2009年开始在线处理稿件，2012年开通自己的网站，2014年开通微信平台，向全面、深入的数字化迈进。数字化使工作更快捷、更准确，提高了传播效率和传播质量。数字化也使杂志更好地与临床、与作者、与读者，甚至与患者和公众联系起来，结合起来。网络平台的建立、服务通道的开通，扩大了影响半径，深化了期刊传播的作用强度。杂志已经不囿于发表作品，而成为真正的服务平台。

由此，形成了我们办刊的愿景和梦想，将杂志的"四化"办好，与临床的"四化"结合，为推动学科发展，为促进队伍建设发挥更加积极、更加强劲的作用。

[原载《中华妇产科杂志》2016，51（1）：1-2]

20. 精准医学

2015 年 1 月美国政府提出"精准医学计划（precision medicine initiative）"，精准医学（precision medicine）的概念迅速进入大众视野，成为公众和学术关注的热点。国内也开展了有关精准医学的大量讨论和研究。但在中文文献中，精准医学的起源、定义和目标尚缺少全面说明和总结，有关妇产科学精准医学的进展和成果也未见诸报道。这种反差引起笔者的兴趣和重视。我们根据近年的重要研究，对这些问题综述如下。

一、精准医学的起源

1. 美国精准医学计划 2011 年基因组学家 Maynard V. Olson 参与起草的美国国家智库报告《走向精准医学》，正式提出精准医学，即"通过遗传关联研究和临床医学紧密接轨，来实现人类疾病精确治疗和有效预警"。2012 年 Mimezami 等提出，精准医学应该确保患者在合适的时间以合适的剂量得到合适的治疗，且确保疾病后遗症最小、效果最好。这种说法迅速得到广泛传播。按照美国国立卫生研究院（National Institutes of Health，NIH）的定义，精准医学是一种将个人基因、环境与生活习惯差异考虑在内的疾病预防与治疗的新方法。2015 年 1 月 20 日，美国前总统奥巴马在国情咨文中提出的"精准医学计划"旨在产生能够将精准医学概念转变为临床实践的科学证据，从而引领一个医学新时代："21 世纪的经济将有赖于美国的科学技术和研究开发。我们曾消灭了脊髓灰质炎，并初步解读了人类基因组。我希望，我们的国家能引领医学的新时代——这一时代将在合适的时间给疾病以合适的治疗。对那些患有囊性纤维化的患者，我们能将他们转危为安，而这个病在过去是不可逆转的。今天晚上，我要启动一个新的'精准医学计划'。这一计划将使我们向着治愈诸如癌症和糖尿病这些顽症的目标迈进一步，并使我们所有人都能获得自己的个体化信息。我们需要这些信息，使我们自己、我们的家人更加健康。"

美国精准医学计划预备耗资 2.15 亿美元。提出该计划的时机主要因为下述工程技术的实现：人类基因组测序的完成、生物医疗分析技术的进步、应用大数据新工具的出现。该计划的近期目标是癌症治疗，包括针对成人和儿童癌症靶向药物的创新性临床研究、联合治疗的应用和克服肿瘤耐药等。该计划的长期目标是建设一个超过 100 万美国志愿者的研究队列，用于分享遗传数据、生物标本和膳食/生活方式信息，在知情同意下这些内容和他们的电子病历相关联。这项庞大的基于队列数据的研究能够推动药物基因组学按照合适的剂量以合适的药物治疗合适的患者，发现治疗和预防的新目标，检验移动设备能否改善健康行为，最终为疾病诊治铺设精准医学的科学基础。总之，可以将精准医学的主要目标概括为：以发现 DNA 和人类基因组计划的精神为主线，以囊性纤维化为例攻克单基因病，以百万人基因组和临床信息的大数据来支撑癌症与其他多基因病研究，改变政府支持及监管方式，强调企业参与的重要性，发动全社会支持大型前瞻性医学项目。

"21 世纪的医学"有多种不同的提法，为人熟知的有 4P+TIDEST（Prediction, prevention, Participation, Personalization 和 targeted, Integrated, Data-based, Evidence-based, Systems medicine 以及 Translational Medicine），都力图反映新特点、引领新方向，但也都有不妥之处或误导之嫌。奥巴马政府的精准医学对 4P、Targeted 和 Data-based Medicine 兼容并蓄，与 Integrated、Evidence-based、Systems Medicine 这几个略欠新意的提法也不冲突。

并非所有人都支持精准医学计划。尽管奥巴马所说的精准医学有其明确科学含义和具体内容，但这一提法可能会将那些徘徊多年、停滞不前、投入巨大、成效甚小或没有希望的重复研究借"走向精准"之名改头换面、"新瓶装旧酒"，造成公共和卫生资源的巨大浪费。回顾历史教训，这是我们最应该注意和值得深思的。以肿瘤诊治而言，基于肿瘤遗传改变的成功方案并不多见，有学者认为目前精准肿瘤学的方法和路径如果不进行进一步调整，可能难以成功。

（1）短期目标：癌症治疗是精准医学的重点和首要目标。癌症是全世界病死率最高的疾病，发生率随着年龄增加而上升，且癌症有自身的特点，如严重的致死性、临床表现、治疗毒性以及对患者身心的负面影响。研究已经发现了很多导致癌症的分子变化，说明每一种癌症都可能有其自身的遗传特点。癌症主要是基因组破坏累积的结果，但遗传突变对癌症风险有时非常重要。这种对肿瘤遗传机制的理解已经影响到肿瘤的评估、诊断和治疗策略，导致特异性分子驱动药物和抗体应用不断增加。很多靶向治疗正在开发中，有些初见成效，甚至效果惊人。新型免疫方法已经产生显著效果，有证据表明分子印迹可能是治疗有效的预测指标。为了深入了解癌症、发现用于分子诊断的新工具，需要分析更多肿瘤基因组；为了开发新的治疗，需要以新的设计进行更多临床研究，构建更加可靠的临床前模型，还需要建立"癌症知识网络"的数据库平台以储存并传递已知的分子和医学数据。

精准医学的癌症研究也有很多阻力，如难以解释的耐药性、肿瘤遗传异质性、无法充分评估有效率和肿瘤复发以及联合用药知识了解有限等。癌症的精准医学是更加个体化的分子学方法，但是尚无法取代目前肿瘤学在预防、诊断和筛查癌症方面的工作。

（2）长期目标：除了癌症研究，精准医学还提供了一种有力的科研框架用于加速其他方面的医学研究，最主要的是遗传性疾病和非感染性疾病。美国精准医学计划的长期目标就是为了更好地了解疾病风险、机制并预测常见疾病的最佳治疗方法。该计划鼓励科学家们开发创新性的诊断方法、综合分析生物医学信息（包括分子学、基因组学、细胞学、临床、行为、生理和环境参数等）。这样的开创性工作需要在队列研究中检验其效果。通过临床研究、电子病历等途径收集信息，最终在较长的时间内开展 100 万以上美国人参与的纵向队列研究。参与者需要进行知情同意，接受广泛的生物学标本信息和行为学资料采集并与其电子病历记录相关联，在保护患者隐私的前提下获得认证的研究者可以使用这些队列数据以整合全世界最聪明智慧的科学和临床人才。

2. 精准医学和个体化医学　精准医学的实质就是"个体化医疗"。个体化医疗理念最早于20世纪70年代就已提出。美国所提出的精准医学，是以个体化医疗为基础、随着基因组测序技术快速进步以及生物信息与大数据科学交叉应用而发展起来的新型医学概念，本质上是通过基因组、蛋白质组等组学技术和医学前沿技术，对大样本人群与特定疾病类型进行生物标志物的分析与鉴定、验证与应用，从而精确寻找疾病产生的原因和治疗靶点，并对一种疾病的不同状态和过程进行精确亚分类，最终实现对疾病和特定患者进行个性化精确治疗的目的，提高疾病预防与诊治的效益。简言之，精准医学就是要根据每位患者的个人特征，量体裁衣式地制定个性化治疗方案。现有大多数药物都是为"一般患者"设计，用药"一刀切"，对有些患者有效而对另一些人无效。精准医学可能将帮助医师更好地了解患者病情的复杂成因，更准确地找出最有效的用药方案。

Collins 等提出，精准医学的实质就是"个性化医疗"。一百年前根据患者血型制定不同输血方案的做法就是精准医学最早的案例。现在需要鼓励精准医学的创新性方法并对其进行严格检验，最终构建循证证据以指导临床实践。随着近年来生物信息数据库（人类基因组序列）、患者个性化检测技术（如蛋白质组学、代谢组学、基因组学技术等）和大数据分析技术的迅速发展，精准医学的理念得到更加广泛的应用。与以往医学理念相比，精准医学进步之处是将人们对疾病机制的认识与生物大数据和信息科学相交叉，精确进行疾病分类及诊断，为患者提供更具针对性和有效性的治疗措施，既有生物大数据的整合性，也有个体化疾病诊治的针对性和实时检测的先进性。

精准医学是未来医学的发展方向，但其发展环境尚未完全成熟。2012年11月的世界经济论坛发布了"Preparing for Precision Medicine"的专题报告，认为需要构建以下5个方面的支撑条件，才能保证精准医学的顺利发展和实现：建立新的创新激励机制；建立纳入分子遗传数据的新的疾病分类体系；建立新型的临床研究管理框架；实现有效的数据解读和临床决策支持；推动用户利益，患者积极参与。无论如何，保证患者的安全和利益是精准医学的核心和基础。精准医学还将改变医学临床和教育模式、健康服务递送和赞助方式。精准医学将改变科研开发受资助和规范方式，触动民众对医学的信任和医患关系本质，因此需要在各种卫生管理利益相关者之间建立空前的合作关系（表1）。此外，电子化的分子数据、电子病历、移动设备、即时报告系统和社会媒体提供了数据整合和分析的大数据，为药物研发、临床试验提供了精准医学的平台。

3. 中国精准医学计划　2015年3月中华人民共和国科学技术部召开国家首次精准医学战略专家会议并决定近期启动中国精准医学计划。中国工程院院士詹启敏在多个场合谈到"我国精准医学发展的战略需求和重点任务"时指出，中国精准医学采用统筹规划、分段实施，在总体目标的基础上，分为 5 年目标和 15 年目标。5 年目标包括：我国精准医学研究和临床水平位于国际前沿，部分具有中国特色疾病诊疗水平引领国际发展；针对某种肿瘤、心脑血管疾病、糖尿病、罕见病分别制定出 8~10 种精准治疗方案，并在全国推广实施。15 年目标包括：我国精准医学整体实现创新突破和临床应用，带动相关企业发展；重点研究疾病的诊疗标准和指南；在精准医学主要研究单位和试点地区，我国重要肿瘤早期诊断率由目前的 20% 提高到 40% 以上；遏制新生儿出生缺陷率上升趋势，将发生率由 5.6% 降低到 3.0% 以下；主要心血管病的病死率和致残率降低 10%。2016 年 1 月"中国人群精准医学研究计划"启动。由北京基因组研究所牵头，中国科学院多个院所参加的交叉学科团队将在 4 年内完成 4000 名志愿者的 DNA 样本和多种表现型数据的采集，并对其中 2000 人进行深入的精准医学研究。国内已经开展大量有关精准医学的课题申请工作。

表 1　卫生管理利益相关者及其在确保精准医学成功中的作用

利益相关者	推荐行动
政府	形成透明的政策性法律，明确最有可能受益于精准医学策略的社会经济领域，为研究参与者提供有关"选择性参与和退出"策略的公众咨询
研究产业	开发有效的临床决策支持工具，用于整合入电子病历在精准医学的针对性领域中，设计和开展恰当的队列研究用于资料收集
生物医学领域	改变毕业生的训练，使之具备对疾病分子机制的更好理解、开发和促成不断改进的、整合分子信息的疾病分类新系统，推动更加透明的患者参与角色，用于临床研究的招募
制药业	开发有效的诊断工具和相继的治疗药物，以管理具有重大社会经济负担的疾病
患者	提高健康和卫生运动的参与应用具有科研目的、提供数据的新方法，包括社会网络和手机软件
规范者	确保管理框架能够保证患者安全和隐私，并确保科学研究进展不受损害

我国开展精准医学有突出的优势和不足。通过国家 863 计划、973 计划、支撑计划、科技重大专项、行业专项等经费支持，我国近 30 年来在基因组测序技术、疾病发病机制、临床疾病分子分型与诊治标记物、药物设计靶点、临床队列与生物医学大数据等方面有了相当的积累与发展，形成了一批有实力参与国际同领域竞争的基地与研究团队，特别是我国的基因测序能力居国际领先地位。这为我国开展精准医学研究与应用奠定了人才、技术基础。不过，我国开展精准医学还面临诸多不足与挑战，最突出的不足是开展精准医学所需要的核心测序仪器设备和关键性前沿技术主要依赖进口，与国外产品和技术相比，我国自主研发产品与创新能力存在一定差距。此外，国家顶层设计与统筹规划协调有待于进一步加强，目前医学科技资助多途径、碎片化等问题严重，缺乏攻关合力，导致医疗数据库和生物资源库共享机制缺乏。最现实的问题是国家持续性医学科技投入仍显不足，科研项目与临床精确诊治结合不够紧密，国家层面制定基因诊断、患者数据安全、临床新技术新产品监管等政策法规体系尚不完善。这些不足限制了我国精准医学以及相关前沿科技的开展。

4. 妇产科学中的精准医学　在妇产科学领域开展了无数有关疾病机制的遗传学研究，其中产前诊断技术的进步最为明显，以无创诊断的进展最引人瞩目。妇科肿瘤领域内基因诊断的进步也较为迅速，但临床应用仍以乳腺癌易感基因 1/2（*BRCA 1/2*）突变的检测作为乳腺癌、卵巢癌诊断和预防的重要工具。治疗方面，多聚腺苷二磷酸核糖聚合酶（PAPR）抑制剂在 *BRCA 1/2* 突变患者中的应用是主要成就。

二、产科

1. 产前诊断

（1）无创产前诊断技术：对孕妇进行胎儿染色体异常风险的评估，并对高危孕妇通过常规羊膜腔穿刺术或绒毛活检进行产前细胞遗传学诊断已成为现代产科保健的标准内容。目前，G 显带的染色体核型分析仍然是产前细胞遗传学诊断的金标准，但存在细胞培养耗时长、分辨率低的局限性。随着分子细胞遗传学的飞速进步，新的实验方法不断出现。近年来，迅速发展的染色体微阵列分析（chromosomal microarray analysis，CMA）技术能够在全基因组水平进行扫描，发现大量的基因拷贝数变异（copy number variation，CNV），对染色体微小缺失和重复等异常，尤其对 5~10Mb 染色体微小缺失、重复异常的诊断具有突出优势。根据芯片平台及其所检测出的 CNV 类型的不同，CMA 技术可分为两大类：单核苷酸多态性微阵列（single nucleotide polymorphism array，SNP array）和基于微阵列芯片的比较基因组杂交（array comparative genomic hybridization，array-CGH）技术。美国妇产科学会（ACOG）对目前 array-CGH 在产前诊断领域中的应用提出相关建议：①常规核型分析目前仍然是产前诊断主要的细胞遗传学检测工具；②array-CGH 和遗传咨询以期可用于产前超声异常但染色体核型分析正常者，以及胎儿有先天异常但胎死宫内无法进行常规染色体核型分析者；③选择 array-CGH 检测的孕妇在检查前后均需要接受遗传咨询，需要对 array-CGH 结果进行解释和遗传咨询。

通过二代测序（next-generation sequencing，NGS）能够快速地对个体患者的数千个甚至数百万个 DNA 碱基对进行测序，预示着一个遗传学诊断新时代的到来。NGS 技术和其应用变化太频繁太快速，可靠的 NGS 技术平台尚不稳定，但并不妨碍将这项技术应用于诊断，因为 NGS 为患者提供了潜在的全方位的好处。暂时还不能将这项技术应用于诊断的原因在于其质量较差，还不能为患者提供足够的验证试验。游离 DNA（cell-free DNA，cfDNA）俗称无创 DNA，是自由浮动于血浆内的小片段 DNA（<200 碱基对）。在妊娠 10 周后，母亲血浆中 10%~15% 的总体 cfDNA 是胎盘起源的，利用 NGS 和生物信息学流程可以进行产前筛查，判定某些胎儿染色体病变。这种方法主要用于 21-三体，也有实验室进行 18-三体、13-三体和性染色体的检查，另有实验室进行其他三体和某些微缺失综合征的筛查。母亲血浆细胞 cfDNA 测序的假阳性率显著低于传统非整倍体筛查（血清生化分析伴或不伴颈背部透明带检查）。在大规模常规产前筛查的孕早中期人群中，cfDNA 检测 21-三体具有更高的敏感度、更低的假阳性率、更高的阳性预测值，优于传统的标准筛查方案。ACOG 推荐：鉴于传统筛查方法的效果、cfDNA 筛查的局限以及低

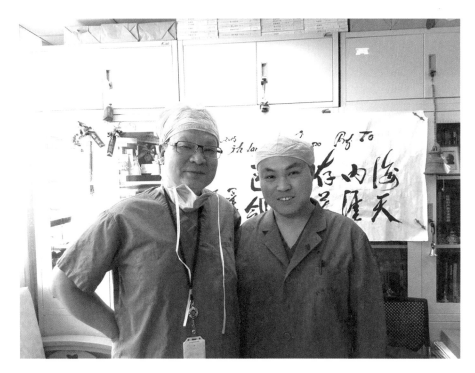

郎景和院士与李雷教授

危产科人群中成本效益的有限资料，传统筛查方法仍是一般产科人群中绝大部分女性一线筛查的恰当选择；尽管任何患者可能选择 cfDNA 分析作为常见非整倍体的筛查策略，选择这种检测的患者应该在替代性筛查和诊断选择的背景下理解这种筛查方式的局限和收益；cfDNA 检测仅能够筛查常见的三体异常，如果需要的话，也可以筛查性染色体组分。对胎儿非整倍体高风险孕妇进行 cfDNA 筛查有其价值，但目前该方案尚不适宜作为低危产科人群的一线筛查方案，有创检测的重要性也不可忽视。

（2）胚胎植入前遗传学诊断（PGD）：PGD 即胚胎移植前用基因诊断确定胚胎的基因是否异常，一般用于夫妻一方或双方的父母都已知是遗传性疾病（如血友病或囊性纤维化）的携带者。全面的染色体筛查——胚胎植入前遗传学筛查显著增加临床和后续种植率，进一步改善胚胎选择。胞质内单精子注射（ICSI）的妊娠结局较 PGD 差，可能是不孕本身相关的因素所致。PGD 单胎分娩儿童在认知能力和精神运动功能发育方面与自然妊娠和 ICSI 妊娠儿童相类似，进一步明确了 PGD 技术的安全性。对于小于 35 岁的患者，PGD 并不增加临床妊娠率和活产率。非整倍体筛查是 PGD 应用的主要指征，其应用对大于 35 岁的女性患者能减少流产，对大于 37 岁的女性患者能增加活产率。

（3）无创产前诊断技术：利用大规模平行测序方法检测血浆 DNA 已经能够在拷贝数改变之前发现肿瘤相关的拷贝数异常。来自鲁汶大学的作者利用无创性产前诊断技术在 4000 例孕妇样本中发现 3 例癌症相关 CNV。一小部分隐匿恶性肿瘤患者通过胎儿核型异常的无创性产前诊断被发现，其临床意义仍需进一步研究。

2. 其他产科内容

（1）产后出血：18%的产后出血可归咎于母亲的遗传因素，10%归咎于独特的母亲宫内环境，11%与胎儿遗传效应有关。对已知高危因素的调整只能部分解释家族聚集性（即对家族共享的已知的高危因素不能完全解释产后出血的家族聚集性），说明观察到的共享遗传和环境效应通过独立于已知危险因素之外的途径发挥作用。对于主要亚型（宫缩乏力和胎盘残留）的家族聚集性也存在相同的模式，其中胎盘残留的模式最为明显。

（2）胎盘功能：孕期母亲血液循环中发现胎盘起源的、持续释放的微小RNA（miRNA），提示循环miRNA可能是孕期胎盘功能的一种生物标志物，但临床实践中应用miRNA为基础的生物标志物为时尚早。孕期胎盘释放出很多核酸组分（DNA、mRNA、miRNA），既是细胞转化的结果，也是胎盘和母体细胞之间信息系统活跃的证据。核酸的组成与孕周有关，也与母胎的一些参数有关，直接反映了胎盘的病理变化。因此，核酸也许能够成为预测妊娠并发症的新型生物标志物。不过，核酸在临床的应用需要克服量化上的技术问题，还需要更好地理解影响核酸功能。胎盘转录组学（所有表达RNA的研究）可用于研究胎盘发育和病理情况中的功能异常（如子痫前期、胎儿生长受限和早产等）。全基因组表达分析也用于识别这些病变中的预后和诊断性标志物，胎盘中DNA甲基化印迹与母胎结局的关系为改善妊娠结局提供了很大帮助。目前有关胎盘功能和病变的表观遗传学研究样本量较小，结果难以复制，对这些发现的解释需要慎重。

三、生殖医学

1. 辅助生殖技术（ART）　辅助生殖治疗在一定范围内增加了不良产科结局、出生缺陷和长期后遗症的风险，但是其生物学基础还不清楚。越来越多的证据表明表观遗传学在不孕中起一定作用，并且与生育和健康有关。通过体外授精（IVF）和ICSI出生的子代小核糖核蛋白多肽N（SNRPN）基因甲基化与父母的辅助生殖治疗有关，为表观遗传学的作用尤其对生育能力的影响提供了理论支持。

在卵母细胞发育成熟的过程中，卵泡的颗粒细胞及卵丘细胞为卵母细胞的发育提供了必要的物质，影响整个卵泡的微环境。在IVF取卵时，比较容易获得颗粒细胞和卵丘细胞，因而这些卵泡细胞适合进行基础及临床研究，揭示卵泡中卵母细胞的活力和遗传学信息，从而进一步明确卵泡的发育过程，以及各种医源性（如控制性促排卵）及病源性因素对其造成的影响。卵泡细胞表达的基因与排卵、受精、卵母细胞质量、胚胎质量及妊娠有关。但不同的研究缺乏一致的基因标志，提示颗粒细胞和卵丘细胞的转录组受到多种因素的影响。

miRNA是滤泡发生非常重要的调节者，在卵丘-卵母细胞复合体及颗粒细胞中均有表达，有些可在血液中发现。这些循环的miRNA已经得到大量研究，作为很多疾病的诊断或预后标志物，包括妇科癌症、卵巢和子宫内膜疾病、妊娠相关的病理变化及非整倍体。另外，血清中含有少量 cfDNA，目前认为它们来自凋亡/坏死细胞的遗传物质。另有大量的证据表明，IVF 患者血清中或胚胎培养基中的 cfDNA 浓度与卵巢激素状态和胚胎质量有关，可作为预测 IVF 结局的无创性生物标志物。尽管现有的证据表明人种和种族，特别是黑人人种倾向于 IVF 后不良的妊娠结局，但这些研究结果的实际应用价值有限。

2. 绝经与卵巢功能不足（POI）　POI 是指女性 40 岁以前出现停经 4 个月以上，伴随促性腺激素水平升高的综合征。全球 POI 的发病率为 1.1%，亚洲女性发病率较低（中国人 0.5%，日本人 0.1%）。POI 的发病机制尚未完全阐明，目前有多种理论，包括基因表达的改变或激素和/或受体功能异常等。血栓形成反应可能与 POI 有关，而纤溶酶原激活物抑制剂 1（PAI-1）基因恰是一个与血栓形成相关的基因。病例对照研究发现 PAI-1 基因多态性可能与 POI 发病有关，但具体致病机制尚不清楚。

单胺氧化酶 A 基因（MAOA）和亚甲基四氢叶酸还原酶基因（MTHFR）多态性参与更年期抑郁症发生，证明儿茶酚-O-甲基转移酶（COMT）和 ESR1 基因可能在绝经后妇女抑郁心境易感性中起到作用。此外，雌孕激素的联合治疗显著增加绝经后黑人女性雌激素受体（ER）阳性乳腺癌风险。

3. 不孕和流产　子宫内膜异位症（EM）不孕患者黄体中期子宫内膜组织中 mir-29c、mir-200a、mir-145 表达上调，可能在 EM 不孕中发挥作用 GST01 * E208K 突变与复发性流产相关，这种罕见的基因变异仅在复发性流产的女性患者中存在，在健康女性中则未发现 K208 等位基因。

4. 多囊卵巢综合征（PCOS）　PCOS 是一组代谢性疾病。特征性表现有月经稀发、高雄激素血症和卵巢多囊样改变。尽管全基因组关联研究（genomewide association study，GWAS）证实了多个基因与 PCOS 相关，但是这些位点与 PCOS 及其相关特征（如游离睾酮、月经次数和卵巢形态）的综合基因风险研究尚未开展。横断面病例对照研究发现，第二代 SNP 中风险等位基因数和计算基因风险（GRS）与 PCOS 风险有关，但其预测性并不理想，基于 GWAS 数据的基因信息应用还存在一些问题。

四、EM

EM 是一种常见的多基因和环境联合影响、具有遗传性的妇科疾病。EM 发病相关的 GWAS 已有 8 个。荟萃分析的结果认为，这 8 个 GWAS 结果具有很好的连续性，几乎不存在种族间的异质性，但根据 GWAS 的结果对 EM 表型进行分型是有限的，一些基因位点的变异只与 Ⅲ/Ⅳ 期 EM 明显相关。今后研究的重点将集中于表型亚型的基因变异研究和相关组织的功能研究，从而更好地理解基因变异对下游生物通路的影响。来自瑞士的全国性双胞胎注册研究总计包括 28370 例女性，其中 1228 例双胞胎有 EM 病史。对于单卵双胎和双卵双胎，先证者一致率分别为 0.21 和 0.10；与双卵双胎相比，单卵双胎的配对内相关性更高（0.47 vs 0.20）。最佳拟合模型发现遗传因素贡献 47%，其他 53% 则由单独的（非共享的）环境因素导致。

研究发现 10q23.3 位点杂合性缺失（LOH）、10 号染色体磷酸酶和张力蛋白同源位点缺失（phosphatase and tensin homolog deleted on chromosome 10，PTEN）体细胞变异以及 PTEN-磷脂酰肌醇 3 激酶（PI3K）/蛋白激酶 B（Akt）信号转导途径中蛋白表达水平及分布的变化与 EMs 有关。10q23.3 位点的 LOH 发生率（84.4%）比其他位点的情况高很多。

miRNA 水平的差异可能调节血管内皮生长因子 A（VEGF-A）和血小板反应蛋白-1（TSP-1）的表达，从而在 EM 的发病机制中发挥作用。miRNA 在炎症反应、免疫应答、细胞分化、凋亡和组织重建中发挥着重要作用。这些基因表达过程中的微调节对正常子宫内膜组织功能至关重要。目前的研究已经发现几百个子宫内膜或病变内膜中异常表达的 miRNA 与子宫和内膜病变密切相关。miRNA 的表达模式在鉴别正常和病变组织方面更优于 mRNA 的表达模式。功能分析显示数组长链非编码 RNA 可能通过编码蛋白基因的顺式或反式调节而参与了 EM 的病理过程。

EM 患者的在位内膜和异位内膜基因甲基化水平有显著差异，可能一定程度上解释了 EM 患者生育力下降的现象。也提示去甲基化类药物在提高 EM 患者生育能力方面的潜在价值. rS8049282 SNP 和 EM 患者的原发不孕显著相关，当 rS8049282 为 CC 表型时，原发不孕的风险明显增加。总体上卵巢癌风险和 EM 相关的遗传突变相关，特别是高级别浆液性癌和透明细胞癌。但是目前对这些亚染色体域和 SNP 的功能意义尚不清楚。在 18 类亚染色体域 38 种 EM 风险相关的 SNP 中，有 8 种和卵巢癌风险相关（$P \leqslant 0.05$），其中最具显著性差异的是 rS7515106，来自 1 号染色体的 A 区域。研究者还发现了 15 种有显著负荷统计学差异的亚染色体区域和卵巢癌风险有关，最有价值的也是 A 区域。今后的研究有望对组织学特异的基因功能进行详尽分析，从而了解 EM 和卵巢癌的发病原因。

五、妇科肿瘤

美国精准医学计划的近期目标就是癌症治疗。治疗癌症的最大希望来自根据个体进行特异化的预防和治疗以实现最理想的干预。了解和干预癌症的可能分子学框架将有助于发现和引入癌症诊治的新方法。应用肿瘤遗传学、蛋白质组学和转录组学的信息进行妇科癌症的预防、诊断和治疗，符合 NIH 提出的精准医学概念。根据癌症和患者的遗传特点和分子标志物进行抗癌治疗已经在乳腺癌、肺癌、某些白血病等恶性肿瘤的治疗中取得进展。对于妇科癌症，应用基因组检测的精准医学已经推动了高危个体的识别以及某些特定类型卵巢癌的治疗，如遗传系 BRCA 突变（gBRCAm），但还没有显著影响 BRCA 野生型（BRCAwt）的卵巢癌、宫颈癌或子宫内膜癌的治疗。不过，妇科恶性肿瘤的遗传学特点已经为理解妇科癌症的病理发生、治疗进展和结果预测奠定了基础，未来必将发挥重大影响。已有精准医学治疗妇科肿瘤的综合性平台。

1. 精准肿瘤学　伊马替尼作为治疗慢性髓性白血病的分子靶向治疗取得成功后，又因为治疗胃肠道间质肿瘤的成功受到极大关注，此后针对癌症的基因组测序研究大量涌现，但很少有能够像伊马替尼和曲妥单抗那样特异和有效的靶向治疗。肿瘤发生的累积事件包含了大量的分子改变，其中一种分子改变通过靶向治疗获得临床效果未必适用于其他大部分肿瘤。一项随机对照研究（SHIVA）对实体肿瘤的患者进行分子途径指导的治疗（精准肿瘤学）或医师选择进行的传统治疗（对照），结果发现精准医学治疗并未显著延长患者的无进展生存期（PFS），但不良反应超过传统的化疗、耐受性更差。即便在已知分子变异的情况下，一种药物对其靶向目标有高度的亲和性，该药物也未必能够对有相似分子变异的其他肿瘤类型有效。目前基因表达越来越多地应用于未知起源的癌症（CUP）中。CUP 预后较差，中位总体生存（OS）大约12 个月。既往处理 CUP 的方案是结合患者的病史、体格检查、影像学资料和病理发现对组织起源进行评估，并予经验性化疗。基因表达为准确确定组织来源提供了新方案，但也充满争议、需要严密确认。主要争议是对组织进行基因表达分析是否能够改善预后，是否导致更严重的不良反应。

个体化癌症治疗已不是什么新概念。精准医学广泛传播的主要原因是技术的迅速进步及费用的迅速下降，能够检验每例患者肿瘤的遗传学、蛋白质组学和转录组学水平。肿瘤评估的目的主要是识别每例患者肿瘤的分子学驱动，即可操作的重要突变（actionable mutations of interest，aMOI），并找出针对这些 aMOI 的治疗。这种方法已被证明是可以成功的，导致某些实体肿瘤或血液学恶变中较高频率 aMOI 相关的治疗出现。美国国立癌症研究所（NCI）在两个方面推动肿瘤的精准医学。其一是异常反应者计划（exceptional responder initiative，ERI），用于评估对某种药物意外起效的肿瘤患者的基因组，而这种药物对于绝大部分其他患者是无效的。该计划中，患者必须接受的治疗仅有 < 10% 的完全缓解或持续部分缓解率。来自异常反应者的肿瘤组织将接受全基因组测序和/或 mRNA 测序 ［NCT02243592］。其二是治疗选择的分子分析研究（NCI Molecular Analysisfor Therapy Choice，MATCH）研究 ［NCT02465060］，一项 NCI 和多家药物公司的多学科合作研究，研究筛查能够预测已知作用机制药物效果的分子特点，用于分析既往没有研究过的肿瘤分子改变的意义。研究设计是因为最近认识到某些驱动突变在特定肿瘤类型中常见，而在其他疾病中突变率很低（< 10%）。

在低频率突变中，检测某些靶向治疗的效果需要筛查很大数量的患者。这两个项目都不是针对常见肿瘤患者的研究计划。

2. 妇科癌症中的基因测序　目前癌症基因组检测涉及 NGS，也称大规模平行测序，能够做到在基因组水平、转录组水平、表观遗传学水平对癌症组织或遗传样本进行分析，给出有关DNA 和 RNA 突变、拷贝数异常（CNA）以及体细重排等信息。The Cancer Genome Atlas（TCGA）工程已经对高级别浆液性癌和子宫内膜癌进行了基因组分析，宫颈癌的遗传特点也得到了独立评估。表 2 总结了不同组织学类型妇科肿瘤的遗传特点。

（1）突变：卵巢癌的遗传学特点存在很大的异质性，只是某些组织学亚型中的特定改变可能更为常见一些。卵巢高级别浆液性癌（HGSC）的特点是低突变负荷、*TP53* 突变、高 *CNA*、同源重组改变以及某些信号途径的变化，如 *PI3K*、*RAS*、*Notch*、*FOXMl* 和 *RB*1 信号/细胞周期控制途径等。TCGA 发现大约 50% 的 HGSC 有 DNA 修复的改变和同源重组缺陷（HRD），以及同源重组基因的变化，如 *BRCA*1/2。gBRCAm 和肿瘤的 *BRCA* 突变（tBRCAm）都和 PARP 抑制剂的治疗有效有关。*BRCA*1/2 突变作为生物标记物是卵巢癌个体化治疗的重大进展。其他组织学类型也有 HRD 的改变。实际上，高级别子宫内膜样癌和 HGSC 共享某些遗传学特点，通常被归类入 HGSC 中。透明细胞癌存在 *ARID*1A、*PIK3CA*、*PTEN* 等基因突变，基因组特点复杂。黏液性癌和低级别浆液性癌（LGSC）类似，都有 *KRAS* 突变，与其化疗相对不够敏感有关。卵巢小细胞癌虽然罕见但很重要，因为其多见于年轻女性、致死率高，且与 SMARCA4 体细胞或遗传系突变有关。性索间质肿瘤也有独特的突变类型突变：*FOXL2* 突变见于颗粒细胞肿瘤；*DICER*1 突变见于支持-间质细胞瘤。最近发现 *B4LB2* 和 *BARD*1 也是卵巢癌的可疑遗传基因，使得卵巢癌的易感基因增加到 11 种。

在子宫内膜癌中，TCGA 描述了 4 种遗传学亚型：POLE 超突变、微卫星不稳定（MSI）强突变、低拷贝数、高拷贝数。子宫乳头状浆液性癌（UPSC）和 HGSC、三阴性乳腺癌（TNBC）有共同的遗传学特点，即 *TP53* 突变、低突变负荷和高度 *CNA*。大部分子宫内膜样癌极少表现 *CNA* 或 *TP53* 突变，而更多见 *PTEN*、*CTNNB1*、*PIK3CA*、*ARID*1A、*ARID*5B 和 *KRAS* 突变。错配修复基因为遗传性妇科肿瘤的诊断和预防也提供了有限的工具。

表 2　妇科癌症的遗传特点和组织学亚型

癌症	组织学亚型	突变	拷贝数改变	启动子甲基化
卵巢	高级别浆液性	*TP53*，*BRCA*1	*CCNE*1，*MYC*，*MEC*，*EMSY*，*PIK3CA*	*BRCA*1，*RAD51C*
	或内膜样	*BRCA*2，*CDK*12	*KRAS*（扩增），*PTEN*，*NF*1（缺失）	
	低级别浆液性癌	*KRAS*，*BRAF*	9*p*（缺失），*CDKN2A/2B*（缺失）	
	透明细胞	*PIK3CA*，*ARID*1A，*PTEN*	*MET*，*ERBB*2（扩增）	*TMS1/ASC*
	黏液	*KRAS*	*ERBB*2（扩增）	
	小细胞	*SMRACA*4		
	性索细胞	*FOXI*2（颗粒细胞瘤）		
		*DICER*1（支持-间质细胞瘤）		
子宫内膜	高级别浆液性	*TP53*，*PIK3CA*，*FBXW*7	*CCNE*1，*MYC*，*ERBB*2（扩增）	
		PPPP2R1A		
	内膜样	*PTEN*，*PIK3CA*，*PIK3R*1，*KRAS*		
		*CTNNB*1，*FGFR*2，*POLE*，*MMR*		
	透明细胞	*PIK3CA*，*ARID*1A	*ERBB*2（扩增）	
宫颈	腺癌	*PIK3CA*，*KRAS*，*ELF*3，*CBFB*	*MYC*，*PIK3CA*，*SOX*2	
			*ERBB*2，*MCL*1（扩增）	
	鳞癌	*PIK3CA*，*MAPK*1，*HLA-B*，*EP*300	*MYC*，*GLI*2，*ERBB*2，*BIRC*3	
		*FBXW*7，*NFE2L*2，*TP53*，*ERBB*2	*YAP*1，*TP*63（扩增），*LRP1B*（缺失）	

在宫颈癌中，一项研究观察到腺癌中有 *KRAS* 突变，但未见于鳞癌。另外，*PIK3CA* 突变导致预后更差。除了 *PIK3CA* 突变，宫颈鳞癌还有 *MAPK1* 的体细胞突变（8%），*HLA-B* 中的未活化突变（9%）和 *EP300*（16%）、*FBXW7*（15%）、*NFE2L2*（4%）、*TP53*（5%）及 *ERBB2*（6%）的突变。尽管外阴癌尚未得到广泛的遗传学研究，已经发现患者存在 *EGFR* 突变，可能与预后不良有关。EGFR 抑制剂在一项单中心的 Ⅱ 期研究中显示有一定疗效。

（2）CNA：CNA 可通过 NGS 进行评估，HGSC 和 UPSC 都有明显的 CNA 变化。已经发现，细胞周期蛋白 E 和原癌基因 *c-myc* 的 CNA 和预后不佳，但尚未在前瞻性研究中得到证实。透明细胞癌、黏液性卵巢癌和 UPSC 中都报道了 *ERBB2* 的扩增，因此猜想 ErbB2 介导的治疗可能对这些癌症有价值。这些发现都未转化为妇科癌症的直接应用。在宫颈鳞癌和腺癌中都观察到 17q12（包含 ERBB2）和 8q24（包含 MYC）位点的局灶扩增，但其临床意义还不明确。另外，已经发现人乳头瘤病毒（HPV）的整合部位接近这些扩增区域，其概率高于机会性克隆的情况。这种发现支持 HPV 整合可能刺激基因组扩增的假想。

（3）表观遗传学沉默和/或甲基化：卵巢癌和子宫内膜癌中都有表观遗传的异常和沉默，包括异常 DNA 甲基化、不典型组蛋白修饰和 miRNA 表达的降解导致基因表达的改变。TCGA 发现大约 11.5% 的 HGSC 病例中存在 *BRCA1* 启动子甲基化，但这种变化似乎并不如 *tBRCAm* 或 *gBRCAm* 那样能够改变预后。目前，妇科癌症的甲基化信息仍属研究发现，还未应用于临床诊治。

妇科癌症的基因组检查是开发新型治疗药物和妇科癌症分子亚型研究的重要工具。不过目前缺少整合 NGS 的前瞻性研究用于检验治疗药物的应用，因此，除非临床研究中包括转化医学研究等研发工作，不应在妇科癌症的研究中常规应用 NGS。

3. 识别妇科癌症中特定基因组的重要改变　将 NGS 应用到妇科癌症的临床决策中仍不成熟，但一些特异的基因组改变已经被证明有重要意义，如 PARP 抑制剂用于 gBRCAm 卵巢癌的治疗，以及丝裂原活化蛋白激酶的激酶（MEK）抑制剂用于 LGSC 的 Ⅲ 期临床研究。

（1）同源重组缺陷的妇科肿瘤：PARP 抑制剂对 *tBRCAm* 或 *gBRCAm* 卵巢癌都有显著活性。目前 *BRCA1/2* 是美国食品和药物管理局（FDA）唯一批准的用于评估 PARP 抑制剂受益人群的遗传学检测。不过因为多达 50% 的 HGSC 有同源重组基因的改变。*BRCA1/2* 突变仅占据 20% 的 HGSC（14% 为 *gBRCAm*，6% 为 *tBRCAm*），目前正在检验多重分析能否识别具有 HRD 特点、但没有删除性 *BRCA1/2* 突变的卵巢癌。正在进行的有关尼拉帕尼研究中以三种机制进行 HRD 检验：LOH、端粒等位体失平衡以及大规模状态转换。在 Clovis Oncology 评估 rucaparib 的研究中包括了两种遗传学评估：肿瘤 *BRCA1/2* 状态和 NGS 确定的基因组 *LOH* 状态，在该研究中肿瘤分为 3 组：*BRCAm*、*BRCAwt* 和高 *LOH*，以及 *BRCAwt* 和低 *LOH*。Rucaparib 对最后这种肿瘤类型治疗效果最差。

有人认为应用 LOH 的分析对 HRD 的逆转并不敏感，这种逆转可能发生在多种药物治疗后铂类耐药的过程中。如果 HRD 转化为同源重组充分的情况，那么最初 HRD 的累积基因组缺陷并不会逆转，基因组分析将会把这些同源重组充分的肿瘤认为是 HRD，从而限制了它们对判断 PARP 抑制剂治疗效果的准确性。克服这种问题的方法是开发动态的功能化 HRD 生物标记物，这样同源重组途径就可以直接通过肿瘤标本进行评估。但是这样的病理标本无法以常规甲醛固定的石蜡标本进行制备，技术较为复杂，限制了研究的可重复性。

此外奥拉帕尼目前的注册研究集中于 *gBRCAm* 或 *tBRCAm* 肿瘤的治疗效果。BRCA1/2 基因删除性突变可能增加 PARP 抑制剂治疗的效果，但即使能够明确 BRCA1/2 突变状态，目前也无法前瞻性地预测癌症对于 PARP 抑制剂的效果。治疗效果和很多因素有关。在卵巢癌发生、铂类及 PARP 抑制剂敏感性中发挥重要作用的其他突变基因包括：*Fanconi Anemia*（*FA*）基因（主要是 *FANCN*〔*PALB2*〕、*FANCA*、*FANCI*、*FANCJ*〔*BRIP1*〕、*FANCL* 和 *FANCC*）、核心同源重组 *RAD* 基因（如 *RAD50*、*RAD51*、*RAD51B*、*RAD51C* 和 *RAD54L*）以及涉及同源重组的 DNA 损伤反应基因（如 *ATM*、*ATR*、*CHEK*1 和 *CHEK*2）。

（2）TP53：在 HGSC 中普遍有 *TP*53 的突变。目前多种靶向 *P*53 异常（主要是细胞周期监控点抑制剂如 Wee1、Chk1 或 ATR 抑制剂）的药物正在临床研究中。尽管基因组分析发现了卵巢癌很多重要的治疗靶向基因，但是目前真正可以药物治疗的突变基因还非常少。

（3）PI3K 和 RAS/RAF/MEK 途径：卵巢癌和子宫内膜癌中已经发现 PI3K 和 RAS/RAF/MEK 途径的异常，但尚未发现有何预后或治疗价值。*PIK3CA* 的突变见于宫颈鳞癌和腺癌，与生存缩短有关。PI3K 途径抑制剂的单药治疗有效率较低。已有研究探讨 PI3K 途径和 MEK 抑制剂的联合治疗，但该方案毒性反应较大。

（4）LGSC 和 MEK 抑制剂：尽管卵巢癌中突变并不多见，MEK 抑制剂对于 LGSC 似乎有治疗效果，目前已开展Ⅲ期临床研究。一项 MEK 抑制剂司美替尼治疗 LGSC 的Ⅱ期研究发现，*KRAS* 或 *BRAF* 突变的出现并不影响药物效力。此在 LGSC 中 MEK 抑制剂作用效果的确切机制仍不清楚。

（5）免疫肿瘤学药物的预测性生物标志：NGS 技术能否发现适合免疫肿瘤学药物的患者仍然未知。不过出现 POLE 突变或 MSI 的子宫内膜癌患者可能适合进一步免疫药物的评估。目前正在研究 *BRCA1/2* 突变或 HRD 的卵巢癌患者是否对免疫药物敏感。

六、结语

本文详尽梳理了精准医学的起源、定义和目标，以及国内精准医学的发展，并根据近年文献对产科、生殖医学、EM 和妇科肿瘤领域内精准医学的进展和成果进行充分说明。尽管精准医学目前是媒体和学术界的热门话题，研究极多、花费巨大，但我们清醒地认识到精准医学依然是一种个体化医学，发展环境还不成熟，发展方向仍不明确，在临床实践中取得的成果非常有限。无论科研工作者还是临床医学家都需要冷静地认识和把握精准医学的目标、走向，避免舆论跟风和学术盲从，减少宣传口号和政治利用，从而更好地服务患者诊疗，推动学科进展。

〔原载《国际妇产科学杂志》2016，43（4）：365-376，郎景和　李　雷〕

21. 妇科恶性肿瘤筛查

筛查对于恶性肿瘤的防治具有重要意义，可以认为是防治的第一步。筛查应具备 3 个基本要素：筛查方法应有良好的特异度和敏感度；筛查方法较为简便易行，有很好的依从性；筛查符合卫生经济学要求。妇科恶性肿瘤的筛查近年有较快发展，涉及分子生物学、遗传学及临床医学，包括分子分型、精准筛查和大面积流行病学调查的发展，其中以宫颈癌、子宫内膜癌和卵巢癌最为重要。

一、宫颈癌的筛查

在过去的一二十年里，宫颈癌的防治发生了巨大的变化，可谓革命性的变化，出现了宫颈液基细胞学（LBC）检查、诊断分类系统（TBS）、人乳头瘤病毒（HPV）DNA 二代杂交捕获（HC2）技术及 HPV 疫苗。2006—2016 年全球陆续进入 HPV 疫苗时代，中国的形势非常紧迫。我国人口众多，经济、文化、卫生发展不平衡，宫颈癌的患病率及病死率均较高，因此，制订一个适合我国国情的宫颈癌筛查策略及其实践，开展规范化的宫颈癌前病变的管理与诊治非常重要。

目前，宫颈癌仍是威胁中国妇女健康和生命的主要杀手。每年新发病例130000例，占世界新发病例的 28%，死亡病例 20000~30000 例，且近年来，宫颈癌的发病有明显年轻化的趋势。几乎所有宫颈癌的病理样本中均能找到 HPV，从而印证了 HPV 感染是宫颈癌的主要原因，也使宫颈癌成为目前人类所有癌症中唯一病因明确的癌症，这对于宫颈癌的防治非常重要。欧洲生殖道感染与肿瘤观察组织（EUROGIN）在 2010 年做了一项全球 100 万例 HPV 感染率的研究，结果显示，全球 HPV 感染率为11.7%，非洲为 21.1%，北美洲为 11.5%，欧洲为 14.2%，亚洲为 9.4%。HPV 感染主要发生在 30 岁以下（18~28 岁）、性生活活跃的年轻妇女，一般 10% 或者更多，终身累计感染率可达 40%。但这种感染通常是"一过性的"，或称"一过性 HPV 携带状态"，多数可以清除，平均时间为 8 个月；30 岁以上妇女，清除时间 6~24 个月。持续性 HPV 感染 8~24 个月可发生宫颈上皮内瘤变（CIN）1、CIN2、CIN3，再经 8~12 年可发生浸润癌（invasive cervical cancer，ICC）。因此，宫颈癌是常见 HPV 感染所发生的偶然事件，却具有必然性。

1. 高危型 HPV 检测+细胞学　就筛查而论，高危型 HPV（hr-HPV）检测+细胞学，是精准的宫颈癌筛查手段。2013 年，美国癌症学会、美国阴道镜和宫颈病理学会及美国临床病理学会

（ACS/ASCCP/ASCP）的观点是，需要识别可能进展成为宫颈癌的癌前病变（最大化筛查的益处）；需要避免对一过性的 HPV 感染及其相对应的良性病变的探查和不必要的治疗，因为它们不一定会恶性进展（最小化筛查的潜在危害）。HPV 检测的目的，不是单纯检测 HPV 感染者，而是发现真正有高风险的人群。2007 年之后，EUROGIN 提出新的宫颈癌筛查方案：25~64 岁妇女，以 HPV 检测作为第一步，HPV 阴性，5 年后复查。HPV 阳性，以细胞学作为分流；细胞学正常或交界，6~12 个月复查 HPV 和细胞学，大于宫颈低度鳞状上皮内病变（LSIL），建议阴道镜检查。复查 HPV 和细胞学均阴性，5 年后复查；HPV 阳性细胞学小于 LSIL 或者 HPV 阴性细胞学结果为临界（borderline），6~12 个月复查；复查细胞学≥LSIL，建议阴道镜检查。现今，对于这一筛查流程的设想得到了验证，25~64 岁妇女，以 HPV 检测作为第一步，HPV 阴性，5 年后复查；HPV 阳性，行细胞学检查。正常、临界或轻度，行 HPV16、18 分型或 p16 或其他标志物检查，均阴性 3~5 复查；任何一项阳性，行阴道镜检查。2015 年 ASCCP/美国妇科肿瘤学会（SGO）过渡期筛查指南指出：筛查年龄为 25 岁，HPV 检测阴性可 3 年后再筛查；HPV16、HPV18 阳性者风险高，需转诊阴道镜；除 HPV16、HPV18 之外的 HPV 型别阳性可采取细胞学分流。临床上使用 HPV 作为初筛，只能选择经食品药品管理局（FDA）批准具备该适应证的 HPV 方法。我国食品药品管理局对 HPV 检测方法的要求规定，HPV 检测试剂应只针对高危型 HPV 型别，鉴于 HPV 病毒载量与宫颈癌风险尚无明确相关性，且标本采集方法不利于量值溯源，建议 HPV 检测试剂的定位为定性检测，不建议进行定量或半定量检测试剂注册。HPV 检测试剂，需提供阳性判断值确定资料；申报一线初筛临床用途者，需提供相关临床验证，否则不得单独使用进行宫颈癌筛查。

2. HPV16、HPV18 基因分型，有助于高风险人群的风险分层管理　对于宫颈癌筛查的最佳策略有各种观点、各种尝试、各种经验，以 CIN2$^+$ 的 5 年累计发病风险作为衡量的尺度称量化管理。这一理念提出的依据和循证医学数据来源于美国 Kaiser 中心 2003—2010 年 965360 例 30~64 岁妇女采用 HPV 和液基细胞学进行联合筛查和随访管理的数据以及 269329 例 21~29 岁妇女，单独采用细胞学筛查与随访的数据。研究分析了"单独细胞学筛查"模式下，各种不同的筛查（细胞学结果）5 年内 CIN2$^+$ 的累计发病风险，同时，也总结了联合筛查（HC2+LBC）模式下，不同筛查结果 5 年内 CIN2$^+$ 的累积发病风险，并提出"同等风险，同等管理"的策略。美国 Kaiser 的研究被称为"里程碑"研究。因为，它确定了分层管理的量化标准或标尺。风险量化管理的好处是可以应用到宫颈癌的筛查和后续临床管理中，不论是异常细胞学结果的管理还是阴道镜后/CIN 随访和治疗后的管理。在风险量化管理中，细胞学单独筛查结果为非典型鳞状细胞（ASCUS）以上，联合筛查 HPV（+）/宫颈细胞学（Pap）（-），说明发生高级别宫颈细胞内瘤变风险 > 5.2，转诊阴道镜。细胞学单独筛查 ASCUS 或者联合筛查 HPV（-）/LSIL，6~12 个月随访；Pap（-）或 HPV（-）/Pap（-），5 年后随访。对于联合检测（co-test）（-），5 年后复查发生 CIN2~3 的风险是 0.1%；LSIL、HPV16、HPV18（+）/Pap（-）阴道镜检查发现 CIN 2~3 的概率是 5%~10%。因此，对于 30 岁以上妇女，细胞学阴性，HPV16、HPV18 阳性，应直接行阴道镜检查。

3. 建立适合中国国情的宫颈癌筛查策略　中国幅员辽阔，人口众多，发展不平衡，怎样建立一个适合自己的筛查方针呢？2015 年，中国政府两癌筛查项目启动了 HPV 用于一线初筛的评估（Lang JH & Qiao YL），逐渐形成以 HPV 和细胞学联合的宫颈癌筛查策略。提出：①由于缺乏有力的细胞学阅片体系，因此，对以人群为基础的筛查，HPV 检测更适用于一线初筛。对有经济能力的个体筛查，HPV 和细胞学的联合检测仍为最佳选择。采用 HPV 检测进行宫颈癌筛查的目的是发现 $CIN2^+$ 的高风险人群，对检测方法的临床敏感度进行临床试验（cut off 值）至关重要。HPV16、HPV18 分型对 HPV 初筛中风险分层的管理意义重大，比 HPV 负荷更为重要。②先进行含 HPV 16、HPV18 分型的 HPV 检测，再行细胞学检查。HPV 阴性，常规筛查；其他 12 种 hr-HPV（+），行 LBC，Pap（-），12 个月后随访；ASCUS，转诊阴道镜；HPV16、HPV18（+），转诊阴道镜。③筛查后的管理：HPV16、HPV18 阳性者，以人群为基础的广泛筛查中，直接转诊阴道镜；医疗资源充足时，门诊受检者建议直接转诊阴道镜。阴道镜检查发现高级别病变，无需细胞学检查；阴道镜检查不满意，可进行细胞学检查作为后续管理依据。其他 12 种 hr-HPV 阳性者，基于"同等风险，同等管理"的原则，无需具体分型，可通过细胞学分流。

一个正常宫颈遭遇 HPV 感染以后，多数可以被清除，如果未被清除，多数在几年后发生不同程度的 CIN，甚至发展为宫颈癌。如果我们能够及时阻断，分级预防，就可以避免宫颈癌的发生。关键要有一个好的方法、好的流程、好的管理。疫苗的开发对于宫颈癌的防治工作非常重要。宫颈癌是可以预防、可以治疗，甚至是可以消灭的。中国细胞学检测现状是细胞学技术人员缺乏、细胞学质量控制无力、细胞学敏感度较低，我们要走的路程还很远，需要今后不懈的努力。

二、子宫内膜癌的筛查

子宫内膜癌是欧美等发达国家最常见的妇科恶性肿瘤。目前，在中国等发展中国家，其发病率虽然还位居宫颈癌之后，但已呈明显上升趋势。客观而言，与不断完善的宫颈癌筛查策略相比，子宫内膜癌的筛查还不成熟。而且资料显示，对于普通人群妇女，筛查并不能减少子宫内膜癌的病死率。因此，不推荐对所有妇女开展子宫内膜癌的普查，筛查主要针对有异常阴道出血的妇女及有子宫内膜癌高危因素的人群。

一般认为，对于有子宫的妇女，无孕激素对抗的雌激素治疗是导致子宫内膜癌的原因之一。他莫昔芬治疗也是子宫内膜癌的危险因素，尤其是绝经后妇女，能使子宫内膜癌的风险增加 1 倍以上。其他危险因素包括肥胖、高脂饮食、未生育、多囊卵巢综合征、月经初潮早和绝经晚等。子宫内膜癌还有遗传高危因素，遗传性非息肉病性结直肠癌（HNPCC）综合征妇女罹患子宫内膜癌的风险较普通人群妇女明显升高，终身累积发生风险达 20%~70%。

阴道细胞学检查及其后续的改进方法成功用于宫颈癌的筛查，但用作子宫内膜癌筛查的敏感度太低。目前认为，经阴道超声测量子宫内膜厚度（endometrial thickness，ET）和子宫内膜抽吸行细胞学检查是子宫内膜癌筛查的可行技术。近年来，有学者通过获取子宫内膜组织细胞块进行病理学检查尝试筛查子宫内膜癌，取得了一些进展，但能否全面推广应用尚需更多研究。扩宫吸宫术（D&C）以及宫腔镜有一定侵袭性，不宜用作筛查方法。

1. 经阴道超声检查（TVS）　　通过 TVS 评价子宫腔的情况并测量子宫内膜厚度，是对于有异常阴道出血症状的绝经后妇女一种很好的诊断技术。96% 的异常阴道出血和子宫内膜癌患者会显示 ET 异常（>6mm）。但是，对于无异常阴道出血的妇女，TVS 的价值还不能确定。目前，悬而未决的问题是 ET 到底超过多少才有意义。

通常将绝经后妇女的 ET 参考值定为 5mm。一项研究显示，以此为参考值，TVS 检测子宫内膜病变的敏感度和特异度分别为 90% 和 48%。超过半数的妇女需要接受子宫内膜活检，但仅 4% 存在严重的子宫内膜病变。显然，这造成过多的不必要转诊和有创操作。

多数子宫内膜癌患者有异常阴道出血，因此，有人主张对于绝经后阴道出血患者的 ET 标准可以更为苛刻。一项研究在 339 例有绝经后出血的受试者中进行了 TVS 检测，39 例（11.5%）诊断为子宫内膜癌（其中 4 例子宫内膜厚 5~7mm，35 例子宫内膜厚 >8mm，占 10.3%）。而子宫内膜厚 <4mm 的妇女中，无 1 例子宫内膜癌。用 4mm 作为 ET 截断值，TVS 的敏感度和特异度分别为 100% 和 60%。

对于无异常阴道出血的绝经后妇女，TVS 的价值有限。一项研究对 1926 例绝经后妇女用 TVS 测量子宫内膜厚度，93 例子宫内膜厚度超过 6mm，其中 42 例接受了子宫内膜抽吸，仅发现 1 例子宫内膜病变。而在 1833 例子宫内膜厚 6mm 及以下的妇女中，1750 例进行子宫内膜抽吸，其中只有 5 例存在子宫内膜病变。因此，对于无异常阴道出血症状的绝经后妇女，如果以 6mm 为 ET 的截断值，敏感度为 17%，如果以 5mm 为截断阈值，敏感度为 33%。显然敏感度达不到筛查要求！

尽管他莫昔芬会增加子宫内膜病变的风险，但多数（80%）病变是子宫内膜息肉，而检测出来的子宫内膜癌都有异常阴道出血症状。因此，对于使用他莫昔芬的妇女，对有异常阴道出血者进行超声检查的价值更大。

2. 子宫内膜抽吸取样细胞学检查　　对于有异常阴道出血的妇女，子宫内膜抽吸取样可以替代更为侵袭性的操作（如 D&C 和宫腔镜）。但这一操作同样需要进入宫腔，有时并非易事，因此，难以广泛开展。而且，由于存在取样不足问题，当检查结果为阴性时，仍需要谨慎评估。一项对 801 例围绝经期和绝经后妇女进行的子宫内膜抽吸取样的研究，仅诊断出 1 例子宫内膜癌。

3. 未臻完善的筛查策略　　综上所述可见，子宫内膜癌的筛查重点是高危人群或目标人群，包括年龄、出血症状、激素使用、某些疾病及遗传学问题，其方法也较为有限。

对于接受性激素治疗的妇女，尽管 TVS 监测是常规，但并无确切证据显示筛查能降低子宫内膜癌的病死率。故重点是关注有异常阴道出血的妇女，及时启动诊断程序。接受他莫昔芬治疗的妇女发生子宫内膜病变多数是良性，如果发展成子宫内膜癌，多有异常阴道出血症状，因此，筛查的重点也是关注异常阴道出血。

对于 HNPCC 综合征家族成员，推荐 25～35 岁开始，每年进行 1 次阴道超声检查，必要时行子宫内膜取样活检。

需要注意的是，如果筛查子宫内膜癌时对有无异常阴道出血都采用相同的 ET 阳性参考值，则会产大量假阳性，不仅会引发患者的焦虑，还会导致过多的妇女接受不必要的子宫内膜活检，后者有引起出血、感染，甚至子宫穿孔的风险。

三、卵巢癌的筛查

卵巢癌是病死率最高的妇科恶性肿瘤，诊断时多数已届晚期。卵巢癌是一大组异质性肿瘤的集合，其中上皮性卵巢癌是最常见的类型，所谓筛查就是针对卵巢上皮癌。

卵巢癌起病隐匿，早期无症状，即使有症状也不特异，一旦出现腹胀、压迫感和消化道症状，已是肿瘤转移的征象。因此，无法像子宫内膜癌那样通过异常阴道出血的特征性信号来锁定筛查人群。另一方面，卵巢癌并不多见，在普通人群中进行筛查的投入产出比很低，筛查主要集中在有高危因素的人群中。

卵巢癌具有家族聚集性。如果一名妇女的家族中无卵巢癌患者，她发生卵巢癌的终身风险为 1.4%（1/70）；如果有 1 个一级亲属（母女、姐妹）患病，终身风险增加到 5%；如果有 2 个或以上的一级亲属患病，风险上升到 7%；如果是 *BRCA*1/2 有关的遗传性卵巢癌家族，则风险增加到 40%～50%！此外，HNPCC 综合征也伴随卵巢癌发生率的升高。其他与卵巢癌有关的危险因素包括肥胖、未生育以及绝经后使用性激素治疗等。

双合诊和三合诊是盆腔检查的一部分，简单易行，但不同医生的检查水平存在差异，而且盆腔检查发现的通常是晚期卵巢癌，是否有助于早期卵巢癌的检测和降低病死率尚不清楚，只能提示附件肿瘤之存在。因此，尽管盆腔检查可以机会性发现卵巢癌，但作为筛查手段并不可行。目前，卵巢癌的筛查手段主要为 TVS 和肿瘤标志物检测，以及两种方法的联合应用。

1. 经阴道超声检查（TVS）能准确测量卵巢的大小，能发现盆腔检查无法发现的小包块。"英联邦卵巢癌筛查协作试验（UKCTOCS）"评估了 TVS 作为卵巢癌独立筛查策略的价值，这项随机对照研究由英国 13 个研究中心共同完成，202638例绝经后妇女被随机分为 3 组。多模式组：将 CA125 作为首次筛查，TVS 作为二次筛查；超声组：只接受 TVS 检查；对照组：不做这两项检查。在筛查出来的 53 例癌症患者中，45 例妇女的超声筛查为阳性。综合起来，TVS 对于检测浸润性癌的敏感度为 75%，特异度为 98.2%，似乎可以作为一种较为简便易行的参考方法。

2. 以 CA125 为代表的肿瘤标志物检测   CA125 浓度检测被推荐作为早期检测卵巢上皮癌的标志物。通常将 CA125 > 35kU/L 者定为阳性参考值，敏感度为 20%～57%，特异度为 95%。有研究试图将 CA125 的阳性参考值下调至 30kU/L，甚至 24kU/L，敏感度稍有提高，但特异度明显降低。

相对于单次 CA125 检测，CA125 增长趋势和速度更有价值。将多次 CA125 检测信息编入卵巢癌风险公式（ROCA）或者贝叶斯（PEB）公式计算，可提高筛查的敏感度（高达 89.4%），能比单次 CA125 检测更早（10 个月）发现异常。同时发现，CA125 的增长速度越快，倍增间隔越短，卵巢癌的风险越高。

除 CA125 外，其他一些肿瘤标志物也被尝试作为卵巢癌的筛查指标，通常与 CA125 联合，如人附睾蛋白 4（HE4）、CA153、CA724、癌胚抗原（CEA）等。然而，在 CA125 基础之上增加标志物后，敏感度并不额外增加，CA125 仍是目前卵巢癌相对较好的肿瘤标志物。

3. TVS 和 CA125 联合检测，也远不理想　TVS 结合 CA125 检测是目前最常采用的卵巢癌筛查模式，理论上更有价值，但实际上能否使卵巢癌病死率降低却有争议。英国的一项大型随机队列试验显示，联合筛查可以带来益处。21935 例妇女被随机分为两组，对照组 10977 例，筛查组 10958 例。筛查组将 CA125 检测作为初始筛查，CA125 升高者进行超声检查，每年 1 次，共 3 年。经过 7 年的随访，对照组发生 20 例卵巢癌，筛查组发生 16 例卵巢癌，其中 6 例通过筛查检出。与对照组相比，筛查组 I 期和 II 期卵巢癌的比例更高（31.3% vs 10.0%）。对照组因卵巢癌致死者 18 例，筛查组为 9 例（*RR* 2.0，95%CI 0.78~5.13）。

但美国的 PLCO 研究显示，在普通人群中通过 CA125 检测联合 TVS 筛查卵巢癌，不能降低卵巢癌的病死率。该研究纳入了 78216 例年龄 55~74 岁的妇女，随机接受年度筛查（39105 例）或常规处理（39111 例）。经过长达 13 年（中位数 12.4 年，范围 10.9~13.0 年）的随诊发现，筛查组和对照组的卵巢癌病死率分别为 0.031% 和 0.026%。

同样需要注意卵巢癌筛查的假阳性问题。一项研究显示，9.6% 的筛查妇女有假阳性结果，6.2% 的筛查妇女接受了不必要的手术治疗；筛查组妇女与非筛查对照组妇女卵巢切除率分别为每年 0.857% 和 0.642%。

综上所述，对于宫颈癌、子宫内膜癌和卵巢癌这三大妇科恶性肿瘤，筛查策略并不相同。宫颈癌病因明确，筛查方法较为简便，策略不断改进，而且关键是筛查能明确降低病死率，故可采取普查方式，这也是宫颈癌被纳入妇女两癌（乳腺癌和宫颈癌）筛查的原因。子宫内膜癌主要发生于绝经后妇女，突出特点是通常有异常阴道出血的症状，因此，筛查的重点是有子宫内膜癌高危因素，尤其是发生异常阴道出血的人群。卵巢癌发病率低，无特异症状，筛查效率低，大面积普查并不提倡，亦不现实，重点是关注有卵巢癌高危风险因素的人群。

［原载《中国实用妇科与产科杂志》2016，32（5）：385-389］

22. 妇产科手术的小技法与大道理（采访录）

谭先杰教授：郎医生您好，《中国实用妇科与产科杂志》编辑部对您日前所作的学术报告"妇产科手术的小技法与大道理"很感兴趣，委托我进行采访。首先感谢您接受采访。请问，在那次会议上，其他讲者讲新观念、新技术、新方法，我将这一过程称为穿刺、切开、引流"三部曲"。您为什么选择这样一个看起来不太"高大上"的题目呢？

郎景和院士：这堂课我曾经给病房的医生讲过，最近在一次学术会议上也讲过。的确，近年来妇产科出现了很多新的手术观念、手术技术和手术方法，如保留神经的宫颈癌根治术、盆底功能障碍的各种术式、机器人腹腔镜手术等。但我认为，对于年轻的妇产科医生，甚至是有一定年资的妇产科医生而言，掌握一些基本的手术技法是很重要的。当然，我这里所说的基本技法不是切割、分离、缝合、打结等具体操作，而是妇产科手术中应该注意的几个问题或者观念。这些内容一般的教科书不会写，在会议上我讲了 20 多分钟，其实可以讲一上午。似乎都是小技法，其实也有大道理。

一、穿刺、切开、引流"三部曲"

谭先杰教授：说到"小"技法，很久以前您查房的时候讲过，盆腔脓肿切开引流需要注意的几个问题，您能从这方面说起吗？

郎景和院士：当时讲的确是盆腔脓肿的切开引流，但其实穿刺切开引流还适合其他很多情况。发现盆腔的囊性肿物，到底是什么呢？输卵管卵巢脓肿？子宫内膜异位囊肿（巧克力囊肿）？或者包裹性积液？通过穿刺可以诊断和鉴别诊断，而切开引流就是治疗。

我将这一过程称为穿刺、切开、引流"三部曲"（PCD）。P 是穿刺（puncture），C 是切开（cut），D 是引流（drainage）。穿刺是指引，切开是手段，引流是结果，目的是消除炎症或解除梗阻。

如果要做盆腔脓肿切开引流，首先需要定位，考虑好从腹部穿刺好还是从阴道穿刺好。如果脓肿位置低，从后穹隆可以摸到，可从后穹隆穿刺。定好位置后就要定点，然后是定向（方向）。穿刺：选择最囊性、最膨出的部位，可以触诊明确并以手指为标志，准确地进行。以后穹隆穿刺为例，用粗针穿刺，轻轻抽吸，若无内容，可以边推边吸，一旦有内容，如脓、血、巧克力样液体、清亮的液体、黄色的液体等，说明穿刺成功。然后用长钳夹持入针点，帮助保持位置不动。

　　只有准确地穿刺，才能有准确地切开。穿刺不确定，切开就不会准确，甚至误入歧途，导致损伤。紧接着是切开，记住，一定不要抽出穿刺针！

　　切开：最好以小尖刀，贴着穿刺针切进去。如果切进去后继续有液体流出，切开就成功了。不要抽出尖刀，而以一把长弯止血钳顺势插入到囊腔里。从各个方向扩大切口，也可用手指伸入扩大切口。

　　引流：扩大切口的目的就是引流，只有充分地暴露和扩张，才能达到充分引流的目的。在有些情况下，还需要对切口周围的组织进行修剪，同样是为了充分引流。阴道斜隔、阴道横隔、阴道闭锁、处女膜闭锁等的切开引流也与此类似。在手术处理阴道斜隔时，如果不遵循这一原则，就不容易找到隔后腔，手术就会失败甚至损伤周围器官，小手术也会遭遇大麻烦。

　　可以说，穿刺、切开、引流是一个虽不复杂，却很细腻的手术，需要很耐心、很用心地去做。

二、修补窦瘘八原则

　　谭先杰教授：您说过瘘道和窦道的修补也很有讲究，请详细谈谈好吗？

　　郎景和院士：什么是瘘？什么是窦？两端有开口、两端都通者为瘘（fistula），如阴道直肠瘘、膀胱阴道瘘、尿道阴道瘘、子宫腹壁瘘等。一端有开口而另一端为盲端者，为窦（sinus）。

　　瘘的修补有8项原则。第一，清楚暴露瘘道。不要没有找到瘘道就轻易缝合，否则会长不上。第二，彻底切除瘢痕。不完全切除瘢痕组织露出新鲜组织，愈合就很困难。第三，认真控制出血。有出血就容易形成血肿，瘘道修补就会失败。第四，审慎消灭死腔。有死腔就容易出血和留存液体。第五，严密按层次缝合。要按解剖层次分层缝合伤口，比如阴道直肠瘘，把瘘周围的瘢痕组织修剪掉并确切止血后，先将直肠黏膜缝合好，再把阴道直肠间的组织缝合好，然后再把阴道黏膜缝好，有时中间还需要加固缝合一层。第六，积极预防感染。第七，加强营养支持。第八，合理排便管理。后几条也很重要，处理得好锦上添花，处理不好前功尽弃。

　　谭先杰教授：窦的定义与瘘有所不同，修补窦道时有什么特殊之处吗？

　　郎景和院士：窦道修补同样要遵循这些原则，但它有一些特殊之处。窦道的一端是盲端，称为窦道的顶（或底）。窦道修补时找到顶部很重要。可以在手术前用探针探查来判断顶部位置，或者将细的塑料软管插入窦道里，注入造影剂后摄片，包括顶部在内的窦道周围的坏死组织或瘢痕组织完全切除。可以在窦道内注入蓝色染料，使窦道周围的不健康组织蓝染，切除所有被蓝染的组织，直到见到不被蓝染的新鲜组织为止。最后是密实缝合，同样强调分层缝合，消灭死腔。当然也要注意控制全身和局部炎症。

　　其实，不只是瘘和窦，伤口感染，包括腹部伤口感染、会阴伤口感染，处理原则类似。小洞为窦，大洞为腔，感染伤口下面就是腔；小脱为疝，如岛，潜入水下者为礁……

三、有效止血五要素

　　谭先杰教授：20多年来我多次见过您上台救急，很多时候都是去帮忙止血，当时的"肇事者"现在多已经成为大教授。到底怎样才能有效止血呢？

郎景和院士：止血的确非常重要，因为手术总会遭遇出血。止血是最基本的外科功夫，甚至可以用它来检验外科医生是否成熟。成功止血有五个要素。

第一，找准止血点，切莫慌张。遭遇出血后，尤其是比较凶猛的出血后，千万不要慌张，不要盲目钳夹，否则容易造成更大的出血或者损伤。可通过吸引器或纱垫迅速清理积血，找到出血部位。

第二，有明确出血血管，必须结扎。如果小的渗血，压迫后多半都会停止。如果是明确的小动脉或小静脉出血，则需要结扎或者缝扎才能确切止血。

第三，大面渗血区，耐心填压。如果没有找到纱垫压迫。压迫止血中常犯的错误就是没有耐心，过于着急。刚刚压了一会儿就打开，以为压了很长时间，其实也就几十秒钟，反反复复，几百毫升血就流失了。对于比较活跃的渗血，压多久才能见效呢？至少要五六分钟！

我常常讲这样一个故事，某位医生做手术遭遇出血了，就让助手压住，说他下去喝杯咖啡。然后回来血就止住了。不是咖啡之功，也未必是真的是去喝咖啡，而是说压迫的时间要足够，否则就没有效果。有的时候甚至需要一直压迫才能止血，也就是填塞，过一两天后再取出来。对于大面积渗血而言，填塞是"杀手锏"，几乎都能奏效。关于压迫填塞还有一段有意思的故事。江森老前辈，大教授，江公和善，也很好求。一次学术会议，当地医院请他做手术演示，午饭时老先生在手术台上奋斗，晚饭时候还没有下来。宋鸿钊教授、吴葆桢和我去探望，原来手术困难，出血活跃。我们建议压迫填塞，日后再取出。江公从善如流，填塞下台，皆大欢喜。

第四，主要动静脉，小心缝补。如果是大动脉或者静脉破裂，例如髂血管、腹主动脉甚至下腔静脉，就需要血管缝合才能止血。血管缝合其实没有想象的那么复杂，不一定都要请血管外科医生。当然不能说血管缝合很简单，但只要沉得住气，很多时候自己是可以缝合的。可以用尖的镊子或小的心耳钳夹住血管破口，用专门的血管缝线连续缝合数针，收紧缝线后如果不出血，证明缝合有效，就可以打结。血管缝线很滑，需要多打几个结才牢靠。如果收紧缝线后还出血，继续缝合再打结。

第五，巧用止血物，防止 DIC。可以用一些新型的止血物品，止血纱布、止血海绵等对小的出血和创面渗血比较有效。如果出血太活跃，什么措施都止不住，就需要警惕 DIC 问题。

谭先杰教授：我当住院医生的时候，一位上级医生带我做子宫肌瘤剔除，几分钟瘤子就剔下来了，但缝合时却出现麻烦，怎么缝都出血，最后把您请来了手术台，很快血就止住了。还有一次，您带我给外宾做手术，腹腔镜下巧克力囊肿剔除，囊肿剔除后创面出血活跃，您说患者年轻，要保护卵巢，不能过多电凝，让我用抓钳压迫 10 分钟，然后放置引流后下台。我当时很担心，在病房待了一晚上，结果真的没事儿！关于止血，有气场或镇得住之说吗？

郎景和院士：气场之说不好评论，但止血需要"气定神宁"。无论出血多还是出血少，千万不要慌张。一个外科医生是否成熟，就是看他遇见出血之后如何镇定对待，这很重要！无论大动脉出血还是静脉出血，甚至下腔静脉出血，稳住自己很重要。大血管破裂后不要慌张乱夹，否则会引起更严重的血管损伤。血管切破不可怕，撕裂更可怕，撕裂后破口会很大，尤其是静脉。所以出血后要稳住，要淡定，这是最关键的。

四、淋巴清扫四技法

谭先杰教授：我所见到的大血管破裂出血多半都发生腹膜后淋巴结切除手术中，很多人做到这一步都战战兢兢，但我看您做淋巴结切除时潇洒自如，都有哪些诀窍呢？

郎景和院士：腹膜后淋巴结切除不是所有妇产科大夫都能做和都需要做的，但是基本的方法应该了解。可以说，"各村有各村的高招"，腹膜后淋巴结切除的手法有4种，可以结合使用。

推剪法：以扁桃体剪刀进行锐性解剖的方法，俗称"剪刀派"，是在没有各种新型电器械的情况下，或者助手协助不力情况下最常采用的方法。右手持剪，左手持长镊，提起包绕血管的血管囊后切开，一定要清晰暴露血管壁，而不是"雾里看花"，轻柔推剪。有时也可以用血管拉钩提起动脉，将其周围的淋巴脂肪组织剔除。剪刀要张"小口"，边推边剪。剪刀不能完全悬空，靠近血管的一叶需要接触到待剪的组织。遇到血管，可以结扎、电凝或上血管夹。

剔脱法：是推剪法的细腻演进，需要的技巧更多，力度需要掌握更好，适宜于大血管，如腹主动脉、下腔静脉、髂外血管及股动静脉等处的淋巴结剔除。以血管为中心，锐性剥离，先剥动脉，再剥静脉及动静脉之间的组织，直到完全将脂肪淋巴组织从血管周围剥离出来。有时淋巴结比较糟脆，用血管钳、卵圆钳或镊子夹持容易撕碎，也可以用丝线缝吊淋巴结作为牵引，以便剥离。尤其是对于腹主动脉、髂总动脉附近的大淋巴结的剔除尤为适用而且安全。

撕脱法：是一种钝性清除法。以卵圆钳（最好是无齿卵圆钳，避免夹持过于紧牢而撕碎淋巴结或者撕破静脉）夹持淋巴脂肪团向上或向下撕拉，或以手指或吸引器头协助，使淋巴脂肪组织从血管旁及陷窝处游离。需要注意的是，一定要夹持淋巴脂肪组织，不要夹到血管、神经或输尿管等。在撕拉时不能过于粗暴，特别是当撕拉遇到困难或撕拉不脱时，就要警惕夹持了血管等组织，此时应改为锐性解剖暴露。

抠探法：这是用手指钝性剥离的手法，需要较高的技巧。对发现的较大的淋巴结可以试探用手指抠出，手感要好，指下要有准，可用示指和拇指捻捏，血管和神经不会捏碎，以此来游离小的血管，再进行处理。可以用卵圆钳或缝吊牵引淋巴结，使之有一定界限和张力，再行抠探则更容易。在陷窝区，可沿髂外动脉向下抠探深腹股沟淋巴结，在闭孔窝，可用两指"骑"行于闭孔神经，边捏边牵引而将闭孔淋巴结拖出。

谭先杰教授：除了您说的上述4种技法外，淋巴结切除时还有哪些需要注意的技巧呢？

郎景和院士：淋巴结是血管周围的脂肪淋巴组织，与大血管相伴而行，所谓淋巴结切除其实就是解剖盆腹腔的大血管。所以，第一，要有解剖观念，要胆大心细。否则就会左顾右盼，徘徊不前。第二，锐性与钝性相结合。层次好的时候可以用钝性，遇到致密包绕血管和神经的淋巴结则需要锐性解剖分离。第三，将器械与手指相结合。我做淋巴结切除的时候，切开腹膜后常常用两手一扒拉，整个血管神经都暴露出来了。手指下的功夫需要锻炼，传说少林寺武僧念经的时候旁边有一个装满小米的袋子，武僧用手指头戳，练习二指禅，直到后来能戳破砖头为止。真假且不去考证，但至少说明手上的功夫是需要锻炼才能成的。第四，要气定神宁应对损伤出血。这些前面已经谈到了，应该说淋巴结切除就是解剖血管，就和走钢丝一样，出血是难免的。第五，要掌握腹腔镜下淋巴结切除操作。腹腔镜下做淋巴结清扫，由于镜头的放大作用，显露比开腹还要清楚，医生需要掌握腹腔镜这一必备技能。

五、粘连分离六诀窍

谭先杰教授：除了腹膜后淋巴结切除比较考验妇产科医生外，盆腹腔粘连，尤其是肠管粘连也是令妇产科医生头痛的问题。在《妇科手术笔记》中，您曾讲了一个外国同行来中国访问参观手术时饶有兴趣看您分离粘连的故事。那么，分离粘连都有哪些诀窍呢？

郎景和院士：盆腹腔粘连是妇产科医生尤其是妇科肿瘤医生经常要面对的问题，分离粘连是外科大夫的基本功。分离粘连时有以下诀窍或者说需要注意的地方。

认清组织：粘连时盆腔腹腔器官的正常位置会发生改变，所以我们不仅要对通常状况下的解剖了如指掌，而且还要能够分辨和发现某种变异。要学会通过颜色和质地来辨认不同器官和组织，哪里是肠管、哪里是脂肪、哪里是肿瘤组织、哪里是膀胱，都要能辨认出来。

找出界限：分离粘连最重要的是要找出界限，找不到界限就会造成损伤，就会进入肠腔或者膀胱，谁都损伤过肠腔，我也一样。而找出界限除了要能认清组织外，很重要的就是保持张力。

保持张力：不同组织之间有张力才能有界限，两者才有间隙，粘连才能被分开，要让助手抓持组织的正确位置，以形成和保持组织间的张力。

锐钝结合：对于疏松的粘连或者膜状粘连，可以借助张力进行钝性分离，但如果粘连非常致密，则需要锐性解剖分离。

宁留毋伤：对于肠道粘连，我的观点是宁留毋伤。除非是肿瘤或肠梗阻，不需要松解所有的粘连。宁可留下一点粘连，也不要伤了肠道。有位医生曾说：宁可把部分子宫留在肠管上，也不能把肠管留在子宫上。

保持耐心：粘连分离是一个需要耐心的操作，从头到尾都不能急躁，否则就会前功尽弃。在我讲过的那个外国同行参观我们分粘连的故事中，手术者有耐心，参观者也有耐心，后来我们成为了很好的朋友。

对于粘连分离，熟悉解剖仍是最重要的。内科医生相信他所想到的，外科医生相信他所看到的。对于粘连分离，也是如此。

六、开台之初四件事

谭先杰教授：您曾经讲过上台之前四件事：调灯光、摆体位、看尿管、画切口。您还说手术第一是暴露，其次还是暴露，又说仅仅暴露是不够的。您能解释一下吗？

郎景和院士： 手术时体位和暴露非常重要。国外手术室有人专门管理灯光和体位，不是巡回护士，而是由专门的人管理。

剖腹手术患者一般取平卧位，但如果预计要做直肠切除吻合，则需要膀胱截石位。阴式手术一般选膀胱截石位，但做膀胱阴道瘘或者尿道阴道瘘的手术时，为了便于暴露和缝合，可以让患者取胸膝位。腹腔镜手术时患者取头低足高位（Tredenborg 位），肠管才能被排到上腹腔。

医生的位置： 如果觉得手术台高度不合适就要调节。个子不高就要踩脚凳，个子高就要让助手踩脚蹬，长期低头会积劳成疾。体位不将就，无论是患者的位置还是医生的位置。

灯光： 手术灯光要亮，否则视野不会清楚。

切口： 要合适，如果觉得暴露不够就扩大切口，充分暴露。不必追求小切口，延长一二厘米的切口，暴露会好很多，尤其是恶性肿瘤的手术。

无影灯下有盲区。我们看东西总会有盲区，特别是腹腔镜。腹腔镜的放大作用固然很好，但视野方面却有局限性，不像开腹手术能够看到全貌。我经常举这样一个例子，从北京协和医院南面的酒店楼上，可以看到协和建筑群的全貌，但如果用高级相机一再拉伸镜头，能清楚地看到门口的石雕，但周围的建筑就一点也看不见了。腹腔镜手术也是这个道理，进入镜头的视野范围太小，周围的组织器官不在视野之中。腹腔镜手术为什么容易出现意外损伤，甚至是莫名其妙、匪夷所思的损伤？因为周围的组织和器官手术者看不见，器械，尤其是带电的器械或者尖锐的器械（如电钩）误碰到哪里都不清楚。所以，仅仅暴露是不够的。因为要考虑到视野的局限性，要考虑没有暴露出来却又容易被损伤的部位，尤其是内镜手术。

七、内镜手术三基础

谭先杰教授： 谈到内镜手术，您怎样看待呢？

郎景和院士： 妇科手术有很多施术途径，剖腹、腹腔镜、宫腔镜、阴式等。这些技术都是必备技能，都需要掌握。所谓众般武艺皆精，又有独擅之功，这样的医生才能称得上优秀。

对于内镜手术（endoscopic surgery, ES）而言，会剖腹手术（abdominal surgery, AS）不等于会内镜手术（AS ≠ ES），会阴式手术（vaginal surgery, VS）也不等于会内镜手术（VS ≠ ES），只会操作（endoscopic techlogy, ET）也不等于会内镜手术（ET ≠ ES）。甚至，AS+VS ≠ ES，AS+ET ≠ ES，VS+ET ≠ ES。只有既具有剖腹手术和阴道手术基础，同时还要掌握内镜手术的操作技术，三者缺一不可，才能变通和灵活运用，才能称为内镜手术，即 ES = AS+VS+ET。

除了掌握这三种基本的技术外，内镜手术还要掌握各种新型能量设备的功能和应用技巧，如电刀、超声刀、水刀等。中国医师协会妇产科分会成立了能量学院，讲的就是这些能量器械的运用。

当然，每种手术方式都有其适应证和禁忌证，不要刻意固守某种手术方式，更不必追求"零剖腹"纪录，中转剖腹不一定就是手术失败，而是更明智的或更正确的选择。

八、外科"水利"五用途

谭先杰教授：您讲过水在妇产科手术中有很多用途，能否具体谈谈呢？

郎景和院士：水垫出层次：做阴道前后壁修补、人工阴道成形等手术的时候，一般都需要打水垫，这样会让层次清楚，减少损伤机会。

水流去烟雾：腹腔镜手术中电凝止血等操作，会产生很多烟雾，用水冲洗后可以吸收烟雾，让画面更清晰。

水洗清术野：无论是剖腹还是腹腔镜手术，用水冲洗手术创面，可以清除创面的出血和组织残渣。在剖宫产手术和会阴侧切缝合后，强调缝合之前用水冲洗创面，以减少残留下来的蜕膜组织形成子宫内膜异位症。

水冲止出血：在开腹手术包括剖宫产手术中，用温盐水冲洗创面，可以控制小的出血或渗血。腹腔镜手术中，用水冲洗创面也能达到止血目的。

水润保组织：为了防止组织之间的粘连形成，最重要的一环就是保持手术组织的湿润，称为"wet surgery"。

水可载舟亦可覆舟，水利也可变水患。外科手术中水的利用也要警惕水的不良反应，例如宫腔镜手术或者长时间腹腔镜手术时，要防止手术时间过长，用水过多、过急导致人体对水的吸收骤然增加而造成水中毒。

九、医生成长四要素

谭先杰教授：您讲过外科医生是通过一例一例（case by case）地积累成长起来的，您认为外科医生的成长需要哪些基本要素呢？

郎景和院士：对于年轻的外科大夫，我认为要注意4个基本问题。第一是观念（concept），第二是解剖（anatomy），第三是技巧（skill），第四是应急（emer gency），字首合起来就是CASE，外科医生的成长正是 case by case 的不断积累。

观念问题：什么是观念？指医生对疾病诊断和治疗的正确观念，是施行外科操作的基础。年轻外科医生不是一开始就要做什么了不起的大手术，而是要掌握基本观念。我们不是一个只会开刀的匠人，应该有深厚的理论知识，准确地掌握手术适应证、术式选择，以及在何种情况下扩大手术范围或保守处理与适可而止。

目前的教科书存在缺憾，很多的病只片面强调适应证和禁忌证，而忽略另外两个重要因素，人的因素：一个是患者，一个是医生。不能简单地说某个病适合什么样的治疗方法，还有人的因素需要考虑。对于某个医生，只有采取适合这个患者的这种病的拿手方法才是好的治疗方法。

举个例子，同样是子宫切除，到底用腹腔镜、剖腹还是阴式，除了疾病本身的情况，如子宫大小、手术历史、盆腔粘连、合并疾病等因素外，还要考虑手术医生的技术情况，是擅长剖腹、腹腔镜还是阴式手术。如果医生的腹腔镜技术不是很强，剖腹也许更合适。如果阴式手术很强，选择阴式也许是更合适。也就是说，对于某种手术，对某个医生可能不太合适，但换成别的医生也许就合适，或者改变为一种他认为合适的方式。我认为以后的手术学中应该有这样一种解释或者表述。

解剖问题：解剖如同行车，路线不明，寸步难行。我们需要对女性生殖器官的解剖烂熟于心，除此之外，对盆腹腔的其他器官和系统的解剖结构也要很清楚，包括：①盆腔血管的解剖，腹主动脉、下腔静脉的解剖。②骶前区的解剖。③输尿管、膀胱的解剖。④小肠、回盲部、升结肠、横结肠、降结肠、乙状结肠和直肠的解剖。⑤外阴及会阴的解剖。⑥股三角的解剖。

我认为每个外科医生至少应该有 3 本解剖书：系统解剖、局部解剖和临床解剖。我甚至认为应该有三套解剖书，一套放家里、一套放医院，还有一套放到其他你愿意去的地方。无论外科医生水平多高，都应该有经常研读解剖书的习惯，我自己就有十几本很好的解剖书。

解剖在哪里呢？解剖不是在手里，也不完全在大脑。如果大脑里没有解剖，手上的解剖肯定不对。如果大脑里有解剖，但手上功夫不行，也不对。讲保留盆腔自主神经的宫颈癌根治手术时，我问神经在哪儿呢？如果脑子里没有神经丛的概念，手里所指的不一定是神经。如果脑子里面有神经丛的概念，但手上找不出来，也保留不了神经。所以，解剖要既在手里，也要在脑中。外科医生要善于描述术前检查、诊断和写手术记录（画图描绘），对培养形象思维能力，对掌握解剖很有帮助，我专门为协和学生开有一堂妇产科绘图课。

技巧问题：对外科医生而言，技巧很重要，外科手术是有技巧的。技巧是各种基本的外科手法（如切剪、缝合、结扎、止血等）的娴熟掌握和灵活应用；技巧是由经验和熟练升华而成，含有手术者的思考和体验，熟能生巧。但若能巧，只是反复操练还不够，要思考才能巧。巧和快不是一回事，巧不是"quickly"，不是"fast"，而是流畅（smooth）。流畅的手术就是好的手术，太快会显得忙乱。技巧还建立在手术者对手术的深刻理解上，常常带有手术者的独特性。资深医生应该形成自己的风格。

应急问题：这不仅是指如何去处理急诊、急救，还有在手术中遇到各种难以避免或可能发生的紧急情况，如大出血、脏器损伤，甚至病人危笃。如果一名外科医生对术中出现紧急的问题应付自如，化险为夷，他就成熟了。

在以上四条中，技巧只占 25%，最重要的是观念，是手术决策，外科医生需要避免主观性和片面性。如果观念模糊，手术再好，亦无用，甚至有害。

十、外科医生三忌讳

谭先杰教授：除了医生成长四要素外，您说外科医生有三大忌讳，有的甚至是一辈子都要避免。您能再给读者们谈谈吗？

郎景和院士：外科医生有三大忌讳，分别是开空、残留异物和患者死在手术台上，简称为 NOT。

第一个忌讳是**开空**（nothing to find，N）。并不是指某些情况下的探查性手术，而是诊断肿瘤或其他病变，准备做某种手术，但是开进去却什么也没有。这会使术者陷入非常尴尬的境地，也使患者遭受一次不必要的损伤和痛苦。所以，一定要在术前详细地询问病史，进行全面体检，甚至是诊断性内镜检查，或者邀请多科会诊，不可仓促上阵，或抱着"打开再说"的态度。外科医生是动刀子的，但并不是什么都要动刀子或只会动刀子。让我们记住希波克拉底的格言：请你不要损伤！

第二个忌讳是**异物**（foreign object/foreignbody，O）。遗留纱布、纱垫或器械之类的是最糟糕、最不幸的事情。无论什么原因也没有理由犯一次这样的错误，一辈子都不要。不要以为清点只是护士的事情，固执和侥幸是危险的。数字对不上，要用各种方法把它弄清楚，否则将不会安心。有一句话叫今日事，今日毕，这在手术台上物品的核查上尤其重要。手术结束前一定要反复核对，如果发现台上少了东西，无论是针、钳子还是纱布，无论通过什么方法，无论耗费多长时间，都必须找到，绝对不能不了了之。否则，过几天再少了同样的东西，即使从手术室找到了，也可能是先前所丢失的。遗留异物是绝对要避免的，这是一个外科大夫一辈子都不可以犯的错误，否则一世英名就毁于一旦。

第三个忌讳是**死台**（dead on table，T）。患者死于台上有很多原因，包括心肺的问题，或者其他合并症，但总会让外科医生难堪。为此，要做好充分的术前准备，给予一定的支持疗法，使患者经得起手术，要同加强医疗科（ICU）和心脏监护科（CCU）医生协作，做好急救和转运工作。

十一、关于输尿管损伤

谭先杰教授：除了 NOT 这 3 个需要避免的错误外，您还说过有的失误是难以避免的，比如输尿管损伤。有一次您问我的手术怎样了，我说自我感觉不错。您接着问，断过输尿管吗？我回答还没有。您说，说明做得还不够多！输尿管损伤真的是难以避免的吗？

郎景和院士：其实关于是否断过输尿管的问题，我问过不止你一人。要完全避免遭遇输尿管损伤的确很难，除非你完全不做手术。输尿管与女性生殖器官的解剖关系密切，妇产科手术都会与输尿管发生关系。常在河边走，哪能不湿鞋？

正如开车会遭遇大大小小的事故一样，每名妇科医生可能都会遭遇输尿管损伤，都会"听见、看见、遭遇输尿管损伤"。国内有位同行甚至用仓央嘉措体创作了一首"输尿管之恋"的诗，在圈内广为流传。如何避免输尿管损伤，三言两语讲不完。简而言之，要掌握输尿管的整个行程的解剖关系，否则"满眼都是输尿管（ureter is everywhere）"，无从下刀；要关注容易发生尿管损伤的 4 个部位；要注意保留输尿管周围的血供；要警惕电外科器械的热损伤等。

十二、十年面壁磨一剑

谭先杰教授：最后一个问题，您认为对于一名妇科医生，需要多长时间的历练才能基本成熟？

郎景和院士： 有人会成熟，有人可能永远难成熟，但肯定不可能速成。我们都熟悉大学问家王国维先生说的做学问的3重境界：独上高楼，望尽天涯路；衣带渐宽终不悔，为伊消得人憔悴；众里寻他千百度，蓦然回首，那人却在灯火阑珊处。我认为外科医生也应有三重境界：得艺、得气、得道。

我最初说的第一层境界是"得意"，后来一位教授说应该是得"艺"，技艺、手艺，似乎更好。熟能生巧，有经有验，解除危机，排遣疑难。"得气"比较抽象，是可以登堂入室的，对危机可以应付自如，可以对问题举一反三，融会贯通。"得道"就更抽象了，更不容易了。"得道"是修炼升华，是厘清玄机，是地作天成，是心有灵犀。佛教中的境界是"净界"（net field）的意思，要达到很不容易。

很多人都像你一样问过我，外科医生要多长时间才能成器。我想用这样一首诗作为答复："君问有期未有期，子曰逝者如斯夫。不论是非与短长，器亦成功却也殇！"记住孔子的话——君子不器。君子要有良知，有道德，有修养，有理想。器是工具，是用具。君子用器而非器，我们不能只限定于自己的技能和专业，而缺乏良知与判断。我们要利用现代科学和技术，但手术并不是技艺和器械的炫耀，手术室里最重要的是患者，我们绝不能让自己沦为工具。

让我用这样一段话作为结尾吧：如果说，外科手术刀就是剑，那么，外科医生就要把自己生命精华都调动起来，倾力锻造，像干将莫邪那样，把自己铸进这把剑里去。十年磨一剑，百岁难成仙！

【后记】整理完毕郎景和院士文采斐然的谈话，谭先杰教授深受感染，给《中国实用妇科与产科杂志》编辑部发来短信，希望以这首《小法·大道》作为访谈摘要分享给读者。

穿刺引流三部曲，修窦补瘘八阵图。粘连分离六诀窍，降服血魔五要素。

淋巴清扫四技法，水之物语五用途。动刀以前四件事，内镜手术三基础。

医生成长四基石，尿管之恋堵与疏。手术台上三忌讳，磨剑十年难独步。

长者侃侃一席话，我辈苦读十年书。且与诸君共勉励，同以仁心铸仁术。

［原载《中国实用妇科与产科杂志》2016，32（1）：1-7］

23. 做学科发展的强劲推力

杂志是专业学术交流的平台，技术队伍建设的园地，也应是学术发展的强劲推力。特别是在以下几个方面发挥作用。

一、规范制度和推行是学科发展的广度

这是去年新春伊始的开篇倡导，其成效甚著。2013 年我们庆祝《中华妇产科杂志》创刊60 周年，将妇产科常见疾病和问题的诊治规范，或指南，或专家共识，从原来的 13 个扩充为32 个，并成册出版，成为业内同道喜爱和得以遵循的诊治手册。现今，我们又积累到 50 余个，特别是中华医学会妇产科学分会产科学组、妇科内分泌学组甚为努力，这些指南相继在本刊发表，并有望于新年初付梓。可见，规范已被重视，规范之于重要。

这些规范的制订，都是几易其稿，反复修改，如子宫内膜异位症、激素补充（包括自然绝经和人工绝经）等；有的虽然是老问题，却有了新观念、新经验，如生殖道畸形、粘连的防治等。而且开展了规范的解读、宣讲（甚至巡讲），达到推广、普及的效果。这些规范的推行不仅提高了整体的医疗水平，也配合了医改，符合效价比和卫生经济学，产生了良好的医疗效益、社会效益和经济效益。

值得称道的是，中国的妇产科学者不仅重视国际学术组织关于规范、指南的报告和循证医学材料，并适合国情地参考与引进。也能发挥和发表自己的观点和经验，如既往妇女健康计划（WHI）关于激素补充的报告、网片使用和新近对肌瘤粉碎器应用的"警告"或通告（announcement），我们能有根有据地提出报告、建议和共识，有力、有利地推进了相应工作的临床和科研进展。

"规则之后无一物"（维斯根斯坦语）、"以戒为师"，规范观念、规范实施、规范监管仍然是以后长时间的重要任务。

二、创新建树是学科发展的深度

鼓励创新不仅在学术界，已经成为中央的政策、政治号召。应该坦诚地说，在妇产科学领域，多数的技术与发现，我们都是跟踪性的。由于我们的努力，依托我们丰富的病例资源和经验，我们临床的整体水平并不落后。但基础研究，特别是原创性研究成果尚属短板，乃为奋斗之方向。

创新建树涉及多方面因素，如学术思想、科研氛围、资金投入，特别是人才与队伍，以及成果转化与推广等，都有极大的可望开拓的空间，或者亟待解决的问题。创新的意向靠人才的思想，创新的组织靠管理的实施。即将科研人员的思想加以实施，这是思想和实施的转化，其次才是成果和应用的转化。

杂志有义务、有能力推进这一转化，就是善于发现，善于推广。近年，大家重视 SCI 文章的发表，有不少有创见的论文常常首先见诸于国外的期刊，这诚然是好事，但首先在国内期刊面世也许更好。让我们的成果不仅是升腾于夜空的一缕璀璨烟花，更应是根植于祖国、紧接于地气的一株苍树。我们不厚洋薄中、亦步亦趋，或者，我们也更希望有中国元素、中国原创、中国制造、中国的哲学与艺术。

三、人文理念是学科发展的高度

人文理念在医学中的本源作用，以及在临床与科研中的主导地位，近年受到了重视，这无疑推动了医学的正确、健康和快速发展。

人文理念不仅包括以人为本、以仁为源，也包括医生的哲学思想和人文修养，也包括医生和患者之间的相互理解、了解、谅解与交流。可见，人文理念是医学的，也是社会的；是技术的，更是哲学和艺术的。医学繁荣、科技发展，"云来云去，水深水浅"，仍然要落实到对人的关爱、对人的尊重和对生命的敬畏上。

近年推行的诊治规范化、个体化、人性化和微创化都体现了人文理念，保护器官完整、保护生理功能、保护心理健康、保护生活质量已经成为临床工作的目标。由此，又衍生出的叙事医学、舒缓医学等，都是人文观念的体现。

《英国医学杂志》（BMJ）是著名的医学杂志，早已有了中文版。令人感慨的是每期都有相当篇幅的人文论著，从如何做医生到具体指导，深入浅出，耐人寻味，甚至集锦为人文专刊，很值得学习与效法。我们期刊中的人文栏目、内容、甚至封面艺术，都可以有待改善。

一个医生大概除去会看病开刀，也应该会讲故事（这是叙事医学所强调的）。"一两故事，胜过二吨道理。"可见其重要，是医患交流，是医学普及，更是人文关怀。

我们已经习惯于走现成的老路，但在创新的时代，应该有新路的开拓，以发挥本刊在学科发展的广度、深度和高度上的推动作用。

［原载《中华妇产科杂志》2015，50（1）：1-2］

24. 讲究规矩 重视创新 谋求发展

国是施事、社会发展，要讲大政方针；杂志办刊、学术交流，也要有目标路线。辞旧迎新，振奋精神，我们也提倡讲究规矩，重视创新，谋求发展。

一、讲究规矩

在我们的医疗实践活动中，所谓规矩，除了国家政府及行业条令、政策、守则以外，最主要、最重要的规矩就是临床工作规范或者指南。它划定或界限了诊断治疗的基本方略、方法，一般不应"逾矩"！

2015年，我国妇产科学界非常重视规范的制定和推广，中华医学会妇产科学分会2013年4月推出了32种"指南荟萃"，今年3月又将增加至59种，并相继有文字解读和专家巡讲，完全改变无章可循、我行我素、缺乏监管的状态，将会极大地推动诊治规范化，提高临床工作水平。

在规范或指南的制定和推行中，我们重视或强调两点：①主要根据国人自己的经验，也参考国际权威学术组织的规范，是符合国情的"国际接轨"；②在实施规范化的同时，也注重个体化，两者相辅相成，是个体与规范的"接轨"。

杂志在规范化和接轨过程中起重要作用，除了推行、交流规范化诊治，还应以指南为规矩、为尺戒，提高论著的科学性、示范性，也提高杂志的科学和指导水准。

二、重视创新

习近平主席在新近召开的两院院士大会和全国科技大会上都反复强调科技发展的创新问题。只有创新才是科技诞生的生命力，只有创新才是科技发展的推动力。

纵观我国妇产科学的发展和现状，可以说临床实践和经验丰富，基础研究亦有长足进步，但总体研究情势与国际先进水准尚有差距。多数的研究还是跟踪的、重复性的，缺乏独创性、前卫性，因而也将影响临床工作的发展。

也许强化创新是个综合工程，但杂志在其中的推手或促进作用至少有三：①提供给临床医生和医学研究者更多、更新的信息、动态和成果，这是重要的参考材料。②激活我国学者的学术灵感，解放思想困顿，并形成良好的交流、碰撞的学术氛围。③发挥"点火"效应，组织专家、策划专刊，遴选问题，构建多中心前瞻性研究意向，并为其成果发表提供绿色通道和开辟舞台。

三、谋求发展

医学的发展充满多元素、多层级、多环节，亦如同大鹏展翅：临床医疗是主体，科研和教学是翅膀。只有主体雄壮、两翅坚强，才能高飞远翔。

首先应该重视临床，临床是主体，临床是基础，应该说想不重视都不行！但当下的评价、晋升、奖励等的引导，有轻漫临床之虞，值得警戒。至少，一个成功医生的培养，缺乏或轻视临床实践，是没有出息的。

现今的研究在于认识的偏颇，即认为只有实验室的基础研究才是研究，岂知临床研究，或与临床密切相关的基础研究（国家自然科学基金的支持定位）才更有广阔空间和发展前途，才会有更多的医生和研究者参与，才会有更多的实际价值及社会效益。

应强调研究转化的必要性和根本意义，从临床到基础、从基础到临床，亦即实践-理论-实践，不仅是医学的民生问题和科学问题，也是实践论和认识论问题。

杂志在促进发展中也许应该是多功能的：办杂志刊物、筑平台、晒文章；搞学术活动、辟园地、出人才。两者结合起来，活跃发展了学术，也活跃发展了刊物，学术和刊物又结合起来，相互促进——这个良性循环就是我们的方向。

［原载《国际妇产科学杂志》2015，42（1）：5-6］

25. 价值医学（采访录）

谭先杰教授：郎院士您好，感谢您接受《中国实用妇科与产科杂志》委托我对您的专访。最近听了您的讲演"诊断治疗的'四化'与'四学'"，受益匪浅。您谈到了几种医学模式或者观念，包括人文医学、循证医学、价值医学和转化医学，今天想请您主要谈谈价值医学。首先请谈谈什么是价值医学？与另外的三"学"有怎样的关系？

郎景和院士：价值医学的确是最近被讨论得较多的一个医学模式。在回答什么是价值医学之前，先回答你的第二个问题。那就是无论是循证医学、价值医学还是转化医学，都要以人文医学为统领。为什么这么说呢？

首先，谈谈人文医学。人文医学重新受到重视，是由于现代科学技术冲击医学，使医学与人文断裂、给人震动后的醒悟。医学的本源是人文关怀，是善良情感与助人安危的表达，科学技术只是这种表达的工具，而不是全部，更不能替代。人文医学的核心是人学，以人为本的理念体现在全部的医疗过程中，包括医生的主导思想、良好的医疗环境、和谐的医患关系，以及对患者精神心理的考虑、生活质量的关注等。人文医学不是仅仅讲讲唐诗宋词、国学文学，而是讲人文思想和哲学理念，并从医学真谛去理解和实践医学。后面我将围绕人文医学来讨论价值医学。

其次，谈谈循证医学。循证医学是以寻求证据，以证据为基础进行诊断和治疗的医学模式。这些证据是通过大组的前瞻性研究取得，具有客观的可靠性，不是个人的或少数人的经验。我们常常讲"请用证据说话"，毛主席也教导说"没有调查就没有发言权"。需要注意的是，循证能为临床决策提供证据，但证据不能代替决策，决策还要有其他的考量，如患者状况、思想意愿、医疗具体条件等，这其中也自然会涉及价值医学。

再次，说说转化医学。转化医学的概念似乎很炫，但其实就是理论联系实际。毛主席早就说过，从实践中来到实践中去，实践-理论-实践，这是事物的认识过程，如此循环而已。现今的医学诠释是从临床（病床，bed）到实验室（实验台，bench）所谓"B to B"，反之亦然。其实，这种结合是基础与临床学家们一直追求的目标和方向，是医学发展的必然途径，并不是新的观念。

最后，谈谈价值医学。一般认为，价值医学是在循证医学最佳证据的基础之上，将患者的生活质量和治疗的经济费用最大限度地考虑进来，再运用效价分析的工具对生活质量进行量化。价值医学力求为患者提供更高质量的医疗服务，同时最大限度地减轻社会经济负担，是一种将患者生活质量提高、寿命延长等因素与治疗费用有机结合的医学模式。

价值医学是曾经被规避不谈而现在必须正视的严肃问题。但是，不能简单地将价值医学理解为某种疾病或患者的诊治是否有价值，或者某种施助或抢救是否有必要。应该从更深的层次去理解，包括从终极关怀（不是临终关怀）的层面去认识生死和伤痛，从医学发展的阶段（或局限）去认识医学、医疗和医生，从人文医学的角度去讨论价值医学。

谭先杰教授： 如何深层次认识价值医学，您能展开谈谈吗？

郎景和院士： 好的，要从更深的层次认识价值医学，第一个观念就是要重视价值取向。价值取向是什么？医生和患者共同的价值取向都是人和人的生命。有句话叫"生命诚可贵，爱情价更高"，其实还是生命更重要，生命都没有了，爱情又往何处去？然而医生和患者的价值取向有所不同。比如对恶性肿瘤的治疗，医生从医学的角度或规律，想到更多的是减少并发症、减少复发、延缓进展。我们知道大多数恶性肿瘤都是非治愈性的（incurable），医生所做的一切只是相对地减少风险（relative risk reduction，RRR）。而患者则从自身的角度或感受，希望治疗完全没有不良反应，应该完全被治好，而且没有痛苦，所要求的是风险的绝对减少（absolute risk reduction，ARR）。两种要求都有道理，但两者之间存在沟壑。如何填平沟壑？这就涉及如何看待生与死、伤与痛，无论是医生抑或公众。

我们（医生和病人）都要面对生死、经历伤痛，对此我们应该有正确的、科学的、理性的认识。生命的确是可贵的，但每个人都不会万岁。我们都会经历各种折磨，包括疾病。生和死都是必然的，都是不可通融的，并不是散尽千金、倾家荡产就能够留住生命的。

伤和痛也是一样地相伴人生。有一种人叫无痛人，没有伤痛和感觉。这种人好吗？不好。他们通常寿命不长，对创伤没有抵抗，对疼痛没有反应，容易受到严重损伤。所以说，痛苦包括疾病是人生必要的组成部分，就像在江河里航行的船，如果没有负载，船就不稳，有时候需要在船底铺一层沙子让它平稳，抵抗风浪。

尽管生和死、伤和痛都是必然的，但并不意味着医生不去体恤病人，不去关心病人，不去治疗病人。只是我们自己要知道，也有必要让病人知道，生和死、伤和痛都是生命的过程，都是自然规律。医生的责任是延长生命，减少痛苦，提高生活质量，但并不能完全对抗自然规律。医学教育家特鲁多说：有时是治愈、常常是帮助，却总是慰藉。我也常常告诉同事们：我们不能保证治疗好每一位患者，但要保证好好治疗每一位患者。

对晚期肿瘤或者疾病，到底投入多少，治疗到何时才是尽头？不同的患者、不同的家庭，答案不同。但作为医生，我们应该清楚，医疗只能起到有限的作用，我们懂得自己的责任，并乐此不疲。目前强调养生保健，但实际上可以这么说：养生保健，或可延年；长生不老，也是枉然！不是吗？医生和患者在认识价值医学时都应该有这样的哲学高度或态度。

谭先杰教授： 除了价值取向这一哲学层面上，您认为还要从哪些层面上深入理解价值医学？

郎景和院士： 当然要从卫生经济学层面去理解，这正是我要谈的第二个观念。我们真正理解卫生经济学吗？可以说理解不够，或者说理解的高度不够。

不能简单地将卫生经济学理解为患者花费多少钱、手术多少钱、医院收入多少钱等，应该从全社会的层面、从公共卫生的角度，甚至也从人文的角度去理解。医疗的本质是对生命负责，是为全民服务的，应该一视同仁。我们的医疗被称为全民医疗、全民健保，那么卫生资源也是属于全民的，不单属于患者，也属于健康人。健康人要预防保健，而预防保健需要成本。我们要合理、科学、更好地利用有限的医疗资源最大限度地为全民（而不单单是患者，或者某些患者）服务。所以，要从社会层面看待卫生经济学，而不是从单个的医疗机构、单个的患者来看。

我们知道，无论采取何种治疗，多数恶性肿瘤终归会进展。在恶性肿瘤的治疗中有这样一个概念，叫距离肿瘤进展时间（time to progression，TTP），还有一个概念叫做无进展存活时间（progression free survival，PFS）。这两个概念主要是针对恶性肿瘤的，但也适用于慢性疾病。在医疗实践中，如何把握这两个概念呢？

2010 年我到意大利米兰参加欧洲肿瘤大会（ESMO），其中有一个价值医学专题。会上的一个报告让我深受震撼，是一项关于晚期肿瘤或复发性癌，包括乳腺癌、转移性前列腺癌等的比较性治疗研究。一组用新型的强力药物（novel drug）进行积极干预（aggressive），另一组用安慰剂（placebo）进行保守治疗（palliative）。结果显示，使用积极治疗后的病人存活时间的确有所延长，但也不过延长了 180~600d。不消说这期间患者经历了多少痛苦，不消说这期间花费有多大。我们不能说这种新型治疗没有价值，但或许可以说它不太符合卫生经济学。既然卫生资源是全民的，可能有更需要治疗的人，有更年轻的生命需要抢救。

谭先杰教授： 说到这里，插入一个问题，您认为价值医学和伦理学存在冲突吗？

郎景和院士： 从卫生经济学角度考虑价值医学时，伦理学有时的确会受到挑战。

第一个例子，埃博拉病毒。埃博拉病毒感染后病死率很高，没有特效治疗方法，所以预防感染是关键。有人开发了疫苗，但只在动物身上验证过，没有人体试验的数据。可是非洲突然发生了埃博拉病毒流行，怎么办？于是美国同意和推荐使用这种疫苗。从伦理上讲是不合适的，但从价值医学角度，从最大限度减少病毒扩散和损失而言，又是可行的。

第二个例子，在医疗资源有限的特定环境下，当一个七八岁的孩子和一个七八十岁的老人都需要治疗时，治疗谁？问题很残酷、很尖锐，人们更愿意回避这一问题。理论上，都应该平等地被治疗。但是，如果就那么点医疗资源，就那么点药，给孩子还是给老人？治疗谁更有价值？我们必须理性地、冷静地看待这一问题，任何答案都有道理，任何答案都会遭到质疑。我们说要爱护老人、尊重老人，又说要保护妇女和儿童。在此，价值医学和伦理学就存在冲突。

第三个例子，战争中，炸弹掉了下来，警卫员扑上去，把首长压在身下，首长活了下来，警卫员牺牲了。这当然是英雄行为，但也有人说，他们都是一样鲜活的生命，首长为什么不可以保护警卫员呢？理论上，这种说法有道理，首长的确可以这么做。但实际上，结果不一样。首长需要指挥千军万马，他的生命维系千百条生命。我们不能说警卫员的生命不重要，但或许可以说在这种场合下首长的生命更重要。类似的例子是哲学问题，不是单纯的价值医学或伦理学问题。

所以说，要深层次讨论价值医学，就要从哲学层面考虑价值取向，从全社会的层面考虑卫生经济学。要从生与死、伤与痛终极关怀的层面去讨论价值医学；要认识到医疗资源是全民的，既是富人的，也是穷人的，既是病人的，也是健康人的；要认识到医学的本源是人文科学，会涉及很多社会问题、伦理问题、道德问题，甚至法律问题，只用价值医学来指导医疗实践是不可能的。认识到人文医学是统领，定位价值医学就会清楚和容易一些。

谭先杰教授：感谢您让我们从深的层次理解了价值医学。下面请您谈谈具体的应用问题，比如妇科肿瘤保留生育功能和生理功能的手术，您认为有价值医学的考量吗？

郎景和院士：在妇科肿瘤的治疗中保留生育功能和生理功能，与其说是出于价值医学的考虑，不如说是人性化的考虑。人性化就是除了治疗具体的病以外，要更多地考虑患病的人，这涉及伦理观念、价值观念、婚育家庭，甚至美学观念，在治疗过程中要关注患者的诉求，维护患者的尊严，除了延长生命，还要维护生活质量。对于女性而言，就是保护生理功能，保护器官功能，保护生育功能，保护精神心理健康等。治疗一个患者的时候，除了进行手术或给予适当的药物外，要注意患者的生活质量。对一些晚期的患者或者没有治愈可能的患者，要让他们有较好的生活质量，有尊严地活着。

谭先杰教授：再次冒昧打断您，您对常言所说的"好死不如赖活"怎么看？

郎景和院士：这句话不太对。为什么要赖活呢？要好好地活，要愉悦的、有尊严地活。好死也不是一般人理解的那样一死了之，而应该是安详地、有尊严地死，好死好活才是好生活！对于一些晚期的、反复复发的恶性肿瘤患者，一味地进行治疗，生命不息，治疗不止，这样做对吗？我们的出发点可能是好的，患者或者家属也这么要求的，但我们其实有其他选择。为什么不让患者生活得更好一些，不良反应小一点呢？目前有一种新的医学概念，称为舒缓医学。舒缓医学原来被称为姑息治疗，但"姑息"二字不太好听，好像是应付患者。而舒缓是让人舒服、减轻负担，有舒服延缓之意，目的是让患者有较高的生活质量，让有限的生命有滋有味，这应该属于价值医学的范畴。

谭先杰教授：目前妇科肿瘤的手术和治疗已经从超宽超广转为缩小范围和保守，您如何看待这种倾向？

郎景和院士：保护生命，保护功能，保护心理，可以说是一些价值考量，但同样更是人性化的要求。子宫肌瘤剔除、卵巢囊肿剔除、保留子宫的子宫颈根治切除、保留盆腔内脏神经的宫颈癌根治术、阴道延长手术、妇科肿瘤治疗后的激素补充、子宫内膜癌保留生育功能、青少年女性患者的卵巢保护、放疗患者的卵巢保护等，都是患者的一些人性化的要求。这是患者的呼号，医生需要倾听。

谭先杰教授：提一个比较尖锐的问题，您能否谈谈不孕症治疗中的价值医学？

郎景和院士：不孕症的诊断和治疗涉及对生育的看法。生育后代是夫妇的责任，既是对家庭的，也是对社会和种族的。推行计划生育，控制人口数量，提高人口素质。同时，我们又要解决不孕问题，开展各种人工助孕技术，从诱导排卵、输卵管疏通、宫腔内精子注射和试管婴儿。其中会遇到很多问题，包括伦理学问题和价值医学问题。

人工助孕作为解决不孕的一种医学对策当然是必要的，因为它解除了占育龄人口百分之十几的人的痛苦。迄今为止，已经有超过 500 万的试管婴儿诞生，但依然有很多人经过了各种助孕措施，仍然不能生育。从某种角度而言，不孕的治疗是对自然的干预，任何干预都可能有负面效应。可以这么说，不是所有的不孕都需要治疗，也不是所有的不孕都一定能够治好。我们对不孕的研究没有止境，但不是每对不孕夫妇都需要无休止的治疗。

谭先杰教授：最后两个问题。关于目前广泛开展的微创手术，从价值医学的角度您如何看？还有，您如何看待机器人辅助的腹腔镜手术？

郎景和院士：微创是一种观念，是一项外科原则，而不是单纯的技术或者术式。微创手术（比如内镜手术）有自己的特点，如适应证、禁忌证、并发症等。任何技术都有优点和缺点，内镜也一样。一个经验丰富的内镜医生会达到微创目的，但如果经验不丰富，结果也可能变为巨创。结合自己的特点，选择合适的患者，创伤最小，结局最佳，才是符合价值医学的微创手术。

机器人辅助的腹腔镜手术是科技发展到一定阶段的产物，是现代科技在医学中的应用。机器人手术仅仅是一种技术而已，不应该也不会是医学发展的方向。未来的手术不可能都是机器人手术，正如目前不可能所有手术都是内镜手术一样。任何治疗都不应该是技术和仪器的炫耀，手术室里最重要的是患者！"君子用器而非器"，医学对象是人，活生生的人，医生不能被冰冷的机器所代替，而且，操作机器人的终归还是人。

医生要永远走到病人床边去，做面对面的工作。远离患者的医生，不会是好医生。

[原载《中国实用妇科与产科杂志》2015，31（1）：1-4]

26. 精确筛查 风险分层
——HPV 与子宫颈癌防治

子宫颈癌是中国女性中第二常见的恶性肿瘤。据 WHO 估计，全世界每年有逾 47 万新发子宫颈癌病例，中国每年新发子宫颈癌病例数约占世界总发病数的 28%。

由于几乎所有的子宫颈癌病例的样本中都能找到 HPV，从而印证了 HPV 是子宫颈癌的致病病毒的观点，也使得子宫颈癌成为目前人类所有恶性肿瘤中唯一病因明确的肿瘤。HPV 感染是一种极为常见的病毒感染，高达 75% 的女性在其一生中可能感染 HPV，在 30 岁以下（18~28 岁）性活跃的年轻女性中也不鲜见（4%~15%），但这种感染通常是"一过性"的或者称为"一过性 HPV 携带状态"，平均感染时间为 8 个月，多数可以清除，并不会发展为癌前病变。而 30 岁以上妇女高危型 HPV 持续感染平均 8~24 个月可发生子宫颈癌癌前病变［即子宫颈上皮内瘤变（CIN）］，平均 8~12 年可发展为子宫颈浸润癌。因此，高危型 HPV 持续感染是子宫颈癌癌前病变和子宫颈癌发生的元凶。

一、高危型 HPV 检测联合细胞学检查：更精确的子宫颈癌筛查手段

美国癌症学会（ACS）、美国阴道镜检查与子宫颈病理学会（ASCCP）和美国临床病理学会（ASCP）认为，子宫颈癌筛查最佳策略应当最大化筛查的益处、最小化筛查的潜在危害。对于 HPV 检测来说，最重要的检测指标是临床敏感度和阴性预测值，以此来决定哪些人可以回到常规管理人群，而不需要进一步治疗。因此，HPV 筛查的目的是发现真正有高风险的人群，而非检测单纯的 HPV 感染者。

2012 年美国预防服务工作组（USPSTF）发布的新版子宫颈癌筛查指南以及 ACS、ASCCP、ASCP 联合发布的 2012 年新版子宫颈癌筛查指南中，对于 30~65 岁的女性，优先推荐每 5 年进行细胞学和高危型 HPV 联合检测。若高危型 HPV 检测为阴性，则 5 年内无需再接受筛查；若细胞学检查为阴性，高危型 HPV 检测为阳性，则需要每年重复进行联合检测。

二、HPV16、18 型基因分型：有助于更好地对子宫颈癌高风险人群进行风险分层管理

事实上，采用 HPV 检测进行筛查会给临床带来一些新的困惑和质疑，比如，细胞学检查阴性、HPV 检测阳性的状况可否被视为"新的未明确诊断意义的不典型鳞状上皮细胞（ASCUS）"？临床上该如何进行后续的管理？欧洲生殖道感染和肿瘤研究组织（EUROGIN）在

2008 年提出的子宫颈癌防治策略中，设想通过 HPV16、HPV18 型基因分型以及 p16 或其他生物学标志物，对细胞学检查阴性、HPV 检测阳性的人群进行分流，以早期发现高风险人群。

美国最大型的子宫颈癌筛查临床研究——ATHENA 研究（有 47 208 例妇女参与、持续 5 年）发现，细胞学检查漏诊的高级别 CIN（即 CIN Ⅱ、CIN Ⅲ）中，有 1/3 为 HPV16 型和/或 HPV18 型阳性。细胞学检查阴性但 HPV16 型阳性的妇女，发生 CIN Ⅱ 及以上病变的风险为 13.6%，即平均约 8 个人中就有 1 个人被细胞学检查漏诊。细胞学检查阴性但 HPV18 型阳性的妇女，发生 CIN Ⅱ 及以上病变的风险为 7%。细胞学检查为 ASCUS、高危型 HPV 阳性者发生 CIN Ⅱ 及以上病变的风险，与 HPV16 和/或 HPV18 型阳性但细胞学检查阴性者的风险相当，应立即进行阴道镜检查。所以，在筛查中结合 HPV16、HPV18 型基因分型，可以更好地进行风险分层管理。

2013 年的 ASCCP 新版指南也特别提出要对细胞学检查阴性、HPV 阳性的 30 岁以上妇女进行 HPV16、HPV18 型基因分型检测（图 1），以及时发现细胞学检查正常的妇女中存在的高级别 CIN 高危人群，以及 ASCUS 中需要更密切随访的人群。

三、子宫颈癌筛查策略的进展：HPV 检测在中国子宫颈癌筛查策略中的地位

基于 ATHENA 研究数据，2014 年发生了一系列重大事件：美国食品与药物管理局（FDA）、加拿大卫生部首次批准 HPV 检测用于 25 岁以上女性的一线初筛；澳大利亚政府宣布将 HPV 检测作为一线初筛方法；中国政府立项启动对 HPV 检测用于一线初筛价值的评估。这些都标志着子宫颈癌筛查即将进入一个全新的时代。

针对适于中国国情的子宫颈癌筛查策略，国内专家的共识包括：①中国人口众多、缺乏有力的细胞学阅片体系，因此，对以人群为基础的筛查，HPV 检测更适用于一线初筛；对有经济能力的个体筛查，HPV 和细胞学的联合检测仍是最佳选择。②采用 HPV 检测进行子宫颈癌筛查的目的是发现 CIN Ⅱ 及以上病变的高风险人群，对检测方法的敏感度进行临床验证〔即确定临床（cut-off）值〕至关重要。③HPV16、HPV18 型分型检测包含在 HPV 初筛中，对风险分层管理的意义重大。④HPV 分型比 HPV 负荷检测更为重要，病毒载量与疾病的严重程度没有平行关系，不是子宫颈病变或子宫颈癌的独立预测因素，感染的 HPV 型别尤其是 HPV16、HPV18 型，与子宫颈病变的相关性更为密切。

当采用 HPV 检测进行一线初筛后，不同结果该如何进行后续管理或有争议，但总体的方向应当是：对 HPV16、HPV18 型阳性，在以人群为基础的广泛筛查中，可直接转诊行阴道镜检查；在医疗资源充足的条件下，对门诊受检者，建议直接转诊行阴道镜检查，如果阴道镜检查能够发现高级别 CIN，无需再做细胞学检查，但如果阴道镜检查不满意，可进行细胞学检查作为后续临床管理的依据。对其他 12 种高危型 HPV 型别阳性，基于"同等风险，同等管理"的原则，无需具体分型，可通过细胞学检查进行分流。

四、HPV DNA 检测：有效分流 ASCUS 与低级别鳞状上皮内病变

ASCUS 是临床医师和细胞学检查技术人员及受检者遇到的最大困惑。其数量大且去向不明，较难确认是正常，抑或已经出现鳞状上皮内病变（SIL）。在美国，ASCUS 和低级别 SIL（LSIL）的发生率达 1.6%~7.7%，其中 15%~30% 是高级别 SIL（HSIL）。可见 ASCUS 和 LSIL 也是一个不容忽视的问题，对于 ASCUS 和 LSIL 进行分流非常必要。

针对 ASCUS 和 LSIL 的分流检测，目前有 3 种常用方法：①直接行阴道镜检查及活检。这种方法不仅费用增加，还会对身体产生创伤，不适合大范围推广。②重复细胞学检查追踪，受检者需要在第 12、18、24 个月时进行多次细胞学检查，但对于大多数可能正常的患者，复查细胞学会耗费很多时间，加重经济和精神负担。③HPV DNA 检测是被公认为最有效的检测方法。较之阴性患者，HPV 阳性患者发生 LSIL 的机会高 3.8 倍，发生 HSIL 的机会高 12.7 倍。HPV 阳性能预测不同级别 SIL 的发生，早期发现 HSIL，能减轻患者焦虑，降低重复检查的花费。

五、HPV DNA 检测：指导 SIL 处理、治疗及术后随诊

作为子宫颈癌及其癌前病变 SIL 的主要病因，HPV 的持续感染率和子宫颈病变程度呈正相关。在 LSIL、HSIL（指 CIN Ⅱ）、HSIL（指 CIN Ⅲ）患者中，对其处理的方式不尽相同。临床上对于 LSIL 患者基本认为可以不予治疗，但还存在着困惑和争议。LSIL 的逆转、持续及进展分别占 60%、30% 及 10%。由于进展很慢，发展为浸润癌的机会很小（＜1%），很可能导致过度治疗，从卫生经济学角度考虑也是不必要的。诚然，LSIL 的确有发展为 HSIL 和子宫颈癌的潜在危险，通过 HPV DNA 检测可以帮助确定高风险人群。而 HSIL（指 CIN Ⅱ）是 LSIL 到 HSIL（指 CIN Ⅲ）的过渡状态，HPV 阳性与 HPV 阴性会使 HSIL（指 CIN Ⅱ）的转归有很大区别，对临床决策有重要的参考价值。这一观念也完全符合 2014 年第 4 版 WHO 女性生殖器官肿瘤分类（简称新分类），即 CIN Ⅰ 属于 LSIL，CIN Ⅱ 和 CIN Ⅲ 属于 HSIL，新分类更有利于对病变的评估和处理。

此外，HPV DNA 检测在 CIN 患者的治疗及术后随诊中也起着重要作用。尽管对于 CIN 合理的、成功的治疗率可达到 90%~95%，但经过治疗之后，复发率仍有 10%。这些 CIN 患者未来 8 年内发展为子宫颈癌的机会是普通人群的 4~5 倍，其最大的危险来自治疗不当（残留）或多灶性疾病复发。但切缘是否"干净"也并不是预测的良好指标，切缘"干净"者也可能出现残留和复发，所以患者需要继续随诊的同时还要检测 HPV。常规要求 CIN 治疗后 4~6 个月进行第 1 次复查，6~12 个月后再进行随访和检查。

根据 2012 年 ASCCP、ACS、ASCP 的报告，对于 HPV 检测方法的评估，应以 CIN Ⅱ 和 CIN Ⅲ 作为研究判定终点。HPV 检测 CIN Ⅱ 和 CIN Ⅲ 的敏感度应该 ≥90%，并建议不要将未经临床验证的 HPV 检测方法用于子宫颈癌筛查。如果说第 2 代杂交捕获技术（HC Ⅱ）开始了一场 HPV 检测及提高妇女健康和防治子宫颈癌的革命，那么新方法 cobas 4800 HPV DNA 检测，则是推动

了子宫颈癌筛查技术的新进展，其具备全自动化检测平台，提供 HPV16、HPV18 型和其他 12 个高危型 HPV 亚型汇总的结果，经临床验证的判定标准（即 cut-off 值），在大样本筛查中具有独特优势，临床表现和重复性也符合当前对 HPV 检测的要求。该检测已获得美国 FDA、欧洲联盟欧洲统一（CE）认证和中国国家食品药品监督管理局（CFDA）批准，在子宫颈癌筛查及诊疗领域将拥有广阔的应用前景。30 岁以上细胞学检查阴性而 HPV 阳性妇女的管理流程见图 1。

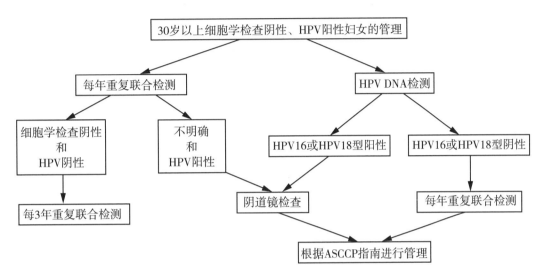

图 1　30 岁以上细胞学检查阴性而 HPV 阳性妇女的管理流程图

ASCCP：美国阴道镜检查与子宫颈病理学会

［原载《中华妇产科杂志》2014，49（10）：746-748］

27. 促进妇科恶性肿瘤保留生育功能诊治的规范化

随着医学模式由生物医学模式向社会-心理-生物医学模式的转变及价值医学的理念在临床实践中不断应用和普及，人性化的治疗已成为 21 世纪恶性肿瘤治疗发展的趋势。妇科恶性肿瘤治疗的目的不再仅仅局限于治疗肿瘤、延长患者生存时间，而是逐步转移到提高患者生命质量、维护患者健康状态的更高层次。保留生育功能治疗是妇科恶性肿瘤人性化治疗中的重要内容，越来越受到临床医师的重视，并逐渐成为妇科恶性肿瘤领域研究的热点和亮点。但是，我们也应该看到，妇科恶性肿瘤保留生育功能治疗是个新的治疗理念，在很多方面并没有达成共识，甚至还存有争议。很多治疗方法也不尽十分完善，仍处在临床研究阶段。因此，在临床诊治实践中，采用的方法各种各样，治疗的效果也不尽相同，临床医师在处理这些问题时常常感到非常棘手，甚至会迷茫、困惑或不知所措。正确理解妇科恶性肿瘤保留生育功能治疗的内涵，掌握治疗方法和技术，严格治疗的适应证，及时处理治疗过程中出现的各种问题，是保证妇科恶性肿瘤保留生育功能治疗能循序渐进、健康发展的关键。

妇科恶性肿瘤保留生育功能治疗的研究，国内外的水平基本同步。由于病例资源的优势，我国在某些方面还处于领先的地位。例如，中国妇科肿瘤学组（CGOG）承担的阴式与剖腹子宫颈广泛性切除的临床对照研究，是目前国际上病例数最多、随访时间最长的相关研究，得到国际妇科肿瘤学同行的高度认可和关注。研究论文被选为 2013 年度美国妇癌学会（SGO）的 6 篇最新突破性研究论文之一在 SGO 年会上演讲，并发表在国际肿瘤学界的核心权威杂志 *British Journal of Cancer* 上。此外，卵巢恶性生殖细胞肿瘤保留生育功能治疗、子宫内膜癌保留生育功能治疗、阴道内胚窦瘤保留生育功能治疗和低级别子宫内膜间质肉瘤保留子宫和卵巢的治疗等研究结果，也都发表在国际妇科领域的权威杂志上。这充分说明，只要我们能利用病例资源的优势，通过严谨科学的研究设计，按照国际的标准和规则进行多中心临床研究，研究结果就能得到国际认可。早在 2006 年，《中华妇产科杂志》就开始关注妇科恶性肿瘤保留生育功能治疗，组织了重点号，发表了相关的述评和研究论文。今年，本刊再次组织重点号，发表曹冬焱等的《早期子宫颈癌患者行阴式子宫颈广泛性切除术的治疗效果及生育结局》、陈瑞芳等的《卵巢交界性肿瘤复发后再行保留生育功能手术 12 例临床分析》、李林等的《年龄≤40 岁 I 期子宫内膜癌患者保留卵巢的临床分析》、赵峻等的《胎盘部位滋养细胞肿瘤保留生育功能治疗 17 例临床分析》等多篇论文，从多个层面、不同角度进一步探讨了妇科恶性肿瘤保留生育功能治疗的效果，对临床实践有一定的参考价值。但是，不可否认，这些研究都是单个中心的病例总结和回顾性研究，循证医学证据的级别并不高，对临床实践的指导意义有限。我们更期待能有代表中国水平的大规模多中心随机对照研究（RCT），以提供更高级别的循证医学证据，并制订相应的临床诊治指南来指导和规范妇科恶性肿瘤保留生育功能治疗。

妇科恶性肿瘤患者保留生育功能治疗是个新的治疗理念，使用的治疗方法都是新的先进技术，这些先进技术只有通过规范化的临床研究，才能真正明确其治疗的价值，只有在规范化诊疗的前提下使用，才能真正发挥出它们的作用，否则将会给患者的身心带来更大伤害。临床诊疗和临床研究是两个目的完全不同的临床实践，不能将两者混同起来。临床研究的主旨是研究，既有成功的可能，也有失败的风险。因此，为了尽量规避失败的风险，临床研究有一套完整的科学流程和操作规范，包括科研方案的设计及注册、医学伦理的论证、患者的告知及知情同意书签署、明确患者的入选及排除标准、明确评估疗效的指标及最终的观察指标等。所有的临床研究必须严格按照科学的流程进行，这样才能符合医学伦理，保障患者的权益并取得高质量的研究结果。临床诊疗的主旨是正确诊断和有效治疗，其目的是争取最大的成功，减少失败。为了保证临床诊疗的成功率和高质量，制定诊疗规范或指南是最为有效的方法。诊疗规范或指南是临床诊疗水平进步的重要标志，一项重要规范或指南的发布往往包含着该领域的很多重大研究成果，对规范或指南的掌握程度直接关系到医师自身诊疗水平的提高，而最新研究进展是医师探索最佳诊疗措施的动力和指引。

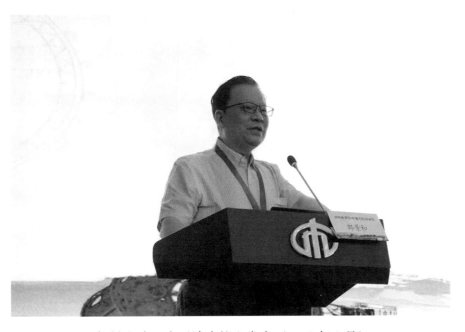

郎景和院士在天津会议上发言（2019 年 8 月）

迄今为止，除了 2006 年美国临床肿瘤学会（ASCO）发表了第 1 个肿瘤患者（包括成人和儿童）保留生育功能诊治的临床指南，2012 年再次进行了修订之外，国际上还没有专门针对妇科恶性肿瘤保留生育功能治疗的指南。中华医学会妇科肿瘤学分会根据我国的具体情况，借鉴 ASCO 制订保留生育功能诊治指南的经验，通过对相关数据库的重要文献进行汇总和分析，结合我国现有的临床研究结果，通过妇科肿瘤学、生殖医学、妇科内分泌学专家充分讨论，达成共识，制定了第一部中国妇科恶性肿瘤保留生育功能临床诊治指南，并在本期重点号上发表。指南的制定，不但能让医务工作者在实际工作中有章可循，作为制订临床决策的重要依据，更好地为患者服务；而且还能对患者进行相关医学知识的科普教育和科学引导，鼓励他们积极参加相应多中心临床试验，这对推动我国妇科恶性肿瘤患者保留生育功能的治疗将起着积极的促进作用。

由于妇科恶性肿瘤患者行保留生育功能治疗的临床研究刚起步，现有数据多来自于队列研究、病例系列分析、小型非随机临床试验，循证医学的证据不强。首次制订的妇科恶性肿瘤保留生育功能治疗临床诊治指南也不可避免地会存在一些问题和不足，但是，它仍然可以作为目前指导临床工作的重要参考。指南并不是一成不变的，也需要循证、需要总结、需要推行、需要检验、需要修正。评价妇科恶性肿瘤保留生育功能治疗的疗效，不仅仅是肿瘤控制，还要关注治疗后的生育结局，只有理想的肿瘤治疗效果和满意的生育结局才是真正有效的保留生育功能治疗。因而，目前采用的治疗方法是否真正有效，是否从肿瘤控制和生育结局等方面综合评价疗效，以及对后代健康状态的影响等问题，还有待于长期的临床观察和 RCT 获得更高级别的循证医学证据给予证实，并以此为重要的依据，不断修订指南。

在推广妇科恶性肿瘤保留生育功能诊治规范化的同时，也要注重患者治疗的个体化。个体化治疗不是随意的治疗，而是在规范化诊治的基础之上，根据患者的具体情况，选择指南所规定的不同治疗策略。妇科恶性肿瘤保留生育功能的诊治繁杂艰难，既要规范化，又要个体化；既需要深厚的基础理论和多学科知识，又要有丰富的临床经验和娴熟的技能；更要具备良好的人文修养、伦理原则和与患者及家属交流沟通的艺术。因此，妇科恶性肿瘤保留生育功能诊治将是理论与实践结合、理智与情感熔铸的锤炼过程。打造合理的肿瘤生育学专家团队、强化有代表性的 RCT 研究、完善科学的诊治指南，是促进妇科恶性肿瘤保留生育功能规范化诊治的动力，也是保障其可持续健康发展的基石。

［原载《中华妇产科杂志》2014，49（4）：241-242］

28. 妇科微创技术的新时期
——避开误区　开拓发展

我国的妇科微创技术进入了新的发展时期。以内镜技术为代表的微创手术已经逐步成为新世纪妇科医师的必备技能。自 2000 年中华医学会妇产科学分会成立妇科内镜学组以来的 10 多年，该技术已呈星火燎原之势，从大城市到中小城镇，从普通腹腔镜到无气腹腹腔镜、单孔腹腔镜、机器人腹腔镜手术等都得到了开展，论文著书如雨后春笋，并跻入国际学术组织，从听者变成了讲者……

在这一技术快速发展的过程中，如何保持理性、正确的方向，如何避开误区、开拓发展，值得沉思和考量。提出以下问题，以期引起讨论。

误区一，微创技术＝内镜手术

所谓微创系指以最小的创伤，使患者获得最大的受益。具体而言即为创伤小、出血少、费用低、时间短、痛苦小、恢复快等。这是外科的基本观念，是手术恪守的原则。任何手术途径、手术方式以及手术的全过程都应遵循这一观念和原则，并贯彻于手术的每个细节和过程中。每种手术术式的选择或适应证都是相对的、有条件的，而不是绝对的、无条件的。从这一观念而论，内镜手术、阴式手术更符合微创，也即内镜手术可以认为是微创手术，但反等式称微创手术即等于内镜手术则不成立。无论是医师，抑或公众，都应避免误导这一不相等的等式。Howard 教授曾说：手术室里最重要的人是患者！术者的一招一式都以最大限度地减少患者的损伤和痛苦为选择，而非仅仅是手术途径和手术方式。

误区二，内镜手术＝一切手术

内镜手术受到医师和患者的青睐，手术适应证不断扩大，临床应用愈加广泛，这自然是可喜的事。但任何手术都有其适应证和禁忌证，手术的选择不能简单地划分为某种疾病进行何种手术，这种疾病和治疗方法的选择，不可或缺的或更为重要的是两个人，即患者和医者。一定是多个因素的完全契合，某患者所患疾病适合某医师给予的治疗方法，这种契合保证了治疗的有效性和安全性。其中有一项不适合，都应该调整。因此，一方面要符合诊治规范，一方面要符合个体状况，而且医师的经验、技术能力甚至医疗条件都是要考虑的因素。不能以一种方式代替所有手术，也不可能成立"零开腹俱乐部"，任何时候都不应是仪器、设备或个人技术的炫耀！

误区三，内镜手术＝最好的手术

诚然，内镜手术有其明显的优越性，甚至独特的优点，以及美学特征。阴式手术也是借助自然腔道的内镜手术,有其天然的合理性。现今,我们已经有理由说,明显展示腹腔镜优越性的手术有妇科急腹症(包括异位妊娠、黄体破裂、卵巢囊肿扭转和破裂等)、附件良性肿瘤和疾病、子宫内膜异位症、慢性盆腔疼痛、不孕症、某些盆底重建手术等;可以选择的腹腔镜手术有子宫切除术、子宫肌瘤或腺肌病病灶剔除术、早期卵巢上皮性癌的分期手术、子宫内膜癌分期手术、盆腔及腹主动脉旁淋巴结切除术、保留子宫的子宫颈广泛性切除术等。

但是,各种手术方式和技术都各有所长、各有所短,应取长补短,相辅相成。诚如 Dargent 所说,外科医师的职责并不是创造吉尼斯世界记录,而是让他们的患者信任自己,而为患者提供最适合的治疗手段。实际上也是没有最好,只有更好;对患者最安全、最有效的手术,就是更好的手术。

误区四,微创手术=最安全的手术

微创手术以创伤小、出血少、对机体的干扰小和恢复快等为其特征,但可能并发的问题依然存在。内镜手术暴露视野有局限性(镜头的角度、视野面及二维空间),潜在损伤的危险性增加;除了器械的损伤,还可能发生工作时能量带来的损伤,如电灼、电切伤等。气腹引起的气栓、皮下气肿、疝等;膨宫液造成的体液负荷,甚至经尿道内镜手术(TURT)综合征等。阴式手术空间狭小、术野有限、照明不便、暴露困难、易于损伤。可见微创之路,也是危险之途!

实际上,一项技术的发展、一个术者的成长所遭遇的问题都有一个"时间表":初始阶段,腹腔镜手术发生的多为"低级性"问题,如充气失败、穿刺损伤等;继而会有一个较成熟、稳定的"平台期";而在技术熟练之后,随着手术难度的加大,困难问题增多,迎来的是较为严重的挑战,多发生"高级性"问题,如脏器损伤、大出血等。所以,不论过去,抑或现在与将来,也无论年轻医师,抑或比较有经验的医师,甚至内镜技术专家,都有遭遇不同危险的机会和遭遇不同的危险。

微创可能变为巨创!并发症的防治是须臾不可忽视的。

误区五,内镜手术专家=只做内镜手术的专家

我们需要妇科医师都掌握内镜手术、阴式手术,我们也需要有擅长内镜手术、阴式手术的专家,我们更需要或者主张一专多能的内镜手术专家、阴式手术专家,这才是最好的专家。

掌握微创手术是必备技能,要经历较长的学习和训练过程。剖腹手术是基础(包括解剖、原则和技巧),内镜手术与阴式手术有其特殊性(包括技术路线、操作方法和器械使用等),还有各种能源器械和仪器的掌握,适应证的选择、禁忌证的斟酌以及特殊并发问题的防治及结果评价的循证等问题。这一切形成了内镜手术医师成长的两大问题。

一是强调技术培训,二是严格操作规范。现今中华医学会妇产科学分会妇科内镜学组已经于2012年完成了对"两镜"操作规范的修订,并进行了解读。国家卫生和计划生育委员会也出台了"两镜"分级标准及"基地"评定、考核政策,以保证其良好、健康的发展。

在这一过程中,妇科内镜专家起到了积极的制定、推行、考核及评估作用。内镜专家应是

多面手，应与妇科肿瘤、生殖内分泌等亚学科专家密切合作，或者他们本身也是这些领域的行家里手。君子（技术专家）不是器，器不是君子。器只是工具、只是技术。专家是掌握和应用技术的思想者，一个成熟的医师应该灵活地应用各种技术，又善于形成自己的特长。

让我们记住著名学者 Cachera 的一段话吧，我们有特权进入人体内部，对我们来说，每次都充满敬意和虔诚。尤其不能损害，尤其对正常组织格外当心，尤其在有争议时更需慎重……因为实际上，在这患者的身体里，除了敬畏，我们没有任何特权！

［原载《中华妇产科杂志》2014，49（3）：161-162］

29. 提高创新意识 促进学科发展

中国的社会经济进入了新的发展时期，科学技术也进入了新的转型阶段，一个突出的重要特征是创新驱动。作为一个学科、一本杂志，应认清形势，确定任务，以顺应浩浩荡荡之潮流，把握风满帆鼓之航行。

一、树立创新意识，实施驱动发展

妇产科学近年来发展很迅速，学术活动很活跃。产科学注重了妊娠期高血压疾病、妊娠合并糖尿病等的基础与临床研究；遗传咨询及产前诊断的进步对降低出生缺陷和先天性、遗传性疾病起了重要作用；子宫内膜异位症、女性盆底功能障碍性疾病、女性生殖器官发育异常等的诊治技术又有了新的进展；妇科肿瘤的发生、转移及复发机制的研究日益深入，临床对策强调规范化、个体化、人性化和微创化，提高了治疗效果，改善了生存质量；生殖内分泌学作为亚专业呈异军突起之势，不断解决生育及不孕的新问题，并适应人口"老龄化"趋势，关注围绝经期相关动向。各专业都强化了微创及无创观念和技术，论文网信似风吹雪片，书著盘碟如雨后春笋……

成就和发展自然是可喜可贺的，但仔细思忖，不难发现，我们的工作多数是跟踪性的，诚然紧跟也绝非易事，而原创、研发、独具的结果并不很多，常常是热点问题跟随大流、焦点问题话语权少、难点问题触及不动。如是，我们即使有要素驱动而欠创新驱动，有战术促进而欠战略促进。因此，我们应把握难得的机遇，将积累的能量迸发出灼人的光热，让丰厚的力量推进创新的车轮，找出学科发展的几个突破口，攻克妇产科学的几个碉堡，形成有战略性的阵势，取得关键性的成果。

二、强化专业建设，强调资源整合

妇产科学是重要的二级学科，涉猎广泛、专业庞杂，临床与基础研究日渐深入，分野愈趋细腻。这无疑是进步的、必然的，一些边缘的、交叉的、辟新的亚学科、亚专业应运而生，诚如几个板块搭叠，支撑起新的架构、新的高端。

但是，也应强调学科和专业的整合与合作，各学科的交叉可以打破专业的闭塞状态，多学科、多中心的大兵团联合作战才能有战略意义和战役胜利。现在已经不是独胆英雄逞能和小部队袭击成功的时代了，医学发展更不是零星乖巧技术和追风时尚观念可以完成持续发展的。况且，还有人文思想和哲学理念，人是一个统一的整体，而不是流水线上的一个部件，我们诊治的不仅是人的病，更是病的人。

这里还涉及继续医学教育和人才培养问题。妇产科医师，不论擅长或精通何种亚专业，即专家，必须有坚实、全面的妇产科学的理论与实践，即通科或"杂家"。产科学是妇产科学的基础，内分泌学是妇产科学的内科学基础，妇科肿瘤学是妇产科学的外科学、化疗学、放疗学及病理学基础。一个成熟的妇产科医师必须有坚实、深厚的基础，先整合→再细分→再整合，毋庸着急当专家，当专家的日子会很长久。

三、在普及基础上提高，在提高指导下普及

这是半个多世纪以前领袖的话，至今熠熠闪光。我们对临床工作和基础研究的总结、观念及论点，我们制定和引入的规范与指南，都是在大量实践和深入研究基础上的闪光结晶和质量升华，具有重要的指导意义和实践价值。我们还必须有机遇意识、忧患意识和责任意识，进行宏观的、战略的、前瞻性的设计和思考，以指引医学工作的普及和实践。

在普及和提高辩证统一、相辅相成的实践中，把我们妇产科学的科学问题和民生问题结合起来，譬如人口问题（人口质量、人口数量、人口老化、生命质量等）、妇女健康问题（常见病、多发病及癌症防治）等，不仅是学术的、宏观的、战略的，也是民生的、实际的、普及的，都需要我们认同地、审慎地、负责地思考和践行。

我们要善于抓住机遇。机遇稍纵即逝，抓不住就是挑战，抓住了就是机遇。我们还应善于在诊治过程中的人文思考，给患者以最大的受益，又给患者以最小的损害，将这一观念贯穿始终。从根本上改善医疗环境，改善医疗结局，改善医患关系。

最后，我有一个动议：和妇产科学直接相关的各专科分会的各位同仁（他们也应该是《中华妇产科杂志》的作者和读者）应该集聚起来，共商妇产科学发展的总体规划、顶层设计、攻坚策略，完成重大的、重点的研究课题和技术项目，团结、调动一切力量，联合各种"方面军"（各分会）、各路"野战军"（各省市），形成一支妇产科学的强大兵团，汇集广大妇产科学工作者的智慧和力量，为我们的战略发展献计献策、建功立业，做出新贡献！

我期望这不仅仅是春天的梦想，更是春天的播种、夏天的耕耘和秋天的收获。

［原载《中华妇产科杂志》2014，49（1）：1-2］

30. 妇科医师的创新思维与人性化

人性是人类天然具备的基本精神属性，善恶并存，是支配行为最强大、最根本的原动力。人性不可随意放纵，如果无拘无束，则人性之恶无从制约；人性亦不可持久压抑，如果彻底禁锢，必然积愤难平，束缚创造力。显然，人性在特定社会制度和历史条件下形成，因物而迁，不学则舍君子而为小人，故需要善加引导构建。毋庸置疑，文明社会的重要标志应当是抑恶扬善。

医疗行为中一切有别于传统，更加有益于病家身心康复的方法都是有意义的创新，创新中既包含对历史的传承与肯定，也包含对历史的背叛与否定，本质则是对传统思想与行为的背叛，其脱胎于旧理念和旧事物，如破茧生蝶，如此新旧循环往复，生生不息。值得关注的是，虽然临床医学中一切新事物都源于临床创新思想，但是创新结果并不一定符合科学与人文精神，一切新事物都需要经历临床实践检验而完善。由此可见，原始创新从星星之火的意念，到临床惠及病家的成熟技术，是一项系统的工程，需要纵向与横向的比较。广义而言，临床目前一切行为依然处于实践的检验过程，医者贵在独立思考，客观评判，如此而能发现问题，进而寻求改进良策。

创新始终面向未来，是在向未知的世界渗透，临床创新的结果就是否定过去行为的迷失或错误，进而攀升到更加完美的时代，创新的起点必然是思想的解放。临床创新研究就是应用科学智慧妥善巧妙解决问题，即在临床存在的问题与理想解决的方法之间建立新思想描绘的桥梁，研究的过程就是桥梁建设的过程，需要科学的方法、艰苦的实践，由此铺就通向成功的道路。由于受到科学与历史的局限，任何创新技术成果只能是特定历史阶段的绝对真理，历经漫长的临床实践，往往逐渐淡化为相对真理，并在与新思想孕育的新技术的博弈中挣扎消亡，周而复始地促进科学技术的进步。

知之者不如好之者，好之者不如乐知者，创新是人类探索未知、追求完美的天性流露，其乐无穷。诚然，一个民族有一些人仰望星空，他们才有希望，思想者永远是人类的脊梁，社会的进步离不开创新，创新是气质，创新是胆略，创新是欲望，创新是实践。创新研究的奥妙与成就感，令无数科学家心仪，其中规律唯国学大师王国维借三句古诗文隐喻得惟妙惟肖，故言之：此等语非大词人所不能道也。如今细细品味，依然意味悠长。

"昨夜西风凋碧树，独上高楼望断天涯路。"是学术思想创新诞生的过程。

"昨夜西风"断然不是研究者一夜间所能汇聚生成之功力，必然历经卧薪尝胆、冥思苦想方才通晓天理、厚积薄发，古往今来堪为大任者莫有人不被苦其心志，西风或绵绵，或烈烈，风吹叶落而知秋，临床西风绵里藏针，必然含有人文关怀的柔情，必然含有科学法则的凛冽，风卷残云亦如冰冻三尺，非一日之寒。医者需要博览群书、寒窗苦读；需要拜师学艺、程门立雪；需要瞻前顾后、循证思考。显然，创新医者，慎思笃学，学识也。

"凋"则大气磅礴，是批判性思维的巅峰，是肯定前的否定，敢于荡涤前人的结论；"独"则曲高和寡；"高"则寒风凛冽。耐得住清贫，耐得住寂寞，耐得住孤独。显然，创新医者，敢为人先，胆识也。

"望断"则是对事物发展规律由近及远的准确判断，似从繁杂的表面现象中能够把握事物的本质，又似拨开层层迷雾能够看到事物的真相，科学家独有的远见卓识源于其敏锐的洞察力。显然，创新医者，真知灼见，见识也。

汉语言文字博大精深，籍此剖析自然科学研究规律之意境，可谓字字珠玑。毋庸置疑，学识、胆识、见识是科学家基本素养，不仅能够发现问题，而且能够酝酿解决问题的办法。

临床医师时常苦于缺乏研究方向，实际上临床问题俯拾皆是，简言之，患者的疾苦就是研究的方向。譬如子宫脱垂至今尚无治疗良策，病因也并不十分清楚，学说纷纭，流派众多，但是从细胞水平或分子水平无论如何阐述微观发病机制，其宏观机制无外乎人类站立起来，由于组织的松弛导致器官从天然的腔隙下垂。诚然，人类站立起来，确实更能展示女性乳房的美丽，但也暴露了"宫颈周围环""椎间盘"的脆弱，如此明确的原因，不是选择错误治疗方法的理由，人类不能回归爬行，依然必须坚持两条腿走路；组织韧带的松弛借助于网片加强，似乎颇有道理，故全盆底重建手术应运而生，且一度风靡，但是疏忽了柔软富有弹性的阴道是性器官，尤其暴露网片侵蚀和阴道挛缩僵硬等问题时方才悔悟；封闭阴道确实治疗有效，但不近人情；切除子宫至今依然堂而行之，然而子宫并无过错。显然，治疗子宫脱垂的方法历经百年变迁，始终缺乏万全之策，令人深思。回顾医学历史上诸多引人入胜的创新错误，往往其兴也勃焉，其亡也忽焉，来去匆匆，留下临床医学惨痛的教训，造成患者和家庭不堪忍受之痛。重者如治疗妊娠反应的"反应停"导致无数胎儿海豹畸形；轻者如全盆底网片重建导致的阴道挛缩、性生活障碍等难言之苦。临床医学追求完美，任何诊治方法中存在的缺陷与不足都应当被更加完善的方法替代，因此"不以恶小而为之，不以善小而不为"理应成为临床医学创新的人文灵魂，尤其闻过则改，善莫大焉。

创新的天敌是因循守旧、墨守成规。由于临床职业生涯亲见无数童叟生命的黯然离去，亲闻无数妇孺病患的痛苦呻吟，医者的窘迫无奈，囿于道法，病家的焦虑无助，气数殆尽，因此渐渐习以为常，便也木然了，无奈吾生也有涯，而知也无涯，任由落花流水春去也。无疑，哀莫大于心死，唯有医者心存的怜悯才是临床创新渴望的点点星光，凡大志向者善从绝望中寻求生机，善从表象中寻求本质。面对女性盆腔器官脱垂，虽然诸多原因导致呈现复杂的临床表现，但是由于女性阴道的天然存在，无可置疑构成了子宫脱垂发生的关键性原因，即子宫脱垂发生的本质是以阴道为核心的中盆腔功能缺陷；失去支撑和牵拉的盆腔器官在重力等作用下，如同一件飘落在地的衣服，唯有提纲挈领才能更易于使坍塌松垮的组织结构恢复正常解剖位置，即提纲挈领是解决主要矛盾的重要方法。实际上，盆腔器官确有"纲领"存在，即发挥支持作用的主韧带、骶韧带等在宫颈周围形成了宫颈周围环，阴道穹隆也环绕并止于斯，位居中盆腔之核心，显然宫颈周围环尤为重要，具有牵一发而动全身之功效，因此选择宫颈周围环作为关键点向上牵拉，无疑呈现出"纲举目张"之势。值得思考的是，如何在"提纲挈领"后于中盆腔之上的盆腹腔内选择合适的悬挂点。诚然，惯性思维中的理想悬挂点应当是坚硬稳定的部位，因此坚硬的骶骨或坚韧的韧带自然受到青睐，然而手术暴露骶前区域，以及术中准确了解韧带所在均具有操作难度，而且有可能损伤其周围血管等。需要反思的是，始自幼年的教育至今依然继续在培养我们的乖巧顺从和盲目跟从，其实面对繁杂的社会和浮躁的学术，我们更需要静下来理智地思考，创新需要发散思维，善于触类旁通；创新需要逆向思维，敢于反道而行。譬如剖宫产造成的子宫与腹壁的意外粘连于临床屡见不鲜，然而众人往往熟视无睹，难获启迪，唯思想者能够感悟其虽为并发症，但也是预防子宫脱垂的巧妙方法，创新研究利用腹腔镜手术必需的两侧下腹壁穿刺操作孔，借助腹膜的半透明性，在腹腔镜直接监视下将固定于宫颈周围环的牵拉网线，经过腹膜外间隙提挈牵拉固定于腹壁，此项手术创伤小、异物少、阴道柔软富有弹性，不影响性生活。将脱垂的子宫悬挂于柔软的腹壁似乎有悖于常理，但是实践证明不仅盆腔内坚固的韧带是子宫攀附的高枝，温柔的腹壁也能够为"落难"的子宫撑起一片蓝天，科学家天赋哲学家的逻辑推理，还需要诗人的想象与浪漫，既然神奇的上帝没有料到聪慧的人类不愿意祖祖辈辈爬行，忘记在女人的子宫和腹壁间淡淡地描绘一笔，那么就让我们来弥补上帝的疏漏。

学而不思则罔，思而不学则殆，足见"思"与"学"之并重，学即传承，主要是理论和实践的传承，然而尽信书不如无书，博学而笃志，切问而近思，仁在其中矣。古往今来能够透过复杂现象看到事物本质的圣贤，可谓皆备先见之明，洞若观火，入木三分。大凡政治家们钟情于将简单事物复杂化，而科学家理应将复杂事物简单化，君子以独立不惧，遁世无闷。宫颈癌既往病因不明，学说纷纭，流行病学研究提示与性生活过早、性生活过频、性伴侣过多有关，甚至高危男子的包皮垢都成为科学家研究的对象，显然宫颈癌隐约显现为性传播疾病，抑或感染性疾病，众人雾里看花，水中望月，真伪难辨，匪夷所思。然则天下难事，必作于易；天下大事，必作于细，德国科学家哈拉尔德·楚尔·豪森图难于其易，为大于其细，将宫颈癌之惑与人乳头瘤病毒（HPV）之祸智慧地联系在一起，至今无可撼动，因果如此之重，得来如此之易，举重若轻，千古绝唱。

创新需要包容，虽然创新研究建立在批判性思维的基础之上，但不是全盘否定或封杀异己。海纳百川，有容乃大，容则表现为对待他人需要尊重，需要学会褒扬或兼顾他人的意见或利益；对待自己需要谦卑，需要学会克制或忍让自己的意见和利益，学术纠纷终究是君子之争，尤其学界权重位尊者更需谨记"人道恶盈而好谦"之古训，倡导百花齐放，百家争鸣，淡定理智，儒雅执着，己所不欲，勿施于人。创新者需要科学的证据，需要人格的魅力，更需信守科学家的良知与道德底线。

　　创新思想漫无边际，创新实践循规蹈矩，社会科学真谛需要在人类社会历史长河里大浪淘沙，自然科学真谛则需要接受自然法则的检阅。大匠诲人，必以规矩，科学研究的方法是科学工作者的基本功，诸如医学统计学方法、基础实验的方法、临床实验的方法、临床伦理道德以及循证医学评价体系等，研究方法不可或缺。任何缺乏科学方法证实的经验、体会、臆测等都是肤浅的认知，医者辨证唯物主义者，宜远离形而上学；创新研究在思想萌芽时往往就挑战了传统，必然招来非议，纸上得来终觉浅，绝知此事要躬行，创新研究需要经过艰辛漫长的临床历练，既跌宕起伏，也充满情趣，唯有历经"众里寻他千百度"和"为伊消得人憔悴"的执着磨炼，才可得"蓦然回首，那人却在灯火阑珊处"的喜悦与豪迈。值得强调的是，历经艰辛获得的科学真理仍需要坚持，仍需要普及，仍需要以理服人，不为外撼，不以物移，而后可以任天下大事。

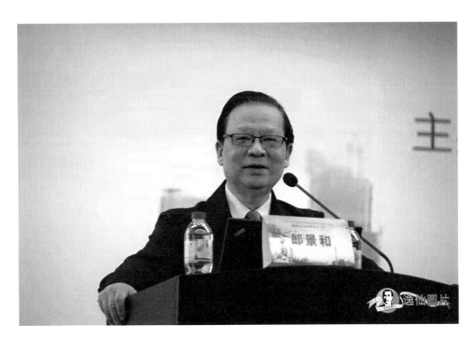

郎景和院士发言中（2018 年）

　　健康的范畴包括生理、心理和社会适应性三个方面，一切创建有利于健康的举措都属于创新，同样一切摒弃有害于健康的陋习也属于创新。长期以来，临床医学更多关注生理健康，忽视心理感受，譬如宫颈癌术后的性生活质量，尤其男人恐惧的原因鲜有人顾及。不难理解，当电子阴道镜将患者阴道内脓血覆盖的"癌魔"清晰展现在惊愕的配偶眼前，腐肉恶臭令人作呕，科学的进步几乎将病因揭示得淋漓尽致，敏感特异的检测结果无疑铁证如山，HPV 遁身于阴道，如阴魂不散、挥之不去。显然，宫颈癌的阴道似乎就是阴森的地狱，当揭开阴道内神秘的面纱，男人在科学的举证面前震撼不已，濒于崩溃，勉强从亲人生死离别中挣扎出来，由于心灵的恐慌而丧失了性的勇气，丧失了性的责任，丧失了性的激情，自然人之常情不足为奇。然而，当医者们也悲叹保留生育功能的宫颈癌根治术后的患者配偶如此之多地沦为懦夫时，必须自省，或许我们避免了患者心理受到伤害，然而却顾此失彼，实际上正是我们自己悄然演绎着科学与人文分离的医学之殇。健康的心理是超越健康生理的更高境界，由于性生活是夫妻双方的鱼水之欢，因此任何创新保留生育功能的技术无论如何科学进步，都必须顾及人道主义的心理抚慰，医者不可以采用血淋淋的证据搏得病家对于诊治方案的认可，尽管我们的初衷只是佐证而非恐吓，然而善良有时过之毫厘或许也铸成罪孽。

中国知识分子理应是先进文化和理想主义的代表，天下兴亡，匹夫有责，感悟不为良相则为良医，感悟大师匮乏弥天乏术，感悟清心孤旅高不胜寒，感悟金钱权杖利令智昏，感悟性学情爱人间冷暖。呜呼，非学无以广才，非志无以成学，阴霾中祈求清明，束缚中渴望解放，遂信手撰文聊以慰藉。

雾霾笼罩，年复一年，昏昏噩噩，已经令人疲惫厌倦。

然而，尘封干涸的心田依然还隐隐流淌着一丝希冀，悠长绵绵，远远的，如同一缕青烟升起，须臾又悠悠化作袅袅情丝，努力着从雾霾笼罩的灰蒙蒙中飞上了云端，黯然无欲之眸仿佛又看见了蓝天白云，那蓝蓝的天无边无际，那朵朵的云悠然飘逸。

孤独游荡在寒冷的苍穹，凄苦寻觅生命 DNA 中的那条链，祈求着三天、二天、哪怕仅仅只有一天的形影相伴。

盼望着、盼望着千年一回的生命之交的短暂与颤抖啊，那是上天的恩赐。或者，静静相拥在辽阔的大海边，如同一只小小的五彩扇贝的两页壳，紧紧地手拉着手，坚强地撑起一片安详的天地，舐呵着自己娇嫩连体的生命；或者，欢笑着、奔跑着、投入那莽莽群山，怡然缠绵在幽静的春天的森林里，看流萤飞舞，闻花香四溢，任春风拂面。

那是在苍天与厚土之间的温馨的百年合好，无拘无束，自由自在：可以窃窃私语，细诉衷肠；也可以默默无言，柔情流蜜；可以什么都不做，宁静超脱的灵魂欣欣宛若水乳交融；也可以什么都不再顾及了，随心所欲的放荡不羁，让风生水起，让激情万丈，让云里和雾里的思想与凡身，都彻底地永远地洗礼解放。

［原载《国际妇产科学杂志》2014，41（5）：483-486，郎景和　李　雷］

31. 临床医学的规范、接轨、转化与发展

医学的发展是连续性的，也有阶段性，诚如 100 多年前，医学研究的主要目标是对人体的认识，而 100 年以来的主要任务是对疾病的认识。近二三十年，基础医学研究发展迅速，特别是遗传学、免疫学等，并已深入到基因学、蛋白质组学等，又在其他学科的渗入和推动下，临床医学的诊断与治疗发生了巨大的变化，检测技术、影像学技术及内镜技术为医师认识疾病、处理问题提供了新的手段和途径。而医学的社会性和人文性，又带来了如何适应社会发展与公共需求等问题，为达到优化诊疗、安全诊疗和经济诊疗的目的，随之而来的便是全球性的医疗卫生体制改革。

在这种情形下，临床医学要解决的策略问题是诊断治疗的规范化、既与国际接轨又与国情接轨、临床实践与基础研究的相互转化以及综合发展与重点突出相结合等问题。

一、以规范化引领个体化、人性化与微创化

医学的长足发展、丰富的临床研究、灼人的研究成果、不断引入的新观念和新技术等，无疑促进和活跃了临床工作，但也难免鱼龙混杂、泥沙俱下，诚如大潮袭来，汹涌澎湃而又令人头晕目眩。于是，过度诊治与诊治不足颇为常见，有时甚至是混乱的。加之非医疗性原因的驱动也会造成技术应用的扭曲。作为"规矩"的临床规范或指南于此时尤为需要，也非常必要。而指南却常常是滞后的，规范或指南是建立在优良而深厚的基础研究、大样本而较长时间的循证且合乎具体情况而求得共识的前提下，由专家切磋讨论拟定，经广泛采纳同行批评建议而完成的。指南具有保证医疗质量、维系合理医疗消费和提高医疗价值、强化组织监督和服务的功能。使临床缜密的诊治决策，恰当优良的实施方法及可操作的监督完善地结合起来，达到上述的优化、安全和经济诊疗之目的。

为此，中华医学会妇产科学分会组织各学组制订和推行常见妇产科疾病的诊治规范或指南，《中华妇产科杂志》在 2009 年推出的 13 种疾病（或问题）的诊治指南汇编的基础上，为庆祝与纪念建刊 60 周年又增加到 32 种，并作为正式出版物出版，旨在强力推动诊治规范化。

在此，也应强调以下几点：

1. 指南虽有，需要循之；指南再好，当应蹈之。不可我行我素，自以为是。当然，也会由于条件限制有时难以完全执行指南，但指南的原则当应掌握。

2. 在推行指南同时，也应注意个体化、人性化。近年来也推崇微创化，但"三化"是在符

合此规范化基础上实施的，离开或违背规范化，无异于削足适履，也必然达不到"三化"的目的。

3. 指南系动态发展的，要不断引入新经验、新证据、新观念、新技术、新方法，进行相应修订。

4. 指南的制定、实施与监督，应有相应的组织管理和政策干预，现在进行的医疗卫生体制改革及有关措施规定有利于规范的推广。

二、既与国际接轨又与国情接轨

在医疗实践和诊治规范制订与推行中，我们常常提到与国际接轨，这一提法是合理的，国际上报告的新的研究成果和进展，建立在循证医学基础上的诊治规范也是有益的。如国际妇产科联盟（FIGO）、美国国家综合癌症网络（NCCN）及欧洲生殖器官感染及肿物研究组织（EUROGIN）等，都会定期地将不断修改的规范（或报告）和会议纪要予以公布，以提供指南和讨论。中国学者都进行了及时的翻译、解读和讨论，旨在接轨。

他山之石，可以攻玉。这种接轨是必要的。况且多数情况下，疾病的诊治有共通性，有的国家医疗和研究中心实力雄厚，成果突出，有的国际学术组织如 FIGO、美国妇科肿瘤协作组（GOG）协作良好，报告可靠，对我们有重要的学习和借鉴价值，会促进国内医疗诊治的规范化和技术与研究水平的提高。

接轨的另一个重要意义是有利于国际交流与合作，如疾病分期有了统一标准，便于治疗比较。有了明确的概念、定义和方法，可以进行有效的流行病学调查。有了共同的"语言"（不完全指中文与英文）和一致的"目标"（不完全在于形式的组织合作），就会有方便、和谐的共识。

在这一过程中，目前遇到的要害问题是如何接轨和什么是好的接轨？关键在于符合国情与具体问题具体分析、具体实施。解决的方法有三个方面。

1. 所谓国情就是我国的医疗卫生状况，即诊治水平和研究基础，完全挪用国外的诊治方案、技术和方法有时是行不通的。目前的引入主要适宜于较大的医疗单位，而这些医疗单位及其学者也有自己的具体诊治经验和方法，应该参照、融合、变通而用之，如 NCCN 的规范，我们是形成的"中国版"，而不仅仅是译成的"中文版"。

2. 所谓国情就是我国幅员广大，人口众多，经济文化与卫生发展不平衡，特别是有广大的农村、基层和边远地区，卫生状况较为落后，诊治水平较为低下。所以，完全照搬国外经验，更是接不上轨，走不上正道。应该有适宜于上述地区的规范制订，不仅有中国版，而且有基层版。这将是极有意义的学术定位和工作重点。

3. 所谓国情还包括我国的医疗体制，包括医药管理、医疗卫生经济学及政府职能，不完全是医疗技术本身（当然医疗技术是上述功能和目标的重要依据）。所以，规范的接轨和推行不完全是医师的医疗行为，应该考虑和审慎的方面会更多。

可见，接轨是学术的、社会的；是医师的、更是民生的。

三、转化促进发展，发展带动转化

转化作为一个新名词，现今被推崇，即强调从实践（临床，bed）到基础（实验室，bench），反之亦然，所谓"B to B"。转化作为一种观念，早已有之，就是从实验理论到实际应用，从实际应用到实验研究，即理论与实践相结合。这是科学研究，包括医学研究的宗旨和根本所在。

之所以被重提或被强调，乃是由于脱离实际的研究倾向，或忽视研究成果的实际应用。这种倾向包括课题设置、基金招标、临床导引等方面，致使人力、物力、财力的浪费，甚至临床与研究方向的迷茫。

优秀的研究从来不是象牙塔的玩意，应对医学发展产生巨大影响，如"DNA 双螺旋""某些高危型 HPV 是宫颈癌的致癌病毒""幽门螺杆菌引起的胃部病变"等。这其中重要的环节是转化，转化的观念、转化的方法及转化的实践都非常重要。

优秀的转化在于基础研究科学家和临床医学家的紧密结合，这种结合包括思想与命题、设施与材料，人才与队伍的交流、整合以及有利于此的转化医学与转化医学中心，整合医学与整合医学中心的建立。

优秀的临床医师不应鄙薄基础研究，把研究和教学作为医疗实体的翅膀，只有翅膀坚强，才能高飞远翔。大医院或医学院校附属医院的医师不仅应该是好的临床医师，也应该是好的临床医学家，临床医学必须有与临床密切结合的研究（包括临床研究、临床基础研究，纯基础研究则很少）。

优秀的临床与基础研究的结合和转化才会促进医学发展，所谓以转化促进发展，以发展带动转化。在这一过程中，创新的观念、创新的实践、创新的成果才会产生，也是转化和发展的根本目的。妇产科学领域近年发展较快的产前诊断、生殖内分泌、妇科肿瘤防治、内异症、习惯性流产、女性盆底学等，都是在转化、创新引领下完成的。

在医学研究和实践中始终有一个命题萦绕于我们的脑海，那就是科学问题的民生考虑，也即医学的本源、社会责任和人文理念，把握这点才会使我们真正有了方向，有了力量。

［原载《中华妇产科杂志》2013，48（4）：241-242］

32. 为推行临床医学的规范性、人文性而努力

新的一年，应该有新的目标，做出新的成绩。

科学技术飞速发展，临床医学日新月异，医疗体制改革成效显著。在这种情势下，作为学术期刊，应结合自己的工作领域，找好靶点，确定"出击"方向，以尽拼搏之力。

一、重视建立与推行临床诊治指南

近年来，各种临床诊治的新观念、新技术、新方法以及新经验、新药物层出不穷，这无疑是好事。但也会有繁复莫辨、鱼龙混杂、良莠不分的状况，或者追求新奇、各自为政、我行我素的情景，影响了诊治效果，有碍学科发展。所以，建立与推行临床诊治指南或规范实属必要，这是保证医疗质量的需要，对于维系合理的医疗消费、提高医疗价值，特别是在市场经济和商业利益充斥的当下，合理地利用医疗资源尤为重要。

1. 保证医疗服务质量 医疗质量包括结构、程序和效果。结构是设施和管理；程序是医疗过程，应以统一标准判断，有约束机制，有决策规范。效果是疗效、是目标。所以，临床诊治指南是医疗过程的详细计划和可靠依据的流程，是医疗质量的保障和准则。只有按临床诊治指南规范诊疗行为才能为患者带来最佳疗效。

2. 维系合理医疗消费和提高医疗价值 主要的医疗卫生费用应予以控制。随着人口的老龄化和对医疗服务需求的增加，高效却昂贵的医疗设施和技术以及药物都会提升医疗价格。我们不仅要注意卫生经济学，更应将注意力集中到保证和提高医疗服务质量上。在这一过程中，临床诊治指南是维持和提高医疗质量的重要因素。

3. 强化组织领导和功能是获得高质量服务的关键 我们现在有各种学术及行业组织以及政府主管部门，其功能也包括监测资源和使用效率，遏制费用过度。但操作规范的合理应用和对此的正确态度是与政府行为相辅相成的。缜密的决策、恰当的方法和良好的监督应是统一的。研究成果和可靠信息的转化，可以避免技术的滥用。应该说临床诊治指南是完善国家政策和医师行为统一的纽带，是信息正确转化的载体，从而有效地发挥组织领导并保证高质量的医疗服务。

临床诊治指南或规范是可以帮助执业医师和患者针对具体病情做出合理选择的系统性、指导性决策。在具体的临床决策中还可以分为 3 个水平：标准规定（standard）、实施指南（guideline）和多种选择（option），前两者可以认为是规范化，后者是个体化。

在临床诊治指南或规范的实施过程中，强化组织领导和功能是获得高质量服务的关键，如卫生行政管理部门直至医院与科室以及医学会及医师协会等；学术期刊在其中也起到了不可忽视的作用，《中华妇产科杂志》陆续发表了有关妇产科各学组制订的临床诊治指南或规范数十种，并有解读说明，各学组不仅组织专家认真讨论编写，定期修订，还注意参考国际权威组织如国际妇产科联盟（FIGO）、美国国立综合癌症网络（NCCN）、妇科恶性肿瘤分期与临床实践指南（IGCS）、欧洲生殖道感染和病变研究组织（EUROGIN）、美国妇科肿瘤学组（GOG）、美国阴道镜和宫颈病理学会（ASCCP）等发布的规范，并根据我国情况，具体问题具体分析，斟酌制定，取得了良好的效果。

在建立和推行临床诊治指南或规范的过程中，尚有两点值得注意：

其一，临床诊治指南或规范的制订，当然要参考国际学术组织发布的材料，他们一般都有 A 或 B 级的临床证据，也能体现新的进展和观点，与之"接轨"是必要的。但我们的国情、患者状况不同，且经济、文化、医疗卫生事业发展不平衡，因此，必须依据国情而定、而行，也就是说，还要与自己的状况"接轨"，这是更重要的接轨；并且要与医改中的单病种管理、临床路径等结合起来。

其二，临床诊治指南或规范的制订不易，实施更难。应尽量使更多的医师参与、使用和评价，以提高其依从性，并有相应的鼓励、检查和奖惩机制。像任何工具一样，有人愿意用，有人不愿意用。只有愿意应用时，其才是有用的；只有愿意应用时，才知道其好用抑或不好用。

二、重视医学的人文理念，改善医患关系

医患关系是社会关系、人际关系，体现医学的社会性、人文性。医患关系涉及社会及公众对医学、医疗的认识和理解，医患关系反映医师与患者及家属的观念和行为。建立正常的医患关系包括改革体制、增加投入、降低价格、提高技术、加强沟通、改善服务等多种途径和各个方面的工作始能达成。但作为医师，加强人文理念，提高个人修养，乃为根本和关键。也许我们常常无法去做伟大的事，但可以用伟大的关爱和仁慈的心来做些小事。

应强调对医学本源的认识，即医学是自然科学、社会科学和人文科学的综合和交叉的学科。疾病的诊治要遵循两个原则，即科学原则和人文原则，医师用最有把握的、患者和家属最情愿的方式给患者以诊疗，既保证有效性，又保证安全性。医师和患者都应理解医学的局限性和风险性，误差是难免的（当然要尽量避免大的误差），治疗并不总意味着治愈某种疾病，常常是体恤、减轻痛苦。诊治过程其实是医师对另一个生命体的悉心体察和感情交流。

现代医学有时缺乏整体观念，分科过细有助于深入，也易于造成分离。高科技的现代检查技术和流程也会导致辩证统一的缺乏，活生生的人作为整体可能被分割成流水线上的一个部件。所谓科学技术的"去人性化"，临床医师心智"板结"和"沙漠化"，可能使我们变成匠人和控制仪器及操作数字报告的"纯科学家"。这当然是令人担忧并应努力避免的。况且，还有非医疗因素可能驱动技术扭曲，如政策的、商业的、功利的……更应警惕和废止。

　　医师和患者的感受和价值观是不同的，应该缩小和弥合这一沟壑。医圣希波克拉底早已明示，医术包括3个方面：疾病、患者和医师，患者必须和医师一道对付疾病。医师应该加强人文修养，所谓修行就是修心，完善自我的同时，也增长了帮助他人的能力。这种修养既包括对患者的仁爱与关怀，也包括诊治过程中的哲学理念和思维方法，要成为有品格、有能力的医师。

　　我们要始终保持敬畏之心。敬畏生命，生命属于每个人只有1次而已，弥足珍贵；敬畏患者，她们把生命交给我们，患者是医师的真正老师；敬畏医学，医学是未知数最多的浩海，是庄严神圣的事业；敬畏自然，自然不是神灵，是规律和法则，要去探索、认识和遵循。

　　临床工作中的3条基线是：心地善良，我们给患者开出的第1张处方是关爱；心路清晰，从繁杂的现象中清理出诊治方案；心灵平静，我们总会遇到各种难治的疾病，也可能遇到各种难处的患者，都应该心平气和、泰然处之、以诚相待。

　　作为信息传播载体、学术和技术交流平台、学科队伍发展建设阵地的医学科技期刊，完全应该、十分必要完成上述两项重任，发挥积极推动作用。把科学求真、艺术求美、医学求善三者结合起来，达成真善美。

　　在医师修养及医患诚信中，构建和谐关系，形成良好的执业环境和医学发展的适宜氛围，迎接《中华妇产科杂志》建刊60华诞，开创更加辉煌的新甲子。

〔原载《中华妇产科杂志》2013，48（1）：1-2〕

33. 诊断治疗的"四化"与"四学"

在诊断和治疗中，我们要推行"四化"，这就是规范化、个体化、人性化和微创化，可以认为这"四化"是临床医学的现代化。我们也应该关注"四学"，这就是人文医学、循证医学、价值医学和转化医学，可以认为这"四学"是医学发展的现代观念。

一、以规范化引领个体化、人性化和微创化

规范就是规矩，规范也可以称作指南，便是指明行动方向，乃为临床诊断与治疗的可依可行的路线。规范和指南对于保障医疗质量、维系医院管理、合理资源消费及推行卫生改革都是必要和必须的，不可各自为政、我行我素。近年，各科各专业都制定了一些常见疾病的规范、指南或诊治路径及单病种管理，重要的是要施行，并应有监督管理机制。当然，我国幅员辽阔，经济文化及卫生发展不平衡，医院条件与技术力量亦有差异，实施规范有时也难以等同划一，但规范的原则是要遵循的。先人说：以戒为师。哲学家维斯根斯坦也说：规则之后无一物。意思是说，有了规则就应照办，做任何事情均应如此。

另一个原则也非常重要，就是个体化。个体化是具体问题，具体分析，特别是临床医学，千变万化，应在规范的原则下审时度势，灵活运用，但也非随意性、自由化。规范化具有普遍性、共同性、必然性或趋同倾向，而个体化则具个别性、独立性、偶然性或趋异倾向，能将两者结合得好的才是聪明、高明的医生。在医疗过程中，规范化和个体化相辅相成，"权重"略有不同：比如在疾病的流行病学调查、筛查时，基本以规范化行事，依共同性为据；在诊治中，则以规范为主，重视个体因素的影响；而在疾病晚期，急危重及复发病例，应区别对待，以个体化处理为主。可见，辩证分析、综合全面的考虑至关重要。

人性化乃医学之本源，就是医疗活动以人为本、患者第一。包括对医学科学性和人文性的理解，对患者的人文关怀，对患者思想、感情、意愿以及家庭与社会状况的考虑和尊重，对保护（保留）器官与功能的重视等。在这一过程，医生与患者（病家）的相互尊重、对话与交流、协商与选择都是达到人性化所必需的。

微创化是现在临床医学的重要观念和原则，就是以对人体最小的创伤（无创或微创）达到最好效果的诊治目的，如用内镜手术、介入治疗或通过人体自然腔道（如女性阴道）施行操作检查和治疗。

各种内镜已经得到广泛的应用，一项调查表明，妇科内镜（腹腔镜、宫腔镜）在县级医院

可达70%的应用，地区医院及省市大医院则达80%～100%。有些医院内镜的应用占全部手术的70%左右，呈现良好的现代外科趋势。内镜手术技术及设备器械不断提高，直至达芬奇（或"机器人"手术）的应用，适宜教学、远程会诊手术等。内镜手术已成为21世纪外科医生的必备技能。

但我们在积极推行内镜手术时，仍有三点值得斟酌：①微创是一项观念、一项原则，并非仅指内镜，也并非内境手术是微创，其他就不是微创。微创的原则适合任何手术，应贯穿各种手术的全过程。②内镜手术、剖腹手术及其他入径（如妇科经阴道）手术，都是可选择的，它们相辅相成，各有所长、各有所短。我们不能要求用一种手术方式代替其他一切手术方式，也不能要求一个医生只会一种手术方式，唯有微创原则适合所有手术。③内镜手术可以达到微创，也有其局限性，还可以发生并发问题，所谓"微创变巨创"。任何时候，手术都不是技术和器械的炫耀。手术中最重要的是手术台上的患者！人文医学是医学的本源，是一项原则。人文医学重新被重视，是由于现代科学技术冲击医学，使医学与人文断裂给人震动后的醒悟。医学的本源是人文关怀，亦即善良情感与助人安危的表达，科学技术是这种表达的工具，而不是全部和替代。

二、以人文医学带动循证医学，价值医学和转化医学

人文医学的核心是人学，是以人为本，应该体现在医疗过程中，医生的主导思想、良好的医疗环境、和谐的医患关系、患者精神心理的考虑、生活质量的关注等。应避免技术与仪器成为医生与患者之间的隔阂，医生要永远走到患者床边去，医患交流的准则和伦理原则的把握也都是人文医学的重要内容。人文医学不是仅仅讲讲唐诗宋词、国学文学，而是人文思想和哲学理念，并从医学真谛去理解和实践医学。

循证医学就是以寻求证据，以证据为基础的诊断和治疗。这些证据是要进行大规模的前瞻性研究而取得，更具有客观的可靠性，而不是个人或少数人的经验。像是我们常讲的"请用证据说话"，或亦如领袖教导的"没有调查就没有发言权"。

循证医学是很不错的，但有两点尚需申明：其一，循证是为临床决策提供证据，但证据还不能代替决策，决策还要有其他的考量，如患者状况、思想意愿、医疗具体条件等。其二、临床医生的经验仍然是重要的和不可缺少的，一个掌握了证据而没有实践经验的人依然不能很好看病。循证提供的也不是万能，对于少见、罕见病例，复杂情况，个人的经验甚至起决定作用，这些经验也是一种证据。

价值医学是被规避不谈而又必须正视的严肃问题。我们不能简单理解这疾病的诊治是否有价值，或者这抢救是否有必要，应从终极关怀（不是临终关怀）的层面去认识生死、伤痛，从医学发展的阶段（或局限）去认识医学、医疗和医生。有时是治愈，常常是帮助，却总是慰藉。从社会、公众去认识医疗消费和合理应用等。生命诚可贵，生活价更高，每个生命都应该是有价值、有尊严的生活，医生和医疗只能起到有限的作用，每个医生却懂得自己的责任，并

乐此不疲。

转化医学似乎很玄，其实就是理论联系实际，就是事物的认识的过程，实践-理论-实践，如此循环之。现今的医学诠释是从临床（病床，bed）到实验室（实验台，bench）所谓"B to B"，反之依然。这种结合一直是基础与临床学家的久已有之的目标和方向，也是医学发展的必然途径。目前的发展是日趋强烈化、中心化。

转化是艰巨的，道路不平坦，中间有沟壑。从基因、蛋白质组学、干细胞、再生医学等到临床应用，岂能信手拾来，一蹴而就。就是成功的实验研究应用到临床也非易事。临床问题繁复难辨，且有社会及人的诸多因素，可是正能量，也可以是负能量。基础研究的成果有时，甚至也不能企望在短期内就立竿见影，却有推动临床医学发展的巨大潜力。

我们相信这些观念和原则是临床诊治的关键，亦即科学研究让我们知道"可以做什么"，指南规范让我们知道"应该怎样做"，临床实践让我们知道"能够怎样做"，研讨交流让我们知道"如何做得更好"。

［原载《妇产与遗传（电子版）》2013，3（1）：1-2］

34. 妇科恶性肿瘤化疗中的若干问题

化疗是妇科恶性肿瘤的主要治疗手段之一，与外科手术、放疗、生物治疗和心理治疗等措施共同构成综合治疗体系。近年来，妇科恶性肿瘤的化疗进展迅速，有诸多共识亦不乏争议，同时还面临新的问题。

一、化疗在妇科恶性肿瘤治疗中的地位

不同部位妇科恶性肿瘤的临床特点不同，化疗在其整体治疗中的地位存在差异。对于卵巢上皮性癌（卵巢癌）和输卵管癌，强调以肿瘤细胞减灭术为主的综合治疗，化疗是最重要的辅助治疗。对于广泛转移、期别较晚或巨块型肿瘤，可在手术前使用新辅助化疗（也称先期化疗）提高手术满意度。对于子宫内膜癌，1988 年以后国际妇产科联盟（FIGO）采用手术病理分期，全面分期手术的重要性大为提升，术后根据高危因素决定是否辅助放疗；但化疗是特殊类型子宫内膜癌（如子宫内膜透明细胞癌、子宫内膜浆液性乳头状癌）的重要辅助治疗，或作为晚期和复发患者的挽救治疗。子宫肉瘤的主要治疗手段是手术，仅子宫内膜间质肉瘤对化疗较为敏感。

化疗在滋养细胞肿瘤中的地位最高。多数患者通过化疗得以根治并生育后代。手术仅用于耐药性、难治性或顽固性患者。对于宫颈癌，放疗和手术是传统的治疗手段。直到 20 世纪末，化疗的价值才被认识，1999 年以后，基于铂类药物的联合放化疗取代了单纯放疗。对于局灶晚期宫颈癌，人们尝试通过新辅助化疗来提高手术的可行性，但其价值尚未确定。对于阴道癌和外阴癌，以放疗和手术为主。化疗的价值有限。

二、妇科恶性肿瘤的化疗原则和化疗途径

恶性肿瘤的治疗趋势是规范化、个体化、人性化和多元化。从妇科恶性肿瘤治疗的规范化并具体到化疗而言，强调的是化疗的总体原则，即正规、及时、足量。

所谓正规，首先是使用的化疗药物和方案要正规，避免经验性和随意性。要参考权威的肿瘤治疗指南，如美国国家癌症综合网络（NCCN）指南及中国妇科恶性肿瘤诊断与治疗规范等。其次是化疗药物和方案的用法要正规，包括用药途径、持续时间、间隔时间以及联合化疗中药物使用顺序等。

所谓及时，是指尽可能在计划的化疗时间点进行化疗。避免长时间延误，需要正确处理化

疗的不良反应并加强支持治疗。

所谓足量，一方面是指在患者能耐受的前提下，尽量使用较大剂量，通过加强支持治疗来提高患者的耐受性，而不是贸然减少剂量，以免诱发耐药。另一方面，足量还包括足够的疗程，对初治的卵巢癌、输卵管癌和特殊类型子宫内膜癌，应行 6~8 个疗程化疗。对妊娠滋养细胞肿瘤，临床治愈后还应进行 2~3 个疗程巩固化疗。

口服和静脉用药属于全身化疗，但因口服药物种类有限，静脉用药一直是妇科恶性肿瘤化疗的主要途径。鉴于卵巢癌广泛腹腔内种植的特点，腹腔化疗是其重要的化疗途径，但因存在穿刺并发症且管理相对复杂，一度不受青睐。2012 年的美国临床肿瘤学会（ASCO）年会上，来自美国的 Johns Hopkins 的报告再次强调了腹腔化疗的价值。对于巨块型宫颈癌、子宫旁有病灶的滋养细胞肿瘤和有肝转移的妇科恶性肿瘤患者，超选择性动脉插管化疗可获得较好疗效，但需要特殊设备。淋巴化疗对于腹膜后淋巴结转移患者有一定疗效，但技术要求高，推广困难。

三、妇科恶性肿瘤一线化疗方案的发展

妇科恶性肿瘤的化疗方案一直在不断演变之中。卵巢癌和输卵管癌的化疗经历了烷化剂、铂类药物和紫杉醇 3 个时期。目前的一线方案是紫杉醇联合铂类药物，包括紫杉醇+卡铂（TC）方案或紫杉醇+顺铂（TP）方案，从有效性、依从性和不良反应等方面比较，TC 方案更佳。2012 年的 ASCO 年会上，日本临床肿瘤学组报道的结果表明，TC 方案周疗的效果优于 TC 方案 3 周疗，但尚缺乏与腹腔用药的比较结果。近年来，人们还尝试将某些靶向药物加入到该方案中，以期获得额外疗效。由于 TC 方案价格昂贵，而且一些患者对紫杉醇类药物过敏，故对于无经济能力使用紫杉醇或对其过敏的患者，仍可选择传统的顺铂+环磷酰胺（PC）方案。腹腔-静脉"大联合"（顺铂+多柔比星+氟尿嘧啶+博来霉素+环磷酰胺）方案已使用多年，2006 年后出现了 TP 方案的新腹腔化疗，效果优于同方案静脉化疗，但患者耐受性较差。

卵巢恶性生殖细胞肿瘤的一线化疗方案是顺铂+长春新碱+博来霉素（PVB）方案，或者顺铂+依托泊苷+博来霉素（PEB）方案，后者逐渐成为该类肿瘤的标准化疗方案。

特殊类型子宫内膜癌的化疗采用与卵巢癌相同的方案和疗程。对于晚期或复发性子宫内膜样癌，先前采用顺铂+多柔比星或表柔比星（PA）方案，后来在该方案中加入紫杉醇（TAP）方案，疗效有所提高，但不良反应增加。近年认为，TC 方案也可作为晚期和复发性子宫内膜癌的首选化疗方案。

恶性滋养细胞肿瘤的化疗效果很好，方案基本定型，包括单用氟尿嘧啶或单用放线菌素 D 方案；氟尿嘧啶+放线菌素 D 方案，或依托泊苷+放线菌素 D 方案；氟尿嘧啶+放线菌素 D+甲氨蝶呤方案；甲氨蝶呤+放线菌素 D+依托泊苷（EMA）/长春新碱+环磷酰胺（CO）方案，以及 EMA/依托泊苷+顺铂（EP）方案。

在宫颈癌和阴道癌的放化疗中，一般使用含有铂类药物的联合化疗方案。多单用顺铂，也可用顺铂+氟尿嘧啶（PF）方案。近年也将紫杉醇作为放疗增敏剂。

四、重视对化疗药物不良反应的处理

化疗是典型的"以毒攻毒",杀灭或抑制肿瘤的同时,会对人体多个脏器产生伤害。一些恶性肿瘤患者可能并非死于肿瘤本身,而是死于化疗相关的并发症。某些不良反应(骨髓抑制和变态反应)为多种化疗药物所共有,有的则是某类药物所特有(如神经毒性、肺纤维化、心脏毒性、消化道反应等)。如何预防、减少和控制不良反应一直是重要的化疗相关问题。

1. 药物过敏　几乎所有化疗药物都可能发生输液反应和/或药物过敏。通常输液反应症状轻微,减慢用药速度或停药能缓解;而变态反应症状较重,严重者可出现心脏毒性、支气管痉挛和濒死感,减慢用药速度或停药不能缓解,需要紧急处理。紫杉醇类药物引起的输液反应,常发生于最初的几个化疗周期。铂类药物引起的则是变态反应,通常在数个化疗周期之后发生。

2012 年 NCCN 卵巢癌治疗指南中对药物过敏问题辟有专述,特别强调:化疗前医务人员应了解患者药物过敏史和症状;应该对变态反应有所准备并掌握抢救技术;化疗前和化疗中使用组胺受体阻断剂和糖皮质激素预防变态反应;化疗场所应配备心肺复苏设备和常用药物,并有简洁实用的抢救流程。

2. 骨髓抑制　所有化疗药物都有骨髓抑制的不良反应,包括红细胞减少、粒细胞减少和血小板减少,差别仅在于程度不同,轻者可影响患者的一般情况,重者导致感染性休克或致命性出血。

对红细胞减少的处理相对简单,输入新鲜全血或浓缩红细胞即能迅速提高贫血患者的携氧能力,但存在输血相关风险,近年开始使用重组人促红细胞生成素(EPO),尤其适用于化疗药物引起肾功能损害导致 EPO 分泌减少的患者。

对血小板减少的处理手段有限,对Ⅳ度血小板减少或有出血倾向的Ⅲ度血小板减少患者输入单采血小板可以救急,但效果仅维持 72 小时左右,且多次输入会产生抗体,故近年出现了重组人血小板生成素(TPO),效果尚待观察。

对粒细胞减少患者,除了进行保护隔离和有指征时使用抗生素外,恰当使用重组人粒细胞集落刺激因子(G-CSF)是为关键。G-CSF 的问世(1985 年)被认为是化疗的里程碑之一。一般认为Ⅰ度粒细胞减少不需要使用 G-CSF,Ⅲ度和Ⅳ度粒细胞减少则必须使用,但Ⅱ度粒细胞减少是否需要使用 G-CSF 呢?可以通过了解患者是否有Ⅲ度以上粒细胞减少的历史并明确患者目前所处化疗后的时间点来确定。如果Ⅱ度骨髓抑制出现在化疗停药后 2 周以内,且有Ⅲ度以上粒细胞减少历史,建议使用 G-CSF;如果是出现在化疗停药 2 周以后,且无Ⅲ度以上骨髓抑制历史,可密切观察。

3. 恶心及呕吐　化疗所致的恶心和呕吐对患者预后和生命质量的影响常被低估。实际上,呕吐不仅引起水电解质紊乱和营养障碍,还使患者对化疗产生恐惧,降低依从性。预防性使用高效镇吐药物是控制化疗后恶心和呕吐的主要措施。高选择性 5 羟色胺 3(5-HT$_3$)受体阻断剂——恩丹西酮(ondansetron)及其衍生物的问世(1987 年)被认为是继 G-CSF 之后化疗的又

一里程碑，这类药物能有效防治化疗结束 24 小时以内的急性呕吐。神经激肽 1（NK1）受体阻断剂——阿瑞吡坦（aprepitan）是另一类新型高效镇吐剂，对化疗引起的急性呕吐的镇吐作用与恩丹西酮相当，对延迟性呕吐（化疗结束 24 小时以后）的疗效更优。NCCN 和 ASCO 分别发布了镇吐药物临床应用指南并定期更新。

4. 终生剂量　很多化疗药物的不良反应具有累积效应，一旦超过某一剂量（终生剂量）即有生命危险。博来霉素能引起不可逆性肺纤维化，终生剂量为 $250mg/m^2$。多柔比星有心脏毒性，终生剂量为 $400mg/m^2$。铂类药物和紫杉醇类药物的神经毒性也有累积效应。每次化疗前应核查特殊药物的终生剂量，一旦患者出现症状，即使未达终生剂量，也要停药观察。对于某些疗效很好但有终生剂量的药物，研究者们正在试图改进剂型或增强选择性来突破这一瓶颈问题。

五、复发性妇科恶性肿瘤化疗应注意的问题

就复发性妇科恶性肿瘤化疗而言，很难做到等同化一，更需要注意个体化和人性化。在决定是否进行二线化疗方案化疗时，需要从患者的视角而不是医师的视角考虑，采用生命质量而不是治疗有效率作为结局指标。要特别关注患者的感受和治疗意愿，并兼顾卫生经济学。一般根据复发类型（包括铂类敏感型复发和耐药型复发）、无铂间期长短、先前化疗的疗效和不良反应、患者的经济状况等选择二线化疗方案，但通常没有具体的疗程数。目前常用的二线化疗药物包括拓扑替康、吉西他滨、脂质体多柔比星及多西紫杉醇等。所谓价值取向，医师与患者会有所不同，对于肿瘤治疗，医师更想减少复发和进展，而患者更想绝对的安全，减少不良反应和痛苦。

强调两点：第一，要重视生命质量，要在延长患者生命长度的同时，减少痛苦；第二，要体现价值医学，不仅仅是花费，而是患者能否真正从化疗中获得益处。所以，妇科恶性肿瘤的治疗显然不只是一个生物学问题，在评价治疗时，引入生命质量可以更加客观地描述治疗结局。2011 年的欧洲内科肿瘤学会（ESMO）年会上报道了一项大型对比研究，包括晚期乳腺癌、复发性前列腺癌等几种晚期癌，一组给予新的或强烈的化疗，另一组给予温和化疗或姑息治疗，结果发现，接受强烈化疗的患者存活期延长有限，但其生命质量评分显著降低。的确，应该重视姑息治疗或者舒缓治疗（palliative treatment），避免"生命不息，化疗不止"。很多时候，过度化疗或者无效化疗对患者的伤害比不治疗更大。

2012 年 ASCO 年会认为，对于年龄较大的复发性妇科恶性肿瘤患者，需要权衡继续化疗的利弊，并考虑成本效益；而对于年轻患者，最好的选择是进入临床试验，在得到可能的益处的同时，也为未来的肿瘤治疗提供信息。

六、存在问题及对策

概括而言，妇科恶性肿瘤的化疗领域存在或即将面临以下问题：①肿瘤初次治疗的现状仍较混乱，规范化不足。需要加强继续教育，使妇科肿瘤医师获得诊治规范的新知识。②很长一

段时间内，肿瘤化疗的耐药问题依然存在，需要深入研究耐药机制，并通过各种途径和靶点来逆转耐药。③新辅助化疗的价值需要进一步探讨。新辅助化疗可以降低巨块型卵巢癌的切除难度，即新辅助化疗改善手术质量，但不改善生存率。④复发性妇科恶性肿瘤的化疗仍然很棘手，应注意个体化和人性化，改善生命质量应该成为主要目标。⑤寻找新的化疗药物和方案仍是不懈努力的目标，不仅是常规的化疗药物，还包括靶向治疗和免疫治疗等。⑥特殊人群的化疗问题，例如在青少年女性和妊娠期妇女妇科恶性肿瘤化疗中，化疗对生长发育、生育功能的影响以及对胎儿的影响问题。⑦靶向药物应用问题，包括靶向药物如何与常规化疗药物结合，能否早期使用靶向药物，而不是仅用于复发和晚期患者。⑧利用新的基因组学检测技术［包括正在进行之中的肿瘤基因图谱（TCGA）］对肿瘤进行分子分型和分期，预测化疗效果，从而指导个体化化疗。⑨发展新的影像学技术和寻找新的生物学标志物（如循环肿瘤细胞及其表面脱落物质），更准确地评价化疗效果。

　　总之，在妇科恶性肿瘤的治疗中，要用好化疗这把双刃剑。既要利用它对恶性肿瘤的治疗作用，雪中送炭自然好，锦上添花也不错；又要减少和平衡其不良反应，要警惕画蛇添足，且不可涸泽而渔；更要注重价值医学和人文关怀，让患者从化疗中获得真正的益处，不仅活得有长度，还要有质量、有尊严。

［原载《中华妇产科杂志》2012，47（8）：561-563］

35. 精心打造 更上一层楼

辞旧迎新又一年。元旦如期而至，春节却来得早，似乎是一种急迫的召唤，催促我们加紧脚步向前。

2011年，《中华妇产科杂志》随着妇产科学的发展又有了新的进步：第6次获得中国科协"精品科技期刊"称誉；全年出版8期重点号，突出了主题；还成功地主办了子宫内膜异位症和妇科肿瘤化疗的专题学术研讨会；参加我国香港和澳门举办的国际性会议，并应邀介绍本杂志，推进国际化进程。在期刊内容的选择上以及讨论和争鸣方面做出了新的尝试，受到了读者和作者的欢迎。

在新的一年里，我们的期刊在建设和发展上，重点有以下几点举措。

一、建立网站，加快数字化出版和趋向国际化步伐

网站将使信息量更加丰富，交流传达更加快捷，覆盖面更加广泛，与读者、作者联系更加直接，学术气氛更加活跃。但作为传媒和信息载体，它和纸质刊物并不相悖而逆，而是各有所长，相辅相成。所谓多途径、高通量，给读者、作者更多的发展空间，更好地施展才能。

二、活跃版面，营建"百花齐放、百家争鸣"的学术氛围

我们已经看到去年的一些文章前加了"编者按"，有的文章附上了专家评论，都是想引起读者关注，对文章的材料与观点进行思考和讨论。这种学术争鸣的形式可以多种，命题可以多样。编者设立专题与读者发现问题相结合，有观点交叉是有益的。我们不缺乏解释者，而是缺乏提问者和质疑者。

我们也提倡短小精悍的文章，甚至报道，这在国际顶级刊物上都不乏遇见。我们当然不鄙薄有意义的基础研究，主张创见与发展，更欣赏有价值的临床报告，尤为推动两者的相互转化，使杂志成为转化医学的平台。

三、加强医学人文研究和讨论，改善观念，提高素质

从根本上讲，这应该是学术期刊的一项使命，但通常被忽略。令人感佩的是一些国际知名期刊，都没有偏废这方面内容，《英国医学杂志》不仅每期都有人文栏目文章，甚至还编撰人文专刊。目前我国医学人文研究多集中于医学院校的人文学家，应鼓励临床医学家涉足于此，

将会更接触实际，更有临床意义。医学人文涉及的问题广泛而深刻，其作用巨大而深远。去年，我在新年致辞里引用欧洲肿瘤学术会议的宗旨——"良好的科学、较好的药物、最好的实践"；今年，我要说的是"良好的知识、较好的技术、最好的观念"。这一观念，就是现代观念、哲学观念、人文观念，就是达到最好决策的观念。

为了把杂志办得更好，我们提出"五个增加"，即增加评述及专家论坛、点评（提高权威性、影响力和引用率），增加短篇论著和报道（提高作者、读者群），增加活跃的封面、版面（提高艺术性），增加病例报告和讨论（提高实践性），增加人文研究和论述，以及人物与历史介绍（提高人文观念）。

2013 年是《中华妇产科杂志》创刊 60 周年，我们将要用 1 年多的时间把本刊精心打造、更上一层楼，以绚丽之花、丰硕之果奉献给她的甲子华诞！

［原载《中华妇产科杂志》2012，47（1）：1］

36. 从易经到数字医学

数是事物的本源，世界上一切事物都是由数产生的。一切事物都有数的属性，只有将自然界的一切属性归结于数，才能理解事物本身及其与其他事物的相互关系。

一、数字或数学之美妙

数字是美妙的、深奥的；数字是有灵性的、通情达理的。数字是变化的。数字的变化就是事物的变化。以下几幅图，可见数学之可爱而有趣。

这些等式和对称令人感觉很炫，甚至不可思议，但它是规律的、"天成"的，天成者规律也。数字体现事物内在联系，也是本质的外在表达。由此，引入易经和数字医学的概念及两者之关联。

二、易经，神不神

所谓"神不神"，是指《易经》是神秘的、神奇的，但又是不神秘的、可学可用的。

我们讲到数，甚至讲到神，自然要讲到《周易》，这里的神也显然不是神秘玄虚、封建迷信的。《易经》对神的表达极为客观公允："阴阳不测谓人之神。""神"者，不过是变化无穷、难以测知的规律。《易经·说卦传》简言之"神也者，妙万物而言者也"，我们通常把"神"误解了，把《易经》误读了。于是，我们所说的神理，就是周易的核心——阴阳学说；神道，就是64卦推演规律、状态和结果；神物其实就是人自己，或人的生命本质；神机，就是生命机能、生物密码。就生命和医学而言，真是神机莫测矣！而幸运的是有古人的医学象数，今人的现代数字医学，使之可测可辨。

《易经》是几千年中国传统文化的结晶，虽然始于卜筮，但逐渐丰富、深刻，表达了东方对宇宙变化的认识及思维方法。初始的历法、完备的数术、科技的发展均导源于《易经》。任继愈先生说"一阴一阳之谓道，百姓日用而不知"。梁漱溟先生称"易经是六经之首、大道之源"（六经系指《易经》《诗》《书》《礼》《春秋》《乐经》）。可以说，《易经》是中华民族传统文化的最高典范。

《易经》对科学、文化、艺术、医学等均有深刻影响。医古字为毉，有卜筮之意，但有关病痛、治疗、养生、针石之术等在《易经》中都有记载。"剥"卦是关于病因理论的思想萌芽；"豫"卦是诊治与祛病；"萃"卦是心理学的；"艮"卦是中医养生；"咸"卦是讲针石之术。

而阴阳五行更是中医学的基础。可以认为《易经》的基本观点是"易者数也""事事皆数""极其数，遂定天下之象"（系辞）。这是极其严谨、深刻的科学之说！数学使哲学摆脱了原始宗教的束缚，把对自然作用力的神秘、玄想和随意性去掉，并把似属混乱的现象归结为一种井然有序的、可以理解的格局（这正是"数字医学"的基础和功能）。

其实，东西方的文化是相通的，包括哲学、科学与易学。老子是伟大的古代思想家、道教的始祖和易学的元老，活跃了大约公元前 6 世纪。而希腊哲学家毕达哥拉斯（公元前 570—前 495 年），亦指出"一切皆数字"，把数字当图形，他还第一个发现音阶的间隔可以用算术的比率来表示。他指出数学真理是永恒的，头脑中的数学远比现实中的完美，所有的圆的感觉是近似的，但我们心里能够理解一个真正圆的概念。

谈到西方对《易经》的理解，我们必须提到 3 位杰出哲学家，他们是莱布尼茨、康德和黑格尔。莱布尼兹从《易经》64 卦中看到二进制计数法，即阴阳演进任何数，这与计算机 0-1 二进制是相同的。连日本哲学家伍来欣也说，二元算术与易图的关系，是东西方两大文明契合点的象征（儒教对于德国政治思想的影响）。德国古典唯心主义创始人康德虽然被称为"奇尼斯堡出的中国货"，但他对于孔孟之道理解甚浅，对《易经》也轻易滑过。黑格尔似乎研究过《易经》，但好像也没有看出道道。

西方真正感受易经的价值是在 20 世纪。有意思的是丹麦科学家玻尔，其量子力学有划时代意义，他在接受诺贝尔奖时竟选择中国的太极图作为徽章图案。爱因斯坦是伟大的科学家，也是思想家，他困惑的是中国古代圣贤的哲学思想为什么没有激发现代科学技术（显然他不是社会学家）。李约瑟在《中国科学技术史》中肯定了《易经》的作用，并指出：欧洲最"现代"的自然科学理论基础是受惠于庄周、朱熹等人的。庄周、朱熹都是易学大师。

也许，易学的作用远非仅仅如此。

三、数字医学出现了

数字医学（digital medicine）作为信息技术与医学科技等多学科交叉之新兴科学兴起于 20 世纪末，是运用数字化技术解释医学现象、解决医疗问题、探讨医学机制及提高医疗临床诊治水平。其是信息科学、计算技术、网络技术的综合，使临床工作更加个体化、精确化、微创化和远程化。

数字医学可分为可视性、物理性、功能性和智能性 4 个阶段或层次，目前可能尚处于可视性和物理性。中国数字医学发展迅速，已于 2011 年 5 月成立了中华医学会数字医学分会，在妇产科学的研究和应用也初见端倪，如生理解剖、血管重建、骨盆测量、盆底损伤诊治、肿瘤诊治、手术设计与技术培训、损伤风险评估及预防等均有出色工作。图 1 可以表达数字医学的核心技术、关键技术及其发展，给我们提供了新的理念和模式以及广泛的应用前景。

我们试图将易经和数字医学联系起来。数是纽带，二进制就是关节，无论计算机的演算和数字组合与易经的爻卦和推绎，都是数字的处理（图 2），从而能达到两者的和谐统一。我们也试图将现代科学（特别是遗传学）对人体的认识与周易的古典表达做个简单的对照，居然何其相似耳（图3）。

如果将现代遗传学检查技术与古老的周易运算结合起来，也许就可以达到"3P"医学，即可以预防（prevention）、预测（prediction）和个体化（personalization）。这将是多么令人鼓舞的前景！

21世纪是生命科学的世纪，也应该是中国的世纪，是否也可以是易经的世纪呢？

四、思考与建议

1. 现代西方科学源于古希腊哲学，古希腊哲学家们最初都想摆脱神的羁绊，而后来又皈依于神的旨意。基督神学产生后，又把系统的规律推给"上帝"而注重具体的科学研究。爱因斯坦就说"上帝指明方向，我来完成细节"。于是，科学家们或科学发展荒芜了或者绕开了或者规避了本源的探索，冷落了"出路"。这是否是舍本逐末、缘木求鱼呢？

2. 周易却能从本源上探究，阐发宇宙变化理论和象数思维模式。更重要的是周易的理念是对思想家、科学家的理论思维能力和思维方法的锻炼。避免机械唯物论和以局部代替全体而缺乏辩证与分析的思想方法。医（学）易（学）是相通的，不仅在于中医，更在于医学思想和医学思维。数字医学通过"数"与易学结缘，显现事事皆数的共同的基本点。

3. 无论是易学或者数字医学都不是玄虚的、空泛的，而是实际的、实效的。诚如恩格斯所说"数和形的概念不是凭空从其他任何地方，而是从现实世界中得来的"。周易的阴-阳与二进制均可表示一切数，这种遥远的契合是"令人惊叹的神秘"（莱布尼茨语）。无论是易学或者数字医学，提供的数越多，演算越复杂，判断越精确。

4. 如何正确对待易学和现代科学的关系，如何正确构架易学和现代科学的联络，既不可盲目崇拜西方或现代医学而妄自菲薄，也不应检出几条易学与现代医学的契合而自以为是、炫耀祖宗。易经的力量在于积极分析现代科学理论。深刻挖掘中华易学精髓。将两者相互比较、印证和剖析，相互切磋、借鉴和促进。做到有所领悟、有所创获。

5. 应该避免对易经的误读和误导。"爻封卜算""封建迷信"就是误读，"上苍注定""听天由命"就是误导。数字医学也是一样，其提供了越来越多的精确信息，但"命运"安排也不全在数，判断在人。处理结果及诊治决策也不能完全依赖新技术和新信息，还有其他考量因素，特别是还有人文关怀，不可见数不见人。可谓演数彰显智慧，判处昭示人文。

6. 深刻理解易学真谛、密切结合现代科学。易经为"近取诸身，远取诸物"，意在认识宇宙和自然本体。而现代科学的趋势是信息化、数字化和生态化，更体现、更趋向将元科学、基础科学、应用科学、工程技术学以及工艺学等多学科交叉，多层渗透。

易学也与信息科学等一样，是只有起点而没有终点的，也要不断被发现、认识，被理解、应用，被推动、发展。易学和现代科学的结合可以使认识向宏观层面扩展，向微观层面深入。可以促进自然科学、社会科学和人文科学的综合融合，可以更好地挖掘中华民族传统文化宝藏。

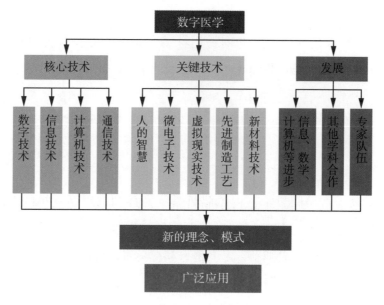

图1　数字医学

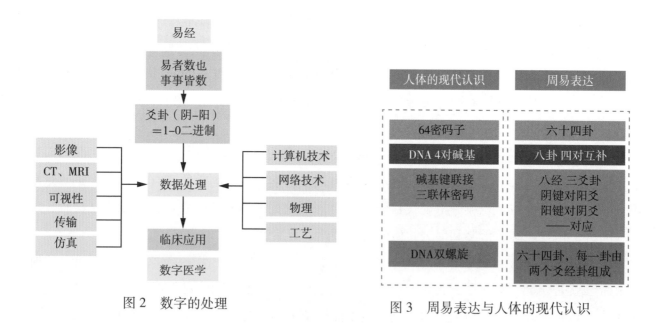

图2　数字的处理　　　　　　　　　图3　周易表达与人体的现代认识

［原载《国际妇产科学杂志》2012，39（3）：213-216］

37. 妇科恶性肿瘤诊断和治疗中的人文关怀
（采访录）

谭先杰教授： 郎大夫您好，感谢您百忙之中接受《中国实用妇科与产科杂志》的专访。随着医学模式从传统的生物医学模式向现代的生物-心理-社会医学模式转变，人文关怀在医学中的价值越来越受到重视。我们知道您在这一领域有很深造诣，您能不能先概括地谈谈什么是医学人文关怀？

郎景和院士： 所谓医学人文，就是一个医生，或者公众，怎样看待医学或医生所实行的医疗，这其中体现了对医学真谛的看法。我们说医学是人类善良和情感的一种表达，医生在行医过程中，一定要体现对患者的关怀，这种关怀就是人文性，它是对人的一种仁爱和友善的表达，这就是医学的真谛，是医学的社会责任。

诚然，医生需要通过医疗技术来完成医疗行为。但是，无论什么样的医疗技术，一定要为患者服务，而不能单纯为了医疗技术。所以我们说，医学是一门知识，是一种技术，但它绝不仅仅是知识，也绝不仅仅是技术。医生只是通过知识和技术来帮助患者，化解痛苦，去除疾病，让病人得到善良的关怀，这才是医学的目的。因此，所谓医者的人文性，实际上就是医学的人文性，即医者，仁术；仁心、仁术。

谭先杰教授： 正如您刚才所说，医者的人文性实际上就是体现医学的人文性。那么，为什么说在恶性肿瘤的诊断和治疗中，更应该强调人文关怀呢？

郎景和院士： 非常好的问题。的确，医学的人文性对于肿瘤患者来讲是最应该得到体现的。因为得了肿瘤，特别是恶性肿瘤，给患者的健康和生命带来了非常大的挑战和威胁，给患者及其家属造成了很大负担。医生在诊治中恰恰需要面对这个问题，这涉及医学的两重性，一个是科学性，一个是人文性。从科学而言，恶性肿瘤很难治，特别是晚期肿瘤，很多都是不能治愈的。同时，治疗本身，包括手术、化疗、放疗等，也会给患者带来很多痛苦。该怎样对待它呢？

从科学角度来讲，恶性肿瘤的治疗是难题。而从人文角度来讲，患者又非常需要关心、需要鼓励、需要信心。我们不可能要求患者完全乐观地对待肿瘤，但至少需要正确对待。所以我们说，对于恶性肿瘤诊治过程最需要体现人文关怀，因为既要考虑到治疗的科学性，又要考虑到医疗的人文性。如果只考虑人文性，治不好疾病，显然也不行。但是，反过来，只强调治疗，无所不用，忽略了人文性，同样不行。比如患者的心理、患者的生存质量等，都不可忽视。所以，在恶性肿瘤的诊断和治疗中，更应注重人文关怀。

谭先杰教授： 对于妇科恶性肿瘤，目前治疗手段主要包括手术、化学治疗（化疗）、放射治疗（放疗）及生物治疗等。在这些治疗中，有哪些需要特别关注的人文性内容？首先请您谈谈手术方面。

郎景和院士： 这涉及恶性肿瘤治疗中一个很重要的问题，就是早期诊断、早期治疗。早诊早治通常效果较好，无论哪种肿瘤，如果诊断很晚，治疗不及时，效果就不会很好。对于妇科恶性肿瘤，除了绒癌以外，手术多为第一选择，比如卵巢癌、宫颈癌、子宫内膜癌。所以，一定要在开始时就给患者做一个非常好的、规范的手术。我们通常说，最好的治疗，一开始就给予；一开始给予的，就应该是最好的治疗。如果能找到合适的医院，合适的手术医生，通过合适的手术方式，得到规范的手术治疗，对于患者而言，是非常幸运的。这就要求妇科肿瘤医生在手术技术方面需要不断提高，为患者提供最好的治疗。

但是，我们要辩证地看待手术在妇科恶性肿瘤治疗中的价值。举例来说，对于卵巢癌，我们通常认为手术是最重要的。所以，当年我和吴葆桢大夫在写《林巧稚妇科肿瘤学》的时候说，卵巢癌治疗的最大失误，是不做手术。而对于复发性卵巢癌，最大的失误就是贸然手术。

谭先杰教授： 除了让有手术机会的患者得到最好的、规范的手术治疗之外，您认为在妇科恶性肿瘤的化疗或放疗方面有哪些需要关注的人文性问题？

郎景和院士： 这是非常棘手的问题。无论是放疗还是化疗，对于患者而言都是非常痛苦的，特别是化疗。所谓化疗，就是用化学药物来治疗肿瘤。尽管化疗药物分为很多种，包括细胞周期特异性、周期非特异性、抗代谢药物等，但基本都具有细胞毒性作用，对患者的伤害很大，有很多不良反应。我们主张，化疗的总体原则是及时、足量、规范。但是，掌握这一总体原则的同时，还要注意患者的感受，患者的生存质量。比如，按照原则，患者可能需要很多疗程化疗，但是对具体患者，则要顾及她的不良反应。如果不良反应很严重，可能需要停止化疗。决不能"生命不息，化疗不止"，那就背离了治疗的初衷。对复发性癌的化疗问题，我认为应该强调两点：一是生存质量，要在延长患者生命的同时，减少痛苦。另一个就是价值医学，也就是说，进行干预的价值有多大。这种价值不能简单理解为花费多少钱，而是对患者到底有多少益处。

我去年（2011 年）参加欧洲肿瘤大会，其中一份报告让我很震撼。作者做了一项大组的对比研究，包括晚期乳腺癌、复发性前列腺癌等几种晚期癌。一组给予非常强烈的化疗，另一组则给予比较温和的治疗或姑息治疗。结果发现，接受强烈化疗的患者，所延长的生命，少者 6 个月，多者 18 个月。这促使人们思考，如此强烈的化疗，并不能治愈肿瘤，只延长了患者半年或者 1 年多生命，意义有多大呢？姑且不谈这半年或 1 年患者的生存质量。这种化疗的价值就值得考虑，为什么不可以让患者活得更好一些呢？

另外，尽管我们说价值医学不仅仅是考虑花费，但是也是绝对不可忽视的。因为，医疗是针对全民的。如果在一个患者身上花了很多钱，就可能损失更需要治疗的其他人的治疗资金。如果把有限的医疗资源用在更需要的、更有意义的、更多的人身上，不是更有价值吗？

谭先杰教授：目前在恶性肿瘤的治疗中普遍存在"技术至上"的观点，有的甚至和人文关怀冲突。那么，您认为如何才能化解妇科肿瘤诊治中"技术至上"与人文关怀的冲突呢？

郎景和院士：在医疗过程中，如果要平衡或者化解技术至上与人文关怀的冲突，最重要的就是要掌握医学的两重性，即医学的自然科学的科学性和社会科学的人文性。这一点，我认为医生和公众都需要理解。我们要注重生存质量，要重视价值医学和循证医学，尤其是循证医学。一种技术，一种治疗是否有用，是否有价值，不应该是一两个人的个人经验，而应该是多数人的经验，大组分析、前瞻性研究或荟萃分析都证实它是最好的治疗方案。符合循证医学、符合价值医学、注重生存质量、注重人文性、坚持科学原则及听取病家意见。如果能把这几个原则有机地结合起来，我认为所给予的治疗就是好的治疗，这样两者就没有矛盾了。

谭先杰教授：恶性肿瘤的复发仍是一个难以避免的问题，通常比初次治疗更为复杂。那么，您认为在处理复发的妇科恶性肿瘤时，应考虑哪些人文因素？

郎景和院士：复发性癌，无论是哪种妇科肿瘤，都是很难处理的问题。一定要全面评估肿瘤复发情况，尽管通常讲的评估原则是针对卵巢癌，但同样适合于其他妇科肿瘤。首先，要确定是否是复发；其次，要确定复发的部位；再次，就是分析复发类型，比如化疗敏感型、化疗耐药型、顽固型；最后，要考虑患者目前的状况、生存质量和患者的愿望。需要将这些因素结合起来，设计出一个个体化的治疗方案。

制定个体化治疗方案，要注意以下两方面问题：第一，要评估复发的肿瘤是可治愈的，还是不可治愈的？有的时候，尽管肿瘤复发，但病灶孤立，是可以切除的，这种情况就可能属于可治愈的。但有的时候，复发的肿瘤是不可能治愈的，比如广泛的肝转移或脑转移。这个时候，我们必须承认，这是不可治愈的。第二，充分评估后，再制定出合适的治疗方案。是再次手术，还是化疗，或者支持疗法。保守治疗不是贬义词，姑息治疗也不是贬义词。在英国伦敦，有三所姑息治疗医院，它不同于那种患者等待死亡来临的、弥留之际的临终关怀医院。姑息治疗医院主要给患者提供一些可接受的对症支持治疗，患者可以存活多年，包括镇痛治疗、提高生存质量，加强营养等。

因此，对于复发性的妇科恶性肿瘤，我们要根据上述原则来确定方案，而不是盲目治疗。也许我们的出发点很好，但一味对肿瘤穷追猛打，未必取胜。这不意味着我们不求上进，不意味着我们不想探索，也不意味着我们安于现状，这叫正视现实，这不违背医学继续探索和攻克难关。

谭先杰教授：当前在恶性肿瘤，尤其是复发肿瘤的治疗中，存在着一种过度治疗倾向，您如何看待这一问题？另外，您如何看待治疗无效问题？

郎景和院士：的确，恶性肿瘤的过度治疗问题是很常见的。对于恶性肿瘤，似乎我们不再打几疗程化疗，不再开一次刀，医生自己就觉得不对，就有遗憾，而且往往患者和家属也有这方面要求。首先，医生给予治疗，可能是好心，患者要求，也可以理解，但这两种因素叠加起来，就有可能形成过度治疗，后者对患者造成的损害，可能比不治疗更大。实际上，这种所谓的过度治疗，并不是江湖游医的恶意过度用药，而是善意的、好心的。再次强调，医生是好心，患者有要求，都可以理解，但结果未必好。

其次，医生应该知道，不是所有好的、全面的治疗，就一定能够得到成功的结局。反过来，不是所有没有成功的，就一定是治疗方法不对。有时候，医生费尽全力，患者不一定被治好，就可能被称为不成功。但却不能因为治疗结局不好，就说医生的治疗做得不够，做得不好。这与疾病和患者的具体情况有很大关系。一个医生只要尽力了，就问心无愧，医生有时回天乏术，对很多肿瘤目前还没有办法。就像我们对事物的认识，都有局限性，医学尤其如此。其他任何事情，包括对自然，对事物的认识都有局限性，都有不是绝对的真理的认识，那就有可能不成功。也就是说，治疗不满意、不理想，未必就是治疗有错误。

谭先杰教授：有人认为，生命应该善始善终、优生优逝，或者生命就是向死而生的。在妇科恶性肿瘤的诊治中，您如何看待这一观点？

郎景和院士：很多时候我们做医生的，不太愿意谈论死亡这一话题。因为患者是带着求生希望来的，医生也正是为患者的生而努力，所以我们一般不太讲死的事情。但是，无论是医生，还是患者，或者家属，谁都不能回避这个事实。一只脚抬起来，另一只脚就必须落下去，有生必有死。我们来自于尘土，也将回归于尘土，这是自然规律。

医生的责任是救死扶伤，所以通常不太可能用前面这个观点来安慰患者。但是医生应该知道，甚至应该也让病家知道，有的时候，谁都不能回避这一话题，到一定时候，谁都无力回天。如果这样对待生命的终结，可能就比较坦然，比较淡定。医生做起来，也就不会过于内疚，过于忏悔自己。我想写一本《医生忏悔录》，不是简单忏悔自己的过错，而是检讨自己的行医过程，哪些做得不错，哪些还有遗憾。

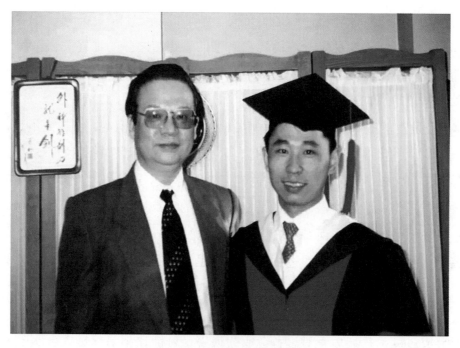

郎景和院士与谭先杰博士合影

谭先杰教授：您认为我国的妇科肿瘤医生，应该如何提高自身的人文修养？

郎景和院士：总体而言，中国的妇科肿瘤医生是很优秀的，医疗队伍整齐，技术和技能很高。如果我们能在诊治过程中注重人文关怀，在实践中提高人文修养，那就更好了。

我认为，医生的人文修养应该是这样的：怎样看待医学和医疗？怎么看待自己？怎么处理自己和患者的关系？怎么处理医生和医生的关系？医生自身的素质、品格不仅要具备技术能力，而且也应该有人格魅力。我不主张用"上帝"互相称谓，因为整个社会都是在互相服务、互相关爱的。患者是人，医生也是人，所以要一视同仁。对医生而言，课本是老师，年资高的医生是老师，但真正的老师是患者。患者是病理现象的展现者，医生的双眼只有在患者面前才能焕发智慧之光，而不是在书本上。所以，真正使医生能力提高的是患者。

我们要敬畏生命，生命属于每个人，而且只有一次。我们要敬畏患者，因为他把生命交给你。我们要敬畏医学，因为医学是一个未知数最多的"瀚海"。我们要敬畏自然，因为事物按自然规律发生发展。我们要尊重患者，因为他把生命和健康交给了我们，因为他教我们做医生。

也许我们不缺乏相应的知识和技术，或者我们太看重知识和技术，而对职业的洞察、对职业的智慧、职业的精神，显得有点空洞和苍白，所以我们要在人文修养方面进行弥补。人文修养包括很多方面，需要积累，要学点文学、艺术、哲学。

科学求真、艺术求美、医疗求善。其实医学把真、善、美都结合起来了，所以医生不容易，要学点文学、学点艺术、学点哲学。真善美是做人的追求，更是一个医生的义务。文学的情感、艺术的美感、音乐的梦幻、书画的神韵，常常会给医生疲惫的头脑及枯燥的生活带来清醒和灵性。

培根说："阅读使人充实、会谈使人敏捷、写作与笔记使人精确、文鉴使人明智、诗歌使人巧慧……数学使人精细、博物使人深沉、伦理使人庄重、逻辑与修辞使人善辩。"所以我们要学习。

科学家更多地诉诸理智，艺术家更多地倾注感情，而医生则要把热烈的感情和冷静的理智集于一身。下面这 32 个字，是费了我很多心思总结出来的。我认为，做医生要有：①仁性：仁心、仁术；爱人、爱业。②悟性：反省、思索；推论、演绎。③理性：冷静、沉稳；客观、循证。④灵性：随机、应变；技巧、创新。

谭先杰教授：除了提高个人自身人文修养外，您认为从教育或者制度层面，如何才能提高妇科恶性肿瘤处理中的人文关怀水平？

郎景和院士：从教育或者制度层面重视人文关怀非常重要，但这恰恰是一个被忽略的问题。不仅是肿瘤学及肿瘤科医生，包括其他的医学教育、毕业以后的继续医学教育，都应该加强人文教育。科学发展很快，医学技术突飞猛进，青年医生甚至年资比较高的医生，都很注重知识和技能，甚至是过于注重技能。由此，反倒忽略了医学的人文性，忽略了人文关怀，这是一个缺憾，是一件非常值得关注的事情。一个患者住进医院，他们要接受很多现代化的检查，他们感觉是在一条冰冷的流水线上。一会儿做断层扫描，一会儿超声，一会儿磁共振检查……

他们住进医院，有很多医生从他们身边走过，应该有这样的规矩：接管患者后，应该首先告诉患者，"我是负责您的医生，您是我的患者"；做手术之前，要告诉患者，"是由我来给您做手术"；手术的时候，需要先到手术室，在患者被麻醉之前，告诉患者，"我在您身边"。这种温暖、这种关怀、这种依靠、这种踏实，对患者而言，是多么的重要啊！如果我们造成了这样一种局面，一个患者不知道自己是哪位医生的患者，谁是他的主管医生都不清楚，那是多么可怕，那就是医学的沙漠化，医学的板结！这是很不对的，这就是早在100多年前，奥斯勒所说的，医学的去人道化。随着时间的推移，这种趋势可能越来越严重，很值得我们注意。

林巧稚医生曾告诫我们，医生要永远走到患者床边，做面对面的工作。只有在床边，无论是医生还是患者，才能找到自己的尊严。对于医生而言，"我是您的医生，我承担您的医疗工作"，这是很神圣的；同样是在床边，患者才知道，谁是她的主管大夫，也会感觉受到了尊重。这不是很重要的医患关系吗？

医学发展很快，所以医学特别容易过分知识化、技术化，而医学又是比其他科学、其他工作更能体现人性化的职业。因为，双方都是人，医生是人，患者是人，都是一个活的机体，都是一个有思想、感情、意愿、意识的机体。为什么不能好好交流呢？很多问题的出现，就是没有很好交流的结果，就是缺乏人性化。

谭先杰教授：的确如您所说，医学太需要人性化了。最后一个问题，您曾说过，医生给患者的第一张处方是关爱。那么，在妇科恶性肿瘤的诊治中，我们如何来解读您这句话呢？

郎景和院士：这句话的确是我说的。这句话的来源是这样的，《北京晚报》想开辟一个专栏，名字叫作《协和处方》。这题目起得不错，很有创意，本意是希望协和医院的权威专家谈谈对一些疾病的预防和治疗。北京协和医院宣传处让我来写第一张处方。我想写什么呢？如果一开始就讲子宫肌瘤、子宫内膜异位症等具体的疾病，似乎太唐突。后来我就想，作为医生，我们第一次接触患者，第一次见患者，给患者的开具的第一个处方应该是什么呢？应该是关爱！

其实，何止是妇科肿瘤，何止是肿瘤，对任何疾病来讲都应该是这样。不是吗？首先你要关爱患者，然后你才是去看病，才是去治病，而关爱本身就是最好的治疗。请记住这句话：关爱本身就是最好的治疗！

我们要尽职尽责地为患者服务，同样应该记住特鲁多的那句话：有时是治病，常常是帮助，却总是慰藉！

［原载《中国实用妇科与产科杂志》2012，28（5）：321-324］

38. 领悟医学真谛 开发职业智慧

医学作为一种人类善良情感的表达，使它成为兼具科学技术和人文思想密切结合的特殊科学；而医者则是将这种善良情感转化为救助行为的独特职业。我曾在 2006 年《大家》栏目中说过："也许佛教教人一件事，苦和苦的解除；那么，医生给人做的一件事，就是病和病的消除。"

但是，谈何容易！病的消除太难。于是，医学的真谛或医生的职责则正如特鲁多（Edward L. Trudeau，1848—1915）所言：有时是治愈，常常是帮助，却总是关爱与慰藉。而对此，无论是医者或被医者大概都认识得很不够。

"一个病，治好了，就是成功的；治不好，就是失败的"一般都会这么认为，但却有失偏颇。诚然，治好了皆大欢喜，应该说是成功的。但没有治好，其原因却是复杂的，在很大程度上是对疾病的认识不充分，治疗手段不得力，其结果不理想。这与对事物的认知与科技发展的局限性有关，在某些疑难重病或者顽疾之晚期尤为明显。尽管医疗尽力，终归回天乏术；纵然医疗无错，妙手亦难成功。所以，才有"有时是治愈"那句名言。这也并不意味我们墨守成规，不求探索，而正是总结经验教训，不断追求真理、追求发展的动力。

"把最好的医疗给病人"这句话毋庸置疑是完全正确的。我们甚至还紧随其后地说：一开始就给最好的，最好的一开始就给。问题是什么是最好的？通常的想法是最高的、最新的、最贵的，无论是仪器检查化验，还是药物及治疗手段。可是临床实践与这种常理概念并不等同一致，应该说，最有资可用的检查是最好的检查，最适宜的治疗是最好的治疗，盲目追求新、高、贵，并不可取。现在讲循证医学，讲究以证据办事；讲价值医学，讲究价值，生命是第一可宝贵的，还有医疗资源的合理应用；也讲生命质量，使病人身体与精神都得到健康与快乐，平和而减免痛苦。就是那两句话"常常是帮助，却总是关爱与慰藉"。

"技术总是最重要的"这句话不错，却也不完全对。临床医学当然是一种技术，而且是比较特殊而复杂的技术，但它又不仅仅是一种技术。由于各种科学技术的飞跃发展，极大地推动着医疗技术的进步，甚至改变了医疗的思维观念、路线方法，它提高了诊断治疗水平，却也可能模糊了疾病的图景、施治的方案，甚至医疗目的或医学本源。一方面，技术本身可能不完善、选择和使用可能不恰当，结果未必可靠和理想；另一方面，过分依赖技术，脱离临床和患者，医生的心智会"板结"和"沙漠化"。再者，成功的医疗，具体技术只占 25%，75% 是决策。而决策来自医生的观察、调查、分析判断、方案制定、设计实施等，其中个人的经验、修养，甚至思维方法与品格都具重要影响。这恰恰是容易偏废而又绝不可以偏废的。

　　因此，作为医学研究以及医疗活动，哲学理念是其基本要素，就是哲学思辨和理性决策。专业和技术学习与训练固然很重要，但人文修养和哲学理念具有根本性、终身性。如果一旦进入知识和技术的轨迹，就将自己封闭起来，何以享受科学与艺术交融的激越美妙，何以获得其相互砥砺的智慧升华？如果患者住进医院，只是像个部件在冰冷的仪器设备检查或治疗的流水线上，医患双方其至模糊了"谁是我的医生""谁是我的患者"，那是多么令人担忧的情景！又何以体现医生和患者的尊严，何以感悟行善的自豪和助人的幸福？

　　于是，我们说，只有从医学本质上修炼，才能真正提升我们医生的职业洞察力、职业精神和职业智慧。

［原载《中国实用妇科与产科杂志》2012，28（1）：1-2］

39. 渐进而立 兴旺发达
——新年致《中国实用妇科与产科杂志》

  《实用妇产科杂志》自 1985 年创刊伊始，已届 27 年，渐进而立，可喜可贺。她是中文妇产科学类核心期刊、国家科技部中国科技论文统计源期刊，不仅受国内读者喜爱，并受 27 个国家和地区的广大读者欢迎。从巴蜀走向全国、走向世界！

  我们说"风格即是人，特色即是刊"，就是说，一个人要有其风格，一个刊物要有其特色。应该说，《实用妇产科杂志》的特色是明显的，这就是立足临床，突出实用。多年来坚持不辍，且日臻完善。本刊栏目丰富、涉猎广泛，每期有相当于重点号的"专题讨论"，有论著（兼顾短篇）、讲座和综述，而循证医学是华西的强项。下面的栏目，包括临床病案讨论、技术交流、教训分析等，非常贴近临床，着眼于中、基层，成为焕发人气的旺点，可见编者之用心良苦。我们发现该刊的作者群比较广泛，这会调动妇产科同道的积极性和参与力，必能扩大读者群。读者和作者就是杂志的生命。

  期刊如林，秀木峻挺；长江滚滚，百舸争流。一个学术期刊的定位，就是立足点，就是前述的作者群、读者群。《实用妇产科杂志》的定位明确、立足稳妥。又要适应形势、更新观念，不仅强调循证，又要突出转化，将最新的科技成果引于临床中来。这让我怀念起过世不久的乔布斯的话：我们一直在使用别人的成果，使用人类已经有的经验和知识来进行发明创造是一件很了不起的事情。对于乔布斯的睿智和创造，也许我们只能望其项背，但作为杂志则应能调动我们在总结和领会知识和技术的同时，给人们以创造欲望和理念，那将是多么令人振奋的事啊！

  期刊杂志作为信息媒体和交流平台，作用十分巨大。关键是信息精准、交流快捷、互动活跃。现今世界科技发展一日千里，信息来源汹涌如潮。我们可以通过交谈、会议、报章、杂志及书著等获得，更有网络电子出版物迅速传播。在这些精彩缤纷的信息市场中，如何建立自己的阵地，不仅需要坚守，也需要改革。《实用妇产科杂志》的栏目选题和读者、作者的互动性是值得称道的，甚至还注意到人文观念的讨论，如医患交流技巧。如果将类似的讨论园地扩大开来，甚至有观点交叉、争鸣商榷，则一定会更加热烈而有益。

  期刊不是教科书，却是"流动着的讲义""变化着的参考书"。因此，定期地、适时地刊登规范、指南或者其解读是有意义的。对各种讨论、分析、报告或者论述，有针对性地发表权威专家的评论、述评等必将会提升水平，避免概念模糊，甚至误导，它同样会受到读者欢迎。尽管"经验医学"向"实验医学"转化，但临床医生的经验仍然是第一位的；尽管我们刊载了很多临床经验，但经验靠实践，经验要积累，经验更需升华。

"十年树木，百年树人"表达我们对知识传播、学术队伍建设的责任；"三十而立，四十不惑"表达我们对自己成长的掂量和信念。我们都钟爱这本杂志，感激给我们带来知识、技术，甚至职业快乐；感激让我们心智绽放的园丁，即作者、读者和编者们。

让我们一道祝愿《实用妇产科杂志》兴旺发达！

[原载《实用妇产科杂志》2012，28（1）：1]

40. 妇科癌瘤临床诊治的挑战与对策

21 世纪医学面临的主要特点是人口问题、计算机与信息的巨大影响、遗传学发展对疾病防治的作用以及健康保健体制的改革。可以估计，到 2025 年中国将有 2.74 亿 60 岁以上的老人，癌病是主要杀手，肺癌、肠癌、乳腺癌上升，发达国家宫颈癌下降，发展中国家上升。口服避孕药是否会增加乳腺癌的危险尚未证实，但对卵巢癌和子宫内膜癌发生的保护作用也已呈现。激素替代治疗（HRT）对子宫内膜癌和乳腺癌的发生危险仍需高度重视。普查的作用至少在降低宫颈癌和乳腺癌的发生率和死亡率方面成效巨大。人乳头瘤病毒（HPV）检测可以作为宫颈癌筛查的重要内容，甚至是筛查的第一步。自 2006 年开始进入了 HPV 疫苗的新时代。

妇科肿瘤治疗的现代观念是"四化"。①规范化：引入（如 FIGO、NCCN 等）并制定符合国情的规范或指南。②个体化和人性化：即根据具体情况具体分析，并注重生活质量、尊重病家意愿、缩小手术范围及保留生理、生育功能等。③微创化：内镜手术、经阴道手术、介入治疗［超声介入、放射介入、高能超声聚焦技术高能超声聚焦治疗（HIFUS）］。④多元化：多种方法、多种途径及联合治疗、支持治疗及精神心理治疗。

妇科肿瘤治疗的现代策略是"五注重"：①注重筛查。②注重癌前病变与交界性瘤的处理。③注重保留生理、生育功能。④注重难治性及复发性癌瘤的处理。⑤注重妇科肿瘤医师的人文修养和以哲学观念建立诊治决策。

一、建立适合我国国情的妇科肿瘤筛检模式

该模式应该具有以下 3 个基本要素：具有经济上的可持续性；大众可以接受；符合公平的原则。随着该模式的建立，有望在 21 世纪前期取得我国妇科肿瘤发病率的下降。

根据中国癌症研究基金会和子宫颈癌防治协作组的建议，子宫颈癌的筛查方案是：起始年龄在经济发达地区为 25~30 岁，经济欠发达地区为 35~40 岁，高危人群需适当提前；终止年龄为 > 60 岁；间隔时间 1 次/年，连续 2 次正常，延长至间隔 3 年；连续 2 次 HPV（-），延长间隔至 5~8 年。重点是高危人群筛查，而不是筛查次数。具体方案有 3 个：①最佳方案，液基细胞薄片技术（TCT）、HPV 检测。②一般方案，细胞涂片 PaP Smear、HPV 检测。③基本方案，肉眼检查，如 3%~5% 冰醋酸染色（visual inspection with acetic acid，VIA）、4%~5% 碘液染色体（visual inspection with Lugol's iodine，VILT）。亦是"即查即治"（see & treat）。

子宫内膜癌的发病率上升。北京市的一项调查表明，子宫内膜癌的发病率已经超过了宫颈

癌，且呈年轻化趋势。肥胖、高血压病、糖尿病"三联症"者系高危人群。诊断性刮宫、宫腔镜检、超声扫描观察子宫内膜是诊断方法。宫腔细胞学筛查正在试行。

卵巢癌的筛选最为困难。盆腔检查、B 超扫描、血清 CA125 检测可用作除外隐匿性卵巢癌的方法，但作为筛查尚不理想。确定高危人群是提高筛查有效性的手段，一般人群的患病风险是 1.4%；有一位一级亲属患病，其遭遇的风险是 5%；有两位一级亲属患病，其遭遇的风险是 7%；而遗传性卵巢癌综合征（HOCS）则为 50%。所以仍需探索更有效的肿瘤标志物和筛查方法。由于卵巢癌发病"二元论"的提出，人们更加注重输卵管问题、子宫内膜异位症问题等对卵巢癌发生的作用，以及预防措施。

二、癌前病变和交界性肿瘤

癌前病变是个过程，有延续时间。交界瘤是一种状态，可以持续存在。癌是否可以逆转，是否可以自行消亡，尚难估价。癌前病变和交界瘤的干预（或治疗）是防治癌瘤的重要措施（或阶段），是良好预后的关键时机。

1. 子宫颈上皮内瘤变（cervical intraepithelial neoplasia，CIN）　1967 年 Richart 提出了 CIN 概念，包括细胞不典型增生（癌变潜能、癌前病变）和原位癌（CIS）。我们提倡 CIN 的"三阶梯"诊断，即细胞学-阴道镜-组织学（C-C-H），并建议细胞学的液基化（liquid-based）、分类的 TBS 化、病毒学的 HC 化（hybrid capture）。液基细胞学、TBS 分类以及 HPV 检测是宫颈癌癌前病变的"革命性"进展。

2. 子宫交界性平滑肌瘤　在子宫平滑肌瘤中，主要有下列 3 种类型可以认为是一种交界瘤，即富于细胞型（cellular leiomyoma，CL）、奇异型（bizarre nuclei leiomyoma，BL）及核分裂活跃型（mitotically active leiomyoma，ML）。并有所谓潜能不肯定的平滑肌瘤（smooth muscle tumors of uncertain malignant potential，STUMP），即细胞异型性和核分裂 2~4/10HP；核分裂 > 15/10HP，但无细胞密集和异型性；核分裂更少，但可有坏死瘤细胞。一般情况下，可按子宫肌瘤处理，行保留子宫的肌瘤剔除术，严密观察显然是明智的。年龄大、无生育要求者应行子宫切除。

3. 子宫内膜增生　子宫内膜增生可以认为是子宫内膜癌的癌前病变，其发展成癌的危险分别是：单纯性增生（SH）为 1%~3%（平均随诊 15 年）；复合增生（CH）为 3%~4%（平均随诊 13 年）；不典型增生（AH）为 23%（平均随诊 11 年）：轻度 AH 为 15%，中度 AH 为 24%，重度 AH 为 45%。对于年轻 SH、CH 的治疗，可用促排卵药物，恢复正常月经周期。而对年轻 AH，则是如下"三部曲"：孕激素治疗（己酸孕酮 MPA 3~6 个月后诊断性刮宫）；促排卵药物（CC、HMG、FSH、GnrHa）及助孕技术（ART-COH/AIH、IVF-ET）。40 岁以下及对孕激素治疗反应佳者，常有较好效果，甚至可获成功的妊娠。年龄大、药物治疗不佳或其间组织学分级上升者，则应切除子宫。

4. 卵巢交界性肿瘤　卵巢交界性瘤的处理一直有争议，近年通过专门会议逐渐达成共识。

目前多数共识的意见是手术是最重要、最基本的治疗。对于Ⅰa期年轻、有生育渴望的患者，行患侧附件切除或剥除、腹腔冲洗液细胞学、腹膜多点活检；Ⅰa期年龄大、无生育要求及Ⅰb、Ⅰc期者施行全子宫及双附件切除（TAH+BSO）、大网膜、阑尾切除、淋巴切除术（分期手术）；而Ⅱ、Ⅲ、Ⅳ期则行肿瘤细胞减灭术。Ⅰ期不加用化疗；Ⅱ～Ⅳ期化疗与否仍有争议。有学者主张，腹膜种植、非整倍体DNA等应予化疗，但又称未显示提高生存率。晚期、手术残留、浸润种植广泛者，化疗可同上皮癌施行。

5. 子宫内膜异位症恶变和不典型子宫内膜异位症　子宫内膜异位症是妇科常见病，虽属良性病变，但颇具临床恶性行为，且有1%的恶变危险。早在1925年Sampson就提出其恶变的3项标准：①在同一卵巢中，子宫内膜异位症和癌并存。②子宫内膜异位症和癌组织学关系相类似。③除外转移恶性肿瘤。Scott（1953年）又附加一项，即有子宫内膜异位症向恶性组织的过渡形态。

1988年，La Grenade和Silverberg提出"不典型子宫内膜异位症"（aEM）的概念，即形态上以子宫内膜样腺体的异型性为主要特征。不典型增生上皮向恶性上皮移行的现象在合并子宫内膜异位症的卵巢恶性肿瘤的发生中可能起主要作用。无论从组织学或临床上都可以认为aEM是子宫内膜异位症到癌的过渡阶段或交界状态（bordeline）。临床上出现以下情况应注意恶变的可能：①卵巢内异囊肿过大，直径＞10cm或有明显增大的趋势。②绝经后又复发。③疼痛节律改变，痛经进展或呈持续性腹痛。④影像学检查发现卵巢囊肿内有实质性或乳头状结构，或病灶血流丰富。⑤血清CA125过高（＞200kU/L）。手术时要常规检查标本，必要时送检冷冻切片。

三、保留生理（PF）与生育（FF）功能

这是对癌瘤患者治疗的最具人性化及挑战性问题。对此，妇科癌症治疗的进展亦有明显的体现，如在浸润性葡萄胎及绒毛膜癌、卵巢恶性生殖细胞肿瘤、早期卵巢上皮性癌（Ⅰa期）、早期宫颈浸润癌（Ⅰa$_1$、Ⅰa$_2$、Ⅰb$_1$期）均可达到保留生理和生育功能的目的，部分早期子宫内膜样癌（Ⅰa、G$_1$期）可保留生理和生育功能，对于晚期宫颈浸润癌可保留卵巢生理功能。

1. "保守性"手术在卵巢恶性生殖细胞肿瘤（OMGCT）的可行性　①多发于年轻妇女或幼女（17～21岁）。②多为单侧（无性细胞瘤双侧发生率为10%～20%，其余均＜5%）。③对化疗高度敏感（如PVB或PEB）。④复发多不累及子宫及双侧附件。⑤切除对侧卵巢和子宫并不改善预后。⑥有较好的肿瘤标志物（如AFP对于内胚窦瘤，hCG对于原发性绒癌）。⑦未成熟畸胎瘤可向成熟逆转。

2. "保守性"手术对卵巢上皮癌则非常之谨慎，应全面具备以下条件　①患者年轻，渴望生育。②Ⅰa期。③细胞分化好（G$_1$期）。④对侧外观正常，活检阴性。⑤"高危区域"（子宫直肠窝、结肠侧沟、肠系膜、大网膜及腹膜后淋巴结）探查及活检均阴性。⑥有随诊条件。并主张完成生育后视情况再行手术切除子宫及对侧附件。

3."保守性"手术在子宫内膜癌（主要指子宫内膜样癌） Ia 期的可行性 ①发病增加及年轻化趋势（2%~14%＜40岁）。②强烈雌激素依赖性肿瘤，年轻患者对高效孕激素有较好药物反应。③Ia期、G_1、MRI除外肌层浸润。④孕激素受体（PR）表达阳性。⑤要求保留生育功能。⑥无孕激素使用禁忌证（肝功能正常）。非子宫内膜样癌应按卵巢上皮癌处理。

4. 早期子宫颈浸润癌（Ia_2、Ib_1 期）的"保守性或保留子宫"手术的划时代进展是法国Dargent 的根治性宫颈切除术（radical trachelectomy）。其可行性及适应性是：①年轻、强烈要求保留生育功能。②没有其他生育功能受损的临床证据。③Ia_2、Ib_1 期（FIG_0）。④肿瘤直径＜2cm。⑤无明显宫旁或宫体旁扩散。⑥局限于宫颈外口，未达颈管上方，未涉及内口。⑦无明显淋巴转移。⑧谨慎地选择宫颈腺癌。手术分四步：①腹腔镜盆腔淋巴结清除（laparoscopic pelvic lymphadenectomy）——第一次冷冻病理检查淋巴结（−）。②根治性子宫颈切除（tadical trachelectomy）——第二次冷冻病理检查标本切缘（−）。③子宫颈内口环扎（uterine cervical cerclage）。④缝接残余宫颈和阴道黏膜（closure of new cervical external os and vaginal mucosa）。手术几乎不增加复发机会，术后妊娠的机会可达60%。但有较高的流产率和早产率。近年的发展是可以不做宫颈内口环扎，以期增加受孕机会。此外也可以通过剖腹或腹腔镜完成上述手术。

由于微创技术的提高，妇科癌瘤，特别是子宫颈癌的广泛子宫切除及淋巴结切除、子宫内膜癌的分期手术等可以通过腹腔镜施行。保留盆腔自主神经、延长阴道的手术也都有开展，体现人性化的理念。

四、难治性与复发性癌瘤的治疗

难治性与复发性癌瘤的治疗依然是最大的难题，治疗系外科手术，内科化疗、放疗和生物治疗等的联合应用，并体现规范化和个体化两个要素。强调循证医学观念，据此建立临床实践规范（clinical practice guideline，CPG）及好的实践规范（good practice guideline，GPG），并重视生活质量和心理治疗。妇科肿瘤的问题显然不只是一个生物学的问题，因此在评价治疗时，引入生命质量的考虑可以更加客观地描述治疗结局。经济学的评价也将是一个重要的方面，经济方面的原因是可以影响患者对治疗策略的接受程度，一个有很好疗效的昂贵治疗方案并不是最佳的方案，针对患者进行心理保健和治疗，将极大改善患者的整个治疗状态。妇科肿瘤医生的治疗对象不仅是患者，还包括其配偶和孩子。一方面，年轻的妇科肿瘤医生应该在社会心理学方面得到专门的训练；另一方面，也需要心理医生进入妇科肿瘤的研究和临床工作中来。

此外，我们亦应引入"价值医学"（value based medicine）的概念。实际上，医生与患者的价值观不甚相同，对于肿瘤治疗，医生更想减少复发和进展，所谓相对危险的减少（relative risk reduction，RRR）；而患者则想没有任何不良反应和痛苦，所谓要求绝对的安全（absolute risk reduction，ARR）。两者应交流、沟通、体谅与共识，才能达到满意的治疗。

五、人文修养与诊治决策

这里涉及哲学理念与诊治决策，手术观念的变化以及医患关系与医患交流。哲学理念应寓于临床诊治之中。诊治中的正确与错误包括责任心、技术水平、临床经验、思维能力和方法，而后者便是哲学。一个完美的或成功的手术，决策占 75%，技巧占 25%。决策是思维、判断和设计。

手术观念也发生了很大变化。随着技术进步，如内镜应用、新辅助化疗、介入治疗及放化疗的开展，使手术选择、手术方式、手术范围更加人性化、个体化，以微创或尽量减少创伤为重要旨意，并作保留生理及生育功能以及生活质量的考虑，如 Dargent 手术、保留盆腔神经的根治性手术、外阴癌的"三切口"术式，以及用内镜完成恶性肿瘤手术等。

在妇科癌瘤的诊治决策中亦应注意伦理学原则，即决策应建立在尊重患者自主权、仁爱、无害、公正、诚实的基础上。同时考虑利益矛盾、职业类型、科学的尊严及荣誉与权益。在医学模式发生变革的时代，更应重视医患关系的新形势，讲究交流技巧，特别是尊重与倾听、耐心与接受、坦诚与沟通、肯定与澄清、引导与总结。在几种交谈及交往模式中，如家长做主式、知情提供式、解释指导式、协商选择式等，主张采取协商选择式。总之，21 世纪的妇科癌医生应牢记，我们在临床工作中对疾病和患者有时是治愈，常常是帮助，却总是慰藉。

［原载《中国癌症防治杂志》2012，4（1）：1-4］

41. 子宫内膜异位症研究的理论和实践：发病、诊断和治疗的"三化"

我国关于子宫内膜异位症（内异症）的基础和临床研究在最近十年有了很大进展，诚如"第四届全国子宫内膜异位症及慢性盆腔痛学术研讨会"所展现的。十年来，在《中华妇产科杂志》发表的内异症相关论文有 150 余篇，第 4 届全国内异症会议的与会代表逐渐增加，讨论的问题日渐深入，临床疗效不断提高，可以说，内异症的研究进入了一个新的阶段。

此时，我们又油然想起两位医学哲人的话："懂得了内异症，就是懂得了妇科学"；"我们要好好想一想，不是我们知道了什么，而是还有什么不知道？"

对于内异症，我们似乎知道得很不少，可不知道的更多。其中不乏一些关键问题，本文试图通过对其发病、诊断和治疗的"三化"论加以阐述，以期引起讨论。

一、内异症发病机制解释的"一元化"

1921 年，Sampson 提出的经血逆流种植学说，成为内异症发病的主导理论。近百年来，又有上皮化生学说、苗勒氏管残迹学说、免疫学说、经脉管远处转移学说、遗传学说以及有害物质致病学说等，均难臻其善。于是，1998 年在加拿大魁北克召开的国际内异症学术会议（WEC）上，提出内异症是遗传性疾病、炎症性疾病、免疫性疾病、出血引起的疾病、器官（子宫）依赖性疾病、激素（雌激素）依赖性疾病；加之内异症病变分布广泛，形态变化多样，又有腹膜型、卵巢型、深部浸润型以及其他各种部位的内异症，如何解释这些不同部位、不同类型的内异症的发生是复杂而困难的。对经血逆流种植学说的基本质疑是经血逆流，见于 90% 以上的育龄妇女，几乎是生理现象，而罹患内异症者只占 10%～15%。在科学实验探索、模型建立诠释和临床实践循证的全面研究基础上，逐渐形成了"在位内膜决定论"的"一元化"理论。

内异症患者在位内膜的生物学特质，使其具备更强的黏附、侵袭和血管生成能力，这一内在差异是内异症发生的决定因素，而激素作用、免疫反应及局部微环境等是附加因素，抑或只是继发表现，或者是影响"内膜命运"的条件，即所谓"内因是根据，外因是条件，外因通过内因而起作用"。近年来，备受关注的子宫内膜干细胞、古子宫（指内膜和内膜下肌层，由副中肾管起源）的研究又可以作为在位内膜决定论"一元化"的发展和补充。以此，不仅可以解释各种部位内异症的发生，还可以解释内异症的临床病理过程。特别应该提出的是，目前已取得的遗传学、细胞生物学、基因组学、蛋白质组学等方面的实验证据支持了"一元化"论的观念；反之，"一元化"论的观念又促进了上述各种实验研究的深入和发展。这也许是该理论的根本意义，并由此推出临床诊断与治疗的崭新思路。

二、内异症诊断的"生物学化"

目前，内异症的诊断主要有两方面：一种是无创的或非手术诊断，另一种是有创的或手术（主要是腹腔镜）诊断。依据临床症状，即疼痛（痛经、性交痛、慢性盆腔痛等）、不孕、B超检查以及血清CA125水平检测结果，通常可以做出对内异症的初步判断。腹腔镜检查被认为是内异症诊断的最佳方法，也系微创，它可以直接观察盆腹腔病变，描述病变形态（红色病变、黑色病变及白色病变）及类型（卵巢型、腹腔型、深部浸润型及其他）并行组织学取材；还可以进行临床分期、包括生育指数判定；同时还可以进行治疗和处理。但就诊断而言，上述两者均有明显的不确定性，即使腹腔镜检查仍可误诊或漏诊内异症病变，况且有隐匿的腹膜下病灶，另外，在很大程度上受到检查者的识别能力、观察的全面性及自身经验的影响；尤其是所得组织学材料经病理证实者差别很大，诊断率40%～70%，即或是腹腔镜检查也并不能得到病理学之"最后诊断"；常常是"符合内异症"或"经验性诊断"，有时会使临床医师颇费踌躇。此外，作为类肿瘤疾病的内异症有1%的恶变率（可能是低估的数字），且有所谓"不典型内异症"可能是从内异症至恶变的过渡状态或交界性瘤，也是目前诊断方法难以预测的。

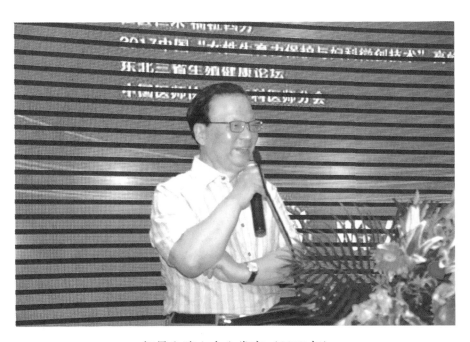

郎景和院士会上发言（2017年）

因此，寻求一个敏感性和特异性均良好的内异症分子标志物乃为必要。现今流行的血清

CA125 水平检测并不理想，特异性差，意义难以明确，只是与症状、影像学检查相结合时才可为诊断提供参考。有作者荟萃了 182 篇论著，分析了 200 种以上的"潜在生物标志物"，难分伯仲，也不尽理想。根据"在位内膜决定论"的理论，现有基于分子生物学、基因芯片及蛋白质组学等技术的内异症检测标志物。取样途径或来源可以是子宫内膜（如神经元标志物 PGP 9.5，已有实验及临床报告），或者内膜与子宫肌层交界处的干细胞或古子宫相关检测物；也可以是血清中分子生物学或干细胞标志物。作为多基因遗传病的内异症，无论是候选基因，还是全基因组筛查研究，都可以提供诊断和筛查依据。一些原癌基因、抑癌基因等的检测也有望成为内异症恶变的提示。

一个简便的、实用的内异症检测方法对流行病学调查、人群筛查及防治均有重要意义。

三、内异症治疗的"源头化"

内异症的治疗当然是去除盆腹腔、卵巢以及各部位的病灶，减轻或消除症状，即便这是必要的，但也许是"治标"之法。内异症毕竟是激素依赖性和器官依赖性疾病，而在位内膜无论在内异症发病、诊断，以及在治疗上均居重要地位。各种作用于子宫，特别是在位内膜的治疗可以称之为"源头治疗"。"源头治疗"具有根本性，具有预防性。

"源头治疗"包括：①作用于子宫内膜，改善内膜环境及治疗或预防内膜病变，如针对内膜息肉、内膜增生等，因为内异症是一种内膜病变。②通过宫内给予孕激素治疗，典型的例子是使用左炔诺酮宫内缓释系统，发挥其孕激素效应，缓解疼痛及出血，减少病变复发，也有抑制在位内膜细胞增生和促进凋亡的作用。研究也提出促性腺激素释放激素（GnRH）的第二信号系统，或称 GnRH-Ⅱ，是出现于下丘脑以外的组织和器官，如子宫内膜、卵巢等。应用GnRH 激动剂（GnRH-a）和 GnRH 阻断剂（GnRH-ant）都有明显疗效。③宫内源头治疗可改善宫内环境、内膜容受性以及免疫状况，有助于不育的治疗。④既然干细胞在内异症发生中有重要作用，对于干细胞的干预也可作为宫内治疗的主要设计，如改善微环境，减少内膜异常脱落，或者尝试干扰其分化过程等。⑤内异症是一种古子宫疾病，古子宫全层相互联系共同参与内异症的发生。所以，应重视内膜基底层和内膜下肌层，以古子宫的视角看待、干预其发展过程，也为"源头治疗"提供新尝试。

"源头治疗"的另一个重要意义在于寻求内异症的预防方法、注重高危人群、进行机体免疫调解及宫内微环境处置。"源头治疗"不排斥对已经形成的内异症病变的处理，正是"标本兼治"、相辅相成，提高防治效果。

内异症是育龄妇女的常见病、多发病，目前其发病率呈上升趋势，内异症所引起的疼痛和不育，严重影响女性的健康和生命质量。内异症病变广泛，形态多样，极具侵袭性和复发性，不仅有恶性行为且有组织学恶变倾向。内异症发病机制不清晰、诊断不确切、治疗不满意，业已成为妇产科临床与基础研究之焦点和难点。针对其中所涉及的诸多理论和实践问题的研究中，有时，我们要把问题复杂化，以探寻其细微；有时，我们要把问题简单化，以提挈其纲领。为此，作者所提出的发病、诊断和治疗的"三化"，其意在举纲张目，促进临床与基础研究，以及相互之转化。但也难免捉襟见肘，以偏概全，唯其如此，企冀催动我们的工作，把内异症研究的理论与实践提升到新的高度。

［原载《中华妇产科杂志》2011，46（11）：801-802］

42. 精心医疗实践 提高诊治水平：
妇产科的诊治陷阱和对策

在妇产科的临床诊断治疗中，从来没有完全正确的乌托邦，但是我们必须高度重视和避免诊治的陷阱，最大限度地保障患者的安全。

为什么会出现陷阱？如何避免陷入？怎样绕开误区？减少差漏、预防并发症、降低病率和死亡率、正确认识诊治中出现的问题、精心制订策略、审慎采取措施，这就是本文要阐述的内容。

一、诊治多深渊，步履如薄冰

医学有两大特点是局限性和风险性。医学是研究人类或人体自身的生命科学，而人类和/或人体的未知数最多。风险性在于临床医学是在活的人体上施行检查、诊断和治疗的，多数是有创的。诊断的风险是误漏与创伤；用药的风险是不良反应、剂量耐受差异和过敏；手术风险是麻醉、出血、损伤、感染等并发问题。医学的局限性在于认知的局限，对人体最基本认识的解剖学肇于 16 世纪；医学的局限性还在于方法的局限，100 年前没有输血、没有抗生素、没有真正的麻醉。而认知总是相对的，或者是片面的，有时是错误的，正如哲学家 Richard Rorty（1931—2007 年，美国）所说，真理不过是我们关于"什么是真的"的共识，这一共识不过是一种社会和历史的状态，而并非科学和客观的精准原貌（准确性）。因此，涉及临床诊治的误差几乎是难免的。一项调查表明，总的误诊率可达 30%，特别是在门诊，故有学者认为，不应有"门诊误诊率"一词，因为门诊只是全面检查、诊断的过程或阶段，特别是传染病、肿瘤、结核、子宫内膜异位症（内异症）等。诚然，经过入院后全面深入检查、会诊或有经验医师的处理，应使误诊率降至 10% 以下。也应强调，即便诊断不完全准确，但处理的大致方针适宜可行也是难能可贵的。

治疗策略和方法上的局限性或历史阶段性问题屡见不鲜，典型的事例是 1949 年诺贝尔生理学或医学奖获得者莫里茨（Egas Moniz，1874—1955 年，葡萄牙）提出的前额叶脑白质切除术治疗躁狂型神经病，1942—1952 年间有万余例患者接受手术后出现严重并发症，才不得不停止这种治疗。妇产科学历史上也有两个悲剧：一是孕期应用己烯雌酚造成的所生女婴后来罹患阴道腺病，或发展为阴道透明细胞癌；另一是应用沙利度胺（反应停）而致短肢畸形（海豹胎）。这些诊治在当时都被认为是合理或正确的，无人质疑，约定俗成。随着时间的推移，问题得以暴露，才发现原来的治疗方法或措施是不适宜的，甚至是错误的。也许毋需追究或难以确认谁是始作俑者，我们共同咽下这些苦果，而记得它们不可复至。诚如不去采摘美丽而又有毒的蕈类，因为曾为此付出过沉重的代价和得到过惨痛的教训。

二、重视病史询问和物理学检查，正确认识实验和技术的应用

回顾现代医学的发展和成就，可以认为，100 年以前，医学的重点是对人体的认识；100 年以来，医学的突破是对疾病的认识。近年来，有医学模式的变化，即从经验医学转为实验医学。又有两个特征突现：一是强调寻求证据，以证据行事，所谓循证医学；另一是新技术、新方法的涌现，可谓层出不穷，应接不暇。讲究循证固然是不错的，强调证据是为了更好的临床实践，决策也基于证据，但证据还不是决策，决策还要有其他的考量因素，如资源、法律、经济等社会因素，以及伦理、道德、价值等人文因素。临床经验是证据的来源，有时甚至是实践和决策唯一能够依靠的证据。一个没有临床经验的人，即使十分熟悉证据，依然没有办法给人看病。一个有证据，又有经验的人，如若不考量或忽视其他社会与人文因素，也难以达到理想的诊治效果，甚至可能出现医患纠纷。

现今，医学发展快速，技术繁复先进，却应特别重视病史询问和普通的查体，医学前辈张孝骞曾说过："事实上，50% 以上的病例能够从病史中得到初步诊断和诊断线索，30% 的病例单纯通过查体可以得到诊断，而单纯通过化验检查得到诊断的不过 20%"。正像林巧稚教授所说，"临床医师一定要走到患者床边去，做面对面的工作，单纯地或仅仅依赖检验报告做医师是危险的"。

我们要结合病史、症状、体征、查体情况，参考各种仪器检查、实验室检查（包括先进的检验方法）结果，全面分析，方可下诊断、作结论、定处理。因为辅助检查技术本身也会不完善、其认知也会不充分、对技术的认识和掌握也会不适宜。这些都可能造成误导、误治。因此，我们要正确认识、正确对待、正确理解、正确应用新技术。

三、培养正确的思维观念和思维方法，强化人文意识和哲学理念

正确的诊断和处理来源于正确的决策，正确的决策来源于正确的思维观念和思维方法。在思辨、考虑和决策时，正确的思维观念和思维方法可以避免使我们陷入误区。这些思维误区是：主观性和随意性，盲目性和偏向性，局限性和悖背性，机械性和乏辨性，纯科学性和非人文性……凡此种种，都令医师思想僵化，认识片面，发生诊治错误。

在讨论思维观念和方法时，一个重要的原则是理论联系实际，特别是青年医师要把书本上或上级医师讲述的理论知识在实践中加以印证，转化为自己的经验和技能，须知"书本上典型的描述却是临床上最不典型的"。比如常见的异位妊娠，临床表现的描述是停经、阴道流血和腹痛三大症状，但在门急诊所遇到的异位妊娠，30% 无明确停经史，10%～20% 没有明显的腹痛，阴道流血是少量的不规则的。有经验的医师要想到异位妊娠、敏锐的医师会捕捉到有意义

的病史和不典型的症状，进而做相应的检查、考虑和处理，如果只是机械地与教科书的描述"对号入座"，有人估计异位妊娠的误诊率可高达40%。

为避免临床诊治误入陷阱，必须强调医学或医疗中的人文理念，敬畏生命、敬畏医学、敬畏患者。一方面，我们深切领会到，医师有"特权"进入人体，那是神圣、庄严和要极端负责任的，现今尤其要注意现代技术投下的数字化、去感情化和离床化阴影；另一方面，医师又要善于与患者及其家属进行充分的沟通与交流，能够或善于交流是诊断、治疗及医学发展之必须，是医疗纠纷防范的关键环节，也是医德的重要体现。

四、领悟警句箴言，保障医疗安全

这里收集的警句、箴言是医学思想、医疗实践的凝炼与结晶，是用医师的心血和患者的生命浇注和铸塑的，作为本文的总结和尾声，与读者分享、共勉。其中多数是作者本人的感受和揣摩，其余均有被引之出处。

（一）医学真谛与弊端

● 医师给患者所开的第一张处方应该是关爱。

● 医学实践的弊端在于：历史洞察的贫乏，科学与人文的断裂，技术进步与人道主义的疏离。

——威廉·奥斯勒

● 临床工作的三条基线是：心地善良，心路清晰，心灵平静。

——威廉·奥斯勒

作者注：心地善良即关爱患者的职业精神，心路清晰即思维与决策的职业智慧，心灵平静即沉稳、认真与耐心的职业作风。

● 珍视自然的每一种状态，是尊重科学，是客观地看待科学。科学不是万能的。认识无限，而我们认知的程度和探索的范围总是十分有限的。

● 患者是医师真心的老师！我们在临床工作中总是如临深渊，如履薄冰。

——张孝骞

作者注：我们要敬畏生命：生命属于每个人，只有一次而已；敬畏患者：患者把生命交给你，所以患者是你的老师；敬畏医学：医学是未知数最多的瀚海，要穷其一生去探索。

● 医师是在拯救病患中磨炼自己灵魂的高尚职业，包括各种难治的病，各种难处的人。

● 避免仪器检查把医师与患者隔离开来，避免临床医师的"离床化"倾向，这在正确处理疑难病例中尤为重要。

● 患者该多么需要睿智的医学体恤者，有时是治愈，常常是帮助，却总是慰藉；患者该多么需要理解贫困的医学和乏术、无力的医师。

● 我们都有保存生命的期望和乐趣，但我们都需要理解、耐心和安静。

● 也许我们不缺乏相应的知识和技术，或者我们太看重知识和技术了，而职业洞察、职业智慧和职业精神则相形见绌或者空洞而苍白。

● 医师同行之间，无论院内外、上下级，也要相互尊重。

● 尊重别人，也是尊重自己，尊重实际。相互指责就是相互拆台。尊重别人不意味着为谁隐瞒缺陷，而是为了更好地弥补缺陷。

● 原谅别人的愚钝和过失，欣赏别人的智慧和成功。

（二）思维观念与误区

● 也许不是我们学习的少，而是实践的不够；也许不是我们实践的少，而是思索的不够；也许不是我们记忆的少，而是忘却的多。

● 技术是要有人来认识和掌握的。无论技术如何先进、如何完美、如何高超，如果对其理解有限、认识偏颇、掌握不当，依然不能体现其先进、完美和高超，甚至滑向其反面。

● 有时，要把问题复杂化，以探寻其细微；有时，要把问题简单化，以提挈其纲领。

● 没有失误也可能失败，没有失误并不意味着成功。没有错误就等于完美无缺？何况不犯错误的医师是从来没有的。

● 对有些"病"没有必要采取什么方法去治疗；没有确凿的证据说明什么方法有效；也许不治疗比用什么方法去治疗更好；也许最好的方法是不去治疗。

● 一个成功的手术，决策占75%，技巧占25%。临床决策的基本原则是：①充分的事实和证据。②周密的设计和方案。③审慎的实施和操作。④灵活的应急和应变。⑤全面的考量和考虑。

● 我们应该做到有100%的适应证而实施手术，事实上，术前正确诊断能达到70%就属于上乘。

● 好的外科医师相信他所看见的，差的外科医师看见他所相信的。

——佚名

● "专家就是对一般人所知者知之甚少，而对一般人所不知者知之甚多的人"。对于医师，应该当专家，但首先要有多学科或多亚专业的全面深厚根底，才会有发展。不要过早地进入一个狭小的领域；不要急于做专家，做专家的机会很多，做专家的路很长。

● 当我们的缺点不暴露时，我们很容易忘记它们。

—— （法）拉罗什富科

（三）实践箴言与陷阱

● 外科手术，一半是技术，一半是艺术。只有技术，没有艺术，手术难以尽善尽美；只有艺术，没有技术，手术又不能成功。而统帅技术和艺术的是哲学，没有哲学，手术便失去了方向，没了灵气。

● 破坏是单纯的，而建设是各种各样的，而且是复杂的……

● 仅仅说某种疾患适合某种手术，是不够的，因为这里忽略了两个人：医师和患者。应该是这个患者及其所患的疾病适合某种手术，还有施行这一手术的医师。这四项因素完全符合，才是最适宜的选择。

● 微创不仅仅是一种方式，而是一种观念，一项原则。所谓"微创"也可以变成"巨创"。经剖腹、经阴道与经腹腔镜三种方式应该扬长避短、相辅相成。一个医师应该掌握各种手术方式，又善于形成自己的特长。

● 我们都想把工作做好，当我们工作做得非常多的时候，我们所遇到的危险就像工作做得非常少的时候一样多了。

——佚名

● 在犁过并收获后的马铃薯地里，我们总可以挖出遗留的马铃薯（用农夫的话借喻子宫多发性子宫肌瘤剔除术）。

● 成熟的外科医师知道什么时机应该手术，什么情况要扩大手术范围，什么时候适可而止。只有辩证，才能应付裕如，游刃有余。

● 为了半打纯属良性的肿瘤而切除年轻妇女的子宫，不啻一次外科手术的彻底失败。

——（英）邦尼

● 我们不能，也不应该用一种方式完成所有的妇科手术；不能，也不应该要求所有的妇科医师用一种方式施行任何手术。

● 不论过去，抑或现代及将来，不论年轻医师，抑或比较有经验的医师，甚至外科技术专家，都有不同遭遇危险的机会，或者会遭遇不同的危险。

● 十年磨一剑，百岁难成仙。

● 如果说，外科解剖刀就是剑，那么外科医师就要把自己的生命精华都调动起来，倾力锻造，像干将、莫邪一样，把自己炼就和熔铸进剑中……

[原载《中华妇产科杂志》2011，46（10）：736-738]

43. 盆腔器官脱垂治疗应重视的几个问题

盆腔器官脱垂（pelvic organ prolapse，POP），这类影响患者生命质量的非致命性疾病，主要表现为子宫脱垂、阴道前后壁脱垂、子宫切除术后的阴道穹隆脱垂。给患者日常生活和工作带来了极大的影响和精神上的负担，也给医疗和社会经济带来负担。随着对 POP 发病机制认识的深入，各种新的盆底重建手术发展很快，已成为妇科医师关注的热点。中国妇科泌尿学和盆底重建外科起步较晚，但发展迅速。诚然，接受新观念，掌握新技术是令人欣喜的现象，但目前在中国，盆底重建手术的网片应用有一定程度扩大化的误区，POP 处理上存在过度和不足的问题，宜提出供同道们商榷。

一、目前国际妇科泌尿学领域明确的 POP 处理原则

2007 年，美国妇产科学院（ACOG）制定了 POP 临床实践指南，并在 2009 年重申了这一指南，也得到了国际妇科泌尿协会（IUGA）的认同和推广。针对目前国内的部分认识分歧和误区，摘选部分指南内容如下。

子宫切除术是子宫脱垂或子宫阴道脱垂的常规手术方式。因子宫在脱垂时的"被动"地位，单纯子宫切除术或子宫切除加阴道前后壁修补术并不能很好地解决顶端的支持缺陷问题，故术后复发率，尤其是顶端脱垂的复发率高。子宫脱垂切除子宫时，应关注子宫切除后阴道顶端的支持重建。有效的、加强顶端支持的手术方式包括经腹或腹腔镜下的骶骨阴道固定术、利用盆腔结构（骶棘韧带、子宫骶骨韧带、髂尾肌筋膜或坐骨棘筋膜）行经阴道悬吊固定术，加用网片的重建手术对盆底结构的解剖支持有效。保留子宫的盆底重建手术是可行的。可见，在盆底重建手术时是否切除子宫尚无明确定论，应根据子宫脱垂程度、宫颈长度和年龄等因素进行个体化处理。

子宫固定术一般不采用腹壁作为支撑部位，这种方法容易出现术后中后盆腔新发脱垂问题，特别是肠疝（这基于有限的和不一致的科学证据，为 B 级证据）。另外，采用腹壁为支撑点的盆底重建手术，术后阴道不符合生理轴向，进而可影响阴道功能。子宫圆韧带悬吊术对治疗子宫脱垂和阴道前后壁脱垂是无效的（这基于有限的和不一致的科学证据，为 B 级证据）。脱垂的特征性表现为阴道膨出或有突出物，在脱垂治疗后，其他盆腔症状不能肯定得到缓解（这基于好的和一致的科学证据，为 A 级证据）。

二、重视 POP 治疗前的评估

一个或多个盆腔组织器官下降即为 POP，包括宫颈、阴道顶端、阴道前壁（包括膀胱及膀胱膨出）、阴道后壁（包括直肠及直肠膨出）、腹膜腔（小肠及肠疝）。但是，对于构成临床意义的脱垂的定义仍难以界定，存在多种标准，现尚无公认的、令人满意的统一标准。但在手术治疗中，全球范围内目前采用最多的方法为 Bump 提出的 POP 定量（POP-Q）分度法的诊断标准。如果采用 POP-Q 定义脱垂，则几乎一半的经产妇会确诊为脱垂，但其中的大多数并无临床表现。一般不以 POP-Q 作为脱垂是否应该手术治疗的诊断标准。目前，较为公认的 POP 定义是 2001 年美国国立卫生研究院（NIH）提出的标准，POP 为任何阴道节段的前缘达到或超过处女膜缘外 1cm 以上的状态。POP-Q 分度法对于临床医师来说可能略显复杂一些，但对脱垂疾病的手术治疗最好应该熟悉和掌握 POP-Q 分度法，在近十年的 POP 手术治疗文献报道中应用最多的就是该分度法。相比既往的评分系统，POP-Q 分度法的主要优点是技术的标准化，其评估了膨出累及的所有阴道部位（而不仅仅是膨出最严重的部位）。但 POP-Q 分度只能表明解剖位置，并不包括 POP 对泌尿道、肠道和阴道功能的影响情况，故在 POP 这类疾病的治疗前还应同时进行泌尿道、肠道和阴道的功能评价。

脱垂疾病最具特征性的表现为患者可以看见或感到有膨大的组织器官脱出阴道口；而脱垂引发的排尿症状、排便症状和阴道性功能影响等相关症状，即使手术治疗后达到理想的解剖复位，仍可能不能很好地解决相关问题，甚至可能加重相关症状；对于非特异性的临床症状如下腹坠胀或后背痛，脱垂的手术治疗更不一定完全消除或减轻。这一点应被医师铭记在心，并充分告之患者及家属。

所以，在临床处理上需要全面评估每个患者的具体情况，以确定脱垂程度和症状严重程度之间的相关性。不同部位 POP 在症状上可能没有特异性的差别，但通过症状可以很好地反映脱垂程度。应该注意问及患者是否注意过阴道口有胀满感或有东西脱出的感觉。通常当脱垂器官在处女膜以上时，患者意识不到有东西脱出阴道口，但她们可能有盆腔压迫或坠胀的感觉。尽管盆腔痛和腰骶部痛被归为脱垂的伴随症状，但对此异议较多。多数患者不会主动提供相关信息，所以应特别收集与膀胱、直肠和性功能有关的症状。研究发现，Ⅲ度或Ⅳ度阴道前壁脱垂的患者发生尿道梗阻的概率为 58%，而Ⅰ度和Ⅱ度患者为 0.4%；性功能在大多数脱垂患者中都会受到不良的影响，所以性生活情况是对脱垂患者应该包括的评估内容。

三、人工合成网片在盆底修复中的过度应用问题

随着临床应用解剖研究的发展、手术器械的改进以及修补材料的发明和应用，盆底修补和重建手术有了突破性的进展。目前，已涌现出许多盆底重建手术方式，植入人工合成网片的盆底重建手术的治疗效果较传统手术明显提高。这类新手术本身，也尚属"年轻"阶段，植入网片有引发的侵蚀、暴露、感染及对性功能的影响等并发症，甚至有肠管、膀胱及血管损伤的并

发症。美国食品药品管理局（FDA）在 3 年中收到超过 1000 例来自 9 个厂商关于在治疗 POP 及压力性尿失禁手术放置网片后出现相关并发症的不良事件报告。针对上述多种并发症的处理包括额外的取出网片的外科处理、静脉输注药物、输血以及脓肿与血肿的切开引流处理。美国 FDA 为此专门对妇科医师发布了通告，以期引起全球的妇科泌尿医师的重视；在专业会议上，网片的应用和选择也已成为讨论的热点问题。

在中国，应用人工合成网片的手术更是发展迅速，存在着手术适应证扩大和手术技术不到位的问题。因此，处理 POP 的妇科医师应掌握盆底解剖知识，接受关于各种盆底重建技术的专业培训，充分了解各种盆底修复手术的原理和适应证，为患者选择合适的手术方式。一般，POP 使用人工合成网片的适应证为重度初治的 POP 及复发性 POP。对于阴道内大面积放置人工合成网片的盆底重建手术对性生活的影响，目前尚无循证医学结论，故对年轻、性生活活跃的患者，选择应慎而又慎。

在临床具体处理上还应高度警惕其关并发症，注意在操作中使用穿刺工具放置人工合成网片而引发的肠管、膀胱及血管的损伤性并发症，谨慎对待患者由于使用人工合成网片而出现的网片侵蚀、暴露和感染等不良事件。应告知患者及家属，人工合成网片的置入是永久性的，一旦出现与人工合成网片相关的并发症，可能需要额外的外科处理，且无法确定是否能消除该并发症。还应告知患者及家属可能存在的潜在的严重并发症及其对生命质量的影响，尤其是性生活质量。盆底重建手术是改善生命质量的手术，仅手术后解剖恢复并不意味着达到改善生命质量的目的，解剖和功能恢复方为理想的手术目的，但功能恢复的难度和个体差异极大，所以术前谈话和充分沟通非常重要，应与患者和家属共同决策手术方式。

四、无症状 POP 的过度治疗问题

POP 属于非致命性疾病，对每个患者的生命质量影响也不尽相同，有些患者甚至已达 POP-Q Ⅲ度也无自觉症状。对于有症状的重度脱垂患者，手术治疗可有良好的预后；而对于无症状者则不主张积极的外科手术治疗。部分无症状的脱垂患者常担心脱垂会进一步加重，希望通过手术来预防病程进展，但在 POP 疾病处理上不能为"防患未然"而行手术治疗，因为目前尚无循证医学证据表明对于早期或轻度的无症状脱垂患者实施手术治疗能够改善预后，所有手术都要承受风险，而且，对于无症状脱垂患者术后可能会出现新的或不同的症状。

多数Ⅰ度和Ⅱ度脱垂的患者是没有临床症状的，在中国，许多医院对这类患者的处理是手术治疗。而对这类患者的处理，ACOG 制订的 POP 临床实践指南建议为，充分解释，消除患者的恐惧，让患者更好地了解自己 POP 的真实情况。对无症状的Ⅰ度和Ⅱ度脱垂可观察随诊，或采用非手术治疗，如子宫托治疗，不宜立即行手术治疗。应告知无症状或症状轻微的患者，只有在症状需要治疗时，即患者可以看见或感到有膨大的组织器官脱出阴道口，再采取治疗措施才是合适的处理。对无症状的Ⅰ度和Ⅱ度脱垂治疗措施还应包括：①确保足够的水分摄入。②在规律的间隔时间内排尿。③避免摄入咖啡因、酒精或者高酸度的食物和饮料。④评价排便

习惯，应避免用力排便，鼓励足够的纤维摄入。⑤限制负重或用力，避免身体超重，治疗引发腹腔压力增加的慢性便秘和慢性阻塞性肺疾病等疾病。⑥戒烟。吸烟可能与相对低雌激素血症、神经肌肉功能的化学毒性或者与慢性咳嗽有关，所以戒烟对无症状 POP 有益。⑦盆底肌肉锻炼和有氧体育锻炼，加强薄弱的盆底肌肉张力，对无症状 POP 有预防加重的治疗作用。这些也是符合健康生活方式的一般建议，虽然尚未证实对治疗及预防脱垂有明显效果，但作为一般健康指导是合适和科学的。

[原载《中华妇产科杂志》2011，46（8）：561-563]

44. 关于述评的评述

述评（commentary）是对某个重要问题，或新问题、新进展、新技术、新方法、新成果的评述，当然也可以是经典或传统问题的争论、深化或革新观念，以及新视角的论证。它包括临床与基础研究、疾病发生机制、诊断、处理及预防，以及相关学科与相关技术等。近年出现的诸多新名词、新定义、新分类、新规范等的评价与解说也是述评的内容。述评是对问题的宏观的、深层次的、全方位的认识，具有权威性、导向性，可以认为是署名的类"社论（editorial）"文章（虽然文责自负），通常应该由这方面的权威专家撰写。

一、《中华妇产科杂志》杂志述评的状况

据统计，《中华妇产科杂志》1990—2009 年共发表述评 120 篇，作者 80 人。论述了妇产科学临床的诸多方面，也有关于基础研究、病理、医学统计、计算机应用等的专论。每年 6~8 篇，不算多（1990 年、1991 年无述评），每位作者撰写 1~2 篇。纵观我们的述评：①范围比较广泛，也有一定深度，观念也新颖，有学科进展，也涉猎边缘学科和交叉学科。②选题适宜，抓住了关键，包括热点、新点、重点及要点问题，也有些冷点问题。③阐述较清晰，观点也明确。

问题是：①述评数量不够多，每年 6~8 篇，如果每期能有 1~2 篇述评，会增加杂志的吸引力和学术分量，这可以从国际权威杂志中得到借鉴。②叙述及复习文献多（像是综述），而评述及导向性观点少，这可能是述评和综述的根本差别。③论述、文字及体例等也不够清晰，虽然述评没有明确的体例要求，但应该与综述、论著等有所不同，值得品评、商榷。

关于撰写述评的论述很少，笔者根据阅读、撰写的经验提出一些看法与意见，不仅是为撰写者，也是为广大读者提供讨论，即如何看待述评、如何撰写述评，也是期刊建设与学术交流不可忽视的问题。

二、述评要体现最新进展、最新观念

述评应将学科的最新进展、最新观念及时准确地展现给读者，并且有作者富于见地的评述，这是述评最鲜明的特点和功用。

如秦伯益院士在题为"二十一世纪初医学科学发展的断想"一文中，首先提出疾病对人类生存的威胁依然严重，现在已进入"现代病""精神性疾病"时代。而人类对付疾病的手段必须提高，从"人人享受卫生保健"到"健康的完满状态"，要有知识的积累，学科合作与交叉，

社会进步和人才战略。可以看出，论述的不仅是医学，而且有科学、文化与社会，观念拔擢全新、论断高屋建瓴，给人以启迪与深思。

本杂志关于骨质疏松症在 1997 年、1999 年、2005 年连续有述评发表，且为同一作者，表达了对该问题的研究、防治的发展，展示了学科前进的轨迹和方向。类似的还有内镜手术、宫颈癌防治、子宫内膜异位症、妊娠期高血压疾病、卵巢癌、分娩镇痛、习惯性流产、女性盆底重建等，都有不止一篇的述评。老题目可以做新文章，提新观念，不重复老调，不炒冷饭。此间，也出现了一些崭新的题目，如蛋白质组学、胎儿学、肿瘤标志物、计算机应用以及统计学处理等问题，都颇受读者青睐。

三、述评要宏观、要有高度

述评虽然通常只阐述 1 个或几个问题，但不能囿于狭窄视角，应在一定高度鸟瞰该领域的问题，所谓有高度、有视野，不能管中窥豹，或只见树木不见森林。

著名临床解剖学家钟世镇院士著文"临床解剖学是外科学的重要基础"，阐述了解剖学的发展和新的分野，特别提出 20 世纪后解剖学的主要进展和任务。他指出临床解剖学能为外科学高层次人才培养创建新的模式，以及"虚拟人体解剖学"的应运而生。他站在统领解剖学的层次上，还告诫我们要珍惜传统特色，包括尸体解剖的价值，也中肯地指出临床解剖学存在的问题。这样的述评有权威性的指导意义和实践价值。

近年，本杂志发表的关于妊娠期高血压疾病的述评，包括专论"几个问题"，从实验到应用，从基础到临床，包括血管活性、纤溶系统、脂代谢、免疫与生化等，也强调了转化医学的作用。类似的论题有习惯性流产的免疫学研究，提高了临床诊治水平。子宫内膜异位症发病的"在位内膜决定论"对于诊断与治疗有新的促进作用，如开发内膜检查诊断及宫腔内膜的"源头治疗"。

四、述评要突出重点、突出观点

述评是专论，不可能面面俱到，要突出重点，特别是要凸显作者的观点。

如关于"卵巢癌化疗的现代趋向"，把方案选择、原则、途径及监测等，都一一明确阐明，给人以清晰的观念和方法。关于"复发性卵巢癌的处理"是依据一次"南宁会议"的专题讨论后拟就的，总结出"三定"的观点，即定性（是否为复发、复发的判定和标准）、定位（即确定复发部位、多发散在抑或单发孤立）、定型（对化疗，特别是铂类敏感型还是耐药型）。后来又补充"定法"，即处理方法。这些论述文题醒目，论点集中，文字简明，观点明确。

这里我们还可以引述一篇整形外科医师为妇科医师撰写的关于"伤口愈合及皮瓣技术的妇科应用"的述评。作者首先阐述了伤口愈合的分期、一般的影响因素（全身、局部及其他），也讲了各种皮瓣移植（会阴区、大腿区、全层皮瓣等）。这是面向妇科手术医师的，却也突出重点和要点；但仍嫌烦琐，技术过于细腻了，因为毕竟有些操作并不要我们去实施。

五、述评要叙述、更要评论

这是好的述评最精彩的闪光，也是很多述评最明显的缺憾，使述评变成了普通文献复习或综述。

我们欣赏一下著名外科学家黄筵庭教授所写的"关于外科临床决策问题"：提出外科决策的意义［形成诊治设计决策树（decision making tree）］，进而深入到决策思维，又谈如何进行决策思维，规避误区，如经常犯的盲目性、局限性和惰性等。其中的每一部分都有经验、有陈述，更有评论，有极强的指导性。而且论述全面，丝环紧扣，严谨中肯，有极强的说服力。后来竟成为一部专著，可见述评的作用。

因此，在述评中的叙述不宜过多、过繁、过细，要简明、提炼。叙述是阐明材料，目的是评论观点，既有材料、有观点，并突出观点。述评又不是问题的争论铺摆，可以有观点交叉，但更应该有作者鲜明的观点（或倾向），至少是当前的主流观点。述评的撰写更提倡段落要分明，文字要简约。可以夹叙夹议，也可以在段尾或文末"亮结论"；既可以是剔透的闪光镶嵌，也可以是最后的画龙点睛。关于参考文献当然要有出处，但每个杂志要求不同，有的需要列出，有的则可免去。

综上所述，写好述评可以概括以下几条要素：看清学科发展，把握时代脉搏；善于瞄准目标，善于抓住关键；充分掌握材料，明确作者观点；叙述层次分明，评论简约练达；切忌类同综述，突出有述有评。

述评难写，述评好看。有价值的述评会受到关注，多被引用，如本杂志发表的"子宫内膜异位症的研究与设想""子宫颈上皮内瘤变的诊断与治疗"，都是高被引的述评，而且被列入中国科学技术信息研究所颁布的全国5000多种科技期刊第一届中国百篇最具影响优秀国内学术论文。期望资深医师写出更多更好的述评，年轻医师关心述评、学习述评，不断提高我们的学术水平和期刊质量。

［原载《中华妇产科杂志》2011，46（6）：416-417］

45. 妇产科学的解剖绘图

这也许是尚无人涉猎的主题，但却是与我们日常的医疗工作密不可分的问题。诊断与治疗离不开解剖学的观念和知识，可是我们却常常忽略表达解剖的绘图以及它的作用和技法。学习、应用解剖绘图是一种科学与艺术结合的体验和实践。

一、解剖与绘图的联系及解剖绘图的意义

解剖学与生理学、病理学一样是医学的主要基础学科之一，解剖学更是外科手术的基础。与临床密切相关的解剖学有应用解剖或临床解剖。给医师展现的解剖是手术现场、尸体解剖、图谱及各种影视图像，甚至包括三维透视、数字化模拟人体。

外科医师通过各种解剖概念、图像以及临床实践，以娴熟的解剖、灵巧的技术施行外科手术。而如何表达术前检查与诊断、术中发现与处理，除了文字描述，还应该有绘图说明，后者却不是每位外科医师都能胜任且能愉快、漂亮地完成的。令人遗憾的是，从医学院校到毕业后的医学继续教育中，都没有医学绘图法的教授，这使多数医师缺憾于此。

应该说，解剖学使医学与艺术紧密联系起来，解剖学是人体美术（绘画、雕塑等）的基础，天才的达·芬奇曾靠烛光照明解剖了 30 多具尸体，绘制了 1000 多幅解剖图；但真正的解剖学之父是安德鲁斯·维萨里（1514—1563 年）。1543 年，年仅 29 岁的安德鲁斯·维萨里就完成了他的不朽著作——《人体的结构》（图 1）。中医王清任也突破传统观念的束缚，进行尸体解剖，提出对脏腑的新认识，著有《医林改错》。

也可以说，外科医师实际上是在活的机体上完成艺术作品，所以，完成手术绘图甚至与施行手术一样重要。外科医师所绘制的解剖图是手术技术和外科实践不可相悖的规范，应是外科医师的基本功之一。这是因为①绘图能准确、明了地表示病变和手术状况，尤其是语言难以表述的时候；②绘图表达了外科医师的解剖概念和精确技术；③绘图是形象思维的最好训练和表现。

医师描绘检查诊断和治疗手术的另一方面是便于清晰、明了地向患者解说诊断和处理，有利于患者的理解

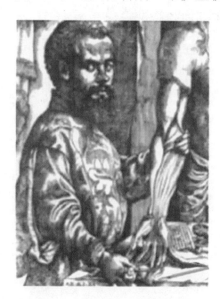

图 1　安德鲁斯·维萨里

和医患交流与沟通。有的医院有印制好的简图（图2）或医师当时勾画图解，都是明智之举。

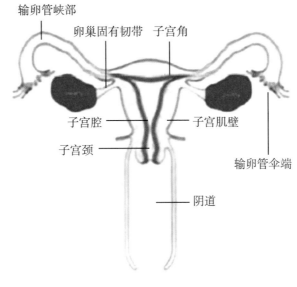

图2　门诊体检便笺

作为一种训练和基本功，我们有着普遍的缺憾。有的留日学者发现，在病历上画插图成为日本一些医院的传统（进而成为一种要求）。但其医学院里也并没开设绘图课程，乃为传统或向上级医师学习之结果，或自己练习、自学成材，可见推行解剖绘图之重要和必要了。

二、解剖绘图的学习与训练

若想画好图解，其要求有：①清楚的解剖概念；②形象的表达习惯；③基本的绘图技法。如何养成习惯并掌握技法，有个培养和学习过程，我们可以将这个过程叫作"绘图4阶段"，即想、看、摹、画。

第一是想，要勤于实践，善于思索。"日间练武"（开刀手术），"夜间习文"（读书反思）。要"一日三省其身"，乃为修养，对一天手术解剖、外科过程进行回顾、"反刍"，总结分析，是技术推敲，也是艺术锤炼，这其实也是逻辑思维与形象思维的脑力锻铸与淬火。

第二是看，主要是做手术、看手术，学习解剖、熟悉解剖、掌握解剖。特别是年轻医师看手术主要是看解剖，其次是基本技术操作，再次是某种术式的过程。另一个重要的习惯是看解剖图谱，一个外科医师的案头、枕边应该有几本解剖书，包括系统解剖、局部解剖、手术图谱等，可以有各种版本，对照补充。无论多么资深的医师都不应不屑于此，年轻医师乃为必备。手术是有血的解剖，图谱是无血的解剖，所以手术与图谱也要对照补充，最后形成自己头脑中的解剖，日积月累，终成"雕刻"而不磨灭，也变成了绘画的模板。

另外，要留意、要观察、要琢磨的是绘画艺术作品（图3），可以体察艺术意境，提高欣赏能力，是艺术熏陶，是绘画基础。

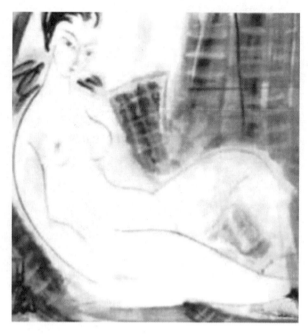

图 3　林风眠的画作

第三是摹，即掌握基本画法，临摹描绘。以解剖图谱或手术图谱为蓝本，以线条图为基本技法进行临摹练习，也可以根据手术观察体验，形成自己的构思。要让临摹绘图有真实感，要以线条示意有美术感，两者兼具是临摹的要义。

第四是画，解剖画熟了，变化应对了，画法掌握了，表达裕如，就可逐渐驾轻就熟，信手拈来，下笔如有神。实际上，描画成了，表达明白了，也就足够了。如能有创造，更艺术、更美妙，岂不更好！

三、妇产科学的基本解剖与绘图

妇产科学之解剖绘图包括以下几个方面：

1. 以器官解剖为序的绘图　外阴与会阴的解剖与绘图，阴道的解剖与绘图，子宫的解剖与绘图，卵巢与输卵管的解剖与绘图，腹壁的解剖与绘图，盆腔血管、淋巴和神经的解剖与绘图，盆腹腔器官（特别是消化系统和泌尿系统）的解剖与绘图，盆底支持结构的解剖与绘图，股三角的解剖与绘图（图4）以及其他。

2. 以各种截面及角度的观察与绘图　包括冠状面、矢状面、前面观、后面观以及局部特写等。这些对视角及截面概念与透视阅读各种影像图（图5）如B超、CT、MRI等都非常重要。

3. 对病变及手术的描绘　病变，特别是肿块及结节的部位、大小、界限以及与周围组织器官的关系，仅仅依靠文字描述，有时很难表达清楚，而以图解示之，则一目了然。这对于向医学局外人——患者交代检查结果、解释病情及处理计划十分有益。

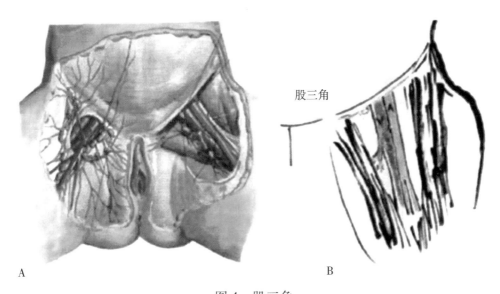

图 4　股三角

注：A. 解剖图；B. 示意图

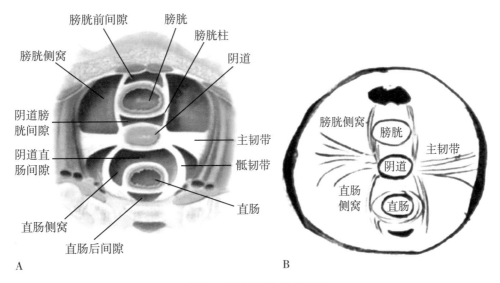

图 5　盆底三腔道截面

注：A. 解剖图；B. 示意图

　　手术记录中的插图尤为重要而珍贵，真正好的手术记录甚至可以说必须有插图。剖腹或腹腔镜观察或探查发现的描绘，重要步骤的佐配示意图，手术完成后的状况，还包括未能切除或残留病灶的部位和大小等。这对术后的处理及对其他后来处理本病例的医师都十分有帮助，也是手术者向患者或家属讲述手术经过的理想材料。

　　妇产科医师应该成为会想、会做、会写、会画的行家里手。著名外科学家裘法祖教授告诫年轻的外科医师要做到会想、会做、会写，即善于思索、善于操作、善于撰著。现今而论，还应该会画。这里必须介绍杰出医学绘图艺术家奈特博士（1906—1991 年），他研究绘画艺术，又学医科，获医学博士，做外科医师。有 13 卷的《奈特医学图集》，创作了 20000 余幅绘图，可谓巨大工程。对这一顶级的医学绘图大师，我们也许只能望其项背，但应记住他的名言：阐明主体是绘画的根本目的和最高标准，作为医学艺术作品，不管绘制过程多么美好、多么有技巧，如果不能阐明其医学观点，就将失去价值。这也是我们强调进行解剖绘图的基本点。

一般临床医师用以绘画的基本技法是线条示意，谈不上素描或工笔作画。但我们要时常欣赏伟大艺术家，如毕加索、凡·高、马蒂斯、卡夫卡、林风眠、韩美林等的人体素描，令人惊艳震撼；而韦尔乔、赵汀阳的漫画，看似信手小品，却意蕴隽永。可以丰富我们的艺术想象，提高科学绘图的灵感和技巧。笔者曾试图以简捷"8"笔勾画线条，开始只是表达检查和手术记录，进而领悟其科学与艺术的内涵。

其实，有不少医师是擅长绘画的，如上海的杨秉辉教授（内科）、山东的刘新民教授（妇产科）、天津的糜若然教授（妇产科）和北京的林进教授（骨科）等，当然还有很多我们不熟悉的同道谙于此道。其实他们的美术功力绝对在笔者之上，都是能够自己绘制手术图谱的。所以，关键是培养兴趣、训练笔法、持之以恒、形成习惯，遂成特长，堪称行家里手。

外科是一门科学、一门技术、一门艺术，或者应该是这三者的结合，我们要用一生探索外科的真谛，也同样用一生的书写与绘画体味对外科的敬意和喜悦，这也是与自己相处最真实的感验和仪式。

［原载《中华妇产科杂志》2011，46（4）：241-243］

46. 适应形势 更新观念 注重实际

我们又进入了新的一年，像是翻阅着时代发展的精彩华章。

近年来，医学的进展、观念的更新，令人有夸父追日之慨；而妇产科学的长足进步，无论国际或国内的现状与前景，也让人振奋不已。

也许，我们得驻足思忖，如何看清形势，如何应对观念，如何举步向前。

一、适应形势

有两个年度的诺贝尔生理学医学奖与妇产科学密切相关：一是 2008 年的德国科学家哈拉尔德·楚尔·豪森（Harald Zur Hausen，1936 年—?），他的功绩是发现了人乳头瘤病毒（HPV）是宫颈癌的致癌病毒，主要指高危型 HPV；几乎所有宫颈癌的病理标本中均能检测到 HPV，从而印证了 HPV 是宫颈癌发病的主要原因，也使宫颈癌成为目前人类所有癌症病变中唯一病因明确的癌症。这一发现显然对于宫颈癌的预防、筛查、诊断和治疗有重要意义，特别是关于 HPV 疫苗的研制，开创了抗癌史上的新纪元。2006—2016 年被认为是 HPV 疫苗的时代，这使我们备受鼓舞。

另一位是 2010 年的获奖者，被称为"试管婴儿之父"的英国生理学家罗伯特·爱德华兹（Robert Edwards，1925 年—?）。每 10 对夫妇就有一对遭遇不育问题，体外授精（IVF）技术帮助他们实现了有自己后代的梦想。迄今，已有大约 400 万人是通过 IVF 而出生的，其中，许多人还以自然方式生育了下一代。恰在世界第一例试管婴儿诞生后 10 年的 1988 年，中国大陆的第一例试管婴儿也在张丽珠教授的培育下问世。试管婴儿的直接结果也许是使不育夫妇获得了子代，而其本质是对人类生殖过程的深刻认识，对助孕、避孕等的研究都是巨大的推动。

新世纪的第 1 个十年所展示的医学基础研究成果显著，特别是遗传学、免疫学、分子生物学及生物化学等。因此，基础医学家们可以乐观地推出"3P 医学"，即预测（prediction）、预防（prevention）和个体化（personalization），这当然是令人期待和欣喜的，但从基础研究到临床诊治尚有一段很长的路，甚至是一个裂隙，需要我们去拉近、弥合与转化。

可见形势喜人、逼人，前景广阔，道路漫漫。

二、更新观念

时代变化的一个重要特征是观念更新，新的观念不断涌现。这些观念一方面是对以往理念的充实、提高、明晰化；另一方面是科学研究与实践产生和推出的创新型名词、概念和理论。

循证医学是近年发展并被广泛接受与应用的观念和方法，对临床实践的指导及规范或指南的制订均有重要意义。强调寻求证据，依照证据行事，主要观察指标应是满意的终点指标，如重要事件或疾病的发生率、病死率、致死率、治愈率和生活质量等。不是或不能仅仅依靠个人或少数人的经验和结果得出结论。最可靠的证据是设计良好的随机对照试验（RCT）的结果，最好的内容是通过荟萃分析（Meta analysis）获得的。患者的病情、依从性是实施循证医学的要求之一。医师的观念、多中心的合作、良好的设计与决策都是我们应重视和加强的。

对于转化医学的本质也许我们并不陌生，但强化、深入和试施都至关重要。所谓"B to B"（bed to bench），是指从病床到实验台，或者从实验到临床（lab to clinic），这一直是我们工作的目标，两者的相互促进，才能推动临床工作和医学的发展。这种转化是双相的，相辅相成的。树立转化观念，改善教育程序链和制订新的指南都有助于填补转化的沟壑（translational gaps）。

价值医学（value based medical）是一个新的概念，似乎还未臻完善。价值医学大致涉及价值取向和卫生经济学。价值取向主要系指对生命价值的认识、态度和对待，有时医师与患者的价值观是不完全相同的，比如对于肿瘤治疗，医师更想减少复发和进展，诚然是不错的，但只是相对危险的减少（relative risk reduction，RRR）；而患者更想减少不良反应和痛苦，这对于患者及其家人甚至是绝对危险的减少（absolute risk reduction，ARR）。这并无对错之别，但需要医患相互的沟通、交流、理解和信任，统一到和谐的医疗上。另一方面是卫生经济学的考量，要研究、分析卫生经济学，这是全社会的医疗价值，不完全是个人或患者的经济花费。经济方面的原因可以影响患者对治疗策略的接受程度，一个有很好疗效的昂贵治疗方案未必是最佳的方案。

此外，数字医学也随着科技发展应运而生，从影像、解剖渗透到各学科领域，提高了医师的诊断治疗能力。而人文医学更注重人文关怀和医师的哲学理念与人文修养，它将使我们在重视技术更新的同时，更深刻领会医学的真谛，即以人为本，诊治要人性化、个体化，研究要符合伦理原则。可以说，无论是医学发展抑或医疗改革，都进入了一个哲学的时代，即如医圣和先哲们所说的："哲学始源于医学，医学归隐于哲学。"

三、注重实际

虽然"经验医学"向"实验医学"转化，但作为临床医师，经验仍然是第一位的、首要的。当然，经验是实践，经验靠积累，经验需升华。

无论是寻求证据，或者力图转化，都应注重实际，并以个人实践为基本条件。循证、转化或指南实施都还不是决策的全部，决策还要考量其他的因素和条件，其中还包括医师个人的品格、素质、技术能力和经验。一个虽然懂得证据，而没有经验的医师依然不能很好地诊断和治疗患者。

这同样涉及如何正确地应用与理解新的技术和实验，不能脱离临床、脱离患者，不能一味地、绝对地相信某种技术和检查结果。应牢记林巧稚医生的教诲："永远走到患者床边去，做面对面的工作。离床医师不是好医师！"

认真地询问病史、仔细地进行全身物理学检查，仍然是医师的基本功。各种实验室检查及结果只是提供医师进行正确判定的参考。要规范化，更要个体化。对于疑难的、少见病例的处理，经验甚至是决定性的。须知经验本身也是一种证据，我们只是不囿于个人经验，我们只是需要更多的经验。

对患者的处理也应根据价值医学的观念全面考量，选择适宜的方案、方法，不追时髦、赶潮流，实事求是，因时因地因人而异。我们同样可以引用一个概念，即姑息医学或姑息医疗（palliative medicine or palliative care），即根据病情（甚至医疗救治条件），给予无论是道义的，或者临床必需的、最好质量的姑息疗法，欧洲有 18 个癌症中心，都专门提供良好的姑息治疗服务。应该再次提起"生命质量"（1975 年开始出现于医学文献），这是一个多维的概念，涉及心理学及社会学多种学科。疾病治疗显然不只是一个生物学问题，在评价治疗时，引入生命质量可以更加客观地描述治疗结局。在医疗实践中，我们也应关注患者的心理健康和治疗，把其引入治疗计划中，这必将极大地改善患者的整体治疗状态。这也包括医疗对象（或考量对象），不仅是患者，还包括其配偶、子女及家庭与社会。

在 2010 年 10 月 8~12 日举行的欧洲肿瘤学术会议（European Society of Medical Oncology, ESMO）上提出的宗旨和目标就是"良好的科学，较好的药物，最好的实践"（good science、better medicine、best practice），表明临床医疗实践的极端重要性。我国医师有很好的医疗实践基础，不可妄自菲薄，同时要适应新形势，接受新观念，一定会把医疗水平提升到新高度。

[原载《中华妇产科杂志》2011，46（1）：1-2]

47. 以转化医学的观念促进子宫内膜异位症的研究

子宫内膜异位症（endometriosis，EM）是妇科常见病、多发病，累及 10%～15% 的育龄妇女，发病率上升，有"现代病"之称。EM 引起痛经或慢性盆腔疼痛及不育，严重影响妇女的健康和生活质量，被视为"良性癌"。EM 病变广泛、形态多样，极具侵袭和复发性，成为"难治之症"。尤其是 EM 发病机制不清、诊断不确切、治疗不满意，成为妇科研究之焦点。如何以转化医学的观念，探讨临床与基础的相互关系及问题，促进转化，提高 EM 诊治水平成为当今重要课题。

一、深入发病的研究

20 世纪初，Sampson 的经血逆流种植学说是 EM 发病的经典理论，时近百年，亦难尽其善，故又有：EM 是遗传性疾病、炎症性疾病、免疫性疾病、出血性疾病、激素依赖性疾病及器官依赖性疾病诸说。新近又考虑 EM 是一个内膜疾病、干细胞疾病及类肿瘤疾病等，均是力图从各方面挖掘其发病本质。

中国学者提出的"在位内膜决定论"揭示了在位子宫内膜在 EM 发病中的重要作用，在位内膜的组织病理学、生物化学、分子生物学及遗传学等特质，与 EM 的发生发展密切相关。其"黏附-侵袭-血管形成"过程，即"三 A 程序"，可以解释 EM 的病理过程，又可以表达临床所见的不同病变。"在位内膜决定论"还可以把在位内膜病变、干细胞理论、古子宫理论等统领起来，逐步形成 EMs 发病的"理论-实验-临床-理论"的完整体系。依此。进一步完成以下几个关键点：

1. 修正和补充传统经血逆流学说，以诠释经血逆流可以发生在 90% 以上的妇女，但只有 10%～15% 的妇女罹患 EM。

2. 追溯其基因差异、蛋白表达与功能差异，以及遗传学、免疫学特点。

3. 解释不同部位、不同类型 EM 的发病机制及过程。

4. 指导建立精准的诊断方法、拓展治疗模式以及预防的可能性。对于提高诊断水平和治愈率，减少复发及进行流行病学调查等均有潜在或实际意义。

精准诊断的方法：对于 EM 的初步诊断或者考虑诊断也许并不困难，但问题在于不甚确切。

非手术（或非腹腔镜检）诊断，指根据症状（痛经、盆腔痛、子宫异常出血"三联征"）、不育、盆腔检查、影像检查及血清标志物（CA125）5 方面综合判断，通常可以达到 80% 以上的诊断结果。而腹腔镜检甚至被认为是 EM 诊断的"金标准"。其可以直视观察病变，进行美国生殖医学协会子宫内膜异位症分期（r-AFS 分期），并可取得活检。但即使组织学活检可以作为病理证实者也不过 70%。腹膜下病变、隐匿病变、被忽视病变及镜检者的经验与识别能力，病理取样及组织状态等都能影响诊断结局。于是，形成这样的状况：阴性结果，不能说明没有病变；阳性结果也不能确定有病变。于是开始质疑腹腔镜检这一"金标准"，即腹腔镜的某些不可靠性、不确切性，或者其值得怀疑、不是捷径、并非必要以及也不适用。

如果依据上述理论，利用分子生物学、基因芯片、蛋白质组学等技术，发现在位内膜多种差异基因和蛋白，开发 EM 的检测标志物，将更有利于诊断，如子宫在位内膜神经元标志物 PGP 9.5 的检测，诊断 EMs 的敏感度和特异度均在 90% 以上，可谓"源头诊断"。进而通过血清中干细胞标志物（如 Oct-4、hTERT、C-Kit 等）的表达，对可疑 EM 患者进行筛选和诊断。对于 EM 患者在位内膜干细胞及其异常的研究尚待深入，大致分两个方面：一是在位内膜干细胞本身是否发生改变；二是在位内膜干细胞的微环境改变，导致原本处于锚定于基底层的干细胞脱落，或打破原本静止的状态而启动了增殖及分化程序。

于是，提出一个更为严肃而深刻的话题：临床诊断是依靠病理组织形态学（一向是"最后诊断"）还是分子生物学？抑或是两者的结合？也许，可以从 EM 的诊断研究开始。

二、拓展治疗的模式

国际子宫内膜异位症学术会议（WEC）曾总结提出对于 EM，腹腔镜、卵巢抑制、"3 期疗法"、妊娠、助孕是最好的治疗。中国学者又明确拟定了"28 字方针"：减灭和去除病灶、缓解和消除疼痛、改善和促进生育、减少和避免复发，是 EM 的规范化治疗目标。又要根据患者年龄、症状程度、病变情况、妊娠希望及过去治疗诸方面，实施个体化治疗。但 EM 的治疗总体而言仍不理想，疼痛的对策有限。不育治疗颇为困难，且有较高的复发率，所以拓展治疗模式，提高疗效，降低复发是当前的主要问题。

1. 以"在位内膜决定论"理论施行"源头治疗"。如用左炔诺孕酮宫内缓释系统（LNG-IUS）实施宫内治疗 EM 及腺肌症，可减轻疼痛，减缩子宫体积及病灶面积，减少出血等，可能与其抑制在位内膜增生和促进凋亡的作用有关。

2. 基于 EM 发生发展的"3A 程序"，可行抗黏附、抗侵袭和抗血管形成等治疗，也是一种靶向治疗。

3. EM 作为一种内膜病变，更应关注内膜状态、改善内膜环境及预防内膜疾病等，并将其视为 EM 治疗的一部分。

4. 既然干细胞在 EM 的发生中起重要作用。对干细胞的干预应成为主要的治疗设计。这也许很难改变在位内膜干细胞本身，但或许可改善其微环境，减少异常脱离，预防 EM 的发生。缓解病情及减少复发。也许也很难阻止干细胞的脱离，但可以尝试干扰其分化过程，趋利避害。

5. "EM 是一种古子宫疾病，古子宫全层相互联系共同参与 EM 发生"也是一种假说。所以，应放宽视野，重视内膜基底层和内膜下肌层，以古子宫的角度，连续地、动态地看待 EM 的发生发展过程，为治疗提供新的思路。

三、寻求预防的措施

关于 EM 预防的研究及论述较少，概缘于 EM 的发病机制不清，难以防范。经血逆流学说的重要缺陷是其似乎可解释任何人的发生、任何治疗的失败；但似乎也只有切除子宫和双附件才能预防和治愈 EM。再者就经血逆流而言，如果没有发生黏附和种植。那诊治的时间和花费又当如何评价？

鉴于 EM 发病的内膜病变、干细胞作用以及古子宫理论，使得对 EM 的预防考虑有了切入点。即预防和治疗子宫内膜疾病，阻止干细胞的脱落，改善子宫内膜的微环境以及重视内膜基底层和内膜下肌层的状况等。同时，亦应从遗传学、免疫学角度寻求预防措施，如注重高危人群，进行机体调节及微环境免疫耐受。

与 EM 预防相关的是 EM 的流行病学调查，这同样也是 EM 研究的一项缺憾。目前所谓的 10%~15% 妇女遭遇 EM 只是一个估计，而非真正的发病的一半。直接应用 LPS 能促进子宫内膜细胞生长，并可被 TLR4 拮抗剂抑制。这些结果提示腹腔液中的内毒素参与盆腔炎症，可能促进 TLR4 介导的 EM 的生长。提示 TLR4 可能作为新的治疗靶点，减轻盆腔环境炎症反应，阻止异位子宫内膜生长。

Dogan 等研究了 TLR3 在 EM 中的表达以及诱导凋亡的作用，发现 TLR3 在正常子宫内膜、EM 在位内膜和异位内膜均有表达。与健康对照组比较，TLR3/次黄嘌呤磷酸转移酶（hypoxanthine-guanine phosphoribosyl transferase，HPRT）mRNA 比值的下降导致 EM 患者子宫内膜间质细胞凋亡的下降。TLR3 也可能改变 EM 患者的细胞因子环境。需要进一步研究证明 TLR3 激动剂是否能够提高 EM 的凋亡率，这将成为类似卵巢癌治疗模式的一种新的治疗方向。

综上所述，TLR 家族作为固有免疫重要组成部分，在启动免疫应答以及激活抗原特异性的适应性免疫中发挥重要作用。许多机制参与 EM 的发生发展。前炎症细胞因子的产生和 EM 的生长受到固有免疫系统的调节。但目前关于 TLR 与 EM 的研究才刚开始，如能进一步证实 TLR 在 EM 中不可或缺的地位，那么针对 TLR 靶点的药物、对 TLR-NF-κB 信号通路中某些环节的干预将做为一种治疗策略，并可能成为 EM 预防和治疗的新方向。

［原载《国际妇产科学杂志》2011，38（4）：261-262，270］

48. 努力发挥杂志在转化医学中的作用

转化医学（translational medicine）是近年出现的新概念，对促进临床工作和医学发展有重要意义。如何适应形势，充分发挥专业杂志在这一转化中的作用至关重要。

一、概念和意义

转化医学是指从病床到实验台（from Bedside to Bench）的"双 B"转化，或者从实验到临床（from lab to clinic）的结合。转化医学旨在打破生命科学、基础医学与临床医学、预防医学及药物研究之间的屏障，建立联合与合作，更直接地、有效地、快捷地推动医学发展和大众健康保障。

其实，就转化医学蕴含的内容实质而言也许并不新鲜，就是临床与基础结合、理论与实践结合，即实践-理论-实践。这是医学的本质，也是研究的目标。

这里涉及的转化观念无论对临床医生抑或实验研究者都是非常重要的：对于临床医学，研究和教学是翅膀，没有基础研究，临床就不能提升，就不能高飞远翔；对于基础研究，脱离临床则成为无本之木、无源之水。

现今的转化医学呈现专门化、中心化和基地化趋势，欧美各国建立了很多中心，投入大量资金，以支持转化研究。在中国，从国家卫生部进行了统筹与号召，上海、北京等地的医学院校和研究所，都进行了强强联合，并制定规划和目标，呈现一片联合兵团作战及攻坚阵式，形成新世纪医学发展新的引动和医疗卫生改革新的举措。

二、医学研究的类型及其转化

医学研究可以分为三类：临床研究、临床基础研究和基础研究。

1. 临床研究　临床研究是指根据临床资料进行的研究，可能只有一些一般性的实验室结果，可以认为是纯临床研究，通常是较长时间、大宗病例的总结分析，或者系前瞻性对照研究及循证医学根据。妇产科领域的典型事例是宋鸿钊院士主持的绒毛膜癌（简称绒癌）研究，根据丰富的临床诊治材料，进行了发病的流行病学调查、临床分期、各种转移的表象及诊治、大剂量化疗、保留生育的治疗及子代随诊。涉及的实验室检查有人绒毛膜促性腺激素（hCG）的检测及对诊治的意义、白细胞计数及血小板计数在化疗中的下降及恢复规律等，非常全面系统而细致。其结果是使被称为"癌中之王"的绒癌从90%的病死率，转而成为90%的治愈率，达到可以根治的水平。

这些研究，来自临床、用之临床，可谓"from bed to bed"，似乎毋需特别转化。关键是要有远见卓识、睿智的临床思维、缜审周密的科研设计、完整翔实的材料积累、严格不辍的随访观察，以及持之以恒的工作作风、热切关爱的负责精神。

2. 临床基础研究 临床基础研究或者说是与临床密切结合的基础研究，通常是国家自然科学基金支持的项目，也是最重要、最应该很好转化的研究。转化显然是必要的，甚至是研究最初起因。

这其中，有些转化较为容易，比如关于盆底重建的解剖学研究，通过对各种重建术式路径的解剖分析，更加明晰了手术路径的血管、神经分布，增强了手术的有效性，克服"盲穿"的弊病，避免并发症的发生，保证手术的安全性，是非常有意义的临床基础研究。

有些研究的转化会遇到困难，如盆底支持纤维、肌肉的分型，虽然我们可以确定其分型，但如何避免损伤、如何修复损伤则并非易事。有时也会从实验研究中找到证据，以解释或解决临床悬疑。如实验发现盆底组织雌激素受体水平低下，从而解释了虽然雌激素水平低下与盆底功能障碍有关，但临床上给予雌激素补充治疗却效果不佳的原因。

有些实验研究的结果和结论形成临床转化有重要意义，姑且不谈基因研究，仅从子宫内膜异位症的"在位内膜决定论"，即可在临床上为寻求子宫内膜异位症的诊断方法（通过内膜诊断）及治疗对策（"源头治疗"）提供依据。

3. 基础研究 可以认为是纯基础研究，临床医生做得很少，或者也做不好。乃是基础医学家或实验技术专家之特长，有时潜在着重大的理论与实践意义。

三、几点建议

1. 把转化医学的观念深入到临床实践和临床医生的医疗、教学与科研的具体工作中 特别强调凝炼临床问题，加强与实验研究人员的沟通与合作；特别强调研究生课题的选择与设计、基金申报的指导思想；特别强调成果总结与转化应用，所谓改善研究程序链。

作为杂志应更新观念，顺应形势，做转化医学的桥梁和纽带。在重点号的选题，论著与综述、国内外学术沟通诸方面，编辑要有转化医学意识，使之有助于临床医生思维观念、技术方法的提升，并促进临床基础研究发展。

2. 填补转化中的障碍 有人将转化中的障碍称为"转化沟壑（translational gaps）"，无论从临床到基础，或者从基础到临床，这种距离、脱节或鸿沟总是存在的。除了知识技术及思维方法的差别以外，亦应加强双方的理解与合作，况且也会存在其他合作中的不和谐因素。因此，临床与基础研究必须有共同的总体目标，团队精神，摒弃功利，创建和谐的工作氛围，才能取得成功。

3. 注意临床应用与实验研究的差异 尽管临床诊治与医学研究之间存在密切关联，尽管我们注意了两者之转化，但亦不可混淆概念，划归统一。

　　首先，临床诊治与实验研究之基本方法、风险、伦理原则是不相同的。科研是"经过科学设计，提高或者促进获得可以应用的、普通化的知识和技能"，还不是可以直接用于临床群体，更不是个体化的技术和方法。临床医学或医疗实践仍应遵守生命理论的四大原则：尊重、有利、无害与公正。

　　其次，在临床与实验研究之间或转化过程中，可能存在或遇到，或应该注意"治疗性误解（therapeutical misconception，TMC）"，即错误地认为临床研究或实验结果就可以成为临床应用了。有70%受试者存在TMC，这是因为：①无论是实验者或是受试者都有强烈的心理期待。②不充分的，甚至诱导性的信息广告及其他各种媒体宣传的误导作用。③将研究和临床应用相混淆。

　　生命科学，特别是临床医学是最复杂的、受多种因素影响的学科，临床医学的人文性、社会性，使之与实验医学有着很大的差异，说明转化之必要，转化之艰巨。很多情况下，可能并不是理论问题而是实践问题。转化本身是个过程，这个过程通常不是短时间能完成的。

［原载《国际妇产科学杂志》2011，38（1）：1-2］

49. 迎接技术革命 促进临床实践

我以为，当今医学或医疗正在经历一场阵痛，我们也许可以期待或者经过努力达到预期的结果。

近年的遗传学、免疫学、分子生物学等基础医学迅猛发展，产生了很多新理念、新方法，深化了对疾病发生、发展的认识，优化了防治的策略；另一方面，各种新技术引入到医学，特别是临床医疗中，如影像学、内镜工艺学、生物化学等，延长了医生的手臂，伸展了医生的透视，诊断和治疗技术有了很大的提高；再者，根据医学发展的模式和问题，也出现了很多更新的或者创新的理念、观点和思维方法，如循证医学、转化医学、数字医学、姑息医学、价值医学、人文医学等。

这种状况显示医学模式的改变，即从"经验医学"进入"实验医学"，也使医疗的预防、诊断与治疗出现了新的局面，这无疑是令人欣喜和振奋的。但至少还会衍生以下几个问题：①医学研究及医疗花费的增加（这也许是必然的，但效价比却应讲究）。②规范化与个体化的掌控（这是临床医疗最应该，也最难以把握的）。③过分看重技术而忽视人文观念（这有悖于医学真谛）。④医疗的大众化与公平性（这是医疗体制改革的重要内容之一）。这便是我们称的"阵痛"。

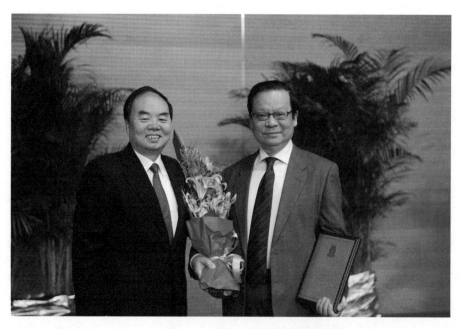

郎景和教授被选为中国工程院院士，左为周济院长（2011 年）

作为临床医生，最为重要的是牢记著名医学教育家威廉·奥斯勒（Wiliam Oslr）的一段话："医疗实践的弊端在于：历史洞察的贫乏、科学与人文的断裂、技术进步与人道主义的疏离。"一百年前的精辟论述，至今仍令人为其铿锵之声而震撼。因为这三道难题愈演愈烈，依然困惑着现代医学及医疗的发展与改革。

我们无疑要热诚地学习和接受新观念、新理论、新技术和新方法，并要深刻认识新技术，它的原理、方法、应用的适应证和禁忌证，也应该明了其问题和缺陷。因为技术本身的不完善，认知的不充分，或者医生对技术认识和掌握的不适宜，都可能使其结果或结论产生偏颇。还有不适宜的使用，甚至滥用，以及非医疗因素的驱动造成的技术扭曲等，都要求正确地评估其技术价值。技术检查和实验结果是为了寻求证据，但证据不代表，也不是决策，决策还要考量其他因素及平衡证据，如资源、价值取向等，涉及文化、经济、社会、伦理以及病家的意愿等。因此，临床医生要永远走到患者床边，综合病史、主诉、症状、身体检查，参考仪器及实验检查，综合判断，全面分析，下诊断、作决策。依据实际情况，诊治既要规范化，又要个体化，才能做个好医生，才能做出正确的诊断处理。

在技术发展的时代，在医疗改革的大潮中，我们要保持心地善良、心路清晰、心灵平静，接受新技术，始终不渝地注重临床实践。关爱患者，重视他们的生活质量，经过我们的辛勤耕耘使之结出健康的生命之果。

［原载《中国实用妇科与产科杂志》2011，27（1）：1］

50. 子宫内膜异位症与肿瘤

　　子宫内膜异位症（简称内异症）业已成为妇科的常见病，内异症累及 10%~15% 的育龄妇女，发病率不断上升，有"现代病"之称；内异症引起慢性盆腔疼痛（80%）、不育（50%），并形成病变结节或包块，严重影响妇女的健康和生活质量，被称为"良性癌"；内异症病变广泛，形态多样，极具侵袭和复发性，成为"难治之症"。

　　值得重视的是，内异症不仅仅是所谓的"良性癌"，具有癌瘤的临床特性，也与肿瘤密切相关，而且还可以发生恶变。

一、内异症是一种类肿瘤疾病

　　内异症是个复杂的，甚至有些扑朔迷离的疾病。早在 1998 年世界内异症大会（WEC）上，就提出内异症是个遗传性疾病、炎症性疾病、免疫性疾病、出血性疾病、激素依赖性疾病和器官依赖性疾病，可谓名目繁多、莫衷一是。

　　还不止于此，进一步研究，还可以认为内异症是一种子宫内膜疾病（因其发生与子宫在位内膜密切相关）、干细胞疾病和类肿瘤疾病。也可以认为内异症不是一个单纯的疾病，而是一组综合征；它不仅是常见病、多发病，亦是一种慢性病，也应该像对待糖尿病、高血压等疾病一样实施长期管理，不断解决疼痛、包块、不育和复发等问题，将手术、药物、助孕等治疗方法整合起来，形成联合、序贯、长期治疗与管理措施，以提高其治疗效果。

　　应该特别注意其肿瘤特性。

　　内异症引起广泛的粘连，形成结节与包块，极易播散、转移和复发，是明显的肿瘤特性。其实，内异症发生或形成的基础就是粘连、侵袭和血管形成，其本身亦是肿瘤的分子生物学特质，包括与肿瘤相似的蛋白表达或功能差异。

　　这些表现在卵巢子宫内膜异位囊肿尤为突出，通常形成卵巢肿块，早在 1973 年的卵巢肿瘤分类中，就已将其归属于瘤样病变一类。卵巢瘤样病变（tumor-like lesion of the ovary）分类比较复杂，在临床或病理上亦常与真性肿瘤相混淆。况且，卵巢内异症可以形成真正的肿瘤，或许是卵巢上皮性肿瘤的一种来源。

二、内异症与肿瘤

　　从遗传学而论，内异症不仅有遗传倾向，而且有与肿瘤相似的遗传因素、基础和作用。

越来越多的研究证据表明内异症发病有遗传倾向。内异症的发病在人类和恒河猴中均呈家族聚集现象。单卵双胎的发病有一致性，非双胎姐妹中，内异症首次出现症状的年龄相近；内异症患者一级亲属的发病率是正常人群的 6～9 倍。运用磁共振成像进行疾病流行病学分析发现，重度内异症患者的姐妹之间内异症的发病率高达 15%。这些都提示内异症的发病可能有遗传因素作用或与卵巢癌相似，是由多位点基因和环境因素相互作用导致的一种多因素遗传性疾病。

研究发现内异症患者及亲属患乳腺癌、卵巢癌、黑色素瘤及淋巴瘤的风险增加，内异症患者罹患恶性肿瘤的相对风险为 1∶18。Rossing 等报道有内异症病史的妇女患子宫内膜样癌及透明细胞癌的风险增加 3 倍。2007 年 Melin 发现，内异症使内分泌肿瘤、卵巢癌、肾癌、甲状腺癌、脑肿瘤、恶性黑色素瘤及乳腺癌的风险增加，而患宫颈癌的风险下降。内异症患者患恶性肿瘤风险增加同样提示内异症和某些恶性肿瘤可能有共同的病因（表1）。

表1　子宫内膜异位症合并癌瘤的风险

癌瘤名称	例数	比率	95%可信区间（CI）
所有类型	738	1.18	1.1～1.3
乳癌	170	1.27	1.1～1.4
卵巢癌	29	1.92	1.3～2.8
非霍奇金淋巴瘤	28	1.79	1.2～2.6

日本的一组报道称，日本妇女患卵巢癌发生率为 0.03%，而卵巢内异症患者的卵巢癌发生率是 0.7%，增加了 23 倍。

三、内异症与卵巢癌

早在 1925 年，Sampson 就指出"子宫内膜异位症有时可以发生恶变"。随着内异症发病率的增加以及对内异症恶变认识的提高，相关文献亦逐渐增多，一般文献报道的 0.7%～1.0% 的恶变率可能是个保守的数字。

1. 流行病学研究及发生部位　大量针对内异症及卵巢癌的临床流行病学研究明确提示，内异症的存在与卵巢上皮性肿瘤的发生具有密切联系。Brinton 等报道的一项 20686 例内异症病例的临床研究发现，内异症患者较之一般人群，具有较高的患恶性肿瘤风险（*SIR* 1.9，95%CI 1.3～2.8），并且随着内异症病程延长该风险显著增加。Melin 等通过追踪一个 25430 例卵巢内异症的队列研究亦有相似发现（*SIR* 1.77，95%CI 1.38～2.24）。Kim 等对 13 项病例对照研究和 3 项队列研究的荟萃分析也证实内异症为卵巢癌发病的重要危险因素（*RR* 1.265，95%CI 1.214～1.318）。Gadducci 等报道的卵巢内异症患者总体恶变风险为 0.2%～2.5%，且大多发生在 60 岁前。

另一方面，不同病理类型的卵巢癌与内异症的亲疏关系亦有巨大差异，其中以卵巢透明细胞癌与卵巢子宫内膜样癌较为密切。Nezhat 等通过总结 29 项病例研究发现，内异症相关的浆液性癌占浆液性癌总数的 4.5%，且绝大多数为低级别浆液癌，黏液性癌占 1.4%，而透明细胞癌与子宫内膜样癌分别为 35.9% 和 19%。Rossing 等对 812 例卵巢癌患者的病例对照研究亦证实，相比普通人群，内异症患者罹患卵巢透明细胞癌及子宫内膜样癌的风险高出 2～3 倍，而患其他组织类型卵巢癌风险则无明显差异。

一个重要的部位概念是：子宫内膜异位症相关的卵巢癌（endometriosis-associated ovarian cancer，EAOC）和卵巢外内异症相关的癌瘤（extraovarian endometriosis-associated cancer，EOEAC），前者占 80% 以上。

著名妇科病理学家 Mostoufizadch 和 Scully 复习了 1925 年至 20 世纪 80 年代文献，显示恶变的部位主要在卵巢，卵巢外癌以腺癌为主。其后的材料亦证明，卵巢癌外累及的部位依次是：肠道（5.2%）、盆腔（3.5%）、阴道直肠隔（3.3%）、阴道（2.1%）、剖宫产瘢痕（0.9%）、外阴及会阴切口（0.7%）、膀胱（0.6%）、腹股沟（0.6%）、脐（0.3%）、胸膜（0.9%）、输尿管（0.1%）、闭孔淋巴结（0.1%）。

因此，我们重点叙述内异症与卵巢癌，或 EAOC。

2. 内异症恶变或内异症相关卵巢癌（EAOC）的诊断及临床特点　Sampson 于 1925 年首先描述了内异症的恶变并提出诊断标准：①在同一卵巢中，内异症与癌组织并存。②两者共存的卵巢为原发灶，除外转移。③内异症与癌组织学关系相类似。1953 年，Scott 认为应在上述基础上加上：④有良性子宫内膜异位症向恶性组织过渡的组织形态。该诊断标准近年无新的改变。

多数卵巢子宫内膜异位症恶变的病理类型为透明细胞癌和子宫内膜样癌。偶有肉瘤或多种类型肿瘤共存的报道。

北京协和医院病例资料提示，在合并内异症的卵巢癌中，内膜样癌和透明细胞癌所占比例明显高于其他类型。而且，两者合并内异症时细胞分化较好，5 年生存率高。2008 年日本 Kawaguchi 总结 18 例卵巢内异症恶变病例，结果显示，其恶变平均年龄为 45.2 岁，左侧多见，组织学类型 61% 为透明细胞癌，子宫内膜异位症相关的恶变预后较同期别卵巢透明细胞癌好。Orezzoli 等报道了卵巢内异症相关的透明细胞癌的预后分析，结果显示，自 1975—2002 年 84 例透明细胞癌患者，合并内异症者 41 例，其中 15 例证实肿瘤来源于内异症。来源于内异症的透明细胞癌患者比其他透明细胞癌患者年轻 10 岁。合并内异症者多数肿瘤为早期（66% vs 42%）。合并内异症的透明细胞癌患者平均生存时间明显长于无内异症的患者（196 个月 vs 34 个月）。确诊时，肿瘤的期别高和不合并内异症是不良结局的重要预后因素。

3. 内异症恶变来源与不典型内异症　基于内异症发生经典的"经血逆流"学说，大多数观点认为内异症相关卵巢癌直接起源于经输卵管逆流种植于卵巢表面的异位子宫内膜病灶，在后期反复出血损伤及慢性炎性刺激下发生恶变，并由此提出了"不典型内异症"（atypical endome-triosis，aEM）的概念。不典型内异症主要表现为异位子宫内膜样腺体出现异型性，具有：①细胞核出现中-重度异型性，伴有深染或苍白。②核质比增大。③细胞排列密集、复层或呈簇状突。④可伴有腺体形状异型性。

不典型内异症被认为是内异症相关卵巢癌的典型癌前病变，可介于良性内异症与癌组织间连续存在，而称作"交界性"或"过渡状态"，抑或单独出现。Fukunaga 等总结的 54 例内异症相关卵巢癌中，33 例（61.1%）有不典型内异症检出，而在一般内异症人群中不典型内异症发生率仅为 1.7%~3.0%。（图 1、图 2）。

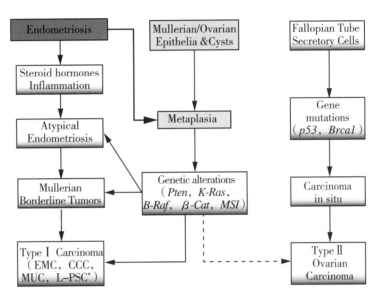

图 1　内异症与卵巢癌的关系

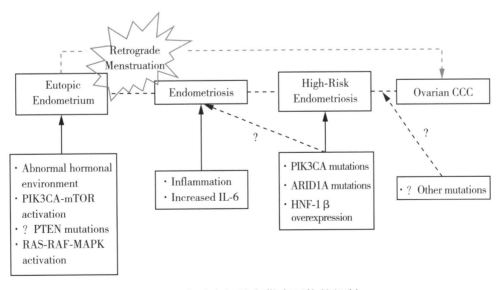

图 2　内异症相关卵巢癌可能的机制

　　另一种学说则认为，子宫在位内膜本身的异常是导致内异症形成和恶变的根本因素，又称"在位内膜决定论"。一些研究表明，过去认为的某些异位内膜特有的分子改变于在位内膜中亦有出现。临床病例分析也发现，相较于普通卵巢癌，内异症相关卵巢癌有更高机会合并子宫内膜病变。而后续分子水平研究亦证实同时遭遇卵巢子宫内膜样癌和 I 型子宫内膜癌的患者，其两种癌组织细胞存在近乎相同的体细胞突变和基因拷贝数改变。以上结果均提示，对部分内异症相关卵巢癌而言，"坏的在位内膜"似乎更可能是其真实的起源。

　　近年来亦有一些新的假说被提出，试图解释部分内异症相关卵巢癌的组织学起源。例如，Kajihara 等通过分析在位内膜、异位内膜、卵巢表面上皮及癌组织间上皮细胞膜抗原（上皮标志物）、钙网膜蛋白（间皮标志物）及 HNF-1β 的表达差异，提出部分 HNF-1β（-）的内异症相关子宫内膜样癌可能来源于体腔间皮化生，继发恶变。Wang 等则通过分析不同部位组织 PAX-8 表达差异进而提出，部分卵巢透明细胞癌及子宫内膜样癌可能起源于输卵管或"第二苗勒系统"。这些新假说的提出，促使我们全面探寻内异症相关卵巢癌的组织学起源，同时也期待更多相关的基础与临床研究结果。

四、内异症恶变的分子机制

　　内异症本身即是由多个因素和环节交叉影响共同作用的结果，而内异症恶变的机制和过程则更是一个复杂而模糊的领域。随着多层面研究推进，目前认为其可能与腹腔内环境中氧化应激状态、性激素代谢、细胞因子调控异常等多环节相关。另一方面，近年来随着第二代高通量测序技术的普及，基于分子生物学水平的研究亦揭示了一些在内异症恶变过程中起重要作用的基因和蛋白通路，帮助我们一笔笔描绘从内异症到卵巢癌这一重大转变的崎岖路径。

　　1. 氧化应激反应　　氧化应激反应作为一项重要发病机制已在多个疾病领域被揭示，包括心血管疾病、糖尿病、神经退行性病变、肺纤维化等。大部分卵巢内异症患者均存在反复腹腔内出血及吸收机化过程。反复腹腔出血所致的亚铁血红蛋白及游离铁在内异症病灶内的积聚促进了病变部位活性氧的大量形成，产生氧化应激反应。内异症细胞由于长期直接暴露所引起一系列细胞成分损伤，被认为是良性内异症向卵巢癌转变的重要驱动因素。

　　氧化应激的直接结果一般是导致细胞死亡，但部分细胞可通过提高自身抗氧化防御能力而获得存活，同时也会伴随 DNA 和细胞膜的损伤，因而更易表现出恶变潜能。

　　2. 雌激素代谢变化　　高雌激素状态被明确认为和部分妇科肿瘤如乳腺癌、I 型子宫内膜癌的发生发展存在直接联系。对于内异症相关卵巢癌而言，高雌激素状态可参与诱导异位内膜组织内更多的雌激素积累，从而促进内异症的恶性转变。研究发现内异症组织中有高水平的芳香化酶和极低水平的 II 型 17β 羟类固醇脱氢酶，而正常内膜组织中却恰好相反。以上改变促进了内异症组织内雄烯二酮和睾酮向雌二醇转化，同时又抑制了雌二醇向雌酮的代谢，使得内异症组织内雌二醇积聚，长期的高雌激素水平可通过刺激 IL-8 和前列腺素（PGE_2）等因子分泌，加速细胞增殖和组织修复，而同时伴随的则是更多的 DNA 损伤和突变率。

近年来激素代谢研究发现雌激素代谢可能还在内异症相关卵巢癌的组织亚型分化中起重要作用。免疫组化研究结果表明在内异症相关卵巢癌中，子宫内膜样癌常常大量表达雌激素及孕激素受体（ER，PR），相反透明细胞癌几乎不表达。由此，一些学者提出了内异症相关卵巢癌发生的二元模型假说中，内异症恶变过程中 ER 数量的变化可能直接决定了病理分化方向。高 ER 表达的雌激素依赖型肿瘤如子宫内膜样癌，低 ER 表达的非雌激素依赖型肿瘤如透明细胞癌。

3. 免疫系统异常　免疫反应在内异症发生发展及恶变中可能起一定作用。内异症患者腹膜中激活的巨噬细胞减少、自然杀伤细胞（natural killer cell，NK）和 T 细胞细胞毒性减弱，而异位子宫内膜微环境中具有免疫抑制作用的 Treg 细胞增多，其调节因子 Foxp3 水平上调，可能导致内异症病灶微环境中细胞免疫减弱、异位子宫内膜细胞清除减少。这在卵巢癌有同样的发现，两者可能存在类似的免疫系统失常，为后续研究内异症恶变机制及治疗提供新思路。

4. 分子遗传学改变　包括单核苷酸多态性、杂合性丢失（LOH）、长散在重复序列-1（long interspersed nuclear elements，LINE-1）、甲基化减少、*ARID*1A 基因突变、PTEN 失活以及 *K-Ras* 基因突变，以及一些信号通路的异常等。

总之，对于内异症恶变机制尚未完全清楚。目前研究提示，可能与异位子宫内膜微环境中铁离子诱导氧化与抗氧化失衡、雌孕激素代谢异常、免疫系统异常，以及多种遗传相关信号通路异常有关，是多种因素共同作用的结果。未来针对内异症恶变及内异症相关性卵巢癌的基因进化树分析、表观遗传学研究，以及针对目前现有分子遗传学研究结果进行深度生物信息学分析，可能成为内异症恶变领域的主要突破方向。对 EM 恶变机制的进一步研究还将有助于临床对恶变高危患者的筛查，以及对内异症相关性卵巢癌的早期诊断和个体化治疗。

五、内异症恶变研究的基础与临床意义

1. 深入对卵巢癌发生的再认识

（1）一项大组流行病学研究共纳入13226名对照及7911例上皮性卵巢癌患者的荟萃分析，发现内异症患者发生卵巢透明细胞癌、低级别浆液性癌及子宫内膜样癌的比值分别为 3.05、2.11、2.04，而不增加高级别浆液性癌及黏液性癌的风险。

口服避孕药（OC）可以减低 1/3 的卵巢癌发病风险。传统观点认为其原因系 OC 抑制排卵，近年认为 OC 减少经血回流可能是主要原因。与经血逆流有关的输卵管结扎可使遭遇卵巢子宫内膜样癌及浆液性癌的风险分别为 0.40 及 0.73。

（2）近年热议的卵巢癌发生的"二元论"表明，Ⅰ期卵巢癌之透明细胞癌、子宫内膜样癌、低级别浆液性癌、移行细胞癌等，与内异症相关。2012 年 FIGO 的 Cancer Report 亦明确表明卵巢子宫内膜样癌、透明细胞癌（特别是早期）可能的癌前病变和组织来源是内异症（表2）。

这些结果使我们深入与拓展了对卵巢上皮癌的发生的思考，除了输卵管的作用，从子宫在

位内膜到卵巢内异症，可能是又一个生癌因素，至少是发生的一个途径。新近我们的一项关于子宫内膜癌和卵巢上皮癌"双癌"的研究与既往的报道不同。它们可能不是独自发生在子宫和卵巢的癌，而是一种转移，也以子宫内膜癌症发生在先，转移至卵巢在后。

表2　卵巢癌的主要类型《FIGO cancer report · 2012》

	高级别浆液性癌	低级别浆液性癌	黏液性癌	子宫内膜样癌	透明细胞癌
确诊时肿瘤期别	晚期	早期或晚期	早期	早期	早期
可能的癌前病变/组织来源	卵巢表面上皮包含腺体化生/输卵管伞	浆液性交界性肿瘤	腺瘤-交界性肿瘤-癌；畸胎瘤	子宫内膜异位症腺纤维瘤	子宫内膜异位症腺纤维瘤
遗传易感性	BRCA1/2	不详	不详	HNPCC	不详
分子学异常	$P53$ 和 pRb 通路	$BRAF$ 或 $K\text{-}ras$	$K\text{-}ras$	$PTEN$，$\beta\text{-}catenin$，$ID1A$，$K\text{-}ras$，$PIK3CA$，MI	$HNF\text{-}1\beta$　$ARID1A$，$PIC3CA$
增生情况	高	低	中度	低	低
化疗敏感性	80%	26%~28%	15%	不详	15%
预后	差	尚可	尚可	尚可	一般

2. 内异症恶变的临床相关因素

（1）年龄：大量研究提示年龄与内异症相关性卵巢癌风险之间有一定相关性。相较之非内异症相关性卵巢癌，内异症相关性卵巢癌患者更为年轻，其平均年龄在40~55岁。内异症发病早或内异症病史长的患者卵巢癌风险增加。文献报道，30~40岁诊断卵巢子宫内膜异位症或病史长（10~15年）的患者风险最高，分别为2.36倍或2.23倍。有学者提出内异症相关性卵巢癌是一个与40~60岁年龄段相关的疾病。北京协和医院对1 038例45岁及以上内异症患者的年龄分层结果显示，45~49岁、50~54岁、55~59岁年龄段的患者中EAOC的发生率分别为1.7%（13/751）、5.6%（12/215）、10.0%（5/50），随着患者年龄的增高EAOC的发生率明显增高（$P < 0.05$）

（2）绝经状态：绝经状态与内异症本身及卵巢癌风险密切相关。Kobayashi等对6 398例卵巢内异症患者的队列研究中发现，绝经状态是内异症相关性卵巢癌的独立影响因素，绝经女性内异症恶变风险是未绝经女性的3倍。但Kadan等的研究没有发现绝经状态差异具有统计学意义。上述差异可能与内异症的发生及诊断时间有关。内异症诊断存在滞后性，而绝经后诊断内异症的女性，可能具有长期未诊断未治疗的内异症病史。

（3）雌激素与高雌激素水平：**雌激素是否与内异症恶变相关尚不明确。**Melin等对220例内异症相关性卵巢癌与416例内异症患者病例对照研究中发现，两者在接受**外源性雌激素（激素替代治疗）**方面差异无统计学意义。但在无孕激素拮抗的雌激素替代治疗和体重指数（BMI）大于27的患者中发现卵巢癌风险增加。故临床中仍应注意与高雌激素水平相关特点与恶变风险的关系，包括初潮早、绝经晚、肥胖以及无孕激素拮抗的雌激素替代治疗。

对于早绝经的内异症患者，绝经后是否进行激素替代治疗是否安全尚缺乏大样本临床研究证据。有学者提出对于绝经后内异症患者激素替代治疗建议：①年龄<45岁、已进行双侧输卵管卵巢切除且无残留病灶的患者，激素替代治疗益处大于恶变风险。②没有进行双侧输卵管卵巢切除或存在明显残留病灶，年龄≥45岁或绝经症状轻或没有症状的患者，避免激素替代治疗。③没有进行双侧输卵管卵巢切除或存在明显残留病灶，严重的绝经症状或绝经年龄<45岁的患者，可以考虑激素替代治疗，治疗过程中严密随诊。

（4）包块：在对内异症患者的随诊中，卵巢包块是重要的观察指标。近年来国外大样本研究发现，卵巢包块直径≥9cm、包块具有血流信号丰富的实性部分均是内异症患者卵巢癌风险的独立影响因素，其发生风险分别为5.51、23.72。另外，在卵巢内异症患者临床随诊中，还需注意包块是否有明显增大趋势。有研究发现90%的内异症相关性卵巢癌患者在诊断卵巢内异症后的半年内包块增大1倍。北京协和医院研究显示，包块（≥8cm）是内异症恶变的独立影响因素（*OR* 6.566）。

（5）孕产次：内异症与不孕密切相关，可能与内异症改变盆腔微环境、解剖结构、免疫、内分泌等方面有关。对内异症患者孕产史与恶变风险相关分析发现，多次分娩对内异症患者卵巢癌风险具有一定保护趋势。Melin等对63630例内异症患者卵巢癌风险与产次关系进行了队列研究，Brinton等对不孕原因进行分组比较后发现，内异症相关不孕的女性卵巢癌风险最高，其风险是普通人群的2.48倍，内异症相关原发不孕的女性卵巢癌风险甚至是普通人群的4.19倍。

（6）疼痛节律：既往有学者提出内异症患者疼痛节律改变是恶变的危险因素之一。北京协和医院研究结果显示，痛经与内异症恶变负相关，*OR*值为0.12，而不规律的慢性腹痛与内异症恶变显著相关，*OR*值为3.38。该研究结果提示，需要特别重视有慢性盆腔痛内异症患者的恶变风险，痛经在某种程度上或许是恶变的保护性相关因素。

（7）CA125：仅有50%的早期卵巢癌患者有CA125升高，而内异症本身也与CA125水平相关。研究发现内异症相关性卵巢癌与良性内异症患者CA125水平差异无统计学意义，其风险临界值在43～165U/ml，因此对内异症恶变的诊断缺乏特异性。人附睾蛋白4（HE4）在正常卵巢组不表达，在内异症也不上调，在部分浆液性和子宫内膜样癌高表达，在透明细胞癌中度表达，在黏液性癌不表达。对于卵巢癌诊断，HE4特异性高于CA125，特别是对于早期卵巢癌的诊断，但HE4的敏感性与女性绝经状态相关。有学者提出HE4可以用于未绝经内异症患者恶变检测，CA125用于绝经后内异症患者。

3. 内异症恶变的临床警戒　依据上述文献复习和已有研究结果，内异症患者具有以下高危因素应加强监测、密切随访，警惕内异症恶变的发生：①内异症发病早或内异症病史长，特别是30～40岁诊断卵巢子宫内膜异位症或病史10～15年。②年龄≥45岁或≥49岁。③诊断内异症时为已绝经状态。④具有高雌激素水平或接受无孕激素拮抗的雌激素替代治疗，特别是肥胖者。⑤包块≥9cm。⑥与内异症相关的不孕女性，特别是内异症相关的原发不孕女性。

另外，当内异症患者出现以下临床表现时，应注意其恶变可能，积极排查、早期干预：①绝经后复发，疼痛节律改变。②影像学检查提示包块有实性或乳头状结构，血流信号丰富，或表现明显的增大趋势。

内异症1%的恶性率可能是个低估了的数字！因为目前尚缺乏内异症恶变的大样本流行病学调查。恶变后癌瘤组织生长迅速，破坏起源组织，找不到内异症的组织学依据，病理取材局限性以及大量保守治疗的内异症者。

所以，仍应强调的是：

（1）手术是内异症的基本和首选治疗，特别是腹腔镜手术。不主张"试验性治疗"，特别是"长期"试验性治疗，特别是绝经期患者，以防贻误病情，漏诊癌瘤。对药物治疗无效的，对手术切除子宫和卵巢后复发的，应倍加注意。

（2）卵巢外的内异症病变，出现与月经有关的症状，应注意鉴别。剖宫产、会阴切口之结节处理也要积极，以明确其性质。内异症患者虽可用激素替代治疗，但要符合"两高一低"，并加用孕激素，进行严密监测，以防内异症复发和恶变。

（3）现今临床及病理研究表明，内异症之侵袭、转移和复发性乃是恶性肿瘤的临床特征；组织形态上，尽管内异症腺体和间质不是癌，但可表现恶性肿瘤的某些形态学特征，如细胞器增多、纤毛细胞增多变长、腺体易于向子宫基层深入等，都值得进一步关注。

（4）还应重点研究内异症恶变之预测和性质评价。

（5）"在位内膜决定论"为内异症恶变的研究展开了新的局面。卵巢子宫内膜样癌并发子宫内膜癌者高达20%，约30%的卵巢子宫内膜样癌与内异症有关，而子宫内膜样癌和卵巢癌同时发生的病例中伴有内异症者高达54.5%。在内膜癌和卵巢癌共存病例的组织中，能够同时检测到 $hMLH1$ 的甲基化，可以认为 $hMLH1$ 甲基化为在位内膜与异位内膜恶变的共同致病因素。检测 $hMLH1$ 甲基化对内异症恶变诊断的特异度和灵敏度分别88.2%及53.3%。是可作为重要的生物标志物。

六、结语

内异症是日趋增多的常见病，恶变不是罕见问题，应重现其恶变及恶变机制的研究。内异症和卵巢透明细胞癌及子宫内膜样癌有明确关系。卵巢癌发生的"二元论"更趋于认为卵巢透明细胞癌及子宫内膜样癌起源于子宫在位内膜或内异症。

内异症恶变有其临床特征，应保持高度警惕。不典型内异症具有恶变的潜能，可以认为是癌前病变。内异症恶变及不典型内异症之术前诊断仍然是困难的，要慎用"试验性治疗"。

内异症的早诊断、早治疗是防治恶变的最好策略。"在位内膜决定论"不仅对内异症的发病，也对内异症恶变、内异症与癌的关系提供了深入研究的途径。以此寻找更特异的生物标志物及差异基因，将对筛查、预测及诊断起重要作用。

［原载《中华妇产科杂志》2010，45（12）：940-942］

51. 关于妇产科综合征的理解和应用

综合征（syndrome）来源于希腊语 syn（"一起""共同"之意）和 drσmos（事件），并起意为"同时发生或同时发生的事"（concurrence）。其实，这也是医学词汇里最古老的名词之一，可以追溯到希腊的希波克拉底和盖伦时代，就已被用于描述同时发生的一组症状。直到 19 世纪末，综合征的定义才被进一步予以限定，即是对一个疾病之病征集合的命名，系指一组同时发生的多个症状，或者是某种病变之各种征象的总和，通常病因不明或不确实。

20 世纪 50 年代前，综合征在医学文献中的出现日趋增多，是因为临床上出现了多个症状同时发生的疾病，涉及不同的或不相关的器官和组织，又缺乏对其病因及其关联的明确解释，因此，对这些疾病的命名方式之一就是将数个病征词根片段加以连缀。因为对这种复杂症状且病因不明的疾病状态，难以用一个病名给予限定，所以均以"综合征"命名之。

一、命名

在综合征中，有传统的或经典的命名，也有新近出现的名称，且日渐增多，繁杂无序。就妇产科综合征而论，近年来有两部专著问世，一部是曹缵孙、陈晓燕主编的《妇产科综合征》，另一部是廖秦平主编的《妇产科综合征》，应该说这两部书提供给妇产科医师很多关于综合征认识的参考。但关于综合征的分类尚无专门的报道和讨论，根据现今综合征的材料，可试分为以下几种分类与命名。

1. 以疾病的解剖学或器官系统的病理状态命名　此种分类最为多见，包括前述的两部中文专著，如产科疾病、妇科疾病、生殖道肿瘤、生殖内分泌疾病、遗传性疾病以及新生儿疾病等。具体的或有代表性的命名有多囊卵巢综合征（PCOS），妊娠期高血压疾病，溶血、肝酶升高，血小板降低（HEELP）综合征等，这种分类和命名能较直观地表达疾病状态，容易理解；但又因常常以其英文字头（或词根）连缀而成，则需理解与记忆（如 HEELP 综合征），否则，现今外文缩写频发，令人不知其源，难解其详。最容易明了的是将器官和病征构架起来，表达明确，如卵巢不敏感综合征、阴道斜隔综合征等。

2. 以人名命名　这种命名颇为常见，以 20 世纪 50 年代前出现为多，常有纪念意味。最多见的是以首次描述该综合征的医师名字命名；有时是同时或先后独立描述该病，难分伯仲，故形成不止一位，而是多位人名之联合。典型的例子是先天性无阴道，英文名称叫 MRKH syndrome，即 Mayer-Rokitansky-Kuester-Hauser syndrome，由多位医师的名字命名，该病由德国解剖学家和医师 Mayer 在 1829 年和 1938 年分别 报道了 1 例。1910 年 Kuester 首次对该组病征进行了总结，并对已发表的个案进行了文献回顾。1961 年，Hauser 和 Schreiner 首次将其命名为 MRKH 综合征，而其后由于 Hauser 描述了先天性无子宫、无阴道联合肾脏、骨骼、耳和心脏畸形的病例，并将其与单纯的先天性无子宫、无阴道分别讨论，促成了 MRKH 综合征的分型：Ⅰ型（单纯性先天性无子宫、无阴道）和Ⅱ型（先天性无子宫、无阴道联合肾脏、骨骼、耳和心脏畸形）。此后，将该组病征命名为 MRKH 综合征并沿用至今。

以人名命名的综合征或疾病已为时间和大众所认可，如贝赫切特综合征（Bethcet syndrome，1937 年，又称眼-口-生殖器综合征白塞综合征）、特纳综合征（Turner syndrome，1938 年）、唐氏综合征（Down syndrome，1866 年）等，每及此，使我们对先辈们油然产生一种缅怀和崇敬之情。

然而，随着新综合征的增加，这种方式不可避免地出现了一些问题，例如，相同姓氏的不同学者报道不同疾病，同一学者对多种疾病进行描述，还有关于"谁是首次描述者"的争议等，引发了诸多不便和纷争。因此，从 1960 年之后，此类命名逐渐减少。

3. 以发病因素命名　此类综合征直接以其所知的发病因素命名，显示其重要而明了，如双胎输血综合征（TTTS）、经前期紧张综合征（PMS）、获得性免疫缺陷综合征（AIDS）、己烯雌酚（diethylstibestrol，DES）综合征等。

DES 的临床应用曾是妇产科学历史上的一段悲剧。20 世纪中叶，由于母亲孕期服用 DES，而致使其孕育的女胎发育异常，青春期出现阴道腺病，继而可能发生阴道透明细胞癌。所谓 DES 暴露综合征（diethylstibestrol expose syndrome），两个 DES 如此吻合！类似的致病、致畸因素命名在遗传学及产前诊断技术日益发展的今天，明显增多起来，包括酶缺陷（乳糖酶缺乏综合征、17 羟化酶缺乏征）、基因或其他遗传物质缺陷（21-三体综合征、XXY 综合征）等。

二、分类

1. 传统的或经典的综合征　传统的或经典的综合征多已为人所公认和熟悉，如特纳综合征、席汉（Sheehan）综合征（1939 年）等。在临床上公约俗成，很常应用，意义明确，一般不进行过多解释。

2. 对经典综合征的新认识　由于科学技术发展和对疾病发生、发展认识的深入，一些经典综合征之内涵，甚至名称也发生了变化。如妊娠高血压综合征（PIH），这是伴随妊娠而发生的高血压、蛋白尿和水肿的一组病征，甚至出现子病。由于其确切病因不清。开始称其为"妊娠中毒症"，虽然并未找到"毒素"，却又出现了诸多发病学说，临床上又几易其名，数变其类，至今仍未完全定案。又如围绝经期综合征（perimenopausal syndrome），由于人们对人口老龄化以及中老年妇女生命质量的关注和研究的广泛深入，所涉及的不仅是内分泌学，还有心脑血管、骨代谢以及精神心理等方面，又将此围绝经期分为绝经前期、绝经过渡期、绝经期和绝经后期，时间跨度增加，涉及问题与处理对策的深化和细腻，已经不是先前所称的"更年期综合征（cli-

macteric syndrome）"能表达，故 1994 年世界卫生组织（WHO）提出采用"围绝经期"替代"更年期"一词，尽管人们仍然将两者混同使用。

近年来，学者们对 PCOS 的研究和认识发展很快，早已不是 Stein-Le-Venthal 时代（1935年）所能比拟，甚至一个综合征一部书，提示 PCOS 是一种颇为复杂的代谢性疾病，或者是具有某种遗传异质特征的综合征，成为生殖内分泌、人工助孕技术攻克的重要问题。

3. 新的综合征　近年来出现的一些新的综合征也受到关注。如过度水化综合征（TURE），最初发生在前列腺电切术中，后由于宫腔镜手术的广泛开展，TURE 也时有报道，乃为液体灌注所致的血容量过多、低血钠等引起的严重反应，甚至可导致死亡。现已成为宫腔镜手术者十分重视的并发问题。又如卵巢过度刺激综合征（ovarian hyperstimulation syndrome，OHSS），虽然先前一些促排卵治疗中也有发生，但近年来，由于人工助孕技术的发展，使用促性腺激素超促排卵而诱发腹胀、腹水、胸腔积液、少尿及低血容量等一系列症候群，发生率明显增加，成为助孕技术中的一大险情，有时甚至要终止来之不易的妊娠。

1982 年，由 Weinstein 定义的 HEELP 综合征是一组表现为溶血、肝酶升高和血小板减少的综合征，近年来已不乏报道，其发生率甚至占全部活产的 0.17%~0.85%。发生原因不清，临床上要警惕，实验室检查很重要，以预防对母胎的严重影响。

以上所述可见，新的综合征的出现乃是临床认识的进步，但也不妨说技术发展带来的负面作用，总应趋其利而避其害。

4. 泛化概念的综合征　近年来，也出现了一些比较泛化概念的综合征. 所提示的疾病愈显不确定性，如"卵巢上皮性癌三联征"（发生于 40~60 岁的中老年妇女，以腹胀及以往月经障碍为特征）、"输卵管癌二联征"或"输卵管癌三联征"（阴道流水或水样分泌物、腹痛及盆腔包块）。在这里，综合征更具有警示作用，以引起医生和患者对恶性肿瘤的重视，至少应该做相应的检查。而"子宫内膜癌三联征"（肥胖、高血压和糖尿病）则是把子宫内膜癌发病的流行病学因素简约地综合起来，临床上也是很有意义的。

三、意义

1. 综合征的命名　综合征是一些或一组状态和/或体征的集合，构建了代表某种特殊疾病的独特的临床征象。它是人们认识事物规律性的一种升华，比较高度的概括、比较简约的表达，成为某种疾病的诊断或描述方式。比如我们说围绝经期综合征，马上会联想到血管神经系统的诸多症状和表现等；说到唐氏综合征，也会明确作为 21-三体的先天性愚型的状况。因此，认识、理解与掌握综合征的概念、含义和具体内容是非常必要的，也使我们在阅读、撰写医学论文时，更加容易应用和理解这些关键词。

2. 综合征的涵盖　综合征概括了器官和/或功能与病征的关联，诠释了临床表现或发病机制，又避免了描述繁杂或表达不清。如雄激素不敏感综合征（AIS），使雄激素受体的缺陷、生理效应后果、性征表现等都得以表达。另一个典型的例子是阴道斜隔综合征，其完整的定义应是双子宫、双宫颈、阴道斜隔，很繁杂。若仅以阴道斜隔命名，不仅不能表达其子宫的畸形，而且更不能包括多数患者伴有的闭锁的阴道斜隔侧的肾缺如，故以阴道斜隔综合征表述巧妙而贴切，此命名为国人之贡献。阴道斜隔综合征多发生于初潮之后的青春期少女，中国台湾学者则对 16 岁左右的中学生进行肾脏 B 超描述，有一侧肾缺如者则进一步检查阴道斜隔是否存在，不啻为聪明的筛查之举。

类似的例子还有白塞综合征，实为眼-口-生殖器官三联征，俗称"三口炎"，多认为是一种免疫性疾病，故以综合征之名义表述更合适，包括要进行的一些实验室免疫学检查和全身性综合征治疗，而不仅仅是"三口"之局部处理，可谓综合征的综合治疗。

3. 综合征的代名词作用　综合征模糊了概念，也避免了、隐容了认识上的艰涩。在一些综合征中，有很多是病因不清、诊断困难的病症，在未明晰之前，冠以综合征，则有"代名词"作用。如盆腔淤血综合征，虽然自 1949 年就有此提法，尽管现今可以用影像、内镜检查寻找佐证，但真正确诊并不容易，因此，可以认为盆腔淤血综合征实际上是对原因不清的慢性盆腔疼痛（CPP）的一种"托管政策"。而前述的卵巢上皮性癌、输卵管癌和子宫内膜癌的"联征"则是由于早期诊断困难而提示的警示。明确了综合征的这些作用和价值，可以更好地辅佐临床诊治，特别是早期诊断以及高危人群的筛查，如遗传性乳腺癌-卵巢上皮性癌综合征（HOCS），因为一般人群中遭遇卵巢上皮性癌的危险是 1.4%，有一位 1 级亲属患病时，其患病危险增至 5%；2 位 1 级亲属患病时，其危险增至 7%；而 HOCS 者则有 50%的患病危险。甚至当完成生育计划后，在 35~40 岁的妇女中建议施行预防性卵巢切除。

四、问题

综合征虽然是个古老的医学话题，目前仍被较广泛应用。人们不断地增加解释，综合征也不时增加一些新的成员，但关于综合征本身的思考和研究尚少。综合征固有的问题，以及愈来愈混乱的情况值得商榷。

1. 概念的变异和完善　有些综合征原有的概念很明确，但随时间的推移、临床现象的多样，综合征的内涵发生了变化。如麦格综合征（Meigs syndrome，1939 年），最初特指卵巢纤维瘤合并胸腹水，并于切除肿瘤后胸、腹水随之消除。其本意是表明这是卵巢良性肿瘤，虽然有胸、腹水，并非转移等恶性情况。但卵巢纤维瘤并不是十分多见的肿瘤，而真正的麦格综合征则更为少见。临床上却发现非纤维瘤的卵巢良性肿瘤也可出现胸、腹水，且也在切除肿瘤后消失，成为麦格综合征的"扩大化"定义。更有甚者，一些非卵巢良性肿瘤或疾病，如恶性肿瘤、胰腺疾病、输卵管或圆韧带肿瘤有时也可发生胸、腹水消长情况，有称假性麦格综合征（pseudo-Meigs sydrome）的。这使麦格综合征变得扑朔迷离，特别是恶性肿瘤是否为转移扩散的，判断也很困难，麦格综合征的本来价值也便失却了。

2. 诊断与处理的不确定性及再认识　绝经后卵巢可扪及综合征（postmenopausal palpable ovary syndrome，PMPOS）于 1971 年被提出，曾是妇科肿瘤学关注的问题，被认为是"不正常的"，甚至多数是卵巢肿瘤或恶性肿瘤，应是剖腹探查的指征。问题的提出者 Barber 是著名的卵巢肿瘤专家，对于绝经后卵巢增大或能扪及，警惕卵巢肿瘤的存在，显然是必要的。但近年来发现，绝经后卵巢能扪及者并不少见，且肿瘤征象并非如前所述，影像学检查若系囊性、境界清楚、无乳头、无血流，血清 CA125 水平正常，则可以观察、定期随诊，而不必行探查手术。

又如先天性无阴道，通常命名为 MRKH 综合征，这一定义应限定于先天性无子宫（或仅有未发育的始基子宫）、无阴道。由于无子宫，故无后来可能发生的经血潴留痛等症状。而仅以无阴道则容易在临床上与先天性阴道闭锁相混淆，两者在处理上有很大不同。

3. 综合征应用的特殊意义　诚如前述，综合征概括和简约了复杂的综合病症，如阴道斜隔综合征表达了双子宫、双宫颈、阴道斜隔和患侧肾缺如等复杂的组合。唐氏综合征描述了 21-三体畸变所致发育畸形，名称本身也远比先天愚型人性化。而 AIDS 自 1986 年被正式命名以来，报道逐年增加，成为影响人类健康和生活的重要疾病，而且其与人们的性行为有密切关系，其缩写译为艾滋病更容易被接受，艾滋病病毒也比人类免疫缺陷病毒（HIV）容易被理解。中国港澳地区的"爱死病"一词则是人们无可奈何的戏谑。

4. 命名泛化和含义模糊　纵观综合征的命名泛化和含义模糊，现今出现的综合征有不少含义过于含混不清，命名也颇为随意，如"某某手术后综合征""某某后的"等，无论从理论意义抑或临床价值都很有限。

有些以特征性临床表现命名的综合征虽然便于对该疾病的记忆，但这种命名方法也有若干缺陷，如名称过于宽泛，甚至造成临床医师对名称误解或误导（认为只有名称包含的症状出现时才能对其进行诊断，而容易遗漏非典型病例。有的将疾病的特征限定在最初发现阶段，在名称中不能反映后续的补充发现或对之前错误的纠偏。有些综合征名字过于烦琐冗长，有些名称含有对患者的"不尊敬"意味，可能会对患者及其家庭造成不快的感情体验或带来社会歧视。

5. 研究综合征、规范综合征　虽然我们常常使用综合征这个名称，但对综合征的命名、意义、引用及阐述等的讨论及研究很少，几乎没有相关的学术讨论会、论证会，以及医学科学名词的审定。人云亦云者多，反思斟酌者少。

在现代医学命名体系中，综合征的命名存在的主要问题：一是重复，即同一组病征在医学的历史演变过程中或由于不同国家、地区的习惯，形成诸多不同的名称，对文献的复习、检索和学术交流都造成相当的不便；二是重叠，即有些综合征包含的临床特征与另外一组综合征有重叠，造成概念上的模糊不清，也给疾病的研究和交流带来困难。

希望有识者关注综合征的研究与发展，并期待有关妇产科综合征的规范化的讨论与完善。

[原载《中华妇产科杂志》2010，45（12）：881-884]

52. 关于盆底功能障碍性疾病手术的几个问题

女性盆底功能障碍性疾病（pelvic floor dysfunction，PFD）是一组盆底支持缺陷、损伤及功能障碍造成的疾患，主要问题是压力性尿失禁（stress urinary incontinence，SUI）和盆腔器官脱垂（pelvic organ prolapse，POP）。随着人口老龄化和生命质量的提高，各种 PFD 的修复重建手术蓬勃开展。但我们对 PFD 的认识不应仅限于对某种手术方法的掌握，更应明确其治疗对患者生命质量的确实效果。女性 PFD 主要是对患者的健康和整体生命质量的影响，疾病治疗的目标是改善生命质量，这是我们在治疗抉择中始终都应重视的问题。

一、PFD 治疗结果的评价

PFD 的治疗理念和模式已有较大改变，尤其是盆腔器官膨出的治疗已由切除膨出的组织和器官转为加强盆底支持结构的手术。临床技术的现代策略体现了以下几个特点：①以"整体理论""吊床理论"为基础，从完成解剖结构的恢复，达到功能的恢复（restoration of form leads to restoration of function）即"2RF"。②以盆腔前、中、后划分单位，充分术前论证，进行手术选择。③摒弃简单的切除脱垂的组织和器官的旧观念，而以盆底重建为原则，实行"4R"方法，即修复（repair）、重建（reconstruction）、替代（replacement）和再生（regeneration）。④突出微创，即以微创术式达到最佳效果。尽量通过会阴阴道和腹腔镜手术，小切口、低风险、低疼痛、低不适，以人为本，强调症状的改善。⑤根据国情，改良或交通术式，达到有效诊疗、安全诊疗和经济诊疗，如改良的全盆底重建手术更适合国人，且可节约费用。很多医师相信自己能在临床诊疗中准确评估患者的生命质量，一般患者术后盆底解剖结构恢复，即被手术医师认为是"治愈"的。但循证医学 A 级证据提示，医师试图评价 PFD 手术后患者的生命质量是困难的、不准确的。这是因为，PFD 治疗的目的是改善患者生命质量，而治疗"成功"的定义则难以确定。若患者因尿失禁行手术治疗，术后不再漏尿，但出现尿急、尿频等症状，难言其治疗成功；POP 患者经手术得到解剖结构的纠正，但术后出现性功能障碍，也难称其治疗满意。我们需要设定客观评价患者症状的方法，该方法应是一种以患者为主导的数据收集，应用心理测量学理论原则来设计，是可重复、可计量的方法。经过多年实践，对于了解各种功能状况的症状问卷调查表是检测疾病对患者日常活动与健康影响的最有效方法，是对影响生命质量的各种治疗效果的客观评价标准。PFD 治疗评估内容包括：患者症状的评估，患者的生殖道、泌尿和消化系统的功能评估，患者生命质量和社会经济学评估。尽管如此，目前尚没有一种单一的方法能够对治疗结果进行完全评估。Tincello 等关于对参与盆底重建工作的医师、护士和患者的调查表明，3 组人员都认为，患者的主观评估和生命质量的改善是评价 PFD 治疗效果最重要的指标。

二、网片在盆底修复中的应用抉择

在 PFD 的治疗中，最重要的、具有"里程碑"意义的理论是 20 世纪 90 年代后 Delancey 提出的"吊床假说"、阴道支持结构的"3 水平"理论，以及 Petros 的"整体理论"（integral theory），这些理论成为 PFD 诊治的基础，即通过解剖结构的恢复达到功能的恢复。整体理论的基础原则是理解解剖概念、分析损伤失衡、吊床桥式维持、分区诊治模式以及解剖功能重建。PFD 的盆腔器官膨出是由于盆底支持解剖结构异常所致，某种意义上，POP 近似于特殊部位发生的外科疝。应用合成网片进行疝修补的术式是一种无张力疝修补术武，是目前外科疝加用网片修补的基本术式，有效地减少了以前张力疝修补术后的复发率。盆底重建手术中应用替代网片材料是从外科利用网片成功修补疝的基础上发展而来的，1995 年合成网片开始应用于经阴道治疗女性 SUI 的手术，此后逐渐用于 POP 手术。由于其经阴道途径完成，所以具有手术操作简单、手术病率较低、可重复性好和远期临床效果较佳等优点，明显胜于单纯缝合及修补手术。经过十几年的临床实践表明，在各种不同种类的网片中，聚丙烯网片是目前最理想的单层单股纤维网片，被广泛应用于女性盆底重建手术中。

盆底重建手术尚在探索和经验积累的过程中，所以在目前的临床工作中，还没有循证医学的证据来指导和规范 POP 的手术选择。值得注意的是，我国有许多医院都急于掌握一种新术式，而忽略了手术适应证的严格掌握，以致有扩大网片在 POP 手术中应用的倾向。加用网片的 POP 重建术应该用于自身组织不足以确实地修复盆底组织的患者，或是用于某些特定部位、手术失败风险很高的患者。目前国际上较为公认的加用网片的 POP 重建术的适应证为重度 POP 和其他手术失败者。因此，应全面掌握各种盆底重建手术的知识和技能，选择好手术适应证和禁忌证，充分告知患者手术的利弊，共同选择手术方式，防止诱导和扩大某种单一术式。

要逐步建立诊治的规范化，提高诊治水平。前两年提出此问题也许为时尚早，现今关于 PFD 的临床工作有了相当的发展，逐步建立规范是必要的，以保证临床工作的质量。关键要有循证医学的支持及多中心合作的资料总结，同时要重视非手术治疗和康复训练。新的手术热潮可能冲击其他治疗的地位，康复与训练是在整体理论指导下实施的盆底支持结构的训练、加强与功能恢复。我们甚至可以把 Kegel 锻炼作为妇女的行为学调整，融入日常生活的健康计划中。其他的物理疗法、生物反馈法、行为疗法以致饮食起居的习惯改善都是没有禁忌的康复对策。

三、重视术后远期并发症

要注意避免副作用及重视远期疗效的观察。女性盆底学毕竟是相对年轻的亚学科，各种新术式开发不过一二十年，经验尚待丰富，疗效尚需观察。特别是手术的普及、副作用的预防以及副损伤的避免，应不断提高水平，减少并发症问题，改善治疗结局。

　　加用网片盆底修复手术后的远期并发症主要是网片的外露问题，发生率为 2.3%~12.3%，这种并发症多在术后 6 个月内就可发生，临床处理上颇为棘手。根据近十几年的临床观察，网片外露可进一步分为网片侵蚀（erosion）、网片暴露（exposure）和网片突出（extrusion），即"3E"。网片暴露和网片突出可理解为网片在阴道内可见，面积较小，但无症状。目前多数学者的观点是，无症状、无性生活者可不进行处理，有症状者需要再次手术去除部分网片。而网片侵蚀则表现为网片侵入膀胱、尿道或直肠等周围脏器组织，或表现为阴道壁的大面积网片外露，应视为较严重的网片排异反应，要在麻醉下充分剪除网片，而后缝合黏膜。

　　关于网片外露的报道中，在行网片修复盆底的同时行阴式子宫全切除术者，以及采用倒 T 形阴道切口的患者发生率较高，应予以注意。此外可以预防的措施有：术前局部应用雌激素；术中切开时分离阴道全层，尽量不切除或少切除阴道壁组织，网片放置时避免折叠；术中减少局部血肿，给予预防性抗生素；术后减少感染和局部应用雌激素，均可以降低网片外露的发生率。

　　性功能障碍也是术后较常见的问题，发生率为 16% 左右。北京协和医院的资料显示，术后 1 年仍有 30% 的患者存在性交痛，应引起关注。重视对阴道功能影响，尚需要临床资料的积累和随访，应认真做好术后随访及问卷调查，有条件者最好终生随访。在没有循证医学的证据结果之前，要慎重选择对年轻 POP 患者的网片应用。

　　网片植入的盆底重建手术术后远期并发症还包括新发的急迫性尿失禁、压力性尿失禁（SUI）、排尿困难和会阴疼痛等，都应注意防范和处理。

　　作为一个亚学科，我国起步较晚，但发展迅速。2004 年 4 月，第一次全国妇科盆底学术会议在福州召开，具有里程碑的作用。2005 年 12 月 24 日，中华医学会妇产科学分会妇科盆底学组在广州成立，钟南山会长到会祝贺。2007 年 4 月 13~15 日，在成都召开了第二次全国妇科盆底学术会议，我们提出的会议主题是：推行 PFD 的"整体理论"，推广以修复、重建、替代为原则的新术式，开展大样本量的流行病学调查，进行基础研究。2009 年 8 月 28~30 日，又在南京召开了第三次全国妇科盆底学术会议，应该说学科发展和专业队伍建设迈上了一个新台阶。几年前，我们只能引用《Telinde 妇科手术学》中的一段话来提示同道，"很难设想没有女性泌尿学知识能成为一名一流的妇科医师"；今天，我们可以达成共识并践行，妇科泌尿学或女性盆底学的知识和技术是 21 世纪妇产科医师的必备技能。相信女性盆底学一定会有广阔的发展前景和快速前进的步伐！

［原载《中华妇产科杂志》2010，45（5）：321-322］

53. 子宫内膜异位症研究的深入和发展

子宫内膜异位症（内异症）作为育龄妇女的常见病、多发病，日渐引起重视。从1983年吴葆桢教授发表的著名述评至今，关于内异症的研究已经有了深入的发展，其所提出的几个问题有的已较为明确和得到解决，有的当然在认识上还未臻完善。此后，我曾于2001年、2003年、2005年及2006年相继发表了5篇述评，可以认为是阶段性总结。现今，又是一个新的里程。

一、我国内异症研究状况的简要回顾

内异症引起的盆腔疼痛和不孕严重影响妇女的健康和生活质量，但在20世纪60年代以前，关于内异症的研究凤毛麟角，北京协和医院在20世纪20~40年代的20年间，关于内异症的病例记录只有45份。1953~1966年，《中华妇产科杂志》每年只有1篇内异症和子宫腺肌病的论文报道。至20世纪90年代，我国关于内异症的基础与临床研究开始升温，并在全国形成热潮，而且取得了可喜的成绩。

2001年5月，"第一届全国子宫内膜异位症诊治学术研讨会"在贵阳召开，收到论文230篇，与会代表200余人；2005年12月，"第二届全国子宫内膜异位症诊治新进展学术研讨会"在海南博鳌召开，到会代表300余人。此间，中华医学会妇产科学分会成立了内异症协作组，并历时2年，5易其稿，制订了"子宫内膜异位症诊断与治疗规范"，于2007年在《中华妇产科杂志》第42卷第9期发表。2009年11月，"第三届全国子宫内膜异位症及慢性盆腔痛学术研讨会"在深圳召开，到会代表600余人，盛况空前。此外，全国各地还举办了多次内异症专题学术会议、研讨会和学习班。同道们还积极参加国际会议，自1998年始，参加世界内异症学术会议（World Congress On Endometriosis，WCE）的学者逐年增多，还加入了国际性讨论。目前，关于内异症的研究已发表数百篇，专著10余部。

可见，近10年来关于内异症的研究有了突飞猛进的发展，也表明内异症作为"现代病"已经成为妇产科的重要问题和妇产科医师面临的严峻挑战。

二、对内异症发病及本质的再认识

1885年，Von Rokitansy首次描述此病。1921年，Sampson提出经血逆流种植学说，成为内异症发病的主导理论，此外还有上皮化生、免疫、远处转移及苗勒管残迹学说等，但均难尽其善。我国内异症协作组补充和修正了 Sampson 的理论，提出逆流至盆腹腔的子宫内膜需经黏附、侵袭和血管形成（即 3A 程序）方可发生病变，而内异症患者的在位子宫内膜具备更强的生物学特质，具有内在差异的子宫内膜是内异症形成的决定因素，而激素影响、免疫反应和局部微环境是附加因素，而决定"内膜命运"或内异症是否发生的关键是子宫在位内膜本身，即"在位内膜决定论"。这一理论已经得到越来越多材料的证实，其直接意义是可以取子宫内膜进行内异症的诊断，以及宫腔内用药预防和治疗，即"源头治疗"。

1998 年，在加拿大魁北克召开的第六届 WCE 指出，内异症是遗传性疾病、炎症性疾病、免疫性疾病、出血引起的疾病、器官（子宫）依赖性疾病、激素（雌激素）依赖性疾病。10 年过去了，我们更倾向于认为它是一种子宫内膜疾病、干细胞疾病和类肿瘤疾病。所谓内膜疾病和干细胞疾病是在位内膜决定论的最好注释。研究已经发现，位于子宫内膜基底层的干细胞有很强的单克隆性、无限增殖潜能和多向分化能力，干细胞的这些特性及其他特性，以及其如何促使异常脱落的内膜在异位生长，都还需要进一步研究。

三、内异症诊断与分期的新观念

一般认为，内异症的诊断并不困难，但实则存在不少问题。①一直认为，腹腔镜检查是内异症诊断的金标准，但并不是每个病例都可以施行此术，况且还有观察者的经验、能力及主观认识等。②即使内镜诊断的内异症病灶，其与病理检查结果的符合率也只有 70% 或更少。③根据病史、症状、体格检查、B 超检查和血清 CA125 水平检测，或联合检测，也可以有80% 的诊断率，但也并不能确诊，而通常我们不主张治疗观察，特别是较长时间的治疗观察。④由于缺乏简易明了的检查方法，内异症的流行病学调查始终是个缺憾。因此，像现代诊断模式的发展一样，内异症也经历了临床诊断、腹腔镜（或剖腹）诊断、组织病理诊断、生物学诊断的各个阶段。利用分子生物学、基因芯片、蛋白质组学等技术，发现内异症患者在位内膜中的差异表达基因及蛋白，或者开发在位内膜中的内异症检测标志物，如子宫内膜神经元标志物——神经蛋白基因产物 9.5（PGP9.5），其诊断内异症的敏感性和特异性均在 90% 以上。北京协和医院研制的在位内膜差异表达蛋白和基因诊断试剂盒已获专利，有望应用于临床。

内异症的临床分期，从 Scott 分期到现今流行的美国生育学会修订的内异症分期标准（r-AFS），虽然有很大进步，但也不尽完善，主要问题是：①腹腔镜下的观察、判定及计分有其主观性。②内异症的重要问题——疼痛和不孕未能在分期中得到体现。③分期对治疗、预后等的指导意义也显不足。所以完善分期标准，使其更能反映病情、更有临床诊断和指导治疗价值，是目前的重要课题。

四、推广诊治规范，重视疑难性内异症的

中华医学会妇产科学分会内异症协作组于 2007 年推出的"子宫内膜异位症诊断与治疗规

范"，经过两年多的实践，应该说基本上是合理的、可行的。其特点是：①关于内异症的定义较之现今流行的说法更准确、更严格。②关于临床病理分型与国际通用分型一致，对其他部位内异症单列一类是合适的，因为我国病例较多，各部位内异症均不乏报道。③关于诊断称"腹腔镜检查是目前诊断内异症的通用方法"，这一提法比较符合我国国情。④内异症的治疗以痛经、盆腔包块和不孕作为主线，勾画流程清晰明了，不乏临床规范和指南意义。当前的任务是进一步宣讲及推广内异症诊断与治疗规范，避免诊治的混乱无序，提高治疗效果。这一规范也有不够详尽之处，可以有文字补充和"路线"的细化。

所谓疑难性内异症是指发生机制不清或复杂难辨，临床表现不易梳理分类，或难以与相关疾病鉴别，特别是治疗困难或疗效不佳的几类内异症病例，主要包括：内异症与痛经或慢性盆腔疼痛，内异症与不孕，内异症与肿瘤、深部浸润型内异症、青少年内异症、特殊类型或特殊部位内异症以及内异症的复发等问题。这些问题是临床疑难问题，也是基础研究之重点所在。如2008年在澳大利亚悉尼召开的第10届WCE上，重点讨论的课题就是深部浸润型内异症和青少年内异症，具体到手术的选择和实施。当前，我们应该组织课题组，研究和解决疑难性内异症，形成自己的经验，再推广普及，提高治疗效果。

五、加强合作，促进临床与基础研究的发展

我们曾说，应该想一想不是知道了什么，而是还有什么不知道；不是走过了多少路，而是未来的路还有多长。内异症是个充满困惑而又催人探索的疾病，甚至可以说，它不是一个疾病，而是一组症候群，一个神秘的谜团。内异症的发生机制复杂，病变广泛，形态多样，极具侵袭和复发性，它引起的疼痛、造成的不孕等很多悬而未决的问题需要我们去解决。

首先，应该加强临床研究和基础研究的结合，发病机制的研究是基础研究，但可以促进疾病的预防、诊断和治疗。对疼痛全面的临床观察，有助于对其发病机制的理解。内异症病变的病理学基础及生物学检测都可以深化对疾病表现和发生的认识。其次，应该加强妇产科各专业的密切合作，如对内异症合并不孕的诊治，普通妇科专家要和生殖医学、内分泌专家配合，形成手术-药物-手术的"3期"疗法，组成诊断-手术-助孕的"序贯"流程，提高治疗效果。腹腔镜手术作为现代外科技术，也应成为每个妇科医师的必备技能，只有这样才能很好地完成内异症的诊断和治疗。其次，应该加强妇产科和其他学科医师的紧密联系，如外科、内科、病理科及影像科等，内异症在某种意义上是全身性疾病，其病灶在盆、腹腔的分布也非常广泛，还有各器官系统的内异症病灶，可形成特殊的表现、症状。因此，各学科的共识和协作显然是必要和有益的。最后，应该加强多中心合作及国际交流，我国病源丰富，多中心合作研究将会取得更有意义的循证医学材料，裨益于病患。我们虽然能够较容易地获得国外的信息，但国内学者研究成果之推出则嫌薄弱和滞后，应予改善。

William Osier 曾说，懂得了内异症，就是懂得了妇科学。内异症的基础与临床研究需要广博的知识和技能，它与生殖内分泌、炎症、疼痛、免疫学、遗传学、病理学、肿瘤学、内镜技

术、影像知识等都有密切关系，这几乎就是妇科学之全部。

可以有理由说，在近 10 余年研究的基础上，经过我们的共同努力，一定会在未来的 10 年里，将对内异症的认识和诊治提升到一个新的水平。

［原载《中华妇产科杂志》2010，45（4）：241-242］

54. 再论医师的哲学理念和人文修养

旧桃新符，感慨良多。大千世界，无奇不有；社会进步，技术发达；体制改革，学科建设……可是我还是想谈医学人文，缘由有二：复习一下本杂志历年的元月开篇，2006 年笔者发表了"加强人文修养，建立和谐医疗"的新年致辞，多有未尽之意。新近又阅读了《英国医学杂志中文版》的医学人文专刊，激发了不少感悟，拟写点文字奉献给同道。

一、深刻领悟威廉·奥斯勒的箴言

早在 20 世纪初，卓越的医学教育家威廉·奥斯勒（William Osier）就非常尖锐地、切中要害地指出，医学实践的弊端在于"历史洞察的贫乏，科学与人文的断裂，技术进步与人道主义的疏离"。时至今日，可以说这 3 条"软肋"愈加孱弱，并困惑着现代医学及医疗的发展与改革。

历史的洞察是指对医学发展历史的考察和思索。从远古时代人类善良情感的本能表达（对他人的帮助）到文明社会的公民责任，医学发展的科学技术属性和社会人文影响，医学及医疗认知的偏颇和代价，以及生老病死的科学性、生物学性及宗教性、神秘性等，都值得我们进行历史的回顾和反思，深刻理解医学的真谛和影响发展的元素。

科学与人文的双重性是医学的重要与本质的特点，医学不是纯科学，它是自然科学、社会科学及人文科学的结合，是边缘科学或综合科学。关键点是医疗诊断与处理都是在活的机体上完成的，不可须臾忽略的是医疗对象或患者（病家）是有思想、感情、意愿和要求的人！如果将科（医）学与人文分离开来，医学之矢则成为乱射之箭，迷失了方向。

技术进步与人道主义亦非并行不悖。科学技术可以造福于人类也可以罹祸于黎民，所谓科学是天使也是魔鬼，看你为何利用与如何利用。而作为医疗技术，无论是有创性或无创性的，均应是符合人道主义和伦理学原则的，而两者的疏离，则无论是有创的或无创的，都殊途同归于伤害，包括身体的或者精神的。

因此，当我们在重温先哲和大师们的箴言时，那种"阅读的恐惧"和"深切的忏悔"油然而生，比较与鉴别显然是必要的。

二、正确认识和应用临床新技术

临床医师面临着从未有过的机遇和挑战。一方面是医疗技术，包括仪器设备和技术方法的快速发展，另一方面是医疗活动的社会与人文属性的复杂变化。面对新的科学与技术，我们要正确、有效地应用，使之满足病患需求，适应社会现状，促进医学发展，提高防治水平。我们又要适应新的医学模式，顺应医疗体制，改善医患关系，建立和谐的医疗环境。

在现今的医疗中，遗传学、分子生物学领域的发展及计算机技术的应用等，均具有突破性作用，此外，电子、光学技术在仪器和制造工艺等方面的应用，也是重要的推动力。这无疑增强了医师认识（诊断）疾病和处理（治疗）疾病的本领和能力，但要力戒"技术进步与人道主义的疏离"，至少应注意以下 3 个问题并形成正确对策：①实验室检查是为了寻求证据，但证据还不是决策。决策必须考量与平衡证据、资源和价值取向三方面因素，依据实际情况，做出合理的决策，并涉及社会、经济、伦理等社会人文因素。②掌握新技术要避免不适宜的使用及滥用。③避免非医疗因素的驱动造成的技术扭曲。

30 多年前，林巧稚医师访美归来，睿智地指出，西方的医疗仪器与技术的发展固然令人吃惊，但它会成为医师和病人的隔离也尤为令人担忧。于是，她告诫我们"要永远走到病人床前去，做面对面的工作，单纯地或仅仅依赖检验报告做医师是危险的"。

30 年后的今天，完全由现代科学技术培养的青年学者也一样明智地感悟到，无论病情复杂还是简单，完整的病史和详尽的身体检查都是正确诊断的第一步，是构建诊断大厦的基石。可见，时间不仅仅可以冲淡事物的光彩，同样可以磨砺出真知灼见。医师终究要回到病人床边去，只有在病床边才能重新发现尊严，无论是病人（"我是你的病人"），还是医师（"我是你的医师"）。我们还应该说，不论何时何地，"离床医师"不是好医师。

三、从医学的本质上修炼职业的洞察力、职业的智慧和职业的精神

威廉·奥斯勒还说：行医，是一种以科学为基础的艺术。她是一种专业，而非一种交易；她是一种使命，而不仅仅是一种行当；从本质来讲，是一种使命，一种社会使命，一种善良人性和友爱情感的表达。

藉此，我们给予病人的首先是关爱、是帮助、是慰藉，通过医疗活动完成的正是这种友爱、善良和使命。如果医师这样做了，病人这样理解了，医患难道还会有矛盾吗？也许，双方都还做得不够。

医疗活动包括临床诊断与治疗的另一个基本点是哲学理念，即诊治的哲学思辨和决策。专业和技能的学习固然很重要，但是人文修养和哲学则具有根本性、终身性。所以不要把自己限定在一个狭窄的领域内，我们要学习的很多。往往我们一旦进入知识与技术的轨道，就随即将自己封闭起来，而"深挖井"，而"坐井观天"，甚至一生都爬不出来。何以享受科学与艺术的交融美妙，获得其相互砥砺的智慧升华？

当我们为一个个医学成果欢呼的时候，又在苦思觅寻其医学的核心价值，至少在临床医学中，病人第一重要！科学技术的"去人性化"是令人担忧的，其次的担忧是临床医师心智的"板结"与"沙漠化"，我们可能蜕变成匠人和/或控制仪器及操纵数字报告的纯科学家；再者，

则是我们的自身修养，这当然是全方位的，既有克己、利人、同情与正直的职业操守，又有包容、平静、耐心、尊重、谦逊的为人美德。因为行医是个过程，医师的一招一式，体现的是技术，也是内在品格；就医也是个过程，患者每时每刻，关注的是结果，更有内心感受。

因此，对于科学发展、对于杂志办刊，也应遵循科学与人文结合的理念，在新的一年里，有新的起色。纵观《英国医学杂志》（*BMJ*），居然可以编撰出人文专辑，《美国医学杂志》（*JAMA*）每期封面的油画令人爱不释手、浮想联翩。我们的杂志为何不可以有关于人文哲学、伦理法律、从医感悟等文章呢（占一定比例）。专业论述是学术，人文论述也是学术。又如凡·高的"比歇医师"、路克·菲尔克斯的"医师"等油画，吴印成的"诺尔曼·白求恩"的摄影等，这些与医学密切关联的艺术杰作为何不可以选登呢。我想，那些文学的情感、音乐的梦幻、诗歌的意境、舒缓的神韵一定会给医师疲惫及枯燥的生活，带来清醒和灵性，也会为医师的工作带来明智、巧慧和美妙，让我们像迎接春风一样，迎接它们吧！

[原载《中华妇产科杂志》2010，45（1）：1-2]

55. 交流 接轨 发展

正如新年寄语所述,《国际妇产科学杂志》面临新的一年、新的编委会、新的办刊方针、新的杂志面貌和新的发展,有任务有方向,是机遇是挑战。归根结底是新形势新任务,以及对此的认识和策略。

一、国际交流的重点是对外的推出

这里讲的交流是我们和国际上其他国家间的妇产科学术交流,交流当然是双相的,即国外新的理念、技术、成果的引入和国内相关研究的导出,相互切磋,开展合作等。

近十余年,中国的改革开放政策和经济文化卫生的迅速发展,中国和国际专业同行的学术交流与合作明显增多。但主要是以向国外学习,或引入技术为主,如,积极参加国际会议〔近年在智利、马来西亚和南非召开的 3 届国际妇产科联盟(FIGO)大会,每届中国代表都有一二百人参加〕,大量派遣留学生和访问学者,也接受了一些外国专家来华讲学、手术表演。此外,由于网络的发达,获得国外的书刊杂志也较容易。妇产科医生的外语水平不断提高,对国外的学术动态和信息看得到、跟得上,至少在医学院校的附属医院和大城市医院是如此,而且国内杂志对这些动态和信息的介绍与反映也比较重视和及时。

相对而言,中国妇产科学的发展动态和技术进步在向国际的推出和介绍等比较薄弱和滞后,明显表现在国际会议发言、来华专家讲学、杂志文章发表、书籍出版等方面。多数国外学者对中国学者的工作了解甚少,讲座内容较浅显,国人论著在国际会议和杂志上发表困难。其原因有:①外语表达的限制,国内学者的工作不能很快在国际会议上宣讲或交流不充分。②依然是语言文字问题,我们的外文论著发表出版少,或者虽然研究工作很好,但表达不佳,经常遭遇退稿。或者在国内刊物上的论述有英文摘要,但过于简约,难以理解和引起足够的重视。③学生或学者到境外,以学习他人为主,推出中国学术不广泛不深入。④引入外国专家中真正一流专家并不多。合作的研究似乎也以提供资源(病例、标本)为主,承担负责人或主持者较少。

针对上述问题,我们需有应对政策和措施方法。要改善交流通道,向外推出学术交流的主要障碍是人才,是语言,是政策。现在强调在科学引文索引(Science Citation Index,SCI)刊物上发表文章,虽然有一定的片面性和理解的误区,但可以说对促进中国学术的"输出"和交流还是有积极意义的。

二、与国际接轨应重视国情

所谓与国际接轨，就是引入国外关于疾病诊断与治疗的先进理念、技术和方法及相应的基础研究进展，并为我所用。这无疑对促进中国的临床工作和基础研究是必要的、有益的。

近年，我们较多地引入了国际妇产科学界一些组织对于某些妇产科疾病的共识、指南或者规范，如 FIGO、国家癌症全面网络（NCCN）、北美妇科肿瘤组织（GOG）、欧洲及亚太地区生殖道感染和肿瘤研究组织（EUROGIN、AOGIN）等，这些组织推出的指南是以循证为基础，经著名专家反复研究形成的共识，并定期进行修订和补充，有很强的权威性和指导意义。如果要接轨，应首先引入和实施这些指南，是"他山之石可以攻玉"、是"终南捷径"。但我们在引入指南及接轨过程中，也遇到了一些问题：①观念上的不适宜，也许是具体理念上或实际情况的差异，难以实施或无法实施。如 2007 年、2008 年 EUROGIN 均将人乳头瘤病毒（HPV）检测作为子宫颈癌筛查的第一步，应该说这是合理的。但在中国及发展中国家则难以实行。②有些是具体方式、方法的差别，甚至包括具体药物选择和剂量把握。③还有一些是国家政策、伦理、文化背景的不同，不能全盘西化。④也是非常重要而实际的问题，即主要是在高等院校附属医院或大城市医院看来既合理又可以实施的规范或具体方案，对多数基层医院仍有明显的实施断层，因而使这种接轨的意义大为降低。

因此，我们主张引入国外先进观念、技术、方案或指南，一定要根据国情，具体情况具体方案，临床工作的规范化是原则，个体化也是原则，还应有另一重要的原则就是国情化。国情化不仅是依循证为根据，同时有其他的考量与考虑，方可做出适宜、正确的决策。况且，即使国际流行的指南亦有认识偏颇和时代局限，应审慎斟酌处理之。我们邀请专家制定了 NCCN 的中国版（不是仅仅翻译的中文版）即是典型一例。又如几年前美国妇女健康启动组织（WHI）发表了关于激素替代疗法（HRT）的报告，掀起了轩然大波。中国女性内分泌学研究者根据自己的材料，明确提出了"利大于弊"的观点和具体建议，无论是对学术争鸣抑或具体实施都产生了良好的效应。

此外，有识之士亦应根据中国各地、各阶层发展不平衡的现状，在充分调查实践和分析考量的基础上，制定出适宜的规范或指南，也可以是"双轨制"，便于规范化和工作推进。

三、更需要原创性研究的发展

纵观建国 60 年，中国医疗卫生的巨大变化发展，妇产科学和妇女保健事业有了令人鼓舞的长足进步。关于围生保健、计划生育、临床医学与基础研究的成就让世人瞩目，具有原创性研究和多中心合作的结果亦可圈可点。例如，绒毛膜癌的诊治达到可以根治的良好结局；关于子宫颈癌的大样本流行病学调查及普筛经验；关于子宫内膜异位症、女性盆底功能障碍性疾病的流行病学调查和妊娠期糖尿病及产前诊断与筛查等都提供了中国特有的宝贵的防治资料；此外，关于习惯性流产、子宫内膜异位症等的基础临床研究，也丰富了对这些疾病的认识。

　　但总括而论，在基础研究方面我们还是跟踪性研究为多，原创性研究较少，所以其成果的意义就稍逊色了。其原因除了实验条件、资金支持缺短以外，科研人员的思想不够活跃、研究氛围不够宽松等也是重要的影响因素。近年这些情况有了明显改善。临床研究团结协作的精神也有所加强。有组织、有计划的多中心前瞻性对照研究（RCT）以及重视循证及荟萃分析（Meta）对提高临床水平、制订符合国情的有自己特色的规范和指南十分重要。

　　在上述交流、接轨及发展本学科的战略任务中，杂志也起到特别重要的作用。我们的《国际妇产科学杂志》应是交流的平台、接轨的阵地、发展的推动力。在这一职能中，亦应注意交流不仅是学术的外部内引，更应强调学术的内部外推；平衡内外情势，达到自然接轨和实施通畅；尽快尽多地报道和推广自己创新的临床及科研成果，提倡转换医学，取得社会效益和经济效益，使妇产科学得到更新发展、达到更高水平。

［原载《国际妇产科学杂志》2010，37（1）：3-4］

56. 新形势 新方针 新发展

新年伊始，万象更新，欣欣向荣。《国际妇产科学杂志》也面临着新的形势，机遇与挑战并存，在科学发展观的指引下，我们开始新的征程。

一、信息传播的新形势

当今，技术进步惊人，学科发展迅速。在妇产科，生殖健康已经成为全方位的妇女保健目标，生殖医学及产前诊断推进了生殖调控的发展并提高了人口质量。内镜技术、盆底学、子宫内膜异位症研究成为新的亚学科。肿瘤的防治出现新局面，人乳头瘤病毒（HPV）疫苗的研制和应用开始了人类抗击癌瘤的新时代，规范化、个体化、人性化、多元化为肿瘤的治疗进步划开了新方向。医疗体制改革以及医学模式变化、人文观念的加强都使妇产科学的发展呈现绚丽多彩的情势。

作为杂志，面临的是信息爆炸，传媒快捷，书刊如林，竞争激烈。人们可以通过网络、电视、光盘、报章、各色出版物及会议等多种渠道、方式获得信息。作为杂志，其作用有多种，读者作者需求亦各异。杂志是学术交流的平台，培养人才的园地，促进学科发展的动力，繁荣科学文化的土壤。她能使更多的青年崭露头角，使各层次读者、作者获得裨益。

因此，如何跟进发展，准确反映进步？如何丰富信息，更快捷地传播？如何更有特色，更有吸引力？如何发挥更大作用，满足更多需求？这是我们杂志面临的形势和任务。

二、调整办刊的新方针

《国际妇产科学杂志》源于《国外医学妇产科分册》，系国外文献的荟萃，其创办多年，信息含量大，质量高，栏目多，传媒快，广得好评，颇受欢迎。但国外信息来源多了，直接获取信息的读者和方式多了，这对期刊无疑是个挑战。况且读者和作者还有更多其他的需求。改版为《国际妇产科学杂志》两年以来，调整了一些内容和栏目，也刊用一些国内的学术论著，但嫌分量不重，亮点清淡。鉴于此，2009 年 9 月在本刊编委会的认真讨论中，对杂志的定位、方向及策略做了新的调整。

本刊将以报道国外妇产科学最新动态、进展为主，还要着力反映国内学科发展、成果及经验。籍此，国外部分保持发挥了原有的优势，国内部分适应满足了新的需求。有较丰富的国外学术动态，满足中、基层读者群，有相当的国内学术动态，兼顾了中、高层作者群。有了更多的读者、作者对象。与国内同类刊物比照，可形成特点，显现强项。可以认为既"锦上添花"，又"雪中送炭"。在普及的基础上提高，在提高指导下普及。

三、结构栏目的新面貌

根据上述办刊方针的调整，本刊在结构栏目上也进行相应变化，以展示新面貌。

在反映国外科研动态方面，突出引入有分量的、权威性评述、综述；及时、全面报道国际学术会议状况和具体内容，并快速反映学术要闻。

在反映国内研究动态方面，亦强调评述性、综述性文章，提高其指导性。发表最新研究成果和工作经验总结。以临床为主，兼顾基础；以自然来稿与主动约稿并重，使每期有重点。

栏目设置丰富多彩，学术气氛自由民主。将特别开辟问题或病例讨论，治法与手术分析，专家点评，编前按编后语等。还将增加一些医学历史、医学人文、伦理法律等内容，以适应新的医学模式、医疗改革和医患关系出现的新问题。

我们希望本刊能做到：新、活、快。能反映妇产科学的新动态、新发展、新技术；形成栏目、体例、形式的生动活跃；做到报道快、周期短。学术刊物也应该有精、气、神。

四、励精图治，谋求新发展

《国际妇产科学杂志》是个有三十余年历史的老期刊，有较丰厚的基础和优良传统。改版易名只有 2 年，又有其年轻、经验不足的一面。唯其如此，则更应谋求发展，也应该更有发展潜能。

新的编委会有老专家和前辈作顾问指导，增加了众多的中青年学者，富于朝气活力。作为编委，是编审者，也是作者、稿件推荐者和组织者，还是热心负责的读者。在办刊和期刊发展中，作者、审者和编者之间的合作和友谊至关重要。注重学术，讲究人文；尊重专家，提携后辈；提倡民主，避免偏见；百花齐放，百家争鸣。让我们励精图治，使《国际妇产科学杂志》以新的、靓人面目出现，以快的、动人的步伐前进！

[原载《国际妇产科学杂志》2010，37（1）：1-2]

57. 医患交流的技巧

1995 年世界医学教育峰会明确指出：要重新设计 21 世纪的医生……新时代的医生必须是细心的观察者、耐心的倾听者和敏锐的交谈者。可见医患交流的重要性。言及技巧，不如说在于理念。这涉及新形势下的生物-心理-社会医学模式；涉及尊重患者自主权，坚持仁爱的、无害的、公正的、诚实的伦理原则；涉及医患交流中，从家长作风模式、知情模式、解释模式，演化为协商模式。于是，我们在与患者（包括患者家属）交流中，应注意以下几点。

一、尊重与倾听

摒弃家长式的颐指气使或权威式的生硬说教，要关爱地、平等地听取患者的诉说与要求。也许你表面和蔼有余，而内里虚心不足，须知这不仅是接触的态度，甚至关乎病史的采集和诊治的选择。著名医学家张孝骞曾说，正确的诊断至少 70% 源于周密的、艺术的病史询问。中医的"望闻问切"四诊中，望闻只是医患接近，及至问切才是医患接触。而问答对话窗扉之开启则是医生所持的态度，即尊重与倾听。

二、耐心与接收

我们要面对各种患者：年老的、年少的；有文化的、缺少文化的；能很好表达的、不能或不善于表达的……可能会遇到对话的不顺畅，可能患者或其家属过于繁琐，但我们必须有耐心地接受她们的诉说，这是个最基本的态度。我们通常说的"ABCD 原则"：attitude（态度）、behavior（行为）、compassion（同情）、dialogue（对话），其实基本可以用耐心和接受就可以体现了。

还是张孝骞医生说得好，"患者是医生真正的老师"。如是，我们还有什么理由不耐心呢！作为医生，我们要敬畏生命，生命属于每个人，且只有一次；我们要敬畏患者，因为她把生命交给你，患者对医生的信赖是责任、是力量。多年以前，我曾写过一段话：再年轻的医生，在患者眼里也是长者，她肯向你倾诉一切；再无能的医生，在患者眼里也是圣贤，她认为你可以解决一切。医生之难也就在这里。所以，我们的耐心和接受简直就应是铁打的规矩！

三、坦诚与沟通

可以认为只有坦诚才能沟通，沟通必须坦诚。《福冈宣言》指出，"缺乏共鸣（同情）应该看作与技术不够一样，是无能力的表现"。坦诚当然是一种态度，询问病史、交代病情、解释诊治、征求意见、协商方案，我们都应是坦诚的。坦诚是坦白的、真诚的，但也是交流的、艺术的。譬如常规的术前谈话，有的医生从伤口感染裂开到严重出血、脏器损伤、麻醉意外，甚至死在台上均悉数过分夸大交代，本着一种"问题都摆了，后果都说了"的态度，给患者或其家属造成严重心理负担，导致他们却步，拒绝手术，"望风而逃"。这里有医生的观念问题，也有表达艺术问题。我们当然要讲述病情与危害，手术如何做，想要解决、能够解决什么的问题，不能解决什么问题，效果与后果如何，可能遭遇的风险与相应准备的对策，都要交代清楚，也要树立信心。著名小儿外科专家张金哲院士说"术前谈话与其说是说服患者接受手术，不如说请他们审核你的决定是否符合逻辑"。

四、肯定与澄清

医生与患者对于疾病或病症的看法和认识是不一样的，患者是按照其生活和自身体验看待病症问题或功能障碍，而医生则是按疾病规律和诊治程序去认识和处理的。所以，一方面我们不可以完全用各种数据和结果去解释患者的病症和"生活体验"；另一方面我们又要科学地、客观地肯定患者诉说和要求的确实性和可行性，澄清其认识的模糊性，以及不确定性和不可行性，甚至偏颇和错误。

理解患者的要求，体察患者的感受，不等于完全按患者的意愿和要求下诊断、开处方，这和购物、旅游等不同。把医疗作为"消费"是可笑的。这涉及医学的两大原则：一个是科学原则，就是针对病情——疾病的生理病理、治疗方法、技术路线等；一个是人文原则，就是针对人情（不是通常所说的简单人情）——患者的心理意愿、生活质量以及个人与家人的需求。这两者应相行不悖，而医生的巧妙处理乃为医学之真谛。

美国医生 CR Conti 曾经开具了"怎样做一个好医生"的"处方"，共 25 条，其中既有"一个好医生应从所有渠道尽可能获得最多的资料，如患者、家属和记录"，又有"一个好医生应对听到的患者的某些病史进行质疑"，以及"一个好医生应是一个教育家，应对患者及其家属进行宣教"。

五、引导和总结

从询问病史、交代病情、提出诊治方案、术前谈话、术后或出院后随诊计划等，医生与患者及其家属会有多次语言交流和交谈，会逐渐深入，涉及广泛。但每次谈话交流都应该有目的、有结果，医生毕竟没有时间，也没有必要和患者聊天。

如上所述，我们当然要倾听患者的诉说和要求，尊重患者的意愿和要求，但也要澄清其不足、不对、不实际、不可行的认识，善于引导，使之做出正确的判断和总结。不应众说纷纭、庞杂无序、似是而非、无所适从，应该有总结或结论，可以是阶段性的，达成共识，予以实施。比如做不做剖宫产，产科医生当然要全面分析全身状况、产科情况，提出分娩方式的建议。

"一个好医生，当告知患者。几种不同治疗方案时，不要求患者一定要选择拟实施的方案，要尊重患者的决定（CR Conti）。"有些疾病的诊治，我们很希望患者及其家属同意我们的方案，经过耐心细致的说明，达到了一直，这种理解和配合至关重要。这种交流甚至是诊断、治疗、医学发展及医疗纠纷防范的关键环节，也是医德的表现。

在医患交流中，除上述几点之外，医生还要切记不要把话说得太满，不要把意思表达到绝对，要客观辩证，要谦逊留有余地。现今医学的确有了快速发展、长足进步，诊疗技术有了很大提高，基础医学家甚至很有信心地提出可以预测疾病（prediction）、预防疾病（prevention）、完成个体化（personalization）的所谓"3P医学"。这当然是我们的追求，要达到的目标。患者和公众也对医学、医疗和医生寄予很高的要求和希望，但临床医学毕竟落后于整体科学，它是复杂的、多因素制约的生命科学，也许临床医生在与患者及其家属交谈中，只能惭愧地用这样的"3P"回答问题：大概如此（probably）、可能如此（possibly）、期望如此（prospectively）。这不是圆滑，而是临床实际。

医患关系复杂，其本身就是社会关系、人际关系的缩影，涉及生命健康，使之尤其复杂，且庄重神圣。在此其中，医生必须有足够的信息，明确的判断；坦诚的交流，真切的理解；注重诊治的规范化、个体化和人性化。我们还要重视审视估计和处理可能发生的医疗问题或纠纷，准备与完善并贯彻执行必要的、合理的、合法的手续和相关文件。这样才能以完美天使的形象，完成神圣的社会使命。

［原载《实用妇产科杂志》2010，26（6）：408-410］

58. 妇科内镜技术的普及、提高与发展

妇科内镜技术是外科的一场革命，正在日新月异地发展。它不仅是外科的技术分支，而且已经逐渐成为现代外科的主流，成为与开腹手术、阴道手术一起作为妇科手术的三大基本技术，并被认为是微创手术的一个标志。

内镜技术将先进的科学技术及工艺与现代医学结合起来，使外科医生的视野和手臂得以扩展和延长，同时改变了我们的思维观念、技术路线和操作技巧，正在成为 21 世纪妇科医生的必备技能。

一、我国妇科内镜技术的发展现状

妇科内镜技术历时百余年，先行者们的探索与贡献令人感慨。"谁是第一"并不十分重要，但一般认为 1869 年 Panraleoni 首次进行宫腔镜检查和治疗，1947 年 Palmer 首先将腹腔镜应用于妇科临床，均可谓妇科内镜技术应用之肇始。21 世纪 50 年代至 70 年代主要是检查和简单操作，70 年代后出现飞跃，在美国成为仅次于扩颈刮宫的手术，继而出版专著（J. D. Phillips）和成立协会（AAGL），并将技术引入中国。

30 余年来，我国的妇科内镜技术发展迅速，至今可以大致分为 3 个阶段。

1. 初始阶段　自 1980 年，我国有了腹腔镜妇科临床应用的正式报道，此后 10 年主要是检查、诊断和较简单的操作，如输卵管绝育（环或夹）及附件手术等，当时还是直镜直视，尚无电视荧屏下施术。20 世纪 90 年代初开始施行了子宫切除（LAVH，Harry Rich，1988 年首次报道）。宫腔镜电切术是 1990 年开始的。当时内镜手术只在高等院校的附属医院或少数中心开展。1997 年《中华妇产杂志》发表了国人自己草拟的两镜操作规范。

2. 发展阶段　重要的里程碑是 2000 年成立了中华医学会妇产科分会妇科内镜学组（CGEG），形成了初具规模的专家队伍，技术得到了普及。到 2004 年，初步调查表明 95% 省级医院，90% 地市级医院，60% 县级医院开展了两镜手术。其中 80% 可施行附件手术，50% 施行了子宫切除术。至 2006 年，已经召开了 3 次全国性学术会议，参会人数日渐增加，已呈星火燎原之势。

3. 鼎盛阶段　可以认为于 2008 年 10 月在沈阳召开的第四次 CGEG 会议标志着我国妇科内镜技术进入了一个鼎盛时期。及此，我们可以施行国际上已经开展的各种内镜手术，包括腹主动脉旁及盆腔淋巴清扫、宫颈癌根治性手术及保留自主神经的手术、盆底重建手术、困难的深

部浸润子宫内膜异位症手术，肠代法人工阴道成型术等，并且数量大，有创新和改进。内镜专业队伍扩大，有的医院高年住院医师以上者均可独立施术。各地区、各中心经常定期举办研讨班、训练班等学术活动，并有优良的模型示教训练系统。出版的专著光盘多达 30 余种。已经开始建立内镜培训基地，进行考核和资质认定。已形成了契机与挑战并存，现实与预言共鸣的令人鼓舞的新局面。

二、内镜技术实施和发展的原则

为促进妇科内镜技术的良好、迅速发展，应强调以下 3 项原则。

1. 强调疾病的诊治原则（规范化）　如各期宫颈癌的手术范围、放化疗的选择，子宫内膜癌的分期手术，卵巢癌的分期手术及肿瘤细胞减灭术等，均有明确要求，不论何种手术入径或手术方式，均应达到这些要求，不可削足适履或另行一种规则。也就是说，以不同的方式完成相同的手术，或者以微创的术式达到微创的目的，取得微创的效果。

2. 强调正确选择适应证，做到因人而异（个体化）　适应证的选择实际上是四个要素，即病人及其疾病、术者及其术式，而不是简单的某种疾病适合某种术式。只有四个要素完全契合才是好的选择，否则任何一项不适合，都应改变或调整选择。疾病和病人是诊治要考虑的问题，术者和术式也是诊治要考虑的问题。对于内镜手术，不可忘记施术者的观念、能力与经验，不可勉强而为之。任何手术技术及术者都不应将手术作为技术或器械的炫耀，其中，关键的是术者，而不是手术方式。一个训练有素、技术精湛的术者，漂亮的剖腹手术或阴道手术也会到达理想的结果。

适应证的选择是相对的，不是绝对的；是有限制的，不是无限制的。一个医生面对各类病人及各种技术，一种技术、一个病人面对各种医生，这其中的"匹配"便是临床的哲学与艺术。

3. 强调以人为本（人性化）　诚如上述个体化考虑，还要重视病人和家人的意愿和要求，在诊治过程中体现人文关怀。在与病家交谈中，既要表明内镜手术微创的优越性，也要交代其局限性，以及可能发生的问题，或者中转剖腹的可能性。医患交流术式的选择，不应是家长式的，而是协商式的。这在一个较新技术开展的过程中更为重要。

三、内镜技术的发展任务

我国的妇科内镜技术正处在一个重要发展阶段，即将步入一个新的高度。为此，建议注意下面 3 个问题。

1. 加速修订妇科内镜诊治规范　规范或指南在一定时期内具有规矩诊治行为之作用，保证诊治的安全性和有效性，保护作用兼具医患双方。原有的"两镜"指南过于陈旧，多年旷置，多不适用。近年技术的快速发展，资料和经验的丰富积累，我们已经有条件实施修订。临床策略的建立和修订有 3 个层次：①标准规定（standards）。②指南实施（guideline）。③多种选择

（options）。其严格性逐渐下降，我们多数是制订指南。仍应以循证医学为依据，有随机对照试验（RCT）结果，荟萃分析，具有说服力的证据。

指南应定期（如2~3年）进行修订。指南作用于"共通性"，特例、罕见、个案应具体问题具体分析，专家的经验仍然十分重要，况且还有患者的认识观念及选择。

2. 强化并发症的防范　任何手术都可能发生并发症，作为微创手术的内镜手术理应更加减少和避免并发症。但内镜手术有其"先天"的缺陷：二维空间、视野受限、操作局促、缺乏感觉、能源使用等，都是损伤发生的"危险因素"。而且术中损伤多不易及时发现，处理亦棘手困难。此外，内镜手术还有其特殊的严重并发症，如气栓、TURP综合征等。所以，"微创"可以变"巨创"的警示并非耸人听闻，应审慎对待之。

也许随着技术应用的普及和技术难度的提高，并发问题会随之增加。"或许你还没有遇到问题，那是因为你做得还不够多！"是句生硬的话，却也是中肯的警告。

3. 严格技术培训和资质认定　一方面，我们要提高内镜技术专家队伍的水平；另一方面，要普及内镜技术的广泛应用。而完善培训、考核、资质认定与准入都至关重要。现今卫健委已经有专司此事的机构和相应政策规定和方法实施。一批培训基地已经得到认可和开展工作，必将推动上述进程。

内镜手术有较长学习曲线，要求有剖腹手术经验、阴道手术经验和熟悉内镜技术，三者结合方可施行内镜手术。还要经历四级水平的磨炼，达到一定的数量和质量，使自己成长、成熟起来，使内镜技术提高、普及开来。

四、结语

内镜手术作为微创技术，受到医生和病人的青睐。技术日臻完善，应用前景广阔。剖腹手术、内镜手术和经阴道手术三者是相辅相成的，不可能也不应该以一种代替其他，掌握好适应证，避免并发症是基本的诊治准则。内镜手术的普及与提高也是相辅相成的，它既是21世纪妇科医生的必备技能，也要形成内镜技术专家队伍。规范的建立与实施、培训及资质认定是内镜技术发展的重要保证。

［原载《中国实用妇科与产科杂志》2010，26（1）：2-3］

59. 妇科疾病与问题的梳理与对策

妇科疾病一般指女性生殖系统疾病，乳腺问题虽然基本在妇女身上发生，与生殖内分泌亦有密切关系，但多数归统于基本外科。妇科问题当然与产科问题难以分舍，又与全身各器官系统相互影响。加之妇科疾病分类繁杂，表象多样，可能构成临床多变疑难的问题。善于疏理，明辨主次，抉择对策至关重要。

一、妇科疾病的"网络经纬"

妇科疾病临床表现多样多变，有时会形成疑难之症，需理清脉络，方可见端倪，深谙其真象。

妇科疾病的表象犹如经纬交错之网络，要善于分辨及疏理。

血、带、块、痛四大症状为之经，儿童少年、青春生育、更年及绝经之后三大年龄阶段为之纬。经纬交错形成"疾病网图"。

血：指不正常阴道出血，包括月经不规则、月经过多、月经过少，也应该包括闭经（原发性及继发性）以及绝经后阴道出血等。

带：指不正常阴道分泌物，量与质的异常，特别是白带过多，血性、脓性、米泔样、水样血带等。

块：指从阴道到子宫与附件各部位的结节与肿块，包括邻近器官，如膀胱、直肠或子宫膀胱间隔、子宫直肠陷窝区域。

痛：是各个部位的、各种性质的疼痛不适，有些疼痛是妇科疾病特有的，如月经期疼痛（痛经）、性交痛等。

这些症状发生在不同年龄段，就构成了各个时期的"疾病谱"。

二、妇科疾病的综合特征

不是指综合征，而是将各种名目的妇科疾患归划为几种基本范畴，便于临床思考。

1. 畸形——先天性畸形或发育缺陷，多数在儿童及少年时期。月经（初潮）未如期而至，或伴有疼痛，是其主要症状。经常会被病人、家人忽略。

2. 创伤——多有外伤的历史，损伤可以发生在任何年龄，或即时或迟延。产伤是特有的。有些损伤是隐匿的、缓慢或潜在的，如盆底的损伤。

3. 炎症——常见炎症之红肿热痛在外阴、阴道尚且与一般部位相仿，而在内生殖器官的炎症表现则与前述四大症状相连，但诊断多不困难。

近年，炎症致病病原体发生了变化，通过性传播的疾病（STD）明显增多，人乳头病病毒（HPV）感染是宫颈癌的致病元凶，人免疫缺陷病毒（HIV）感染或艾滋病（AIDS）成为社会健康问题。

4. 肿瘤——生殖道肿瘤是女性全身常见的、重要的肿瘤问题，有的以结节及肿块形式出现，有的，特别是初始阶段，如子宫颈癌、子宫内膜癌之早期并没有明显的赘生物，而以出血症状为先兆，警惕与检查是必要的。有经验医生的物理学检查和辅助检查对判别其存在与良恶性非常重要。生殖道肿瘤是实体瘤，"搜索"肿块，重视其消长是第一位的。

5. 功能障碍——以垂体-卵巢轴所调控的女性生殖内分泌系统的功能对生理、病理过程发生重要的，甚至决定性影响。以子宫为中心的内外生殖器官是其主要靶器官。这一调控的失衡，即可发生内分泌功能障碍，表现为闭经、月经失调、不育、流产以及肿瘤。盆底解剖及功能障碍可导致盆腔器官脱垂（POP）和压力性尿失禁（SUI）。

6. 与妊娠有关的妇科问题——流产是早期妊娠问题，但先兆流产、难免流产等却都在非产科单位处理，意外妊娠是典型的妇产科问题，另一个特殊问题是滋养细胞疾病（或肿瘤、GTD或GTT），即总经历一次妊娠、葡萄胎或其他妊娠后发生的绒毛膜癌。这在病史的询问和考虑中不可忽略。

7. 特殊的妇科问题——子宫内膜异位症和子宫腺肌瘤是一种特殊类型。我们甚至难以将其分属于何组，它是免疫性、遗传性、炎症性、出血性、激素或器官依赖性疾病群，而且常见多发。外阴病实际也是外阴皮肤病，只是部位特殊而已。

8. 妇科急腹症——泛指由于妇科问题引起的急性腹痛，主要有先兆流产、难免流产、宫外孕、急性盆腔炎、卵巢黄体破裂、卵巢囊肿扭转、卵巢内异症囊肿（"巧克力囊肿"）破裂等。均为急性情况，应及时做出判断处理，宫外孕大量内出血可有危及生命之虞。

这里的阐述显然不是教科书的描写，它将是梳理复杂临床现象的引导，把各种问题的阡陌纵横界定出来。

三、正确认识和应用病史、体格检查及实验室检查

新的科学技术的发展和对医学的渗入，无疑促进了临床诊断和治疗的进步，甚至改变了医生的思维方法和技术路线。但我们要始终或更加重视病史询问采集以及普通的体格检查。

1. 病史中关于月经情况的叙述，婚姻（或性生活）状况、生育（及其过程）历史以及各种症状（如疼痛、接触出血、白带质量）的询问对诊断有重要意义。

2. 全身物理学检查，特别是妇科检查不仅是妇产科医生的基本功，也是诊治的基础。所谓"经验医学"向"实验医学"转化，但作为医生，经验仍然是第一重要的。实验和检查是为了获得证据，而证据不是决策。只掌握证据，而缺乏经验并不能完成诊断和治疗。当然经验是实

践，经验靠积累，经验需升华。

3. 现代化的各种检查或检验技术无疑是有益的，但辅助检查技术亦有其缺陷：①技术本身的技能不完善。②技术本身的"认知"不充分。③对技术的认识和掌握不适宜。因此，不能盲目地、一意地、绝对地认定某种检查结果，临床医生应把病史、症状、体格检查与各种检查结合起来，全面分析，下诊断、作结论、定处理。

避免仪器检查把医生和病人隔离开来，避免临床医生的"离床化"倾向，这在正确处理疑难病例中尤为重要。

四、思维路线及临床决策

根据妇科疾病的综合特征和"网络经纬"，结合病史、体征、体格检查及实验室检查，虽然临床上的疑难问题仍可能扑朔迷离，但终可理出头绪，抓住要害。

1. 妇科疾病"年龄谱"

（1）儿少时期——主要问题是先天性异常和发育畸形，如先天性无阴道无子宫、阴道闭锁及横膈、纵隔和斜膈等，注意初潮前后的梗阻症状，有无出血和伴有疼痛。此期肿瘤发生较少，但偶有遇到，则性质不佳。很少有子宫肿瘤，卵巢肿瘤多为生殖细胞肿瘤，甲胎蛋白（AFP）和人绒毛膜促性腺激素（hCG）等标志物会有所帮助。

（2）青春及生育时期——性、生育及各项功能的活跃，上述八类病症都集中于此期发生，也是问题最多的时期，特别是与妊娠有关的妇科问题，如流产、宫外孕、不育，甚至妊娠绒癌，不可忘记妊娠的相应考虑。子宫内膜异位症（内异症）已成妇科常见病，80%合并盆腔疼痛（CPP）、50%合并不育，可以说"懂得了内异症，就懂得了妇科学"。此期的子宫肌瘤、子宫腺肌瘤、良性卵巢肿瘤非常多见，并发的问题接踵而至，如出血、急腹症等。恶性肿瘤也会悄然而至，应予警惕。

（3）更年及绝经后时期——被称为"多事之秋"，主要指恶性肿瘤发病率上升，如外阴癌、子宫颈癌（已呈年轻化）、子宫内膜癌和卵巢癌等。防癌是第一位的，包括普查、体格检查及疑难问题的考虑。血、带、块、痛四大症状也是癌瘤的主要表现。器官老化、功能衰竭、盆底功能障碍性疾病（POP、SUI）明显增加。

上述疾病"年龄谱"或年龄"疾病谱"，只是基本的大概率（对思维方法很重要），总有个别和例外情况，但考虑问题应从常见的、多数的情况开始，排除后再想到少见的、特别的情况。

2. 决策制订　决策就是决定的策略，即对疑难病症的正确诊断、适宜处理及相关问题的讨论、评估和对策，以期达到良好的治疗结局。

临床决策的基本原则：①充分的事实或证据；②周密的设计或方案；③审慎的实施或操作；④灵活的应急或应变；⑤全面的考量和考虑。

以此，在复杂繁乱的临床问题前，形成清晰的条理化思维：有什么主要症状（血、带、块、痛）→在哪个年龄阶段（儿少、青春生育、更年期之后）→综合分析病史、症状、体征、检查→属于何类病征（畸形、创伤、炎症、肿瘤、功能障碍、与妊娠有关、特殊问题、急腹症）→ 进而确定具体疾病或问题 → 相应处理。如此，有了正确的思维路线和方法，就可以制订正确的决策。

　　总之，我们要在临床工作中保持三条基线：心地善良（关爱病人的职业精神）、心路清晰（思维与决策的职业智慧）和心灵平静（沉稳、认真与耐心的职业作风）。

［原载《疑难病杂志》2010，9（1）：1-2］

60. 外科手术的临床决策

早在 100 年前，伟大的医学教育家威廉·奥斯勒就曾经指出：医学实践的弊端在于历史观察的贫乏、科学与人文的断裂以及技术进步与人道主义的疏离。时至今日，这些难题依然困惑着我们的现代医学及医疗的发展与改革。临床工作者应重视从人文的角度剖析外科手术临床决策的相关问题，重视决策制订，而不仅仅是技术本身；重视思维方法，避免陷入误区；重视哲学理念和人格修养，达到成就事业的境界。

一、临床决策的概念、原则和意义

决策就是决定的策略。对于手术而言，就是制订围术期的诊治策略，包括正确的诊断、适宜的手术选择以及相关问题的讨论、评估和对策，以期达到良好的手术结局。

我们常说：一个成功的手术，决策占 75%，技巧占 25%。足见决策之重要！当然手术技巧也是完成决策的重要组成部分。

临床决策的基本原则是：①充分的事实或证据。②周密的设计或方案。③审慎的实施或操作。④灵活的应急或应变。⑤全面的考量或考虑。

值得提出和强调的是，决策形成的严格性、严密性和可行性，是由多方面因素、多方面考虑完成的。它包括：①临床材料：病史、常规体格检查、专科检查、实验室检查、特殊检查等。以此得到充分的科学证据。②实施者：人格修养、哲学理念、洞察能力、辩证思维、逻辑推理、经验与技能等。以此得到周密的设计和审慎的操作。③被实施者：患者的疾病状况和全身状况，个人与家人的意愿与要求等。以此得到全面考量和考虑。④其他条件：医院与科室、设备与功能、助手与团队等。以此得以适应环境，并可灵活应急和应变。

如此的考虑、设计、制订和实施决策，达到的主要目标或目的是：①安全诊疗，即更好地把握适应证和禁忌证，减少损害和不良反应。②优化诊疗，即提高临床诊治效果，最佳的病变消除、最快的术后恢复和最理想的健康效果。③节约诊疗，即尽可能节约医疗资源和成本，不论对于病家或者国家，减少不必要的检查和干预。

由此可见，手术的完成过程也许和画家、书法家、雕塑家完成一件艺术品相似，但不同的是，外科医师是在一个活的机体上完成的，其"成品"是不可"重复"和"修改"的。那"画面"也许不算美丽，但却完全可以达到"美妙"或"完美"。外科手术的完成过程的确是医术-技术-艺术-仁术（人术）最高境界的追求过程。

二、临床决策的制定

临床决策是诊治程序，也是外科医师的思维过程。"决"是"决定"，首先是"确立"；"策"是路线和策略，方案和方法，首先是"思维"。外科决策一般包括以下几点。

1. 适应证和禁忌证　就是确定要不要做手术，至关重要，显然是方向路线问题。具体疾病、具体手术的适应证和禁忌证会有许多具体叙述。其实，关键是四个因素的考虑，这就是患者和疾病、医者和医法，不应该仅仅考虑什么病适合什么手术这两个因素。某位患者和其所罹患的疾病适合某位医师和某种手术方法，便为适应证。若其中任何一个因素不适合，则为禁忌证（相对的或绝对的），应进行调整和重新选择。

2. 时机和方式　手术犹如一场战斗，仓促上阵或者贻误战机都是不可取的，有时甚至决定胜负成败。譬如，恶性肿瘤手术前先期化疗的时间和疗程；阴道闭锁、剖宫产术后子宫瘢痕部位内膜异位症和月经的关系；输卵管妊娠（未破裂型）保守手术的争分夺秒等。而病情了解不周详、手术目的不明确、患者状况不适宜、相应准备不完备等状况下的手术实施，都可以认为是草率、不明智之举，通常会遭遇危险，导致失败。这种情况在会诊手术、异地手术、演示手术中也都不乏遇见。

至于手术方式也如行车路线，先后左右，前进迴转，或可如履平地，或似高空走丝，均要周全考虑。从切口入式到引流缝合，都需悉心安排，这样才能成竹在胸、运筹帷幄。

3. 术中诊断和应急应变　我们应该做到有100%的适应证而实施手术，但术前的正确诊断能达到70%就属上乘。外科是能够切开亲眼看到的学科，这不同于内科，甚至影像学检查。但是，看到并不等于认识（领袖说，感觉到的东西并不等于理解它，只有理解的东西才能深刻地感觉它）。况且，即使我们认识它，也并不一定正确。这里既有主观偏差性也有客观偏差性，所谓"好的外科医师相信他所看见的，差的外科医师看见他所相信的（The good surgeon believes what he sees, the bad surgeon sees what he believes）"。

因此，一个好的外科医师应该有术中检查、观察、判断与诊断的能力，必要时借助于冰冻切片病理，依此抉择手术的范围，缩小还是扩大、继续还是终止。

而术中所遭遇的情况更是千变万化，几乎没有完全相同的手术（尽管手术名称是相同的）。还要制订各种应急应变的预案，并和病家有事前的交代和沟通，诸如出血、损伤、心肺功能衰竭、内镜手术的中转剖腹等。

4. 效果与总结　完成了手术不等于完成了处理和治疗，要有近期及远期的追随检查及效果评估，也有继续治疗的安排，还包括生活起居、工作劳动注意事项的医嘱。

每一例手术都应该有总结，个人的反思、集体的总结、经验与教训，都弥足珍贵，要作为程序，形成制度。

三、临床决策制订的基本要素

制订临床决策时要考虑的问题很多，有基本原则（或规范化），也有灵活性（或个体化），基本要素有以下诸方面。

1. **证据及循证**　循证医学是遵循证据的临床医学，即寻求证据，依靠证据建立诊治策略，也是外科决策的基础。医圣希波克拉底早有名言"生命是短暂的，艺术学无止境，机会稍纵即逝，经验是不可信的，做出判断是困难的"。时至今天，不仅有经验医学向实验医学的转换，循证医学也如日中天。

因为我们（个人或少数人报道）的观察有缺憾，经验有局限。循证医学是取得客观的指标和证据，如现行的多中心大样本、对照性、前瞻性研究及荟萃分析。循证当然很重要，决策要基于证据，但证据还不是决策，决策还要有其他的考量因素。从临床医学而言，循证也不能完全代替临床经验，强调循证是更好地进行临床实践。其实，临床经验就是证据的来源，有时临床经验是实践和决策唯一能够依靠的证据。一个没有临床经验的人，即使十分熟悉证据，也没有办法给人看病。至于外科手术的实施则更是要靠经验和手艺了。

2. **考量与平衡证据**　决策必须考量与平衡证据，比如资源、价值取向等方面因素，还有经济（国家投入、个人支出，能力与意愿）、社会（地域、民族、习俗）、伦理（宗教信仰、道德标准）等社会与人文因素。医疗消费完全依照市场经济模式会有失偏颇，但卫生经济学考虑是必要的，一个昂贵的检查方法和治疗手段并不是对所有人都是适宜的最佳方案。

3. **患者与病家的意愿与要求**　医学及医疗的社会性、群体性日趋强化，人们的医疗卫生知识日益普及，患者的法制观念与自我保护意识与日俱增，这无疑是社会进步及现代文明的表现，也给医院和医师提出了新的问题和更高的要求，我们应该考虑和尊重患者和病家的意愿和要求。医学要遵循两个原则：一个是科学原则，就是要针对病情，即疾病的病理、诊断治疗方法、技术路线；一个是人文原则，就是针对人情，即不是一般意义上的人情，而是患者的心理、意愿、生活质量，个人和家人的意见和需求。选择诊治方案，兼顾这两个方面，既要保证有效性，也要保证安全性。

4. **规范化**　规范是根据循证医学证据，由权威专家制订的诊治准则，具有权威性、普遍性和可行性，也应有一定强制性，即要规矩办事，诚如维斯根斯坦所言"规则之后无一物"。如各级宫颈上皮内瘤变（CIN）及各期宫颈癌的治疗（或手术）方案，子宫内膜癌的手术要求，子宫内膜异位症的保守、半根治及根治性手术的适应证及手术范围。我们已制订了不少规范，也有国际组织〔WHO、国际妇产科联盟（FIGO）等〕和学术团体〔美国国立综合癌症网络（NCCN）、美国阴道镜和宫颈病理学会（ASCCP）等〕定期修正的规范推出，可资参照实施。

5. **个体化和人性化**　在规范与原则的基础上，根据患者的年龄、婚育状况、症状、病情（包括全身状况，疾病分类、分期、分级）、个人和家人意愿与要求，以及经济水准，并考虑就医单位和实施者等，正所谓"没有完全一样的疾病，也没有完全一样的治疗"。还要在规范化和个体化的前提下，注重人性化，如保护或保留生理及生育功能以及美学观念。

6. **微创化**　以最小的创伤达到最佳的疗效是外科的宗旨。微创是一种观念，微创是一项原则，它应是外科医师的终身信条，应贯穿在所有手术的始终。从切口小、创伤小、干扰轻、时间短、恢复快、效果好等考虑，选择的顺序是阴道手术、内镜手术、剖腹手术，同样重要的是不能以一种手术方式代替其他手术方式，或以一种手术方式完成所有手术。只有微创原则是不变的。各种手术方式要相辅相成，扬长避短。外科医师的经验、特长，甚至偏好，会左右手术的选择，但外科手术不是器械和技术的炫耀。手术室里最重要的是患者。

7. 正确认识化验、检查和新的医疗技术　化验和检查无疑给临床医师提供了客观证据，但医师要综合病史、主诉、症状，体格检查，参考各仪器检查、实验室化验（包括各种先进的检验）全面分析，方可下诊断、作结论、定处理。不能盲目的、一意的、绝对的认定一种检验结果。新的医疗技术也无疑延伸、扩展了外科医师的视野和手臂，但其掌握仍靠外科医师自己，而且无论其如何精巧，也总有不足和局限性。临床医师要永远走到患者床边去，须知检查、化验和技术是桥梁而不是屏障。还是希波克拉底的名言"医师的岗位就在患者的床边"，"离床"医师不是好医师。

8. 安全性　决策中的安全性是指在争取治疗高效的前提下的安全保证，保证安全其实就是治疗的一个目标。脱离安全性的手术是无效的手术、失败的手术，甚至是手术的灾难。因此，在制订决策时必须将其作为关键问题予以考虑。实际上，上述的七项不仅是决策制订的基本要求，也是手术安全性的基本保证。这里还应该强调的是：①术前对患者状况的全面评估，特别是不安全因素，如全身状况、心肺功能、对手术耐受性以及合并症的处理等。②手术可能发生或带来的损伤、并发症与意外事件，以及防范和处理措施。③医师个人知识、技术及经验的评判，缺陷与局限，团队状况。④医院整体条件，手术室的设备、仪器及器械条件。如应急及抢救设施，加强监护等。⑤创新技术（新术式、新技术）可能的风险，如内镜操作也可能发生"微创"变"巨创"。⑥对安全性的考虑是一种积极的态度，而不是消极地为安全而安全（是为治疗而安全，是要安全而治疗），瞻前顾后，裹足不前，贻误时机也是不可取的。⑦术前与患者、病家的谈话交流，术中发生情况时的必要交代，对其意见的考虑也是安全性的重要因素，并履行必要的文件签署。⑧医疗安全同样也是医师执业安全的保证和保护。

四、临床决策制订的误区

在决策制订过程中，通常要通过提出问题、寻找证据、评价证据、运用循证证据和决策治疗等几个步骤。诚如上述，决策的制订和实施是受医学发展、医疗诊治水平、医院条件、医师能力等多因素制约的，而其中医师，特别是决策医师的思维方法、知识与技能以及经验等起重要作用，人们也认为，外科作为一种艺术、一种创造，与其经历、魄力、想象力、心理素质、品格修养，以至情感情趣、理想追求等因素息息相关。作为外科医师，我们不是完人，我们也不尽完美，因此，在思辨考虑、制订决策时，也难免陷入误区，可历数种。

1. 主观性和随意性　只凭个人主观想象作决定是非常危险的，材料的不完善或偏差，思维和判断的不准确，仅靠主观臆测，错误必定发生。而外科的特点是：隐瞒不能持久，真相总会大白。多数情况都会有一个结果（当然也有个别情况，即手术后也不甚清楚，甚至病理也难定性）。所以，不可主观随意，不仅在术前，就是在术中的判断也会与实际大相径庭，如良性疾病包括（结核、子宫内膜异位症）和恶性肿瘤。客观全面地思考与谦逊谨慎的态度是外科医师必备的品格。

2. 盲目性和偏向性　有的学者将其称为思维的"顺性"和"惯性"，即缺乏认真的独立思考和判断，听信别人或别家医院的诊断与处理，可能沿着错误的路线走下去。"惯性"可能是一种陈旧的、现成的程式，包括个人的偏见或成见，有时会因此而重复错误，很像总是进入一个不正常的穿孔或窦道。外科医师应该养成一个独立思考的习惯，即使自己不是主刀，也要把自己当作主刀进行思考和准备。而主刀医师就更应该是个头脑清醒（指思维）、耳聪目明（指观察）的统帅了。

3. 局限性和悖背性　这缘于医学本身的局限性，更在于认识的不确切性及真理的相对性。对于疾病的诊断与处理的正确与否，只是现阶段人们的共识，或者称为一种历史状态。尽管我们完全按规范办事，但具体到某一个病例仍然有其特殊性。医学大家张孝骞曾这样估价：50%以上的疾病能够从病史得到初步诊断或诊断线索，30%来源于体验，20%是完备的化验检查所提供。但是这一切都可能被"不典型""意外"等全部颠覆，临床不乏遇见。所以，他又告诫我们"如临深渊、如履薄冰"。正因为如此，在制订决策时要有充分讨论，多种预案，多种准备。

4. 机械性和乏辩性　这是西医学，甚至现代医学的通病之一，外科医师尤甚。无论疾病的发生、发展，还是外科手术的全过程，都是全身各器官系统共同作用、相互影响的。子宫内膜癌会有肥胖、高血压、糖尿病"三联征"，子宫内膜癌手术前和手术中，也应注意有无合并卵巢功能性肿瘤。现今，早已不是"哪有病切哪，哪有瘤子切哪"的时代了。辩证的思维还在于手术方式的选择，手术范围、手术进止的抉择。外科医师虽然可以"能征善战"，却不应是鲁莽的将军。成熟的外科医师知道什么时机应该手术，什么情况要扩大手术范围，什么时候该适可而止。只有辩证，才能应付裕如，游刃有余。

5. 纯科学性和非人文性　我们强调医学不是纯自然科学，它是自然科学、社会科学和人文科学相结合的。因为我们的研究、工作对象是人，所以要有极强的人文观念。敬畏疾病、关爱患者，一切从患者利益出发不是空谈，要融入我们的一刀、一剪、一缝、一线中去。我们有"特权"进入人体，那是神圣、庄严和要极端负责任的。现今，我们要特别注意现代技术投下的数字化、去感情化和"离床化"阴影。我们也清醒地、真诚地践行这三句话：有时是治病，常常是帮助，却总是安慰。

五、良好的思维训练，正确的临床决策制订，做优秀的外科医师

从以上叙述可以看出，思维训练、制订决策的过程，就是一个外科医师成长、成熟的过程，经过 5 年、10 年、20 年以至几十年的临床磨炼，会有很多成功，也会有失败；会积累很多经验，也会有不少教训；遇到了很多难治的疾病，也遇到不少难处的患者。我们如何成就为一个优秀的、有风格的外科医师呢?

1. 3 种技能　①解剖:解剖如同行车路线,陌生或不明则寸步难行。不仅要对通常状况下的解剖了如指掌,而且能够发现、分辨和处理各种变异。要不断复习解剖、印证解剖、研究解剖。要养成阅读解剖图谱、描绘手术图解的习惯。②技巧:手术技巧是外科医师的手艺,自然重要。要多实践,熟能生巧,还要琢磨、领悟。技巧需重复,但单纯重复则生不出技巧,可谓"手脑并用巧始出"。③应急:不仅在于如何去处理急诊、急救,还在于在手术中如何处理各种难以避免的,或可能发生的,或者意外出现的紧急情况,特别是出血、损伤、解剖不清楚、患者危急等。这是外科医师成熟的重要标志,也是独立性、指导性的基本要求。

2. 3 种关系　外科医师要处理好以下 3 种关系:①主刀和团队:主刀是统帅,助手是士兵,还有麻醉师、护士等合作者,是一个和谐的战斗集体,要密切配合、彼此尊重。统帅的主观武断,士兵的疲沓松懈是打不好仗的。②大手术和小手术:年轻的外科医师总想做大手术,年老的外科医师又失去了做小手术的机会。但是,每个外科医师都是从小手术做起的,而手术却无大小,只有会做不会做,做好做不好之分。③数量和质量:实践出真知,磨炼出本领。没有数量就没有质量,但数量还不是质量。外科医师要不拒大小、不拒难易、不拒种类,努力实践,不断积累。不能只看不做,只做不想,只想不学。要认真细致,反思回味,总结提高,这样才能有量有质。

3. 3 种"台风"　"台风"就是外科医师在手术台上的作风,或者是风格。大致可分为 3 种类型:①沉稳型:这种外科医师沉稳老道,严格认真,踏实有序。动作不慌不忙,手法细腻精巧。善于解决疑难,长于化险为夷。有些刻板,过于严肃。不苟言笑,全程无话。幽默不足,颇嫌枯燥。②练达型:以快捷流畅为特点,如行云流水,似风卷残云。不疲沓、不犹豫。颇为潇洒,很是振奋。有时会显得粗糙,虽能抓住重点,却不拘小节。手口并重,说个不停,却均风马牛之不相及。③兼具型:为上述两者之兼有。乃为中庸之道。我们很难说孰长孰短、谁优谁劣,风格便是人,人之不同,长短不一,盈缺难全。倒是有些作风属于不良,应力戒之,如慌张忙乱,犹豫不决,主观武断,粗暴无礼,指责埋怨……"台风"影响团队,"台风"甚至决定胜负。

至于年轻医师也许还没有形成自己的风格,则应从一开始便树立良好的手术作风。

4. 外科三忌　外科医师有三大忌讳。①"开空":并不是指某些情况下的探查手术,而是指诊断为肿瘤或其他病变而施行手术,可是却什么都没有。这不仅使术者陷入尴尬,也使患者遭受不必要的损伤和痛苦。乃是由于术前资料不全不确,决定不慎。现腹腔镜检很方便,必要时先行镜检,不失明智。②遗留异物:是大忌,不可原谅,是最糟糕、最不幸的事情。没有理由犯这样的错误,一次也不行,一辈子都不要。③患者死在手术台上:也是很难堪、很不幸的,但原因却很复杂,不完全是术者的事情,应于术前、术中谨慎处理,充分准备,应急应变。手术要根据情况适可而止。

5. 3 种外科医师　也许不该把外科医师分别化类,可实际上的确存在如此之别:①乐于开刀而不疲，技术好，经验多，但不善（或无暇，或不屑）于坐而论道及纸上谈兵。②理论广博，研究深高，长于讲授，但刀下功夫并不十分精彩。③两者兼具。实则，不可厚此薄彼，无论哪种，居其一者也不易矣。若能文武兼备，口、手、脑皆灵就更难能可贵了。

6. 3种快乐　这是作者常引用的美国《读者文摘》的一则征询：什么人最快乐？答案有三。①经过千辛万苦把肿瘤切除的外科医师。②完成了作品，叼着烟斗自我欣赏的画家。③正在给婴儿洗澡的母亲。外科医师居然名列榜首，令人不胜荣幸，自豪之至！

7. 3种境界　最初的外科医师只是将书本上的理论到实践中印证，学习正确的诊断处理方法，训练基本技术操作和简单的外科手术。差不多到主治医师或副主任医师便真正进入了外科的3个境界。①得意：操作比较熟练，比较流畅，通常的手术可以胜任并独立完成，自我感觉很不错了，可谓外科入门。②得道：通过大量实践和研究，已悟出外科个中道理，可解决不少疑难问题和有一定应急应变能力，并带领和指导下级医师，已经登堂入室了。③得气：乃为精炼升华，成为有思想和有精神者。精者，心领；神者，神会。谓之得气。可举一反三，触类旁通，驾轻就熟，游刃有余。能探微发秘，可灵境神游，而成居中堂者。得意及得道之初，皆有匠。得道之后，并进而得气，遂成"气候"，则为师、为家。

我们反复强调外科的最高境界是外科决策（surgical decision making），外科决策的制订在于正确思维，正确思维来源于外科医师本身的修养。而修养、成熟则非一朝一日之功，须毕其终生，可谓十年磨一剑，百岁难成仙。如果说，外科解剖刀就是剑，那么，外科医师就要把自己的生命精华都调动起来，倾力锻造，像干将、莫邪一样，把自己炼就融铸进这把剑里……

[原载《中华妇产科杂志》2009，44（10）：721-725]

61. 正视妇产科围术期并发症防治的新形势

围术期并发症的防治一直是妇产科医师须臾不可小视的，问题的再提出是因为医学模式改变，诊疗技术发展，推出了一些新的观念、新的疗法、新的术式、新的装备，当然也出现了一些新的情况、新的问题，或者新的并发症。如何在这些新的理念和新的里程中发展前进，保证医疗的先进性与有效性，保证被医疗者和行医者的安全性，是应被更加高度重视的时候了。

一、"微创"可能变"巨创"

微创作为一种观念、一项原则已经被临床妇产科医师所接受和践行。一般地说，微创系指手术创伤小、出血少、时间短、痛苦小、恢复快等，即以此达到微创的目的、取得微创的效果。从对机体的损伤、干预和影响而论。妇科手术的术式自小至大是经阴道→内镜→剖腹。当然无论施行哪种术式，微创观念应体现在切剪缝扎、一招一式，从皮肤、黏膜切开到切口缝合。

但就经阴道或内镜手术而言，两者都有其局限性或缺陷，这便是产生并发症的"危险"因素：①阴道手术的空间狭小，暴露困难，操作受限，尿道、膀胱和肛门、直肠毗邻前后，盆腔内高位、粘连病变，或肿物过大更增加手术难度。②内镜检视属于二维空间，视野局限；通过器械完成操作，缺乏触摸感觉。无论如何先进的"机械手"，都不如徒手灵便好使。③各种系统能源的使用也是损伤之源。④阴道或内镜下的手术所发生的损伤，如出血或脏器损伤的处理颇为困难，且有在术中不能及时发现之虞，成为迟发事件，也使处理变得被动和棘手。⑤可能发生一些特殊或特有的并发问题，如气栓、体液超负荷与稀释性低钠血症（TURP 综合征），有时相当严重，甚至是致命的。

所以，在提倡微创手术的同时，强调施行这些术式至少要做得不比剖腹差，或者相当，应该更好、更安全。否认，"微创"也可以变为"巨创"。

二、妇科手术并发问题出现的新动向和新情况

围术期并发问题有麻醉意外、各种损伤、出血、心肺功能障碍以及感染等，这些依然是相对常见的，或者是手术"陷阱"。但近年，一些先前少见的，日渐增多；先前几乎没有的，现今出现了。

人口的老龄化使老年妇女的手术，特别是以癌瘤、盆底功能障碍性疾病等居多的围术期问

题日趋突出，包括合并的心血管疾病、脑血管疾病，以肥胖、糖尿病为代表的代谢性疾病、骨关节疾病等，以及可能合并存在（或者相互侵犯转移）的肺癌、乳腺癌、结直肠癌等明显增多。这不仅给手术增加了困难，也容易发生并发症，或者增加围术期问题处理的复杂性。因此，妇科手术医师要全面检查、评估患者的全身各器官系统的功能状况，处理好围术期间的内科及其他学科问题，保证安全性。

又比如深部静脉血栓（deep venous thrombosis，DVT），曾经被认为是西方常见的术后并发症（发生率一般为 11%～29%，可高达 45%），但近年，国人的报道愈加增多，一般为0.13%～6.78%，也有高达 15.6% 者，特别是恶性肿瘤术后明显增高，可由于血栓脱落引起肺栓塞造成突然死亡。已有一些关于 DVT 的防治研究，包括术前对危险性的评估、穿弹力袜、下肢运动及早期活动、预防性使用下肢间歇性气囊加压与低分子肝素等。

此外，对卵巢良性肿瘤（如子宫内膜异位囊肿）手术时卵巢组织的保护，防止卵巢储备功能下降及早衰。腹腔镜 CO_2 气腹引起的血生化改变、气栓的防治、宫腔镜手术特有的 TURP 综合征的防治等都是新技术带来的新问题，值得重视与研究。

三、剖宫产的利弊得失

剖宫产从作为处理高危妊娠或难产的一种重要的、可选择的分娩方式，业已成为人类降生的常见途径。在我国，剖宫产率扶摇直上。20%、40%，甚至 60%、80%。这种上升是多因素的，并不都是产科因素，甚至多数不是产科因素。这里姑且不对剖宫产率上升的因素及利弊做全面分析，只是对剖宫产带来的新并发症问题略加评述。

剖宫产术中出血、损伤，术后近期的感染、机体恢复缓慢，远期的盆腔粘连、慢性盆腔疼痛等的发生显然比阴道分娩多。近年报道较多的是剖宫产瘢痕妊娠（cesarean scar pregnancy，CSP），虽不在围术期，却可以认为是重要的剖宫产潜在远期并发症。其发生距前次剖宫产时间4 个月至 15 年，发生在妊娠期早为 5～6 周，迟至 16 周，平均（7.5±2.5）周。约 1/3 的孕妇症状不典型。因此，CSP 常被忽略及误诊，如被视为一般宫内妊娠或普通异位妊娠施行刮宫而造成大出血，诊断为妊娠滋养细胞肿瘤施行不适宜的治疗，拖延至晚期引起胎盘植入、子宫破裂，甚至孕产妇死亡等。超声检查及有经验的识读对诊断有重要意义，尽管尚无规范化的统一治疗方案，但绝大多数学者认为应尽早终止妊娠，宫、腹腔镜检查是 CSP 可供选择的诊断手段，也是治疗途径。

剖宫产术后腹壁子宫内膜异位症（内异症）也作为剖宫产并发症和不乏遇见的内异症而逐渐被认识，小的内异症病灶虽然局部切除即可治愈，但大的病灶则需填加网片，防止腹壁薄弱和疝的发生。值得注意的是病变可累及腹腔器官，且药物治疗无效。

由此可知，剖宫产虽然可以降低某些高危妊娠的母婴病死率，满足了部分孕产妇及家属的意愿和要求，但盲目提高剖宫产率并不能降低围生儿病死率，却会增加孕妇的并发症，甚至新的产妇问题。正确掌握剖宫产指征，降低剖宫产率仍是必要的，而提高产科质量是关键。

四、建立防治手术并发症的策略

1. 正确选择手术适应证、手术途径和手术方式   适应证的选择实际上是 4 个要求，即患者及其病患、术者及其术式，这 4 项必须完全契合才是好的选择，若其中任何一项不适合，都应改变或调整，不可勉强为之，更不应将手术作为技术或器械的炫耀。在这其中，关键是术者，而不是手术方式。尽管有了各种手术方式，但不必追求以一种方式解决所有问题。即使我们倡导尽量选择经阴道或经内镜的微创方式，但它们和剖腹手术一样，各有利弊和适应证，应该扬长避短、相辅相成。一个成熟的医师应该掌握各种方式，又善于形成自己的特长。一切行动从患者的利益出发，手术室里最重要的是患者。

2. 重视新技术的"高危期"   一项手术的开展、一个术者的成长，涉及技术问题，或者并发问题，或者失误及事件，通常有两个"高危"阶段：一个是"初始阶段"，一个是"老道阶段"。剖腹手术是传统的手术，已经很成熟，所遭遇的问题几成定式。妇科内镜手术虽始于20 世纪 50 年代，但真正风行在 70 年代，至 90 年代时总的并发症致病死率从 70 年代的25.0/10 万降到 5.4/10 万。开始的并发症多是轻型的，如气腹形成失败及皮下气肿、穿刺出血，也有脏器损害：腹腔镜辅助的阴道子宫切除术具有里程碑意义，及至近年的腹腔镜根治性手术、淋巴清扫术，使严重并发症的发生率明显上升。施术者个人在初始阶段发生的是"低级性"问题，而成老道者时则要迎接困难手术和严重挑战，会遭遇"高级性"问题，如脏器损伤和大出血。所以，不论过去，抑或现在及将来，不论年轻医师，抑或比较有经验的医师，甚至专家，都有不同的遭遇危险的机会和遭遇不同的危险，都应"慎、戒、恐、惧"，"如临深渊，如履薄冰"（张孝骞语）。

3. 加强培训，建立资制，严格规范   特别是一些新技术，如内镜手术应在有资格的培训基地，按计划及学习曲线实施培训，循序渐进。勿要揠苗助长。有一定经验的医师也要不断学习。保证每年做一定数量的不同级别的手术，以此保证手术的质量。阴道手术有其特殊性，也需要特别的学习、训练及掌握。最重要的是树立正确的诊治观念，严格操作规范，关爱患者，安全行医。成熟医师的应急应变能力颇为必要，正如莫纳汉（JM Monaghan，英国）所说："手术的进行当然应该是自然流畅的，但它毕竟不是一个编排定式的舞蹈"。要个体化，随机应变，应付裕如。手术是一项技术和艺术，丰富的经验给我们以技巧，先进的观念给我们以明智，而患者比手术本身更重要。

[原载《中华妇产科杂志》2009，44（8）：561-562]

62. 学习实践科学发展观 促进学科可持续发展

新年伊始，我们和全国人民一道正投入到深入学习实践科学发展观活动的热潮中。也许有人会以为，我们从事的就是科学工作，当然是科学发展了。其实不然，慎思我们的工作，领会科学发展观的内涵，则会深刻地体会到：唯其是科学工作，就更应该学习实践科学发展观。这对科学工作者和科学工作至关重要，这便是作为新年致辞或与同道们学习讨论的初衷。

一、改革开放 30 年，学科迅速发展

改革开放 30 年，我国的妇产科事业有了突飞猛进的发展，医疗技术有了长足的进步，人才与队伍成长壮大，呈现一片兴旺发达的景象。围生保健体系基本建立，特别重视了产前检查，以及妊娠期高血压疾病、妊娠期糖尿病、产后出血等的防治。建立了产前诊断合作中心，进行唐氏综合征的筛查及预防，减少出生缺陷，提高人口质量。妇科肿瘤的诊治水平不断提高，建立规范并逐渐与国际接轨。特别是宫颈癌的防治成绩显著，有大规模的流行病学调查、筛查及癌前病变的"三阶梯"诊断、管理和处理程序。肿瘤治疗的规范化、个体化、人性化和多元化正在广泛实施。妇科感染更注意人体微生态环境的保护和微生物学研究，子宫内膜异位症的基础与临床研究有了突破性进展。对于以盆腔器官脱垂（POP）和压力性尿失禁（SUI）为主要问题的盆底功能障碍性疾病，在认识和治疗方面引入了新观念、新技术，并进行了全国流行病学调查，以及解剖学、分子生物学研究，又结合国情改良了术式和治疗方法，使这一亚学科得以建立，并跻身于国际组织行列。腹腔镜和宫腔镜技术普及迅速，适应证不断扩大，逐渐成为21 世纪妇产科医生的必备技能。生殖内分泌学将理论和实践结合起来，在月经障碍、多囊卵巢综合征、围绝经期相关问题方面积累了丰富的经验，制订了诊治规范。对于前些年美国妇女健康干预研究（WHI）关于激素治疗的报道，中国学者提出了自己的真知灼见。计划生育仍是我们的国策，工作堪称模范，避孕药具的研究和应用，惠及于民生。也同时重视解决不育问题，助孕技术已成热门技术。

国内及国际间的学术交流非常频繁，专题学习班、研讨会擦肩抵足，让人应接不暇。杂志、音像及网络媒体传达着越来越多的信息。《中华妇产科杂志》容量和质量不断提升，屡获奖励，在第三届国家期刊奖评奖中荣获"百种重点期刊"称号；2008 年第三次获得中国科协精品期刊工程项目资助；在中华医学会 119 种系列杂志评奖中，荣获优秀期刊一等奖。

妇产科学的发展最终造福于广大妇女及儿童，妇产科医师队伍也在此过程中壮大。新近的

调查显示，全国注册的妇产科医师达 11 万之众，他们在白衣天使的岗位上努力工作，勤奋向前，为国家和民族的繁荣昌盛做出了巨大贡献。

二、认真学习实践，思考梳理问题，探索措施机制

早在 100 年前，伟大的医学教育家 Osler 就曾指出，医学实践的弊端在于：历史洞察的贫乏、科学与人文的断裂以及技术进步与人道主义的疏离。这三道难题至今依然存在，并愈演愈烈，困惑着我们的现代医学及医疗的发展和改革。

我国幅员广大，人口众多，民族多异，各地经济、文化、卫生事业发展不平衡，妇女保健及妇产科学发展状况也有很大差别。我们其实缺乏对农村、基层及边远地区的深入了解，我们在制订规范政策时往往忽略了对这些地区和单位的适应性和可行性的考虑。所谓"接轨"，应该首先与我国多数情况接轨，而不是首先与国际接轨！或者在一段时间内实行"双轨制"。

近年来，妇产科学领域中制订和出台了很多"诊治规范"，这无疑是进步，是好事；但规范的推行和实施却并不理想，其缘由可能是多方面的，与医院条件、医生素质参差不齐有重要关系，也有为所谓经济效益所驱动。如对宫颈病变的治疗不足和治疗过度均不乏见，药物的应用也较混乱，手术的适应证、禁忌证的掌握不够确切，助孕技术的应用与质量控制问题，都影响了医疗的有效性和安全性。

科学技术发展日新月异，新的科学与技术包括医疗仪器设备、技术方法及药物，其正确有效地引入，必将促进医学发展，提高防治水平。但盲目地、绝对地认定某种检查，脱离临床全面的考察和循证，乃是临床医学和临床医生的大忌。因为存在技术本身的不完善、"识真"的不充分，对其认识和掌握的不适宜，所以，即使"先进"的检查治疗技术也会蕴存着缺陷，这样的悲剧在医学史上时有发生，更何况还有对新技术的不适当使用或滥用，以及缺乏完备的质量控制；还有非医疗原则和非道德原则所造成的技术扭曲，都是值得我们注意的。

此外，医生的人文修养和哲学理念也十分重要，却又未能被十分重视。这在医学模式发生变革、医患关系出现新情况的形势下更加凸显出来。也许，我们不缺乏相应的知识和技术，或者我们太看重知识与技术，而职业洞察、职业智慧和职业精神则相形见绌或者空洞而苍白，表现在医患关系的模式和选择、医患交流的原则和技巧等方面。

在科学技术、医学模式和医疗体制都在发生巨大变化和改革的今天，临床医生面临着机遇和挑战，，我们可能踟蹰于公益和功能之间，考量良知和技术孰重孰轻，是沉沦于物欲横流，还是救赎仁爱的诺亚方舟。

三、以人为本，建立队伍，规范诊治，发展学科

事业的兴旺，学科的发展，最重要的是要以人为本。作为临床医学，以人为本应包括两层含意：一是以医生的队伍及人才建设为本，一是以病人为本。医生的培养、成长应将提高科学技术与强化人文理念相结合，使我们有完备的知识基础、优秀的思想品质、有效的工作方法、

和谐的相互关系和健康的身心状态。我们要敬畏生命，生命属于每个人只有一次而已；我们要敬畏医学，这是一个未知数最多的瀚海，是我们几乎永远不敢说"全识"与"真知"的，又是要倾其全力、毕其终生追求探索的领域。

我们要正视医疗活动中的理念与关系，包括其社会属性和人文属性，满足病患需求，适宜社会状况。正确认识、正确对待、正确理解、正确应用各种技术，始终把临床实践放在第一位，把对病人的关爱放在第一位。医生要永远走到病人床前去，做面对面的工作（林巧稚语）。"离床"医生不是好医生！而且，当我们面对充斥于世的胡滥宣传、铺天盖地的虚假广告和招摇过市的疯狂推销时，始终保持平和与冷静，开具我们负责任的处方。

规范医疗行为也有两层含义：一个是医德医风，一个是诊治规则，两者都很重要，又相辅相成。医德医风除了庄严的职业操守之外，行医过程中的态度（attitude）、举止（behavior）、同情（compassion）与对话（dialogue），即 ABCD 原则，就是基本原则。而诊治规范是具有权威性、共同性，及在一定意义上具有强制性的临床规则，应该遵守；当然还要根据具体情况进行个体化处理。如前所述，在我国制订规范、推行规范时应该考虑其普遍性与可行性，并应不断完善与修订规范。

此外，学术组织的运行机制和管理协调也很重要，要充分发挥学组、协作组的作用，组织开展全国多中心合作研究。这对夯实整个学科基础，推进亚学科发展，以及对广大妇产科医师知识的普及和提高更为有利。应该有各亚学科的专家，更应该有面向大多数妇产科医师的学术交流和继续教育。

我们学习时间科学发展观，就是要坚持以人为本，全面、协调、可持续地发展我们的妇产科事业和这一关乎妇女及人类健康的重要学科，如是，才是科学的；而妇产科学的人文性尤为突出，强调其人文性才是科学的。我们深刻体会到，行医是一种以科学为基础的人文艺术。他是一种专业，而非一种交易；他是一种人类善良和友爱情感的表达，一种使命，一种社会责任。我们要保持心地善良、心路清晰和心灵平静，营建医学活动的理性境界，科学地发展我们钟爱的妇女保健事业。

[原载《中华妇产科杂志》2009，44（1）：1-2]

63. 重视疑难性子宫内膜异位症的临床与基础研究

子宫内膜异位症（内异症）是个较为古老（最早记载在 300 年前，首次描述与命名分别在 1860 年和 1885 年）而又年轻（被称为"现代病"）的颇为复杂令人迷惑不解的特殊疾病。近年，无论在国内外，抑或在基础与临床研究上都有长足的进步。国内学者在内异症发病机制等的基础研究及临床上关于内异症的诊治规范的制订等均可堪圈点。但与临床密切相关的某些问题仍为疑点或难点。

所谓疑难性内异症系指其发生机制不清或复杂难辨，临床表现不易疏理分类，或难以与相关疾病相鉴别，特别是治疗困难或疗效不佳的几类内异症病征，大致可包括：内异症与痛经或慢性盆腔疼痛，内异症与不孕，内异症与肿瘤，特殊类型或部位的内异症以及内异症的复发等问题。这些问题是临床疑难问题，亦是基础研究的重点问题，应重视及研究之。

一、内异症与疼痛

疼痛是最困扰患者的症状，80%以上的内异症患者可遭遇不同部位、不同程度的疼痛，包括痛经、慢性盆腔疼痛（CPP）、性交痛、排便痛等，严重影响患者的身心健康。

问题在于内异症引起的疼痛有诸多不解之处：①机制不清，神经的、介质的、解剖的、心理的，难尽一言以蔽之。②疼痛是一种复杂的心理生物学过程或一种个体主观感受，测量、评估较为困难，或医生评估，或患者评估，或生活质量（quality of life instruments，QOL），亦难臻完善准确。③疼痛与病灶部位、程度等并不完全一致平行。④内异症之临床分期（r-AFS）并未将疼痛列入评分，不合理不完善。⑤目前的止痛措施不甚理想，特别是术后或停药后复发性疼痛。

在我们制订的内异症诊治规范中，较明确地提出疼痛诊治的"三部曲"：轻型开始用非甾体抗炎药（NSAID），无效者选用口服避孕药（OC），继而可用促性腺激素释放激素激动剂（GnRH-a）。若仍不满意则行腹腔镜检，以明确诊断，减灭病灶，恢复解剖，必要时阻断盆腔神经通路（LU-NA，PSN），从而达到缓解症状的目的。关于疼痛的基础研究已引起众多学者的兴趣和重视，如神经分布、神经纤维数量以及某些介质，如神经生长因子（NGF）等，但疼痛的临床和基础研究尚需有新的思路，包括病理实验、手术和药物以及心理调适，并减少复发，以期达到更理想的效果。

二、内异症和不孕

内异症妇女合并不孕者达 50%，不孕妇女合并内异症是生育妇女的 6~8 倍，表明内异症和生育的密切关系，也说明内异症是不孕的重要问题。

内异症所致不孕和流产可以说是原因多种，机制叠加：解剖的、免疫的、内分泌的、种植着床的、胚胎发育的诸多因素；可以从卵的成熟、卵的质量到排卵，从盆腹腔的微环境到输卵管运输及子宫内膜容受；而各种免疫因子的作用繁复而云谲波诡。所以，从不孕机制方面，这一生殖程序的各个环节均应着力研究，以求从内异症的总体认识到不孕妇女个体探寻上，找出症结，予以解决。从临床诊断上，同样遇到现行临床分期与不孕表现的不一致性，故有学者建议将不孕也列入分期评定中。目前"过渡"的方法是推行两个评分系统：一是子宫内膜异位症生育指数（endometriosis fertility index，EFI），一是输卵管最低功能评分系统（least function scoring system，LF），以此评估患者的生育状态和功能评定，以制订相应对策。

临床上对内异症合并不孕的治疗颇为棘手，对策有四：腹腔镜有助于诊断治疗、助孕技术是最好的治疗、多因素考虑、个体化实施。应行全面的不孕因素检查，排除与解决其他不孕问题，单纯药物多无疗效。年轻，轻中度内异症者，术后可期待自然受孕半年，并给予生育指导；有高危因素者需积极采用辅助生殖技术，可谓抓住术后 6 个月的"黄金时期""速战速决"。在这一过程中，普通妇科医生和生殖内分泌或助孕医生之紧密配合及序贯治疗（包括手术、巩固治疗、GnRH-a 应用及各种人工助孕技术的实施）是非常重要的。

三、内异症和肿瘤

早在 1925 年 Sampson 就指出"子宫内膜异位症有时可以发生恶变"。并指出恶变的 3 条诊断标准。1953 年 Scott 又增加了一条意见。目前，包括 2008 年的大组报道，内异症的恶变机会是 1% 左右。已经明确发现内异症合并恶性肿瘤的相对危险性为 1∶1.8，其中卵巢癌、乳腺癌和非霍奇金淋巴瘤的相对危险性分别是 1.92、1.27 和 1.79。

内异症恶变多数在卵巢，称为内异症相关的卵巢癌（EAOC），占 80% 以上。少数为卵巢外的内异症相关的癌瘤（EOEAC），部位依次是肠道、盆腔、阴道直肠隔、阴道、剖宫产皮肤瘢痕、外阴及会阴伤口等。合并内异症的卵巢癌以子宫内膜样癌和透明细胞癌为主，通常比一般卵巢癌年龄较轻、期别较早、预后较好。

问题在于：①如何认识内异症的恶变及其与癌瘤的密切关系。初步研究已显示内异症发展中可能发生的癌基因或抑癌基因的突变。更重要的是，如果说内异症是一种干细胞疾病，那么子宫内膜的单克隆性以及多向分化潜能，显然增加了恶变的危险性，特别在卵巢上皮组织。②1988 年已经有人提出了不典型内异症这一概念，即形态上以子宫内膜腺体的异形性为主要特征的内异症，并可以认为是内异症恶变的过渡状态或"交界"病变。③临床上内异症的侵袭、转移和复发性乃是恶性肿瘤的临床特征。④组织形态上，虽然内异症腺体、间质等并不是癌组织，却也有细胞器增多、纤毛细胞增多变长，腺体易于向子宫肌层深入等形态特征。⑤是否可以认为内异症是个类肿瘤疾病，从形态或者分子生物学方面发现其恶变潜能，典型内异症-不典型内异症-癌，可能是个过程，化生-增生-癌，是个移行程序。⑥研究内异症恶变之预测和性质评估。⑦鉴于这些认识，提高临床诊治的警觉性，特别是卵巢内异症。而卵巢外内异症之复发，特别是子宫及双附件切除术后者，应想到 EOEAC。

四、特别类型和部位的内异症

关于内异症的临床病理类型并未臻统一，根据全国内异症协作组的讨论，作如下分类：腹膜型内异症、卵巢型内异症、深部浸润型内异症和其他部位内异症［《中华妇产科杂志》2007，42（9）：645-648］。前两类最为多见，后两类则更具特殊性和难治性。

所谓深部浸润型内异症（DIE）是指病灶浸润深度≥5mm，主要在阴道直肠隔。著名比利时学者 Donnez 曾将阴道直肠隔内异症作为重要的第 3 种内异症著书加以阐述，并提出此处内异症是由残余苗勒管化生而来，类似于腺肌病结节。这一设想是不错的，但并不完全，美国学者 Adams 研究阴道直肠隔可以深入到阴道上 1/3，而这一站立时盆腔之最低处亦是腹膜型内异症易于发生之部位，病灶形成，其上粘连封闭或形成假腹膜，实质上是一种浸润深部的腹膜型内异症。这两种分析对其发病机制及临床处理有一定的参考意义。

DIE 是当前处理之棘手问题，甚至是 2008 年世界内异症大会（WEC）的中心议题。药物治疗的有效性，手术（腹腔镜、剖腹经阴道，以及联合）方式及手术彻底性（保守或不惜肠吻合及造瘘）的选择都有很大争论，也需要我们更多实践的经验。

近年关于其他部位内异症的报道愈加增多，一方面，由于对某些特殊症状的重视，如经期痛经和出血（尿血、咯血、便血等），应考虑到消化道、呼吸道或泌尿道内异症存在的可能性；另一方面，剖宫产的增加，使剖宫产后皮肤瘢痕内异症的发生亦相应增加，包括会阴切口内异症也不乏遇见。

这些内异症的临床表现有其器官系统或组织部位病灶的特异性，处理应个体化。原则是去除病灶、缓解症状（内异症的疼痛、出血及器官系统症状，如梗阻等）。国人病例资源丰富，应有更好的总结与分析。

五、内异症与复发

众所周知，内异症易复发，但复发的定义尚不甚了了。一般认为经手术和规范的药物治疗，病灶缩小或消失以及症状缓解后，再次出现临床症状且恢复到治疗前水平或者加重，或再次出现内异症病灶，可视为复发。其中有两个问题值得探究：其一，作为内异症病灶，毋庸说药物治疗，就是手术亦难确保切除殆尽，故难以界定"未控"与"复发"；其二，所谓复发的时间也未明确，通常指半年，或数月。所以复发的概念尚嫌模糊。

复发的生物学基础显然是治疗的难以彻底性，即通常是原有病灶的再次生长，包括类固醇激素的刺激。当然也会有新生病灶。所以，复发的预防（更准确地说减少复发）重在始初的治疗，即尽可能减少和消除病灶，以及药物的巩固治疗。

复发的诊断和治疗几乎与初识相若，诊断可能更加容易，治疗可能更加困难。更趋于个体化，止痛的对策、助孕的措施和生育的希望明显无力与渺茫，而最终导致再次手术和根治性切除。

本义旨在评述疑难性子宫内膜异位症的现状和存在问题，后有诸家关于这些问题较详细阐述，将有利于其认识和解决。对于疑难型内异症的认识就是对内异症症结问题的认识，就是临床和基础研究的再提高，会将内异症研究提升到一个新的水平。

［原载《中国实用妇科与产科杂志》2009，25（9）：641-642］

64. 重视临床解剖研究 提高妇科手术水平

这是一个十分重要而又饶有兴趣的命题，也许每名医生都知道解剖学的重要性，无论外科医师抑或内科医师。但这里要强调的是临床解剖，要强调的是研究。因此，就需要认真地讨论了。

一、解剖学的新发展

可以认为医学的发展在 20 世纪前后是两个鲜明的阶段：20 世纪以前主要是对人体的认识，20 世纪以后才开始了对疾病真正的认识以及临床诊断治疗技术的提高。对于医学起重要作用的关于人体的认识，当属解剖学（维萨里，16 世纪）和血液循环（哈维，17 世纪）。因此，解剖学并不是十分古老的科学，却是医学（主要是西医学）最基础的学科。

也许有人会认为作为基础形态学，解剖学是相对"沉稳"而发展缓慢的学科。其实在近年，解剖学也发生了重大的变化，并非人体结构本身，而是对其认识、研究方法与表达以及应用等。

广义的人体解剖学应包括细胞学、组织学、胚胎学和大体解剖学。有以各器官系统划分的系统解剖学；以某一局部为中心的局部解剖学；以静止与活动状态不同的静止解剖学和动力解剖学。特别值得提出的是以临床需要为目的的临床解剖学；把器官形态、结构与其功能相结合的功能解剖学；以及以研究某一器官部位不同断面结构的断层解剖学。这些新的解剖学分野有极强的临床应用意义，对病变的部位、形态、大小、结构、周围境界等均可有清晰的提示，为临床诊治提供重要的，甚至决定性参考，故还可以称为应用解剖学。

功能解剖学尤为临床医师所关注，是对传统解剖学的临床推进。人体器官的功能与形态结构本来就是密不可分的，他们相互关联、互为依存。这不仅使解剖学与临床应用紧密联系起来，并且从完成解剖恢复进而达到功能恢复已成为治疗程式和理论，如 Petros 教授的盆底重建的整体理论（integral therapy），即从 restoration of form（structure）leads to restoration of function（RF-RF）就是这一崭新解剖学观念的突出体现。

近年又有数字化引入解剖学研究中，是现代数字化医学的重要组成部分。当然，还有众所周知的艺术解剖学，是人体绘画和雕塑的基础。据说达·芬奇亦曾解剖过 6 具尸体，当在维萨里之后。关于影片《埃及艳后》伊丽莎白·泰勒的人形描述（1963 年），戴安娜的人体测量图（1990 年）都是作为医生也应该欣赏与琢磨的。

二、临床解剖学是妇外科手术的基础

诚如前述，传统解剖学多侧重于形态结构的精细描述，而现代临床解剖学更倾向于解决临床发展中遇到的、涉及人体结构及其功能保护和恢复的新问题。为此，临床解剖学的特点或要点是：要与人体结构有重大关联的临床专科或专业相结合；要与新观念、新技术、新方法的应用相结合。

我国临床解剖学的开拓者钟世镇院士指出，临床解剖学是外科学基础理论中的组成要素之一。临床解剖学是外科学的基础。正是在这重要观念指导下，我国的临床解剖学有了长足的发展，涉及妇产科学的临床解剖学也有了较大的进步。

20世纪50年代，天津柯应夔教授在全国22个省（市）、自治区39家医疗单位，主持收集了20个民族的女性骨盆，完成了形态和各径线测量及生理常数值测算。这对人类学、产科骨盆检查方法、径线标准以及分娩处理有重要价值。这一工作在21世纪初又由王淑雯与岳琏两位教授得以继承和发展（《中国女性骨盆图集》，2003年出版）。2001年，钟世镇院士为总主编的《现代临床解剖学》丛书出版，《妇产科临床解剖学》系由苏应宽教授等主持，并有原林、王兴海主编的《妇产科临床解剖学图谱》相随，可以认为是妇产科的系统临床解剖学专著。近年，又再编撰第2版，可望年内问世。

我国现代临床解剖学于20世纪70年代始出高潮，以显微外科解剖学研究为率先，为显微外科技术发展奠定了基础。在妇科引人注目的内镜临床解剖学、腹腔镜和宫腔镜手术，改变了外科医生的思维观念、技术路线和操作方法。虽然同在盆腹腔或宫腔，但观察的视角、视野、手术野和技术方法却与常规剖腹手术或与经阴道手术有很大不同。因此，妇科内镜解剖学应运而生。国人虽有不少内镜手术图谱出版，但关于内镜手术解剖学研究尚属期待。

由于近年女性盆底学的建立和发展以及阴道手术之再振兴，关于盆底和阴道的临床解剖有了深入的研究。进行盆底解剖的形态学、组织学、神经学、动力学、分子生物学等的研究报告和较高水平的论著不断发表。特别是对女性盆腔、盆底支持结构的研究，帮助外科医生理解各种新术式下的解剖观念，针对重建及微创吊带"盲穿"的特点，使外科医生"心中有数"地找到准确施术部位（点、间隙、空间），以确保手术效果——有效性；避免损伤脏器、血管及神经等并发症——安全性，并达到从解剖恢复到功能恢复的目的。在这一过程中，完成临床解剖重建（reconstruction）的新境界，即"4R"（维护—retain，修补—repair，代替—replacement，再生—regeneration）。再生医学以干细胞理论及组织工程技术为引导的医学"新生代"使现代解剖熠熠生辉。

另一个将解剖学、影像医学和临床医学结合起来的断层解剖，血管或超声介入技术、数字化影像显示技术，明显地增强了医生的透视定位、定像及判定、治疗能力。电子影像技术发展、仪器工艺的提高，以及放射超声学的外科化，使这一领域的新技术崭露头角，不仅有二维图像、三维图像，甚至有四维图像，使结构形态以及病变"栩栩如生"，特别为肿瘤的诊治提供了很

大帮助。

由此可见，临床解剖学是在临床医学、现代解剖学以及与其他科学技术相互结合、相互促进下发展起来的，它提高了临床诊治能力和水平，也为妇外科医生提出了关于临床解剖观念理解与应用掌握的更高更新要求。

三、重视妇产科临床解剖学的学习和研究

应该把临床解剖学的研究纳入妇产学全面研究推进的项目中来，应该把临床解剖学的学习列入妇产科医师终生学习计划和不断"充电"的日程中来。

1. 尸体解剖学仍是重要的解剖学研究方法　这是最传统、最基本的解剖。外科临床医生固然有机会在术中认识解剖，但施行手术和研究解剖毕竟不是一回事。因此，我们有针对性、有目的性地进行局部解剖学研究和学习仍然是非常有价值的，如盆底结构的解剖。20世纪70年代后期生物塑化技术的诞生，解决了解剖学尸体固定的难题，质感近似活体，又无毒无味，符合环保，节约资源。

2. 学科间密切合作，推进妇产科临床解剖学发展　这种合作既是临床解剖学发展的目的，又是发展的方法，如子宫血管网铸型的研究，有利于子宫动脉栓塞的准确性和有效性，还可以了解对卵巢血供与功能的影响。断层影像、数字人建模都是融入了高科技的专业技术，精确、逼真地表达人体结构，妇产科医生的加入会有重要意义。有的医院设有共同阅片和讨论会诊制度是值得推广的。

3. 强化思维训练和解剖观念　解剖是外科医生的基本功，我曾将外科医生的四项基本功归纳为CASE，即诊治观念（concept）、解剖（anatomy）、技巧（skill）和应急应变（emergency），解剖是"行车路线"，要了如指掌；解剖要印在脑子里，落实到眼睛和手指（刀尖、剪尖）上。

解剖观念是一种形象思维，思维有天赋，也要靠锻炼。科学始于想象（甚至是猜想），然后是加以论证。源于形象思维，终于逻辑思维。艺术源于形象思维，先是艺术，而后是科学。这正是外科手术的进展过程，这是外科医生的心路历程。这种思维锻炼的方法有三：①回顾——譬如完成一天手术后对手术过程的回顾或"反刍"，不仅有手术技巧，也有解剖，包括特殊与变异，包括顺利与困难。这种印证与思考是强化解剖观念的重要方法。②绘图——这是形象思维的最佳体现，能更准确、更明了地表示病变和手术状况，尤其是语言文字难以表达时。遗憾的是，从医学院到医院都没有绘图的讲授和训练。作者以为应该弥补这一空白，开展或要求外科医生以图解作检查和手术记录，请记住毕加索的话"绘画比我强，他指使我照它的意思行事"。③阅读——要有几本好的解剖书放在案头或床边，随时翻阅、印证、强化，形成自己的"解剖学"。当然图谱无血，而手术是在有血有肉的活体上实施的，外科医生有机会实施这种解剖，庄严而神圣。外科解剖刀就是剑。我们要把自己的生命精华都调动起来，倾力锻造，把自己炼就融铸进这把剑里……

［原载《中国实用妇科与产科杂志》2009，25（3）：164-165］

65. 临床新技术的认识和应用

我们处在一个科学技术迅猛发展、医学模式发生变化、医疗卫生体制正在进行改革的时代与社会，作为临床医生，我们面临的是新的科学与技术（包括仪器设备、技术方法），以及新的理念与关系（包括医疗活动的社会性、人文性）。因此，如何正确、有效地将新的科学技术引入并应用到临床活动与疾病诊治中来，满足病患需求，适应社会现状，促进医学发展，提高防治水平就是一个非常重要的问题，甚至不仅仅是医疗技术本身的问题。

一、新的科学与技术，新的理念与关系

医学或医疗是以保护和增进人类健康，预防和治疗疾病为研究内容的科学。它是人类善良的情感和行为，是随着人类痛苦的最初表达，和为减轻这种痛苦的最初愿望而诞生的。而它的发展却是在其他学科推动下前行的。因为医学的研究对象或医疗的作用对象是人，人具有生物属性和社会属性，所以医学本身也具有多重性和受多因素影响。

纵观医学发展史，传统中医学历史悠久，而西医学的真正发展是在 20 世纪以后。这之前最有影响的是解剖学（代表者维萨里，16 世纪）和以心脏为中心的血液循环（代表者哈维，17 世纪），涉及对人体的最基本认识。复习一下 1901 年以来诺贝尔生理学和医学奖，可以洞察疾病或被改变中的生命史，共有近 200 名卓越的科学家获此殊荣，他们的贡献、研究发现或发明在于诊断技术、外科技术的进步，免疫科学、生物科学或生物化学、精神及神经科学以及遗传科学和基因科学深入研究等。其中，与临床医学密切相关并有巨大作用的有摩尔根（1933年，指获奖年，下同）发现染色体在遗传中的作用，提出其基因学说；及至克里克、沃森、威尔金斯（1962 年）等发现核酸的分子结构（DNA 的双螺旋）及其在遗传信息传递中的重要性，进而达到人类基因组计划（HGP）的完成（2003 年）。还有我们所熟知的 CT 扫描系统（1979 年）、磁共振（MRI，2003 年）。还有我们感兴趣的 2005 年获奖者沃伦和马歇尔发现导致胃炎和胃溃疡的幽门螺杆菌（HP），以及 2008 年人乳头瘤病毒（HPV）、人免疫缺陷病毒（HIV）的 3 位发现者。

我们甚至可以概括地说，在 100 年之前，医学的重点是对人体的认知，近百年来主要突破则是对疾病的认知。虽然关于疾病治疗有了重大进展。如抗生素、抗癌药等，但在致病微生物和癌瘤面前，我们的"招数"和力量仍然比较有限，这正是本世纪的主攻方向，所谓影响人类的重大疾病的防治。

对医学发展有重要推动力的还有其他学科，包括电子、光学、仪器和工艺等。

涉及妇产科临床诊治的重要理念是规范化、个体化、个性化和微创化。涉及的主要技术有内镜（腹腔镜、宫腔镜、输卵管镜）、介入治疗（超声介入，包括高能超声聚焦 HIFU，放射介入）以及射频消融、激光 LEEP、超声刀、血管闭合系统（Ligasue）、PK 刀、螺旋水刀、光动力学治疗等。涉及实验室检查的有各种生化及分子生物学标志物、遗传诊断技术、影像诊断技术（近年应用的 PET）、生物治疗技术以及疫苗（特别是 HPV 疫苗）。涉及理念关系，是指医生与病人（本质是社会政府与公众），还有位于其间的检查与治疗。这些关系当然是老问题，但却发生了巨大的，而不是微妙的变化。医生则陷入困惑，彷徨于科学技术与公益功利之间，求索如何救赎仁爱的诺亚方舟。

二、新技术应用中的主要问题和对策

1. 实验检查是为了寻求证据，但证据还不是决策　实验医学实际早于 19 世纪法国生理学家克劳德·贝尔纳（Cloude Bernnard）就已经提出。他向世人证明以实验和事实为基础的医学远远优于仅仅以理论和先例为基础的医学。因为我们（个人或少数人报告）的观察有缺憾，经验有局限。而实验医学是寻求客观的指标或证据，如现行的大样本多中心有对照性、前瞻性研究（RCT）及荟萃分析等的所谓循证医学（EBM）。循证当然很重要，决策要基于证据，但证据还不是决策。决策还要有其他的考量因素，就是说决策必须考量与平衡证据，比如资源、价值取向等方面的因素，依据实际情况，做出合理的决策，而且涉及经济、社会、伦理等人文因素。此外，循证也并不能完全代替临床经验，强调循证是更好地进行临床实践。其实，临床经验就是证据的来源，有时临床经验是实践和决策唯一能够依靠的一个证据。一个没有临床经验的人，即使十分熟悉证据，也没有办法给人看病。所以，经验依然是很重要的，这并不否定循证的意义。

鉴于此，临床医生要综合病史、主诉、症状、身体检查，参考各种仪器检查、实验室检查（包括各种先进的检验），全面分析，方可下诊断、作结论、定处理。不能盲目、一意、绝对地认定一种检查结果，无论它如何"先进"！这是因为有以下几方面影响因素。

（1）技术本身的技能不完善　所谓新技术，"新"字虽好，恐难尽善。譬如内镜，工艺精良、功能多样，它是外科医生手臂的延长，但有缺陷，毕竟不如我们的徒手灵活；它是外科医生视觉的扩展，但有局限，毕竟有盲区而非"三维"。即使是"达芬奇系统"的机器人亦不如外科医生实地实景操作。此外，一些检验指标，尽管高度自动化、标准化，但也难完全避免假阳性或假阴性。而用于产前诊断的 FISH 染色体分析及其他技术的缺陷、错误亦不乏遇见。

（2）技术本身的"识真"不充分　像任何知识、技术一样，是对客观事物的认识和改造的"阶段性"成果，是对真理的相对认知。正如美国著名哲学家罗蒂所言：真，实际上只是那个历史和阶段人们的共识（或认可），并不一定是事物的绝对真理。甚至包括诺贝尔奖金获得者的发现或发明也是如此，典型的例子是 1949 年获奖者莫尼兹（A. E. Moniz），他用额叶白质切

断术治疗精神病，当时被认为是最重要的发现和贡献。但数年后，这种治疗却出现了严重的并发问题。因此，我们现行的新技术都需要实践和时间的考验。

作为人类抗击癌瘤最具划时代意义的 HPV 疫苗正风靡于世，这无疑是令人鼓舞的。但疫苗从 9~14 岁开始应用，要在 10 年、20 年、30 年才能完全确认其预防子宫颈癌的地位。疫苗应用初始，已经有了一些"不良反应"的通报，虽然目前尚难断定系疫苗所致，但乃须注意排除与疫苗的关联度。

基础医学家也许会很有信心地说，我们可以预测疾病（prediction）、预防疾病（prevention）、完成个体化（personalization），叫作"3P"医学。这当然是我们的追求，应该达到的目标。但至少现在还做不到，也许我们只能做到这样的"3P"——大概（probable）、可能（possibly）、期望如此（prospectively）。在临床工作中应该是"多质疑、少允诺"。

（3）对技术的知识和掌握的不适宜　技术是要由人来认识和掌握的，无论技术如何先进、如何完美、如何高超，但认识偏颇、掌握不当，依然不能体现其先进、完美和高超，甚至滑向其反面。

血清 CA125 检测是目前用于卵巢非黏液性上皮癌诊治监测的较好的肿瘤标志物，但特异性、敏感性并不十分理想，临床医生不能过分迷信这一指标，否则就会迷失判断方向。因为血清 CA125 在以下诸多情况下都有一定的阳性率：正常人 1%，妊娠 3%，炎症及良性病变 6%，子宫内膜异位症 80%，子宫内膜癌 70%~80%，而在卵巢交界性肿瘤只有 50%。因此，对检验的各种指标，均应结合临床进行分析。又比如近年引入的 HPV DNA 杂交捕获（hC_2）检测；对子宫颈癌的筛查及宫颈上皮内瘤变的诊治都有重要意义，而且由于其高度自动化、标准化，有很高的阴性预测值（NPV），即 hC_2（-）就可以认为没有 HPV 感染。但即使 HPV 阳性，也只能证明有 HPV 感染，还要看细胞学和组织学结果，不能以 HPV 结果下诊断、做处理。现今，单以 HPV 结果就进行各种治疗的情况颇为常见，也是一种技术掌握的不适当。

我们并不能要求每位临床医生对新技术的操作步骤、检验方法都能细腻全面地掌握，但至少对其设计原理、结果解释、意义与价值应理解、熟稔。否则，就应该请教有关技术专家，不应该单纯依据报告做处理。

从上述的三点分析中，我们至少可以得出这样的结论：临床医生应该正确认识、正确对待、正确理解、正确应用新的科学技术，并且始终把临床实践放在第一位，把对病人的关爱放在第一位。要像林巧稚大夫告诫我们的，医生要永远走到病人床前去，做面对面的工作。单纯地或仅仅依赖于检验报告做医生是危险的！这就是"ABCD 原则"：attitude（态度）、behaviour（行为）、compassion（同情）、dialogue（对话）。只有在病床边才能重新发现尊严，无论是病人还是医生。

毋庸置疑，我们对实验研究与科学技术，它们的研究者，它们的研究成果，有不尽的尊崇，甚至一个手术步骤的改良都会产生巨大的作用。而工具的发明史也可以说是人类的文明史，因为有了工具，人们就有了超生物手段去解决现实问题。诚如我们有了内镜，使外科进入了一个新的时代。我们也常说，经验医学是医学的"入口"；那么，实验医学呢，应该是医学的"殿堂"而不是"避难所"。还是贝尔纳说得好：生命科学就像一座富丽堂皇、灯火通明的殿堂，然而想要到达这座殿堂，却必须要穿过那长长的、可怕的厨房。是的，人们也许更愿意欣赏华丽之宫、美妙之肴，而不关注厨房。或许又太关注厨房了！

2. 掌握新技术，避免不适宜的使用及滥用　任何一种新技术，或者一种实验检测都有其一定的应用指征、范围，还有不适宜或禁忌，以及相应的结果（或技术指标）的解释与判定。

所谓不适应或滥用则指适应证的扩大化、禁忌证的忽略化，使用的非规范化及非个体化，以及缺乏质量控制与保证，缺乏严格的评价、总结与分析等。

适应证的扩大化是屡见不鲜的，如把某一种肿瘤标志物当成"一滴血可以预测 50 种癌瘤"；一个普通的子宫肌瘤也要做 CT 检查；用 PET 作癌瘤的筛查……这不仅误导病人，造成虚假的平安或者增添恐惧，而且也造成卫生经济的极大浪费及个人家庭的沉重负担。经济学的评价也是临床决策和技术应用的重要方面，是医生选择考虑及病人接受程度、可行性的必要条件，一个有很好疗效的昂贵方案并不是最佳方案。

也许现今，多数医生及多数患者更愿意相信或依赖于各种仪器检查和化验，特别是"高级"的检验，这并没有完全错，但过分则铸错。就是计算机或数字化，也必须先输入足够、确切的信息和资料、数据、经验，否则电脑只有电而没有脑。况且还有我们前述的，重要的是仪器的掌握和结果的判定。诚如听诊器曾是我们诊病时的常用工具，时至今日已被医生冷落，人们更喜欢用心脏监护仪，哪怕只是多普勒超声。但医生同时也疏离了病人，这正是行医之大忌也。

在新技术的应用中，遵循医疗原则，即诊治的规范化、个体化非常重要。一方面，这种治疗技术及施术者适合这位病人和她的病，反之亦然。这里是四个要素：病与病人，术与术者。其中任何一个要素不适合都不可以，都应调整。另一方面，技术方式、技术方法的选择必须符合疾病处理的规范要求，不能削足适履，为使用某种技术而勉强为之。典型的例子是内镜的使用，内镜手术符合微创颇受青睐，但它只是一种入径、一种手段，要达到的是治疗目的。对于恶性肿瘤的手术，要达到分期、减灭或根治；对于良性肿瘤，要达到完全剔除或切除；对于修复及重建，要达到确实、可靠、有效。否则，其选择就是不适宜的，任何时候，都不应该是仪器和技术的炫耀。实际上我们不能，也不应该试图用一种方式完成所有的手术。各种方法是各有所长、相辅相成的。各种手术都是临床技术，患者比手术本身更为重要。我们常常把梦想遗弃，只是为了追逐这时代飞转的车轮。但我们务必看准方向，知道自己上哪里去。

3. 避免非医疗因素的驱动造成的技术扭曲　在商品社会，也许任何东西（也许包括一些人）都打上了商业标记（trade mark），如果染指到医疗技术或医疗行为上，则可能造成医疗以及技术的扭曲。这里讲的不是医疗活动中正常的、必要的经济学考虑，而是不正常、不应该的经济利益惦记。

这已经是近年社会和公众敏感与热门的话题了，并非是本文要叙述的重点。作为医生，必须说的是，要遵循医疗原则和医疗道德，而不为非医疗原则和非道德诱惑所驱动。我还是愿意引用伟大医学教育家 100 年前的名言：行医，是一种以科学为基础的艺术。它是一种专业，而非一种交易；它是一种使命，而非一种行当；它是一种社会使命，一种善良人性和友爱情感的表达。如是想、如是做，我们就会品端行正，就会做出正确的诊断治疗，也就不怕别人的议论了。

至于对充斥于世的伪科学宣传，铺天盖地的虚假广告，招摇过市的疯狂推销，我们更应保持平和与冷静，开出我们负责任的处方。

三、新技术应用中的主要问题和对策

我们要热诚接受新观念、新理论、新技术、新方法。

我们要深刻认识新技术，它的原理、方法，应用的适应证、禁忌证，以及问题与缺陷。

不要迷信，要结合临床，综合分析、正确应用新技术。

临床医师要永远走到病人床边去，关爱病人，了解历史，分析现状。诊治要规范化、个体化。

加强资质（对人、对操作者、对使用者）、验证（对物、对仪器设备、对检查）的质量控制、技术评估、管理与审定。

我们常说科学技术可以是天使，也可以是魔鬼。让科学技术带给医生以利剑，帮助病人驱除病魔吧。

[原载《中国实用妇科与产科杂志》2009，25（1）：2-4]

66. 高度重视并积极促进产前诊断专业技术的发展

控制人口数量、提高人口素质是我国的基本国策。我国是出生缺陷高发国，随着传染性疾病发病率和围生儿死亡率的降低，出生缺陷和遗传性疾病已经成为威胁儿童健康、影响人口素质的主要问题。遗传咨询和产前诊断是降低出生缺陷发生率的主要措施。产前诊断是基础医学和临床紧密结合的边缘学科，涉及细胞遗传学、分子遗传学、生物化学、影像学、免疫学、产科学等，现今的产前诊断技术具有"三高"的特点：①高科技性。②高不确定性。③高风险性。相对于我国围生保健水平，产前诊断的发展相对滞后，工作基础比较薄弱。因此，高度重视、积极促进产前诊断发展是降低我国出生缺陷发生率、提高人口素质的重要而亟待解决的问题。

一、胎儿染色体疾病的产前筛查和产前诊断

染色体疾病是重大的出生缺陷，其中唐氏综合征是最常见的染色体病［发生率为 1/（800～1000）活产儿或 1/150 次妊娠］。20 世纪 90 年代末以来，我国陆续开展了孕中期血清学筛查的工作，对 35 岁以下、孕 15～21 周的单胎妊娠孕妇进行孕中期血清学产前筛查，并对高危孕妇进行羊膜腔穿刺、羊水细胞培养和染色体核型分析，对降低唐氏综合征的出生率起到了一定的作用。

目前，在我国采用的孕中期唐氏综合征产前筛查方法主要有 3 种：时间荧光分辨法、酶联免疫法和化学发光法。以时间荧光分辨法为例，国内所采用的正常值范围来自高加索人群数据。而我国孕妇人群的各项筛查指标的正常值范围与国外标准相比是有差异的，建立中国孕妇人群各项筛查指标的正常值范围和国内筛查方案的各项统计学指标，从而确定中国孕妇产前筛查的高危切割值，对提高产前筛查的检出率和准确性有重要意义。目前大多数医疗单位采用 1/270 作为唐氏综合征血清学指标的高危切割值，也有采用 1/300、1/250 作为切割值的，由于各个医疗单位所采用的诊断指标差异很大，造成了筛查结果的不同，切割值过高容易造成漏诊，切割值过低可导致过度干预，可能增加后续诊断的合并症的发生率，并浪费了我国有限的卫生资源。所以，在全国范围内开展具有区域代表性的、覆盖全国大部分地区的多中心大样本的前瞻性研究，以获得中国孕妇人群各项血清学筛查指标的正常值范围，确定适合国情的筛查方案，是当前迫切需要解决的问题。国家"十五"科技攻关课题"胎儿先天性疾病产前筛查和产前诊断新技术的应用研究"，采用时间荧光分辨法，对中国孕妇人群孕中期血清二联筛查［甲胎蛋白

（AFP）+人绒毛膜促性腺激素β亚单位（β-hCG）〕进行大样本、前瞻性的研究，获得了中国孕中期孕妇人群的正常值范围，很好地推动了我国孕中期产前筛查工作的开展，并为今后相关工作的规范化以及相应技术标准的制定提供了科研依据。令人欣喜的是，各省市也先后成立了各自的产前诊断中心，启用了覆盖相应地区的产前筛查网络，使孕中期产前筛查的覆盖率不断扩大。据统计，目前孕中期血清学筛查的假阳性率多在 5%~8%，检出率在 60% 以上，基本达到了产前筛查的最低要求。

为进一步提高产前筛查和产前诊断工作的质量，建立完善的技术规范和质量控制系统，加强后续产前诊断技术力量是当前工作的重点。虽然介入性产前诊断技术，如羊膜腔穿刺术、绒毛活检术和经皮脐血管穿刺术等的成功率和安全性均较高，但能够全面开展上述技术的医疗单位为数不多，其主要原因还在于细胞遗传学技术发展相对滞后，从而造成大量筛查阳性病例的后续诊断不能保证，影响了完整的筛查诊断体系的形成，使筛查的意义大打折扣。缺乏强有力的细胞遗传学诊断技术的支持，已经成为制约产前筛查和诊断工作发展的瓶颈。

当前，我国尚无相应的产前筛查和产前诊断的技术规范出台。无规范可循也是造成产前筛查水平良莠不齐、准确率低下的重要原因之一。因此，加强产前筛查的规范化管理，推广和普及介入性产前诊断和产前细胞遗传学技术，规范临床和实验室操作。注重对技术人员的培训，以及逐步开展快速产前诊断技术，将是我国今后产前筛查和诊断工作的重点。"胎儿常见染色体异常与开放性神经管缺陷的产前筛查与诊断技术标准"的出台，将对推动我国产前筛查和产前诊断工作的发展具有重要的意义。

1992 年以来，孕早期产前筛查逐渐发展，超声测定胎儿颈部透明层（NT）厚度结合血清妊娠相关血浆蛋白 A（PAPP-A）和β-hCG 的三联筛查方案已成为目前最成熟的早孕期产前筛查方案。但孕早期筛查仅在少数产前诊断中心开展，其筛查效率、技术标准和质量控制还需要进一步的评价和规范，其中超声检测 NT 技术、绒毛取材和培养技术有待提高，适宜于国人的主要相关筛查参数也有待确定。

此外，对于胎儿染色体异常的产前筛查，还应关注一些新的筛查指标。国外数个大规模、多中心研究结果先后提出了一些新的筛查模式，期望在保持较低的假阳性率的前提下，达到最高的检出率（95%）。这些新的筛查模式虽然有筛查步骤烦琐、周期长、筛查成本高等问题，但较高的检出率值得关注。

二、无创性产前诊断技术

常见染色体病的产前筛查不能完全消除假阳性及假阴性病例的存在，同时传统的产前诊断方法都为有创性检查，难以避免一些原本健康的胎儿由于产前诊断而造成医源性流产。无创性产前诊断技术受到越来越多的重视。利用获取孕妇外周血中胎儿细胞进行产前诊断是最初的研究方向，但始终没有解决细胞的分离、富集、纯化和鉴定技术难度较大，以及操作复杂与价格昂贵等问题，目前，也只是停留在实验室研究阶段，且只应用于胎儿性别诊断领域，其临床应用价值十分有限。近年来，孕妇外周血中的胎儿游离 DNA 及 RNA 的发现，为无创性产前诊断提供了一个新的途径。孕妇外周血中胎儿游离 DNA 及 RNA 检测具有含量较高、产后清除快、敏感性高且易于分析等优点，在产前诊断领域中的应用主要有以下几个方面：①性染色体连锁遗传病的性别筛选。②RhD 血型不合性溶血的血型筛选。③胎儿非整倍体病。其中，在无创性产前诊断唐氏综合征妊娠中的应用有很好的前景。在该领域中尚有一些问题有待解决，如胎儿游离 DNA 及 RNA 的来源清除机制以及胎母游离 RNA 稳定性机制均不甚清楚，需要寻找更多的胎源性 DNA 及 RNA 标志物来诊断临床众多的遗传病及妊娠相关疾病。

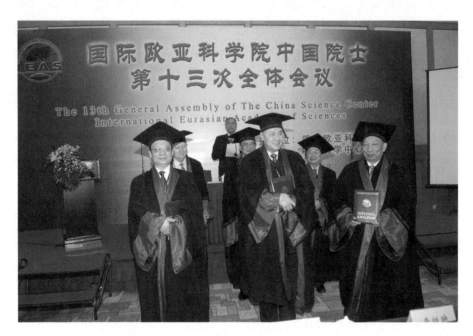

郎景和院士获欧亚科学院院士（2009 年）

三、单基因病和先天性代谢病的产前诊断

其他较常见的出生缺陷包括地中海贫血、进行性假性肥大性肌营养不良、神经性耳聋、脊肌萎缩症、苯丙酮尿症、黏多糖贮积症及肝豆状核变性等，主要属于单基因病和先天性代谢病范畴，其产前诊断工作具有技术水平要求高、专业基础性强的特点。经过 20 多年的研究积累，我国在常见单基因遗传病的分子基础和遗传诊断领域已经取得了一些研究成果，建立和发展了适用于我国人群的临床应用靶点。但由于该领域基础科学向临床的转化研究没有受到足够的重视，对这些疾病的诊断工作多处于实验室试验性应用的阶段，缺乏符合临床需要的完整成熟的技术体系，其诊断流程和质量控制体系与临床工作脱节，使得临床遗传学的应用和发展受到较大的制约。临床上迫切需要简便、快速、敏感度高、特异性强、成本低、自动化、高通量的基因突变检测方法，一些新技术的应用，如微阵列－比较基因组杂交（array-comparative genomic hybridization，ACGH）、多重连接探针扩增技术（multiplex ligation dependent probe amplification，MLPA）、基质辅助激光解吸电离飞行时间质谱（matrix-assisted laser desorption/ionization time of flight mass spectrometric，MALDI-TOF-MS）等，能够提高产前诊断的准确性。同时，产前基因诊断需要严格的质量控制来确保诊断结果的一致性和准确性。诚然，我国尚缺乏相应的技术规范和质量评价体系，以新技术研究为契机，结合已有的传统分子诊断技术，应用于人类常见的严重单基因病和先天性代谢病的临床基因诊断和产前诊断，建立和完善疾病特异性的产前诊断规范化方案和技术标准，以及保证诊断的质量已成为迫切需要解决的问题，也是未来临床遗传学发展的基础。

四、多基因病的产前诊断

先天性神经管缺陷是我国主要的多基因病出生缺陷，1996 年占全国出生缺陷发生率的第 2 位。近 10 年来，通过开展有效的一级及二级预防措施，先天性神经管缺陷的发生率已经有了明确的下降。据 2002 年的统计，其发生率排位已由第 1 位下降至第 4 位。在一级预防措施中，研究最多、证据最为充分的措施是妇女孕前和孕早期增补叶酸。中美预防神经管畸形合作项目在我国进行的一项 24 万余人的大规模人群干预试验证实，妇女妊娠前后每天服用 0.4mg 叶酸可有效预防胎儿神经管缺陷的发生。我国北方高发区可降低 85%，南方低发区可降低 40%。目前孕前及孕早期叶酸的增补已经得到了大力的推广，但具体的增补方案、相关的安全性评价以及叶酸水平监测指标等方面的工作仍需进一步完善。二级预防措施中包括孕中期（15~22 周）孕妇血清甲胎蛋白（AFP）的筛查及超声筛查，在国内开展较普遍，增加筛查的覆盖率、提高检出水平，继续加强相关技术的培训及质量控制是今后的主要问题。

先天性心脏病（congenital heart disease，CHD）发病率高达 0.8%~1.0%，居人类先天缺陷发病的第 2 位。我国出生缺陷监测网监测数据显示，CHD 发病率在不断提高，尤其在发达地区及城市，CHD 已居先天缺陷发病率的第 2 位，我国每年约有 22 万名 CHD 患儿出生。CHD 的病因及发病机制极为复杂，约 8% 为染色体畸变，1% 左右为单基因缺陷病，90% 以上与多基因异常有关。诊断主要依赖胎儿超声心动检查，由于费用较高、所需时间较长、对超声医师的技术要求高，故仅对有高危因素的孕妇（如胎儿双亲有 CHD、生育过 CHD 患儿的孕妇、糖尿病孕妇等）进行胎儿超声心动检查。但大多数 CHD 患儿双亲并无高危因素，因此，开展检出高危胎儿的孕期筛查技术，既可减少检查人数，降低检查费用，又可减少漏诊，是一种高效价比的方案，并逐渐得到国际认可。近几年的研究进展表明，胎儿染色体 22q11 微缺失与 CHD 关系密切，且分布于几乎所有类型的 CHD 中，以室间隔缺损、法洛四联症、永存动脉干、主动脉弓中断、肺动脉异常等 5 类畸形较为常见。这给 CHD 的遗传学研究提供了一个非常有用的线索和平台。如对 CHD 和染色体 22q11 微缺失的关系进行比较系统的研究，并探索出适合我国人群的临床遗传学诊断方法，将会加深对 CHD 的认识，提高临床诊治水平。产前遗传学诊断方法的建立，可减少胎儿超声心动图诊断 CHD 时的许多不确定的因素，给孕妇提供更多、更确定的生育咨询、生育选择信息，同时及早地明确诊断，便于及早治疗，改善患者生存和生活质量，这无疑具有重大的理论意义与临床实用价值。

五、影像学检查在产前诊断中的应用

染色体疾病与许多超声标记有密切的相关性，如 NT、脉络膜囊肿、肠道强回声、严重的胎儿生长受限（FGR）等，因此，有必要引入"超声遗传学"的概念，结合我国现有的孕中期的系统胎儿超声检查，逐步推广早孕期胎儿结构筛查，将超声筛查和现有的血清学筛查方法有效结合，提高产前诊断的检出率。严重胎儿畸形影像学的筛查重点仍然应放在超声影像上，以二维超声为主要筛查手段。诊断严重胎儿异常是建立在正常胎儿系统筛查的基础上的。关于系统胎儿超声检查包括 4 个统一：①统一胎儿筛查孕周。②统一筛查内容或项目。③统一人员培训。④统一质量控制。这些方法的建立对于统一我国的产科超声检查规范是必要的。另外，在超声筛查基础上进行超声诊断，可以建立与应用三维超声等新方法，有条件的医院可以和 MRI 联合，对一些特殊病种进行较深入的 MRI 研究。对胎儿颅脑和部分病理妊娠情况下的筛查，如羊水过少等，MRI 相对于超声而言显示出更明显的优势。

六、出生缺陷和遗传病的流行病学调查

出生缺陷和遗传病的流行病学调查是制订提高出生人口素质的规划及行动计划的基础。在我国，除了个别几种出生缺陷和遗传性疾病有全国发病率或患病率、分布特点、疾病类型等基本数据之外，多数出生缺陷和遗传性疾病的基本情况尚不清楚。各种出生缺陷和遗传病的预后、转归等方面的调查研究也不充分，更需要对各种出生缺陷和遗传病所消耗的卫生资源，以及患病后对个人、家庭所造成的经济负担进行系统、全面的经济学评价。全国出生缺陷监测办公室的建立和近 10 年来的工作弥补了这方面的空白，但与出生缺陷和遗传性疾病有关的卫生服务需求还相差较远。因此，急需开展全国性的出生缺陷和遗传性疾病的流行病学调查，以便掌握准确的基本信息，从而为制定提高出生人口素质的行动规划提供参考依据。

七、对产前诊断技术人员的培训

我国的产前诊断技术培训具有一定的基础，自 20 世纪 70 年代后期，羊水细胞培养和染色体核型分析技术曾在国内推广与利用，在有条件的医疗单位先后开展了产前咨询门诊，并建立了细胞遗传学实验室，培养了一批技术骨干，这支队伍至今仍在产前诊断领域中发挥着骨干作用。但是，我国地域辽阔、人口众多，产前诊断工作基础相对薄弱，高水平的产前诊断机构很少，东部发达地区和西部贫困地区的水平相差很大。大部分产前诊断机构对于该领域内的新进展、新技术和新理念也了解不足，阻碍了产前诊断技术的发展。产前诊断涉及多种技术，横跨多个学科，需要特殊的技术培训。据统计，截止到 2006 年初，全国接受省级产前诊断技术培训的专业技术人员约 3000 余人，接受国家级培训的专业技术人员约 1000 人，即在国家卫生部

《产前诊断技术管理办法》颁布之后，全国仅有近 5000 名专业技术人员接受过省级以上的技术培训。这对于繁重的产前诊断工作而言，不啻杯水车薪。大量的临床需求和实际解决问题的能力之缺乏，在今后相当长的一段时间内，依然会严重影响我国产前诊断技术专业的发展。

原卫生部于 2004 年成立了"全国产前诊断技术专家组"，先后在国内举办了 12 期"全国产前诊断技术培训班"，为各省培养了大量的技术骨干。另外，原卫生部还在全国范围内成立了 9 个产前诊断技术培训基地，对各省开展产前诊断工作的技术骨干进行长期的系统培训。由全国产前诊断技术专家组共同编写的系统、全面、规范的培训教材，也填补了我国产前诊断培训工作的空白。我们相信，在产前诊断的研究和实践中，一定会逐渐形成我国的产前诊断技术队伍。

八、产前诊断的伦理学问题

随着现代医学的发展和循证医学理论的不断渗透，母亲和胎儿被看作是两个密切相关却又不同生命机体，是我们在产前咨询、产前诊断和胎儿宫内治疗中必须面对的特别的伦理学问题。产前诊断机构应该设立伦理委员会，为了安全、有效、合理地实施产前诊断，尊重和保证当事各方的权利，应当遵循以下伦理学原则：①尊重自主，知情同意。②趋利避害，有利母儿。③保守秘密，尊重隐私。④遵守法规，社会公益。⑤伦理监督，权益保护。

总之，产前诊断是提高我国出生人口素质、降低我国出生缺陷率的有效手段，随着科学技术的不断进展，产前诊断面临着重大的机遇和挑战。完善和积累出生缺陷的流行病学调查资料，制定产前筛查和产前诊断的技术规范，强化质量控制和遵循伦理原则，加强从业人员的培训，形成多学科合作的专家队伍，都是我们迫切需要解决的问题和工作目标，以此促进产前诊断的发展，提高产前诊断的水平。

［原载《中华妇产科杂志》2008，43（11）：801-802，郎景和　边旭明］

67. 发挥中青年医师的生力军作用 跻身国际妇产科学发展的先进行列

2007年12月16~20日，中华医学会妇产科学分会召开了第一届全球华人妇产科学术大会暨第三次全国妇产科中青年医师学术会议，这是一次盛会，这是一个节日。会议使全球华人妇产科同道欢聚一堂，交流经验，切磋学问，也为中青年学者开辟了崭露头角的舞台，是机会，是锻炼。回顾这次会议，引出了我们一些思路和规划。

一、我国妇产科学的状况和评价

进入21世纪后，我国妇产科学发展迅速，在临床医学方面和世界发达国家相比并无太大差别。但我国幅员辽阔，人口众多，经济、文化、医疗卫生发展不平衡，各地区存在差距，又各自有其特点和问题。

产科质量和产前诊断（包括遗传咨询）已经引起了高度重视。影响妊娠结局的重要因素还有流产（特别是复发性流产）、早产，以及妊娠期高血压疾病等，剖宫产率的不断上升和居高不下，亦堪担忧，它所带来的问题（如子宫瘢痕处妊娠）会日益显露。妇科肿瘤诊治的微创化、人性化、个体化和多元化已成为共识，虽然再次修订诊治规范，但其推广和实施仍是艰巨的任务，如宫颈病变的"三阶梯"诊断、各级别宫颈上皮内瘤变（CIN）的处理等；此外，过度诊断、治疗的情况仍较为严重。

下生殖道感染的发病率增加，感染多样性及病原谱呈现新情况，研究更重视了阴道微生物学环境的变化及"自然生态"保护，避免过度干预及药物滥用。性传播疾病、梅毒螺旋体及人类免疫缺陷病毒（HIV）感染已成为新的关注点。女性盆底功能障碍性疾病的研究发展很快，引入了新观念、新理论、新术式，进行了地区及全国性流行病学调查，有方兴未艾之势。子宫内膜异位症的基础与临床研究取得了可喜进展，在位子宫内膜的生物学特质及基因、蛋白差异表达对发病的作用已引起重视，日趋完善的诊治规范正在推广。

生殖内分泌学的研究集中到了多囊卵巢综合征（PCOS）、绝经相关问题以及辅助生殖技术等方面，均有明显的成绩，而且突出了我国学者的工作成果和独特认识，如激素治疗，曾因妇女健康干预研究（WHI）报告引起轩然大波，但中国学者根据自己的研究提出的"利大于弊"以及如何实施激素治疗的观点，对于平复这一波澜起到了重要作用。内分泌学组还相继制定了PCOS、高泌乳素血症、绝经过渡期和绝经后激素治疗诊治规范，都对临床工作有很大的指导价值。我们已经迎来试管婴儿在中国大陆诞生 20 年的喜庆日子，辅助生殖技术当前仍然重在管理。所谓生殖的干预，包括生殖的阻碍（各种避孕、节育措施）及生殖的促进（各种助孕技术），所遇到的不仅是技术问题，还有人口、社会、伦理以及相应的政策问题。因此，医师的责任也绝不仅是学术研究和技术改进，还应为国家与政府提供咨询和建议。

二、学科的细分、整合与发展

由于科学的发展和研究的深入，学科会分化出一些亚学科或亚专业，妇产科学不仅出现一些亚专业，甚至在医学会下面形成了新的学科分会。除已有的围生医学、妇女保健学、计划生育以外，又有了妇科肿瘤、生殖医学等专业；在妇产科学分会内又有许多专业学组如内分泌、绝经、产科、妇科内镜、妊娠期高血压疾病、女性盆底学组等；还有一些针对某个（或某一组）疾病的协作组，如女性生殖道感染、子宫内膜异位症、宫颈病变协作组等。

但学科的发展如同任何事物的发展一样，也要经历"普及-提高-普及""组合-区分-组合"的过程，或者"天下大势，合久必分，分久必合"矣。如内镜手术开始是少数"勇敢者"的技术，经过推广普及，现已成为新时代妇科医师的必备技能了，其亚专业（或学组）的意义会日趋减小。而将所有各科内镜又组织在一起的必要性也令人质疑。重要的反而是将相关的研究整合到一起的"大兵团作战"，如即将召开的国际骨质疏松及骨矿盐疾病学术讨论会，就是将骨科学、内分泌学、妇产科学、风湿病学、生物化学、放射学、运动及康复医学等统领起来、协调起来，会更有力度和突破性。此外，也有必要将几种亚学科整合发展为新的边缘学科和新的亚专业，其中当务之急的有：①青少年妇科学：包括性发育异常、感染、创伤、功能障碍、肿瘤以及精神心理、性问题（性教育、性罪错以及遭遇性侵犯的后果处理等）。②外阴阴道病学：涉及妇科学、皮肤病学、病理学及治疗学等多学科合作。以此为基础，结合宫颈病变、妇科炎症等的诊治，形成门诊妇科学（office gynecology）和相关专家。③肿瘤内分泌学：是指根据某些肿瘤和内分泌的密切关系，研究内分泌对肿瘤的影响、某些肿瘤的内分泌功能、肿瘤的内分泌治疗以及肿瘤治疗后的内分泌问题，此外，还包括乳腺及其他内分泌腺的问题。

三、中青年医师在学科发展中起重要作用

这次中青年医师学术会议是对我国妇产科领域中青年精英的一次检阅，无论在临床研究还是基础研究方面，都显示出他们强大的生力军作用。

几项全国性的大型学术工程性工作都是由中青年医师主持完成的，如"中国大陆孕期胎儿染色体异常母血清筛查体重修正公式的建立及应用""全国妊娠期糖尿病发病状况调查及其影响因素分析""高龄孕妇唐氏综合征中孕期母血清生化筛查的多中心、前瞻性研究"等都具有很高的学术价值和实践意义。涉及的流行病学调查还有外阴阴道假丝酵母菌病（VVC）、新生

儿体重变化等。临床研究也很广泛，包括女性盆底障碍性疾病的新术式、宫颈病变的处理、新辅助化疗、高强度聚焦超声（HIFU）的治疗应用等。基础研究更显示了青年硕士、博士研究生在导师指导下所做的较为前沿的工作，包括有临床意义的女性盆底解剖，以及运用基因分析、蛋白质组学等先进技术进行的研究。

纵观报告和交流的课题和内容，尚有几点值得提出：

1. 大样本、多中心的前瞻性临床研究，以及具有循证医学价值和实际应用意义的工作尚待组织和开发。这往往为青年医师或学位研究生所轻视。不能认为"临床研究是低水平研究"，重视临床研究或与临床密切关联的基础研究永远是我们的科研方向。

2. 在临床总结分析和研究中，由于青年医师的阅历和经验有限，有时会在讨论或回答问题时捉襟见肘，这当然是可以理解的，但也提示青年医师在整理、撰著论文时，应尽量使自己真正理解，复习文献，丰富知识与技能，把完成论文过程视为一种系统深入的学习，使自己得到更大的进步和提高。

3. 很多基础研究做得很深入，这是很可喜的，但绝大多数是跟踪性的，原创性工作较少。惟其如此，则更艰难，更有意义，更应提倡。为此，要在建立大量阅读文献、掌握国内外动态的基础上，在课题选择、技术路线的确定时思维应更加活跃，敢于创新、勇于突破。

四、青年医师成长与培养的方向性问题

青年医师在自己的成长中应处理好的几个关系。

1. 理论与实践　青年医师的主要任务是临床实践，要在门诊、病房中艰苦磨炼，"永远走到病人床边去"（林巧稚语）！此外，还应善于总结积累、分析提高。

2. 基础与临床　临床医师应以临床为终生职业和根本，临床研究生选题应以临床为主，研究生期间是科研训练，不一定要有"石破天惊"的成果。

3. 学科与亚学科　青年医师要有全面而深厚的妇产科学基础，才会有所发展。不要过早地进入一个狭小的领域。不要急于当专家，当专家的机会很多，当专家的路很长。

4. 读写与工作　无论哪一方面都要勤奋，要善于发现问题、善于总结经验、善于表述观点。"多学、多想、多做；会做、会说、会写"（裘法祖语）。

5. 继承、发扬与变革、创新　青年医师当然首先应注重继承与发扬，乃指优良传统、科学作风和丰富经验；但变革与创新更重要，这包括科学发展、观念改变和技术创新。总是：青出于蓝而胜于蓝，长江后浪推前浪，一代更比一代强。

6. 医学模式与医患关系　在新的"生物-心理-社会"的医学模式下，在医患关系出现新情况的局面里，医师应加强自己的人文修养，善于与患者及家属交流和沟通。"新时代的医师必须是细心的观察者、耐心的倾听者和敏锐的交谈者"。并把哲学理念融于医学实践中，做德艺双馨的好医师。

首届全球华人妇产科学术大会是一个好形式、好机会，相信以后会办得更好。全球有

600万医师，中国占1/3；新近调查显示，我国大陆有11万妇产科学工作者，我们的任务繁重而光荣，我们的队伍在不断壮大，相信全体妇产科同道会对妇女的健康做出更大的贡献。

[原载《中国实用妇科与产科杂志》2008，43（9）：641-642]

68. 建立与发展外阴阴道疾病亚学科

女性外阴阴道疾病（vulvar-vaginal diseases，VVD）是妇科的常见病、多发病，但长期以来妇产科医师重视不够，基础研究薄弱（几乎没有重大或重点研究项目），临床诊治标准不明确、效果不理想，有关的研究报道及书籍也少（仅见王毓琛主编的《外阴与阴道疾病》和石一复主编的《外阴阴道疾病》）。2007 年 12 月 8 日，在重庆召开的"全国女性外阴阴道疾病诊治进展学术研讨会"是首次关于 VVD 的专题会议。因此，重视 VVD 的流行病学调查（流调）、基础及临床诊治的研究乃为必要与迫切，并应建立和发展女性 VVD 亚学科。

一、分类繁杂 尚待有序

女性外阴阴道是生殖器官的重要组成部分，也是涉及重要生理功能、病理及疾病发生的重要部位。其疾病诊治常常遇到困难，而与之相关的性、生育及避孕等问题，又有其特殊性和重要性。首先遇到的是女性 VVD 所包含的内容、命名不明确，甚至混乱。女性 VVD 应包括外阴阴道的发育畸形及缺陷、创伤、炎症、皮肤黏膜疾病、良性及恶性肿瘤等。

关于外阴阴道发育畸形，分类繁杂而不统一，甚至各类教科书及妇科学也众说纷纭。现已基本共识为从"染色体-性腺-激素"3 个水平进行分析划类，而且不仅做出畸形类型的诊断，并应做出病因诊断（同时要考虑内生殖器官、泌尿道的畸形），以此做出正确的处理决策。

外阴上皮会发生色泽变化、萎缩或增生、皲裂或溃疡等各种病变表象，引起瘙痒、灼热及疼痛，而对其描述及命名混乱（多达 30 余种），而且相互矛盾，不仅使临床医生迷惑不解，也使研究缺乏可比性。现今将其通称为外阴上皮内非瘤样病变（vulvar non-neoplastic epithelial disorders，VNNED），包括硬化性苔藓、鳞状上皮增生和其他皮肤病三大类。而外阴上皮内瘤变（vulva intraepithelial neoplasia，VIN）和阴道上皮内瘤变（vaginal intraepithelial neoplasia，VAIN）的诊断名称也未臻一致，除了一般的 VIN 外，还有外阴（Paget）病、鲍恩病（Bowen disease）及鲍恩样丘疹病（Bowenoid papulosis），可以认为是 VIN 的特殊类型。很多学者认为 VIN 系人乳头状瘤病毒（HPV）感染（HPV16 或 HPV31/33）所致，也与外阴癌有一定的关系。

此外，外阴阴道的良性肿瘤更是种类繁多，诸如前庭大腺囊肿（又称巴式腺囊肿）、革氏囊肿、单纯包涵囊肿、汗腺瘤、脂肪瘤、血管瘤、平滑肌瘤、侵袭性血管黏液瘤（AAM）、子宫内膜异位症结节、神经纤维瘤、化学感受器瘤、肥大细胞瘤、内分泌功能性肿瘤等。有些少见的肿瘤，如 AAM（有侵袭性恶性潜能）、汗腺瘤，也都有了报道。它们有些来自于上皮，有些则非上皮来源。可见，外阴阴道病变颇为复杂，如何将其从来源、病症等加以科学划分，对诊治必有裨益。

二、发病不清缺乏流调

有些 VVD 病因较为清楚，如外阴阴道感染，但致病微生物或病原体也发生了很大变化，HPV、巨细胞病毒、衣原体、支原体、淋菌、梅毒螺旋体、人免疫缺陷病毒（HIV）感染等都成为新的关注点和新问题；同时也应区分感染的概念，性传播疾病（sexually transmitted disease，STD）强调传播途径，而生殖道传播疾病（reproductive transmitted disease，RTD）则强调感染部位。

一个重要而未解的问题是对很多 VVD，我们尚缺乏流调，只是小样本的报道，或者个案的经验，如繁杂的 VNNED、外阴阴道良性肿瘤，较少有大组的报道分析，使我们缺乏经循证医学验证的诊断处理资料。台湾学者根据阴道斜隔综合征有患侧（斜隔侧）肾缺如的特点，又考虑青少年不宜行阴道检查，乃对 16 岁女童行肾超声普查，发现了 60 例阴道斜隔综合征患者（发病率为 1/1400~1/1200），使这一容易被家长忽略和医生漏误诊的病例得以发现。这一流调的意识很可以为鉴。所以，有组织地进行多中心大样本调查应为有识之士之举。

三、诊治困难　应有规范

VVD 似乎不像子宫、卵巢疾病隐匿于盆腔，是可以看得见、摸得到的。其实，并非如此简单，就外阴疾病而论，由于色泽变化、皮损形态、浸润境界、孤立散在等形成多种多样的表象，有时很难确诊，甚至组织活检也可意见相左。有些病变也会深入盆腔，如 AAM。至于少见或罕见的化学感受器瘤、神经纤维瘤等，即使完成了切除手术，也不置可否。

治疗的不确定性及混乱颇为常见，外阴皮肤疾病的治疗多不理想，有的甚至开不出处方。高强度聚焦超声（HIFU）提供了一种治疗手段，也待大样本长期的循证观察。而对于外阴阴道感染的治疗又可谓"过犹不及"，这种治疗过分或不当，可用"四用"描述之：不洁卫生用品、不正当的用药或冲洗、抗生素的滥用以及不适宜的媒体用场。专家们呼吁保护阴道的生态环境，保护女性阴道！

我们应该像对宫颈病变的诊治一样，规划出"细胞学-阴道镜-组织学"的"三阶梯"诊断法以及不同级别宫颈上皮内瘤变（CIN）的诊治指南。针对 VVD，应形成较为明确的分类，再对各类疾病制订出诊断程序和治疗建议（尔后形成指南）。至于特殊的感染，如淋病、梅毒、AIDS 等的防治已经有了相应的规范化措施，妇产科医生也应认真学习，在临床施行。

外阴阴道恶性肿瘤诊治已有规范，但青少年的外阴阴道肿瘤特殊类型多，如横纹肌肉瘤、内胚窦瘤，治疗有了新经验（化疗效果很好）。外阴癌的治疗更注重个体化、人性化和多元化，如周密的术前评估，施行"三切口"根治性手术，术前化疗及术后放疗的应用等。而 VVD 手术矫治更注意病因学及美学考虑。外阴的损伤及阴道瘘仍不乏遇到，妇科医生应掌握修补方法和技巧，争取一次手术成功。

四、多科协作 形成专业

综上所述，应重视 VVD 的诊断、处理，包括流行病学、基础医学、病理学、药物学及其他治疗学的研究。这些研究涉及妇产科、皮肤科、病理科以及药剂科的多学科密切合作，还有遗传学、胚胎发生学、内分泌学、手术学、整形修复学、再生医学等的研究与实践。

所以，有必要形成一个合作的专家队伍，形成一个亚学科，真正把 VVD 的临床诊治水平提高上去。妇产科学应该有门诊妇科学（office gynecology）亚学科和专家。长期以来，人们不够重视门诊专业，其实，包括 VVD 在内的门诊专业大有可为。我们甚至急切地需要这样的经验总结、论文及专著，希望有外阴阴道皮肤与黏膜病变的临床及病理研究的病例、摄影及图谱。

我们期盼着我们努力的工作带来的进步。

[原载《中华妇产科杂志》2008，43（7）：481-482]

69. 打造精品期刊 注重人文观念 促进学科发展

辞旧与迎新之际，回顾与展望之时，对于我们的杂志该作如何思考呢？

纵观 2007 年的本刊状况，可以说成绩突出、特点明晰：首先是注重了临床实践经验的总结和研究，几个重点号都是临床讨论，因此受到欢迎。其次是述评质量明显提高，虽然尚未做到期期有述评，但重点号及专题讨论，均有述评做导引，如产科危重症诊治、妇产科合并症与并发症、妇科恶性肿瘤保留女性功能的治疗、盆底功能障碍性疾病以及子宫颈癌的放疗等，都写得有见解、有新意，观点明确、方法具体，有指导意义。最后是发表了几个临床诊治规范或指南，这些规范或指南都是中华医学会妇产科学分会领导的学组或协作组经过多年实践与研究，反复讨论、几易其稿完成的，有简明的阐述、清晰的图解，便于理解，易于应用。临床诊治规范或指南是帮助执业医师（甚至考虑到患者），针对具体病情作出合理选择的系统指导决策。一般可以分为三个水平：标准规定、指南实施和多种选择。前两者的结合系诊疗的规范化，其三是个体化，供临床医师参照实施。这在当前医疗市场不够规范、医患关系比较紧张的境况下，尤为必要和重要，像任何工具一样，有人愿意用，有人不愿用，只有愿意应用时，它才是有用的；只有应用时，才知道它的好用与不好用。但我们提倡更多的医师参与使用和评价，提高依从性，最好有相应的鼓励、检查、考核机制。这使我们想起著名的奥地利哲学家维特根斯坦的一句话：规则之后无一物！可以理解为规则要照办；当然规则也要适时或定期修正，但非随心所欲也。

由于作者、编者和读者的共同努力，本刊再次获得中国科协精品期刊工程项目资助，是荣誉、奖励，又是鞭策、任务，是要我们更加精心、细致、周密地对基金的使用方向做出计划，最大限度地合理应用，使杂志快速又可持续发展。从本刊的容量上，今年从原来的 72 面扩版为 80 面。重要的还有发行量，一些单位为其医师集体订阅期刊不失为好的方法，是一种有益、明智的技术投资。从本刊的质量上，更有提高的空间。总的来讲，刊物还应再活跃，学术者，学为理论，术为方法；要讲学术，不摆学究。学术活跃表现在研究之原创、论文之新颖、讨论之热烈，强调有争论、有争鸣，形成民主气氛。更注意中青年医师之所言，这样，杂志就会被争相阅之。

新的一年，更要突出和谐，和谐已是我们国家政治、文化生活的主旋律。建立和谐医疗是建立和谐社会的重要组成部分，我们的工作要以人为本，以患者为中心。我们敬畏生命，生命属于每个人，而且只有 1 次；我们敬畏患者，他们把生命交给我们，他们是医生真正的老师；

我们敬畏医学，它是蕴藏着无穷秘密的瀚海。我们要更多地理解患者的体验和要求，善于交流与沟通，体现人性化和个体化，我们给患者开出的第一张处方应该是关爱！我们在工作中要保持心路清晰、心地善良、心灵平静。这些哲学理念和人文修养也应该在我们的杂志刊物中有所表达与体现，学术交流与人才培养本来就是杂志的双重责任，以此才可以促进学科发展，有益于健康与卫生事业建设。

本杂志亦如一幢建筑，其基础、设计、材料、实施、装修等诸个环节、多道工序都非常重要，既有宏观展示，又有细节雕琢，还要讲究应用与效益，甚至百年大计。及此，我们愈加感到责任重大，愿同道们努力，构建我国妇产科学的巍峨大厦！

[原载《中华妇产科杂志》2008，43（1）：1-2]

70. 中国妇产科学的现状与发展

时代已经进入 21 世纪，中国面临的医学问题主要有人口的增长与结构变化、计算机应用与信息传达、遗传学及相应研究的应用、卫生保健系统或体制的改革等。这都将为中国妇产科学发展及妇产科工作者拓展创新提出新的任务。

随着人口老龄化，肿瘤的发生率会上升，特别是肺癌、宫颈癌、乳腺癌和子宫内膜癌。感染性疾病会成为新的疾病峰谱。一些传统的妇科问题，如盆底功能障碍、子宫内膜异位症（EM）等的发病与诊治有了新的观念和对策。生殖健康作为一个较为泛化的概念，其内容却更为广阔和深入，为产科、生殖内分泌及辅助生殖技术等领域提供了新的挑战与契机。

一、提高产科质量与重视产前诊断

降低妊娠妇女、新生儿的死亡率是产科质量的基本指标，是产科保健的主要内容，近年工作确有成效。现代产科将母子（胎儿）统一考虑，一方面推崇"母亲安全运动"，加强产前检查、围生保健；另一方面强调胎儿医学的研究与发展，推行遗传咨询和产前诊断，预防、发现并处理遗传或先天性缺陷和异常，这对优生优育极其重要。现今已经推行了强有力的措施，如建立中国产前诊断联合协作组织，妊娠前及妊娠期补碘，对中国大陆妊娠中期胎儿染色体异常母血清学筛查及体质量修正公式的建立和应用，唐氏综合征筛查和前瞻性研究，以妊娠期母血生化筛查 [甲胎蛋白（AFP）、游离 β 人绒毛膜促性腺激素（free β-hCG）、游离雌三醇（uE$_3$）]减少唐氏综合征活产儿出生等。但产前诊断涵盖的问题很多，而能解决的问题尚少，正所谓"高科技性""高不确定性"和"高风险性"。产前诊断的数量和质量以及处理涉及试验技术，也关乎伦理、社会诸方面，值得重视与发展。

剖宫产率扶摇直上，由 1991 年的 18.1% 上升到 2000 年的 34.7%，且有不可遏制之势，个别医院已经达到 60%~70%。因剖宫产引起的问题将日益暴露，如剖宫产瘢痕部位的异位妊娠发生率明显上升，应引起足够的重视并予以控制。产时的镇痛应对母儿均安全、可靠，应正确地掌握方法、药物与剂量。近年关于妊娠期糖尿病（GDM）的筛查和研究卓有成效，应重视妊娠期母亲肥胖、高血糖、脂肪代谢异常，减少其引发的母儿并发症。

影响产科结局的重要因素还有流产，特别是反复流产、早产以及妊娠期高血压疾病等，其中的免疫学机制受到重视与研究，但涉及分娩动因可能相当复杂并且有多元因素。

二、妇科学的拓展及深入

女性生殖道感染已呈现发病率增加、多样性及感染疾病谱变化的新局面，不仅是细菌、真菌、原虫和病毒，还有衣原体和梅毒螺旋体，引起重视的有乙型肝炎病毒（HBV）、人乳头状瘤病毒（HPV）、巨细胞病毒（CMV）和人免疫缺陷病毒（HIV）感染。

并非所有的生殖道感染（reproductive tract infections，RTI）均由性途径传播，也不是所有的性传播感染（sexually transmitted infections，STI）都属于生殖道感染。STI 强调疾病的传播途径；而 RTI 侧重感染发生的部位，但应该强调 STI 在 RTI 中的突出地位。要特别重视感染的高危因素，确定高危人群，筛查无症状的感染者，有效诊断及治疗性传播疾病（sexually transmitted diseases，STD），对 STD 患者（包括性伴侣）进行评估、治疗及教育，改变其不良性行为及推行防范措施。目前全世界女性 HIV 感染者占总数的 40%，HIV 感染严重危害妇女、妊娠妇女及新生儿的健康和生命，应加强宣教与预防。

女性盆底功能障碍性疾病主要是盆腔器官脱垂（POP）和压力性尿失禁（SUI），是影响中老年妇女健康和生活质量的严重问题，虽然两者都是临床常见疾病，却有新理念和新技术的发展。如盆底整体理论和"三个水平"的支持结构理论的研究，为完成微创手术有效治疗，达到从解剖结构恢复至功能恢复，创立"3R"手术方式［修复（repair）、维护（retain）和替代（replacement）］奠定了基础。近期又提出了包括生物补片、干细胞移植及组织工程在内的再生医学（regeneration medicine）称为第 4 个"R"。这将明显地提高手术疗效，促进盆底结构重建。建立妇科泌尿学亚学科，甚至可以称之为女性盆底学（female pelvisology），该专业方兴未艾，会有广泛的发展前景。

可以认为，EM 是一种真正意义上的"现代病"和未来的多发病。其发病机制不清，经多年研究仍有诸多迷惑；其病变广泛，形态多样，极具转移、侵袭和复发性，成为难治之症。作为经血逆流种植的 Sampson 理论受到质疑，在位内膜的生物学特质和基因差异对发病的作用引起重视，尚需要科学诠释、动物模型建立和临床循证。EM 的筛查仍然是个难题。现已基本形成了 EM 的临床诊治指南，主要是针对疼痛、包块和不育的手术（主要是腹腔镜）、药物及辅助生殖技术等的治疗对策，推广有益于促进临床研究和提高治疗效果。

有关中国妇科学的发展值得提出的还有下述内容。

第一，妇科内镜。妇科内镜手术在内镜外科中是发展较早和发展较快的，现已在妇科疾病诊断与治疗中广泛应用，将成为新世纪妇科医生的必备技能。其与剖腹手术和经阴道手术相辅相成，取长补短，比翼齐飞，不可能此代替彼，不能也不应要求以某种方式解决所有问题。掌握适应证，避免并发症始终是外科的基本原则和要求。

第二，青少年妇科学。应该形成新的亚专业，包括对青少年性发育异常、感染、创伤、功能障碍、肿瘤的研究以及精神心理、性问题（性教育、性罪错及其遭遇性侵犯之后果的处理等）的探讨，青少年妇科学有其特殊性和重要性，应引起重视。

第三，外阴阴道疾病。总体而论，一般妇科医生对此不够谙熟。但这组疾病涉及皮肤病学、病理学、治疗学等诸多问题，需要有志者钻研。并在此研究的基础上，结合对子宫颈病变、妇科炎症等疾病的诊治，形成门诊妇科学（office gynecology）和一批这方面的专业队伍。

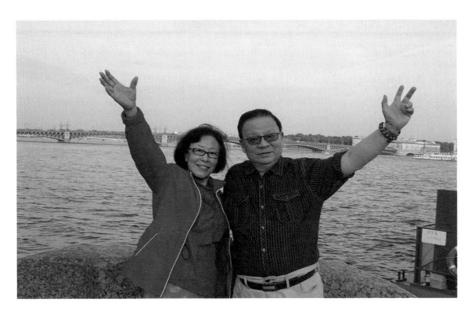

郎景和院士与夫人华桂茹教授

三、妇科肿瘤诊治的新策略

未来，妇科肿瘤临床诊治策略可以用"四化"概括，即微创化、人性化、个体化和多元化。微创化不仅指通过内镜操作或经阴道手术，微创是一种观念、一个原则。如外阴癌的手术已经从广泛的阴阜、双腹股沟及全外阴切除转为"三切口"或根据病灶大小、侧别等采用适宜的手术及浅部腹股沟淋巴结切除。而人性化及个体化考虑则是因人（年龄、婚育、意愿等）、因病（临床期别、组织学类型、细胞分化等）而异。在规范原则的基础上区别对待，并注意保护或保留其生理与生育功能，如对子宫颈癌 Ia_2 期及 Ib_1 期者施行保留子宫的根治性子宫颈切除术（radical trachelectomy）。多元化则是指将手术、化疗、放疗及生物治疗诸多方法结合起来，争取更好的治疗结局，如术前的先期化疗及放化疗应用等。

在未来一个相当长的时间里，我们仍不无遗憾地说："对于晚期癌瘤患者还没有找到既安全有效，又能提高生活质量的良好治疗方法。"因此，判定治疗结果的重要内容将是患者的生活质量，而不仅仅是生存率。

普查普治、早诊早治仍是妇癌防治的基本策略。子宫颈癌是可以预防、治疗、治愈甚至消灭的。已知 HPV 感染是唯一明确的致癌病毒和子宫颈癌发生的基本条件。现行的子宫颈病变，子宫颈上皮内瘤样病变（CIN）的细胞学、阴道镜、组织学"三阶梯"诊断是规范的程序，应予推广实施。HPV 检测在对患者筛查、分流和随诊中的作用日趋突出。此间将逐步达到细胞学之液基化、分类 TBS（巴塞斯特系统）化和诊治的规范化，避免紊乱及过度治疗。关于子宫颈癌的筛查，大规模的流行病学调查已经启动，成效将值得期待。

HPV 疫苗问世是医学史上的重要事件，2006—2016 年被认为是 HPV 疫苗的时代。HPV 疫苗的意义在于人类抗击癌瘤的重大胜利。当然疫苗（当前主要是预防性疫苗）的应用还有诸多问题，特别是要经历覆盖亚型及使用时间的考验。子宫内膜癌的筛查亦有望突破。唯卵巢癌尚需研究与开发更特异的肿瘤标志物。《妇科常见恶性肿瘤诊治规范》1999 年开始施行，2006 年进行了修改，应积极推广。

四、计划生育是国策，生殖健康是目标

对人类生殖的研究日趋深化，直至克隆技术的引入。所以，人类生殖的发展遇到的将主要不是技术问题，而是伦理和社会问题。生殖的干预，包括生殖的阻碍（各种避孕、节育措施）及生殖的促进（各种辅助生殖技术）同样重要，也同样具有人口、社会、伦理等问题。因此，医生的责任也绝不仅仅是学术研究与技术改进，亦将为国家与政府之政策提供咨询和建议。

中国是施行计划生育工作最好的国家，提高人口质量仍然是基本国策。当前，有关流产方面的问题很严峻，实施各种方式流产者数量大、年纪轻，重复流产情况较严重，应重视流产后关怀教育（PACE），特别是流产后避孕问题。紧急避孕的深入研究，包括对子代的影响。米非司酮在早期流产、中期引产以及其他妇科疾病（子宫肌瘤、EMs 及滋养细胞疾病等）的研究亦有新的进展。

生殖健康是个泛化的提法，但却是女性生殖及健康的总体目标。中华医学会妇产科分会设有妇科内分泌专业组，2006 年又成立了中国生殖医学分会，表明这一学科的发展。该学组对常见的内分泌问题进行深入的讨论，达成了共识，形成了指南，如功能失调性子宫出血、多囊卵巢综合征（PCOS）、性发育异常分类标准等。近年更重视绝经相关问题，激素替代疗法（HRT）曾因妇女健康启动（WHI）的报告引起轩然大波。现已逐渐平复。中国学者提出了自己的认识和评价。在中国占总人口 11% 的 40~59 岁妇女中，50% 以上有不同程度的绝经相关问题，在医生指导下进行 HRT 是必要的、有益的，可以说利大于弊，但对子宫内膜癌和乳腺癌的发生危险仍需注意。

1988 年，中国的首例试管婴儿诞生。1992 年胞质内单精子注射（ICSI）获得成功。国家原卫生部 2001 年颁发文件。提出实施资质认定、考核检查，胚胎移植数量限定以及注重质量的措施，包括冷冻技术，促排卵技术及黄体支持技术，目的是提高妊娠率、提高优质胚胎率。

辅助生殖技术为不育者带来希望，甚至为肿瘤患者之卵巢、卵子保护和期待生育提供了可能；然而过度地刺激排卵有可能诱发卵巢癌的发生。可谓任何事物都可"一分为二"，技术常常是"双刃剑"。因此对辅助生殖技术的实施进行严格地管理十分必要。

　　在社会经济、文化、观念都发生巨大变化，医疗卫生体制正在改革的形势下，具有极大风险性的妇产科临床工作将面临更多的挑战。医务工作者要加强人文修养。注意医患交流与沟通，技术精益求精，作风热诚负责，做一个德技双馨的妇产科医生。

［原载《国际妇产科学杂志》2008，35（1）：3-5］

71. 重视盆底康复治疗提高女性生存质量

女性盆底功能障碍（female pelvic floor dysfunction，FPFD）是指盆底支持结构缺陷、损伤及功能障碍造成的疾患，主要问题是压力性尿失禁（stress urinary incontinence，SUI）和盆腔器官脱垂（pelvic organ prolapse，POP）。而对其诊断与处理形成的亚学科是妇科泌尿学和盆底重建外科（urbgynecology and reconstruction of pelvic surgery，URPS），亦涉及直肠及肛门问题，故可称女性盆底学（female pelvisology）。

SUI 与 POP 已成为严重影响老年妇女健康及生活质量的医疗问题和突出的社会问题。北京市的调查表明，成年女性尿失禁患病率为 38.5%，全国六大区的流行病学研究结果是 30.9%。也就是说，国人女性约有 1/3 遭受尿失禁之苦，且随年龄增长而增加。SUI 和 POP 两者又密切相关，SUI 者 80% 合并 POP，POP 者 50% 伴有 SUI，而且相当多数是诊治延迟。大宗的流行病学调查还表明 POP、SUI 的发生与肥胖、分娩、绝经以及呼吸系统疾病、便秘、盆腔手术史等有关。因此，改善生活方式、注重保护盆底结构、避免损伤、及时诊治、进行盆底训练与康复是防治盆底功能障碍的综合措施。

女性盆底学近年发展迅速，特别近一二十年，推出了新观念、新理论以及新术式，我国已成立专门的学组，专家队伍也日渐形成，进行了大量的流行病学、基础与临床研究和实践，积累了较为丰富的经验。在盆底功能障碍的治疗研究中，最重要的里程碑理论是进入 19 世纪 90 年代后，Delancey 提出的"吊床假说"、阴道支持结构的"三水平"理论，以及 Petros 的"整体理论"，这些理论成为盆底功能障碍性疾病诊治的基础，即通过解剖的恢复达到功能的恢复。整体理论的基础原则是理解解剖概念，分析损伤失衡，吊床桥式维持，分区诊断模式以及解剖功能重建。为此，还要考虑到治疗的无创与微创，做到低风险、低疼痛、低成本，达到尽早消除症状，尽早恢复功能的目的。

POP 的治疗选择包括：无症状脱垂的处理、非手术治疗、手术治疗、合并隐性尿失禁的 POP 治疗、手术方式的考虑、要求保留子宫的手术方式以及如何降低术后复发率与网片的应用等。SUI 的治疗包括：非手术治疗、手术治疗以及其他类型尿失禁（急迫性尿失禁、混合性尿失禁）的治疗等。关于处理 POP 和 SUI 的手术治疗报道越来越多，但对于非手术治疗，特别是康复治疗，妇产科医师的论述和报告尚嫌不足，应引起关注。

女性盆底康复治疗（pelvic floor rehabilitation，PFR）系指在整体理论的指导下，施行对盆底支持结构的训练、加强及功能恢复。PFR 的意义有：①预防盆底支持结构的缺陷与损伤。

②改善与治疗压力性尿失禁，亦可治疗某些尿急、尿频、夜尿症、排空异常及盆腔疼痛等。③巩固手术治疗或其他治疗的疗效。PFR 的方法很多，有些是传统的，有些是现代的。传统的盆底康复方法以凯格尔锻炼（Kegel exercise）为著称，始于 19 世纪 40 年代，系指有意识地对耻骨-尾骨肌群，即肛提肌群进行自主性收缩锻炼，以增加尿道、阴道及肛门的阻力，增强尿控能力，并可以提高阴道"吞吮"力度，甚至被称为"爱肌锻炼"。凯格尔锻炼还有利于盆底血液循环，使肌肉健壮富于弹性，预防萎缩无力。"膀胱训练"（bladder drill）则要使病人学会抑制尿急（如交叉双腿并缩夹）而延迟排尿，记录饮水、排尿及功能训练，期望达到 2.5~3 小时排尿 1 次。

生物反馈法是用仪器直接测量压力和肌电图，以此物理学刺激与电信号收集反馈（声音和视示），协调动作，正确缩舒，提高疗效。此外还可利用功能性电磁刺激进行治疗，与快、慢颤纤维收缩训练结合在一起。在临床中药物治疗也是一种非手术治疗手段。子宫托又重新被启用，且设计了各种类型与功用。在公众科普宣传及患者生活指导方面要强调良好的卫生习惯，掌握正确的排尿方法，避免茶、可乐、咖啡等刺激性饮料的摄入等，都应纳入到盆底康复及治疗中来。

综上所述，可以看出，盆底功能障碍的防治不应仅仅限于几种新的手术方法，而应对病情全面分析，对治疗方法恰当选择，特别是康复锻炼和康复方法在其中地位和作用的考虑和掌握。比如，可以将凯格尔锻炼作为一种女性健身运动。把行为疗法及物理疗法作为尿失禁的治疗程式。Petros 甚至认为 PFR 可以没有禁忌证，不管症状轻重都可以施行，当然严重者可选择手术治疗。但学习 PFR 仍可巩固疗效，他认为，至少 2/3 以上的患者，其症状改善率 > 50%。一组关于产后 42 天常规盆底肌肉训练的报告也表明尿失禁、盆腔器官脱垂等都大大减少，训练激发了盆底神经，促进了功能恢复，提高了生存质量。

盆底康复需要更多地关注，也需要妇科、产科、泌尿科、肛肠科、物理医学康复科诸多学科专家的共同研究与协作。同时，公众教育与康复基本方法的普及也十分重要。在康复方法的应用中体现规范化、个体化及人性化的医疗原则和预防为主的方针。

［原载《中国实用妇科与产科杂志》2008，24（8）：563-564］

72. 推行妇科恶性肿瘤的规范化诊治

"没有规矩，不能成方圆"是老话，却是至理名言。任何事情、任何时候都是如此。

妇科肿瘤种类繁多，临床问题层出不穷，特别是恶性肿瘤诊断治疗又干系甚重，没有一个规矩当然是不行的。这种规矩并非是一般教科书、参考书或报刊文献所能定式的，它要建立在优良而深厚的基础研究，大样本而长时间的临床循证，并又能合乎具体情况而求得共识的前提下，由专家切磋讨论拟定，经广泛采纳批评建议而完成，现今可以把它称为"规范""指南"或者"常规"等，通常叫"Guideline"。

一、建立及推行临床诊治指南的必要性和重要性

在过去的一二十年里，我国的妇科肿瘤学有了长足的发展，积累了大量的研究成果和丰富的临床经验，也引入了国外的新观念、新技术。这种快速发展，活跃了临床诊断工作，也难免鱼龙混杂，泥沙俱下，而"指南"却常常滞后。

近年，我们也推出过一些"指南"，如1998年"两镜"（妇科腹腔镜、宫腔镜）技术操作规范、2000年"妇科常见恶性肿瘤诊治规范"，2006年又重新进行了修改。此外，对念珠菌性外阴阴道病（VVC）、多囊卵巢综合征（PCOS）、高泌乳素血症（hyperpro-lactinemia）、子宫内膜异位症、子宫颈上皮内瘤变等也进行过多次讨论或提出规范化诊治建议或草案。

但"指南"并没有完全发挥应有的作用，不少医生仍然"我行我素"，或者由于条件的限制不能执行"指南"。对于"指南"的推行也缺乏约束机制。

诚然，指南的制订及推行毕竟起到了一定作用，也许建立"指南"，推广"指南"需要一个过程。以1998年中国妇科肿瘤学组（CGOG）制订的《妇科常见恶性肿瘤诊断与治疗规范》（草案）为例，1999年我们曾进行过一次调查，范围涉及全国22个省市，350名主任医师、副主任医师。结果：90%阅读过"规范"，96.4%认为"规范"必要，96.8%认为"规范"合理可行，87.7%在临床工作遵循"规范"。应该说推行、执行情况不错，但这是在一个妇产科高级研讨班上进行的调查，并非随机抽样，且主要是各省、市的大医院。实际情况也许不尽如此。

因此，建立临床诊治指南，强化依照指南办事的意识和行为非常必要，且是当务之急。

1. 保证医疗服务质量　医疗质量包括结构、程序和效果。结构是设施和管理；程序是医疗过程，应以统一标准判断，有约束机制，有决策规范；结果是疗效、是目标。

所以，临床行为指南是医疗过程的详细计划和可靠依据的流程，是医疗质量的保障和准则。只有按临床指南服务才能为患者带来最佳疗效。

2. 维系合理医疗消费，提高医疗价值　医疗卫生费用的大部分将是难以控制的，人口老龄化、高效却昂贵的医疗设施和技术以及药物都会提升医疗价格。医疗资源利用的差异或不合理，也是重要问题。

医疗价值＝质量/费用，根据这一公式，若费用低（节约），质量只相应有一些下降，其价值变化不大；如质量不下降，价值则提高，是值得追求的；但若费用低，质量明显下降，价值亦随着下降；最糟糕的是费用高，质量低。所以，不仅要注意费用或经济，更应将注意力集中到保证和提高质量上。在这一过程中，指南是维持质量、提高质量的重要因素。

3. 强化组织领导和功能是获得高质量服务的关键　我们现在有各种学术及行业组织，以及政府主管部门，其功能也包括监测资源和使用效率，遏制费用过度。但操作规范的合理应用和对此的正确态度是与政府行为相辅相成的。缜密的决策、恰当的方法和良好的监督应是统一的。研究成果和可靠信息的转化，可以避免信息的滥用。应该说临床行为指南是完善国家政策和医生行为统一的纽带，是信息正确转化的载体。以保证及发挥组织领导和高质量医疗服务。

二、临床诊治实践中的差异

尽管经过多年的临床积累、学术交流及组织管理，我们已经逐渐形成了大致相同的诊治模式，但尚难完全规范化、标准化。治疗计划取决于患者的具体情况，甚至患者选择。治疗模式系作用于人群（疾病），而不是单体（患者）——所谓个体化。此外，医生的知识、技能、经验、偏好、习惯、作风，以及医院的条件，设施管理等，都影响或左右着临床医疗行为。医患关系、宣教与说服力、患者与家属的知识与理解，都会使医疗行为产生差异。

美国外科学院（ACS）1990 年调查，用子宫切除及广泛性子宫切除术评估子宫颈癌的治疗，其标准是：子宫颈癌ⅠA 施行保守性全子宫切除术，ⅠB、ⅡA 用广泛子宫切除术。结果表明 653 例子宫切除中的 20% 是不合理的。美国妇产科学院（ACOG）调查了子宫内膜癌分期手术（全子宫、双附件切除术，腹水细胞学检查，盆腔淋巴结切除术）的施行情况，有 67% 的妇科肿瘤医师如是做了，而普通妇科医师只有 38% 照此施术。调查还表明，医生施行分期手术的依从性与收治患者的数量有关：每年可收治 10 名子宫内膜癌患者的，施行规范手术为 55%，而每年少于 5 名患者，只有 38%。也说明专科医师培训、资格认定的重要性，以及推行规范化的必要性。

子宫颈病变的诊治对于子宫颈癌的防治有重要意义，近年来推行细胞学-阴道镜检-组织学"三阶梯"检查法，收效巨大，但不规范诊断者仍屡见不鲜，如初诊即直接肉眼活检。其治疗的混乱亦存在，通常是"过度治疗"，甚至"一把 LEEP 刀横行天下"！因而，这时的医疗差异已不仅仅是医院条件、设施的差异，而是医生医疗观念、规范意识的差异，后者的影响尤应引起极大关注，并应予以改变与调适。

三、临床诊治指南建立的程序和方法

临床实践指南可以定义为：帮助执业医师和患者（注意包括患者），针对具体病情做出合理选择的系统指导决策。

临床策略（clinical strategy）分为 3 个水平：标准规定（standards）、指南实施（guideline）和多种选择（options）。其要求或严格性有所差别，或呈递减之势。"标准"是适于所有，不容置疑，几乎不可改动；"指南"则是用于大多数，可以有个体差异变化；而"选择"则限制不严格，依医生或患者情况而定。一般情况下，我们建立的是"指南"，或向"标准"看齐，不囿于"标准"，却不主张"多选择"，这不排除个体化处理。

临床诊治指南形成及建立的方法有几类：

1. 非正式的一致意见——即一些专家用自己的经验和资料，根据自己的认识和标准，讨论分析而形成的决议。

2. 正式的一致意见——乃由组织者召集专家组，进行讨论，并综合其他专家的研究资料，推出建议。

3. 循证医学模式——资料是大组前瞻性或回顾性研究，最好是随机对照研究（RCT）结果，荟萃分析，系有说服力的证据，以此制订规范或指南。

包括欧美及有名的大学医学院采取的基本是"2."和"3."结合的方法，完全依循证结果而定绝非易事，但仅仅是几个专家议论而定足不可取。如北美妇科肿瘤组织（GOG）制订的卵巢恶性肿瘤诊治指南，先由 14 位权威专家根据大宗资料及循证结果草拟方案，后在 500 人的会议上广泛深入地讨论、征求意见，再由专家修改确定，非常认真谨慎。我们在草拟我国的方案时，一方面参照了国际的现行指南材料，如 ACOG、SGO、NIH、NCCN、ASCCP、FICO、IGCS 等组织或网站提供的信息；另一方面又根据我国国情及专家们的讨论而制订，亦广泛征求意见，几易其稿，方得落实。

指南作用于共通性，特例、个案、罕见病例，当然应具体问题具体分析。虽然我们强调循证，但临床技术、知识现状难以都达到，临床处理方法亦难都随机，如子宫颈癌 IB_2 期处理，就因医生间的差别，手术或放疗的选择就可能不一致，且伯仲难分。在拟制过程中，专家经验的纳入也是必要的。此外，也要考虑到患者（病家）的认识观念及选择的影响，务求慎重周全。

四、指南的形成、确认与应用

指南的形成有两种：途径指南（path guideline）和界限指南（boundary guideline）

途径指南采用步骤模式，即将临床决策连续有序地以分支图（或流程图）的形式表达出来，尽量准确，清晰明了。如一本名为《妇科决策》（*Gynecologic Decusuib Making*）的书就是以

这种形式出现的，包括诊断、检查、分期（分度）、治疗措施、辅助方法、治疗（愈）后随诊、检测以及挽救治疗等。

制订及参阅这种指南应注意两点：一是逻辑性，即决策过程的合理性、共通性，如对卵巢癌Ⅲ期的治疗，手术－化疗－评估……二是特异性，即保持推荐的特征或选择倾向，如对卵巢癌化疗方案中首选泰素/铅类（GOG trail）。

界限指南系说明应用的条件和使用限制，如三苯氧胺的应用与子宫内膜癌的风险，在子宫颈上皮内瘤变（CIN）诊治中 HPV 检测的时机、价值与判定。可以用文字，也可以用图解。有时，我们可以将途径指南与界限指南结合起来，或可以一种形式为主，另一种辅佐之。

指南或规范要经过实践检验，评判医疗过程是指南的重要检验和补充。指南要标志最新、最近、最有实用价值的信息、策略、方法，如果一个指南的观点业已陈旧，甚至错误，其效能就已丧失，可信性也难维持。一般情况下，指南应 2~3 年修改一次。

以（National Cancer Comprehensive Network，NCCN）为例，它是 21 家美国顶尖级肿瘤中心的学术联盟，其组织宗旨是为医生和患者提供当前最佳的治疗建议，改善和提高肿瘤患者的治疗水平。它所制订的指南包括降低肿瘤发生风险，早期诊断以及治疗，也有支持治疗。在制定过程中，强调或实施以证据为基础，集中专家共识（由 600 多位各学科专家组成的 48 个指南专家小组负责）。指南重点表明共识的分类；1 类（高度证据，一致无二）；2A 类（低度证据，但一致无二）；2B 类（低度证据，并不完全统一）；3 类（证据未限，意见存在较大分歧），可见其认真、细腻。

近期，我国有几家大的医学院校妇科肿瘤专家正在解读 NCCN 的规范，这是非常好的举措。而且我们还组织了有关专家讨论这些规范，并结合国情进行了三次修改，成为中国版的 NCCN 规范（不是中译版）。

指南要为主要临床指标所评价，包括生存率（治愈率）、生活质量、不良反应、费用效果比以及患者满意程度等。指南对疾病的分度、分期有明确说明，并且指南要有检测随访材料，给予佐证和检验，也是进一步的临床循证与评判。在指南中，纳入患者的满意度和优选权是必要的，符合人文、伦理原则与和谐医疗。指南对"挽救治疗"难胜其责，乃由经治医师具体酌情处理。

指南的制订重要，指南的执行更重要。要提高诊治规范化意识，尽量使更多的医师参与使用和评价。提高指南实施的依从性，要有相应的鼓励、检查及奖惩机制。也许像任何工具一样，有人愿意用，有人不愿意用。也只有愿意应用时，才知道它是有用的。进而，只有愿意应用时，才会领教它的好用与不好用。或者还可以如是说，指南或规范并不同于一般工具及参考书，它有相当的指导性、约束性（至少应如此认为，虽然它并非是强制性法律条文），应自觉、认真实践。

我想，我们应该对著名哲学家维特根斯坦（Witgensten）的一句话深长思之，他说：规则之后无一物（rules bring nothing）。

五、结论和建议

临床实践指南帮助医生制定诊治决策，实施临床程序，提高医生水平，改善治疗效果。

指南合理利用资源，有利于患者选择，减少医患矛盾，建立和谐医疗。

指南系动态发展，要不断纳入新观念、新技术、新方法，相应修订。

指南的制订、实施、监督，应有相应的组织管理和政策干预。

［原载《肿瘤预防与治疗》2008，21（4）：341-343］

73. 避开误区，正确选用妇科微创手术

微创外科作为一种概念是在 20 世纪 80 年代提出的，但作为外科的一项原则早于医学起始时即已萌生。而今，微创外科已风靡于世，却也有立论之偏颇，实施之误区。

一、微创的前提

微创，一般是指手术创伤小、出血少、痛苦小、恢复快等。就此而论，其本身就是外科的基本观念和恪守原则。若想实现微创，关键在于选择好手术途径和手术方式，比如，妇科手术有剖腹、经阴道及内镜 3 种入径。对于某种疾患，可能 3 种途径都可以选择，而对于另一些疾病的处理可能不适宜或难于用某种途径，因此，手术入径和方式的选择就显得格外重要。

1. 选择入径　除了决策以外，入径是手术的第 1 步，也最能体现微创观念。通常可以认为对机体的影响，自小至大是经阴道-内镜-剖腹。譬如，并不很大的子宫切除，如能从阴道切除，则不必剖腹，甚至也可以不用腹腔镜协助。如需处理困难稍多的附件问题，则可施行腹腔镜协助的子宫切除。非常巨大的子宫以剖腹切除为宜。当然，手术入径应个体化，首先考虑经阴道，继而内镜，最后是剖腹。

2. 选择术式　手术以切除病变为目的，但也并非切除范围越大越广泛越好。典型的例子是外阴癌的手术。传统的广泛性外阴切除及双腹股沟淋巴结切除，形成"大蝴蝶"状切口及创面，损伤大，迟延愈合非常多见。后经改良为"三切口"，并在行腹股沟淋巴结清除时主要侧重于股三角浅部，如果前哨淋巴结阴性则不扩大手术，不做盆腔淋巴结切除，减少损伤，取得了更好的疗效。

微创观念贯穿于手术始终，它体现在切剪缝扎，一招一式。我们在施行显微外科或内镜手术时，经常提到几项技术原则，如保持湿润、保持无血、保持清晰、保持轻柔、保持速度，其根本是为了保持微创。因此，这些技术原则也适合任何一个手术过程。

二、微创的范畴

既然微创是观念、是原则，则难以界定何为微创、何为巨创，但还是可以大致划分一些范畴。

1. 经阴道手术　除阴道本身的手术外，其他盆腔手术，如能从阴道施行，则从阴道施行之，可视为符合微创原则。

如今，经阴道可完成的手术有：①子宫切除，以小于妊娠10周为宜；合并附件肿物或不能除外恶性者则不适宜。②子宫肌瘤剔除，以前后壁单发肌瘤为适宜。③输卵管绝育术，是很方便的。④盆腔器官脱垂及压力性尿失禁的手术。⑤妇科肿瘤手术，以子宫颈癌手术最具挑战性。从经阴道广泛性子宫切除至今百余年，由于观念更新及腹腔镜的应用，近年有了保留子宫的子宫颈根治性切除及腹腔镜协助的经阴道广泛性子宫切除及盆腔淋巴结切除术，使子宫颈癌手术出现了崭新的思路及术式。

2. 内镜手术 内镜手术正逐步成为妇科手术的基本模式。

（1）腹腔镜手术的应用：①腹腔镜是有明确优越性的手术，包括妇科急腹症、盆腔包块或卵巢良性囊肿的诊断与处理、子宫内膜异位症的腹腔镜检及手术。②可选择的腹腔镜手术，主要有子宫切除、子宫肌瘤剔除、输卵管吻合及腹膜法人工阴道成形术、妊娠期的卵巢良性肿瘤、子宫内膜癌手术、子宫颈癌根治术、盆底重建术等。

（2）宫腔镜手术的应用：经宫颈内膜切除术（针对异常子宫出血）、息肉切除等。现又有显微宫腔镜影像、热球等新能源的内膜去除系统以及经宫腔镜发展的输卵管镜检及操作等。

此外，还有超声介入、放射介入和高能超声聚焦治疗等微创技术。一些新的能源系统也已在妇科手术中应用，与传统的刀剪钳等"常规武器"相得益彰，如射频消融、氢氦刀、超声刀、血管闭合系统等。

三、微创的适应证

既然微创是一种观念、一项原则，当适用于任何手术。但这里强调的是选择好手术的对象和施术者，才能真正达到微创之目的。适应证的选择实际上是4个要素，即病人及其疾病，术者及其术式，这4项必须完全契合才是好的选择，否则应改变或调整选择。比如某个疾病的处理不适合这种术式，甚至不适合这位术者，就应该改变术式，或者请更适合于这个术式的术者施行，不可勉强为之。任何手术技术及术者都不应将手术作为技术或器械的炫耀。

任何手术都可能产生并发症，而微创手术就更应该避免和减少并发症。值得注意的是，目前我们所施行的微创手术都有产生并发症的"危险"因素：①阴道手术的空间狭小，暴露困难，操作受限，尿道、膀胱、直肠毗邻前后，盆腔高位或肿物过大更增加难度。②内镜的观察属于二维空间，视野局限，通过"机械手"完成操作，缺乏触摸感觉。③各种系统能源之操作实际也是损伤之源。④阴道或内镜下的手术所发生的损伤，如出血或脏器损伤的处理较为困难，且有在术中不能及时发现之虞，均成为被动及棘手问题。⑤特别的并发问题，如气栓、体液超负荷与稀释性低钠血症（如TURP综合征），有时甚至是致命的。

因此，这些术式的实施要做得不比剖腹差或者相当，应该更好、更安全，否则"微创"可以变为"巨创"。一个成熟的妇科医生应该掌握各种手术方式，又善于形成自己的特长。

［原载《中国乡村医药杂志》2008，15（2）：13-14］

74. 女性盆底功能障碍性疾病的防治策略

女性盆底功能障碍性疾病（pelvic floor dysfunction，PFD）是表现为子宫脱垂等盆腔器官膨出（pelvic organ prolapse，POP）和压力性尿失禁（stress urinary incontinence，SUI）等一系列盆底损伤与缺陷的疾病。随着我国逐渐步入老龄化社会和人们对生活质量的日益重视，PFD 的发病、预防及修复与重建逐渐受到关注。盆底支持和缺陷组织基础研究的深入、新的理论的建立、盆底组织修复观念的更新，女性 PFD 的治疗策略发生了革命性变化。

一、PFD 的流行病学现状与预防

有别于其他妇科疾病，部分 PFD 是可以通过问卷方式来明确诊断的，这为该类疾病的流行病学研究提供了有利条件。问卷调查已沿用多年，问卷的种类也多种多样，并经临床应用后已日臻完善。国际尿失禁咨询委员会（International Consultation on Incontinence，ICI）对世界范围内已有的流行病学资料进行的荟萃分析发现，大部分尿失禁患者都集中在老年妇女，尿失禁妇女的中位年龄为 50~60 岁，妇女的患病率为 10%~40%。美国的资料显示，尿失禁患者的治疗费用为平均每人每年 105 美元，这是首次对这类患者治疗费用的调查结果。但目前普遍认为，现有的流行病学调查数据明显低于实际的发病情况。我国现已开展了部分地区的流行病学调查研究，如对北京市城区和郊区（包括农村）采用整群分层方法，随机抽取 20 岁以上 5300 例成年女性进行的"国际下泌尿道症状问卷"调查结果分析发现，北京地区成年女性尿失禁的现患率为 38.5%，其中半数以上为 SUI。目前，已开展的全国范围内尿失禁的流行病学调查研究，有望在不久的将来，成为中国自己的流行病学资料，裨益于国家相关政策的制定。

尽管已有 POP 定量的标准化命名法，但不同检查者对同一患者盆腔的测定结果也可能有差异，从而影响其诊断的准确性和一致性，所以关于 POP 定量分析的流行病学报道也较少，较大样本量的报道为荷兰一城镇 45~85 岁的 2750 名妇女的问卷调查及与之相结合的临床检查，结果显示，在这组人群中，40% 患有 Ⅱ~Ⅳ 度的 POP。

对 PFD 发生的危险因素研究，北京地区的流行病学研究结果发现，年龄、阴道分娩、多产次、高体重指数、高血压（以舒张压升高为主）、饮酒、便秘、慢性盆腔痛是成年女性 SUI 发病的危险因素。欧洲、美国和澳大利亚的流行病学研究资料也提示，阴道分娩是 PFD 的独立危险因素。另有研究报道，剖宫产对 PFD 的发展有保护作用。近年来，三维或四维盆底超声检查及 MRI 研究多提示阴道分娩对肛提肌有损伤，以耻骨宫颈肌肉从盆壁撕裂最常见，而这些因盆底损伤所致的 SUI 和 POP 在产后的一定时间内可以恢复，甚至自愈。提高产科质量、及早处理阴道难产和滞产、对孕晚期已有 PFD 的患者适当放宽剖宫产手术指征、产后及时进行盆底肌肉康复训练。对减少 PFB 的发生有着积极的预防和治疗作用，值得进一步关注。

此外，尿失禁和 POP 有普遍的诊治滞后问题，所谓"难言之隐"严重影响妇女的健康和生活质量，所以应加强公众宣传，引起重视，早诊早治。

二、无症状 POP 的处理及非手术治疗的价值

目前，国际上尚缺乏广泛认可的对 POP 临床诊断的标准定义。现推荐的定义为：任何有生殖道膨出表现的生殖道支持组织缺陷，膨出的最远端超出处女膜缘。相对于有症状的重度 POP 患者进行手术治疗有良好预后而言，到目前为止，尚没有循证医学的证据表明对于无症状（屏气下未超出处女膜缘）的 POP 患者实施手术能够改善预后和预防疾病进展，也不能预测哪些无症状的 POP 妇女可能会出现症状加重，或多长时间可能发展为有症状的重度 POP。因此，对于无症状的 POP 妇女给予外科修复是没有必要的。鉴于这一基本观点，对于无症状的 POP 妇女的手术干预一般情况下并不推荐，选择观察与建议非手术治疗应该是合理的处理方案。可以这样说，我们目前没有得到患者需要早期临床干预的循证医学证据，所以没有理由因为要预防 POP 症状出现或是推测其可能会变得更严重前采取手术治疗。

对于无症状的 POP 妇女，改变生活方式的建议可能降低她们发展成有症状 POP 的可能性，这些建议也符合健康生活方式的一般考虑。生活方式的干预如下：①足够的水摄入，并且有正确的排尿习惯。②调整饮食，增加水和纤维素摄入。③调整排便习惯，以保证肠蠕动规律而排便时不需过分用力。④避免过多的负重和用力。⑤降低体重，减少吸烟。⑥对伴发疾病如糖尿病、咳喘、便秘等进行有效的治疗，以减少对盆底功能的影响。对于有症状的中度 POP，在临床检查 POP 程度与患者非常严重的盆腔压迫感的主诉不符的情况下，建议放置子宫托进行试验性治疗，如果主诉症状缓解，患者就可以选择继续应用子宫托，这可以被认为是 POP 的一线治疗，而且有较好的患者依从性。

非手术疗法还有盆底肌肉锻炼、生物反馈指导的盆底肌肉锻炼、电刺激、磁刺激治疗等方法。目前普遍认为，联合治疗的方法优于单一治疗方法，对产后发生的 POP 采取非手术疗法，效果确实且副作用小，尤其是生物反馈+盆底电刺激治疗的总有效率高达 90%。对分娩后 1 年以上仍然存在 SUI 的患者，非手术疗法仍安全、有效。

2007 年，Hagen 教授对世界范围内的非手术疗法的报道进行荟萃分析发现，非手术疗法对 POP 有较好的治疗效果，并认为非手术疗法可以达到预防盆腔器官脱垂加重，减轻症状，增加盆底肌肉的强度、耐力和支持力，避免或延缓手术干预时间的目的。在近年各种盆底重建手术蜂拥而至之时，提出非手术疗法的适应证、方法和重要性是必要的。

三、盆底重建手术的评价和选择

PFD 的手术治疗方法繁多，但各种手术疗法的效果均不理想，主要原因是盆底修复及重建

手术的复杂性和多样性。2004 年，Maher 教授对世界范围内的各种盆底修复手术的循证医学分析证明，传统的阴道前壁修补术和后壁修补术有较高的复发率。

目前，国际上广泛认同 PFD 治疗的最新理念为 1992 年 De Lancey 教授提出的盆底支持结构3 个水平的理论：第一水平支持为上层支持结构，由主韧带、宫骶韧带联合组成；第二水平支持为宫旁和盆壁支持结构，由肛提肌群、直肠阴道筋膜和膀胱阴道筋膜组成；第三水平支持为远端支持结构，由会阴体、尿道括约肌和肛门阴道筋膜组成；De Lancey 教授还提出了盆底功能重建的生物力学要求为：第一水平重在悬吊，第二水平应加强中部——阴道侧方支持，第三水平主要进行远端融合。对 PFD 的治疗应强调整体理论，即盆底功能障碍首先是由于其解剖异常，进而发生功能障碍，最终引起各种临床症状。因此，治疗的基本点是用解剖的恢复达到功能的恢复，其精髓重在"支持"和"重建"。治疗前应对盆底功能，包括对肌肉、结缔组织和神经支配的平衡及其损伤程度做出诊断和定位，然后进行分区域（前、中、后盆腔）的缺陷修补。

近年来，随着对盆底解剖认识的深入、手术器械的改进以及修补材料的发明和应用，涌现出许多重建手术方式，治疗效果也在不断提高。但这些手术方式尚处"年轻"阶段，尚有复发和并发症发生等问题，尤其是吊带和补片的侵蚀、暴露、感染及对性功能的影响，有待积累资料进行临床循证医学的证据证明。正确评价和明确各种手术方法的适应证尤为重要。PFD 的治愈标准已由传统的单纯立足于一系列的客观检查和医生确诊的"客观治愈率"过渡到兼顾关注患者术后症状和生活质量改善的"主观治愈率"，许多生活质量评分及针对术后症状、性生活质量的问卷调查已作为 PFD 手术后随访的重要组成部分。

我国女性盆底学研究方兴未艾，2004 年 3 月在福州召开了第一届女性尿失禁及 PFD 学术研讨会，2005 年 12 月成立了中华医学会妇产科学分会女性盆底学组，2007 年 4 月在成都召开了第二届全国女性盆底学学术会议，反映了我国女性 PFD 从基础到临床的深入研究和快速发展。同时我们要不断更新和接受新的观念和理论，采纳国际化、规范化的诊断和治疗方法，也要结合中国国情，探索适合我国该领域研究发展的道路。对目前开展的经阴道、经腹、经腹腔镜路径的盆底修复和重建手术，孰优孰劣还有争议，需要根据术者的手术技巧和熟练程度、知识和经验以及患者的需求而定。

[原载《中华妇产科杂志》2007，42（12）：793-794]

75. 和谐、提高、发展

　　新年伊始，万象更新。和谐社会、和谐医疗依然是我们的目标。

　　妇产科学的发展像整个医学的发展一样，面临的主要问题是人口的增长和老龄化，遗传学研究带来的强大冲击，信息技术与传播，以及医疗卫生保健体制的改革等。有契机，亦有挑战；有推力，亦有漩涡。

　　产科给妇产科医生带来的庄严、快乐与风险、忧虑并存，提高产科质量，改善围生结局，降低"两率"仍然是沉重的任务。遗传咨询和产前诊断的重要性日渐突出。各种人工助孕技术的进步不仅为不育患者带来了福音，也表明对人类生殖与内分泌认识的划时代飞跃，而未来的"症结"将不是技术本身，而是伦理与管理。技术的滥用比没有技术还要可怕，诚如"科学是天使，也可以是魔鬼"！妇科肿瘤防治的重要性将还会进一步提升，特别是预防和早诊早治。子宫颈癌发病率的上升及发病年龄的年轻化已经引起了高度重视，从 2006 年到 2016 年可能是人乳头状瘤病毒（HPV）疫苗的时代，虽然疫苗在我国的应用还有诸多问题，但大势所趋，而且毕竟它是人类抗击癌瘤的一个伟大胜利！妇科学的焦点会有变化，生殖道感染、子宫内膜异

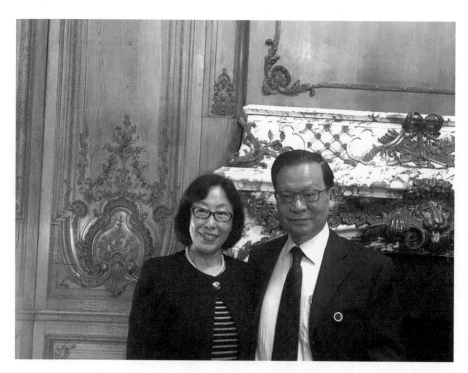

郎景和院士与夫人华桂茹教授

位症以及盆底功能障碍性疾病等将成为新的"攻克"目标。计划生育是国策，中国是推行这一计划最好的国家，新的台阶需要新的气力才可攀登。各种现代技术的应用为临床医生提供了武器，但"决定战争胜负的是人，而不是武器"。不论怎样的仪器设备，技术与方式可能都不是完美的，而且都要人去掌握、人去认识，也永远代替不了医生本身。记住林巧稚大夫的名言"医生要永远走到病人床边去，做面对面的工作"。同样，我们要摈弃技术与器械的炫耀，更应体现关爱与体恤。因此，我们在新的一年里，在临床实践中，将更加重视人文关怀，改善医患关系。在医生与患者之间、在医生与疾病之间，绝不仅仅是医疗与对象间的简单关系，涉及对医学的认识，涉及医学的理念，更涉及政治与政策、经济与管理、文化与传统、责任与服务、技术与应用等。而且医家与病家的位置要摆正、要调适，一个理解通达、和谐合作的治疗环境的建立将有利于双方，主要是使病家受益。

学术活动，包括学术会议，是促进学术交流和学科发展的重要途径。但学术会议更要注重质量、效果，不仅仅在于数量。新的一年，妇产科学分会和编委会将精简会议，强化质量，特别重视专题性、交叉性，兼顾普及与提高；重视内容与形式的结合，讲究实效。如本刊将要举办的胎儿学与产前诊断及外阴阴道病学术研讨会，都是新颖而又有意义的题目和内容。

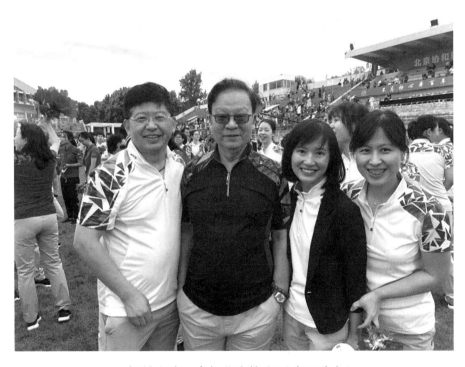

郎景和院士参加北京协和医院运动会

我们注意到在诊治过程中，规范化的重要性。我国地广人多，经济、文化、卫生发展不平衡，除知识、技能及经验的差异外，也有其他的影响与驱动。某些疾病的诊治及问题的处理可能存在偏颇与混滥。应该强调以章办事，合情、合理、合法。去年，我们初步完成了妇科常见恶性肿瘤、子宫内膜异位症、妇科感染，多囊卵巢综合征、高泌乳血症等规范化诊治草案或修改建议，并召开了相应的学术会议进行研讨和推广。新的一年，应抓落实、抓考察、抓质量，这样才能真正普遍提高我们的临床工作水平。

年底，我们完成了本刊第九届编委会换届工作。新的编委会将更具有活力和积极性，新编委都是活跃在全国各地的学术带头人和科室骨干，在老编委的带领下，团结一道，共同努力，一定会把本刊的组稿、撰稿、审稿和编稿各项工作做得更好，使本刊的工作与质量更上一层楼。

我们对未来充满了信心，我们的目的一定能够达到！

［原载《中华妇产科杂志》2007，42（1）：1］

76. 子宫颈癌预防的现代策略

子宫颈癌是女性生殖道发病率和死亡率最高的恶性肿瘤，根据世界卫生组织的统计，全球每年发病人数约为 47 万，其中 80% 在发展中国家。我国新发病例约在 11 万以上，每年有 2~3 万妇女死于子宫颈癌，这是中国妇科医生和肿瘤工作者的沉重任务！我国政府重视子宫颈癌的普查普治，20 世纪 90 年代的死亡率较 70 年代下降了 69%，北京、上海等地发病率已达到世界最低水平。但我国人口众多，经济、文化、医疗卫生发展不平衡，子宫颈癌依然严重威胁着妇女的健康和生命。现今的特点是：①发病率明显上升。②发病年龄年轻化。③发病率很不平衡，西部及某些高发地区尤为严重。因此，子宫颈癌的预防问题至关重要，涉及如下几个重要理念和关键环节。

一、筛查是防治之始，要确定方案、建立制度

近年，我国已有了较好的地区性筛查，不仅获得流行病学资料，也达到早诊早治的目的。筛查目的是识别、发现和检出子宫颈上皮内瘤变（cervical intraepithelial neoplasia，CIN）患者，而非（或主要不是）识别浸润癌。后者多伴有症状，是及时诊断问题。报告表明，我国有 1/4 患者从未进行过细胞学抹片检查，或者 1/4 在 5 年内未进行过细胞学检查，筛查的重视性显而易见。

子宫颈癌的筛查长期以来沿用的是子宫颈阴道细胞学抹片及巴氏染色、巴氏分级，其功不可没，但漏诊率及报告的不确切性日渐突出。现行的薄层液基细胞学（liquid-based cytologic test，LBC 或 thinprep cytology test，TCT）及 TBS（The Bethesda System）分类系统，提高了准确率及与细胞学家和临床医师的交流和处理。此外，人乳头瘤病毒（human papilloma virus，HPV）在子宫颈癌发病中的重要作用使欧美一些发达国家也将 HPV 检测与细胞学一起作为筛查方法，并且更有价值。

子宫颈肉眼观察包括醋酸染色后肉眼观察（visual inspection with acitic acid，VIA）和碘染色后肉眼观察（visual inspection with lugol's iodine，VILI），主要用于经济不发达地区的初筛，其"即查即治"价值虽有待验证，但总比完全"空缺"为好。近年发展起来的光动力学检查（给予光敏剂 5-氨基酮戊酸后用 490nm 波长光辐照，观察红色荧光增强情况）以及将荧光原位杂交技术应用于子宫颈病变检查等尚在研究中，在筛查程序中的"定位"还未明确。

筛查方案和筛查制度也是需要重视的两个问题。中国癌症研究基金会专家组根据经济卫生

发展状况及发病情况提出 3 种方案，即最佳方案（LBC、HPV 检测）、一般方案（子宫颈阴道细胞学抹片、HPV 检测）和基本方案（肉眼检查 VIA、VILI）。筛查起始年龄亦有不同，平均 30 岁，终止年龄为 65 岁，间隔为 1 次/年，连续 2 次正常，延长至间隔 3 年。强调重点是高危人群而非筛查次数。子宫颈癌筛查

显然不只是医师行为而是政府或社会行为，是艰巨的系统工程，现今各种筛查"工程"兴起固然是好事，但要落实、要可持续性。在门诊就诊者的"机会性筛查"小是明智之举。

二、子宫颈癌病变的"三阶梯"诊断及治疗规范化

子宫颈癌的发生发展有一个相对缓慢的过程，即其开始是 CIN，并有 CIN1、CIN2、CIN3 的渐进性，甚至自然消退或可逆，要经历几年或 10 余年。这其中病变处于动态变化中，即消退（逆转）、持续（稳定）和发展（恶化）。CIN 发展为浸润癌（invasive cervical cancer，ICC）总的风险率是 15%，CIN1、CIN2、CIN3 发展的概率分别是 15%、30% 和 45%；其持续状态的概率分别是 31%、35% 和 56%；消退的可能性则分别是 47%、43% 和 32%。这表明，CIN 的级别越高，其消退和逆转的机会越小，诚如报告所示，CIN1 和 CIN2 发展为 ICC 的危险分别是正常的 4 倍和 14.5 倍，而 CIN3 发展为 ICC 的危险则高达 46.5 倍，明确提示了早诊早治的重要性。

子宫颈癌的预防就是癌前病变或 CIN 的早诊早治。目前采取的方法是"三阶梯"诊断步骤，即细胞学-阴道镜检-组织学检查，组织学结果是确认的最后诊断。重要的是诊断程序的标准化和质量控制。另一个值得深入研究的问题是如何评估 CIN 发展成癌的可能性，一方面各种级别进展的概率不同，另一方面是 HPV 检测在评估中的价值，但尚缺乏提供临床参考的可靠指标。所以，可以检测子宫颈的人端粒酶反转录酶（human telomerase reverse transcfiptase，hTERT），其表达可以作为 CIN 进展的标记物之一。研究表明，几乎在所有高级别癌前病变中均可发现 $P16^{INK4a}$ 的高水平表达，而正常子宫颈中则无 $P16^{INK4a}$ 表达。可以说，$P16^{INK4a}$ 阳性肯定为高级别 CIN 存在，并预示发展癌的危险。这些研究的临床意义在于，既然目前很难预测每一例 CIN 的未来结果，由于都有恶性发展的危险，因此采取了几乎相同的处理，依据的是组织病理结果。如果上述检测能预测其可能进展，即可以此生物学标志物作指导。

经过"三阶梯"诊断为 CIN 后应进行规范化治疗，中国子宫颈病变和阴道镜协作组参考美国阴道镜和子宫颈病理协会、欧洲及亚太地区生殖道感染和肿瘤研究组织以及其他研究组织的报告，形成了治疗指南，正在推行。其基本原则是依据 CIN 诊断级别，参照 HPV 检测结果。明确诊疗原则，使治疗规范化；又要对患者年龄，婚育情况，病变程度、范围、级别，以及症状、随诊及技术条件，和患者意愿等综合考虑，做到治疗个体化。据此，CIN1、HPV 阳性者应给予治疗；CIN1、CIN2 主要采用物理治疗；环形电切术主要用于面积较大的 CIN2 和重度不典型增生，对于原位癌，则必须切除足够宽度（病灶外 0.5cm）和高度（2.5cm）；冷刀锥切能根据病变程度和范围，做出可靠的锥切和适宜的治疗。但目前这一规范的贯彻实施还不甚满意，过度治疗是较普遍问题。

三、HPV 在子宫颈病变防治中的重要地位

已知 HPV 是子宫颈癌的致癌病毒，几乎所有子宫颈癌病理样本中均能找到 HPV，从而验证了 HPV 是子宫颈癌的重要病因，也使子宫颈癌成为人类所有癌症病变中唯一病因明确的癌症。在各种 CIN 中，HPV DNA 的检出率随级别进展而上升，因此 HPV 检测在子宫颈病变的预防处理中居重要地位。

1. HPV 检测的意义　①筛查。虽然 HPV 检测作为筛查尚有争议，但质疑并非来自学术，而系卫生经济学考虑。应该说将 HPV 与细胞学检测结合筛查有明显的合理性。HPV 阳性是子宫颈病变的基本依据，是 CIN2、CIN3 发生的重要条件。单纯应用 HPV 筛查亦有研究及循证，称连续 2 次 HPV 阴性，5~8 年不会罹患子宫颈癌。②HPV 检测是未明确诊断意义的不典型鳞状上皮细胞（atypical squamous cells of undetermined significance，ASC-US）和鳞状上皮内低度病变（low-grade squamous intraepithelial lesion，LSIL）分流的最好方法。首先分流是必要的，ASCUS 和 LSIL 可以占细胞学实验室 10% 的样本，其中 15%~30% 是 CIN2/3；其次是如何分流，可以直接阴道镜检和活检，但创伤和花费并不适宜。可以多次重复随访，不便不宜，且有 25% 的失防率，患者存在诸多精神负担。而 HPV 检测则可以简单明确地将高危者分离出来。HPV 阳性者 CIN1 的发生是 HPV 阴性者的 3.8 倍，CIN2、CIN3 的发生，HPV 阳性者则是阴性者的 12.7 倍。③HPV 检测可用于各种 CIN 及子宫颈癌的治疗后随诊。合理的、成功的治疗可使 CIN 治愈率达到 90%~95%，但 CIN 患者的癌症发病率仍比正常人高 4~5 倍，其危险来自于残留的病灶或复发，也可有多灶性病变，因此随诊监测不可轻视。随诊除妇科检查及必要的影像检查外，HPV 检测亦是重要方法。HPV 阴性者的无瘤生存率为 100%，而 HPV 阳性者的无瘤生存率只有56%。HPV 检测一般在治疗后 4~6 个月进行，且可与治疗前 HPV 负荷相对照。

HPV 感染，特别是在年轻妇女，多可于 1 年内被清除。对于 HPV 感染，目前尚无有效药物，现行对策是"治病即治毒"，即治疗 HPV 感染引起的 CIN，亦即协助机体清除 HPV。

2. HPV 负荷的价值　现行的 HPV DNA 第二代杂交捕获实验（hybrid capture 2，hc2）被认为是检测 HPV 的最好方法，是子宫颈癌防治的一场革命，其对 HPV 负荷的检测亦受到关注。目前临床上采用的导致子宫颈病变病毒含量的 hc2 阳性定义是>1，是根据重要的临床终点指标对敏感度和特异度进行平衡所得，而非根据专门的分析性 HPV 分子数临界值。一般认为 HPV 负荷反映的是 HPV 感染状态，并非子宫颈病变程度。在鳞状上皮内高度病变（high grade squamous intraepithelial lesion，HSIL）中，HPV 负荷可能低于 HPV 感染活跃的 LSIL。关于 HPV 负荷与子宫颈病变的关系，也有观点的交叉：①HPV 负荷与子宫颈病变的程度密切相关，其风险随首次 HPV 负荷的增加而升高，如正常组为 0.96，LSIL 组为 1.42，HSIL 组为 11.87。②HPV 负荷和子宫颈病变程度有一定关系，但并不完全平行，一些高度子宫颈病变甚至子宫颈癌患者 HPV 负荷可处于一个比较低的水平，子宫颈炎症甚至正常女性也可能伴有高 HPV 负荷。总之，HPV 负荷可反映感染轻重，虽然也许尚未发生相应级别的病变，但持续高负荷的 HPV 仍提示

具有发生高级别 CIN 的潜在危险。HPV 负荷的动态变化和消长也是术后随访的良好指标。

3. HPV 疫苗　在肿瘤免疫治疗中，子宫颈癌 HPV 疫苗的发展最快，有可能使其预防达到一级预防的先进水准。子宫颈癌 HPV 预防性疫苗的成功应用，被认为是 21 世纪最重要的医学成果之一。

HPV 疫苗分为预防性疫苗和治疗性疫苗。目前推出的预防性疫苗主要是 HPV16 和 HPV18 二价（亦另有包括 HPV16、HPV18、HPV6 和 HPV11 四价者），应该可以对抗 70% 以上的 HPV 感染，研究表明有 100% 的预防效果和至少 5 年的保护。

HPV 疫苗的临床应用是人类抗击肿瘤的重大突破性战役，它将成全球子宫颈癌防治策略的一部分，需要创造整体水准的政策动议，建立国家的和国际的合作伙伴关系，以及众多人员的参与。要有专家的规范设立和个体化决定。也会有异议和反对，重要的是预防性疫苗应在从未感染 HPV 的青少年中使用，从中受益（无论是观测还是实际预防）还需数十年时间。因此，目前子宫颈癌的预防仍应是全方位的，包括预防（HPV 感染）、筛查和早期检测，以及治疗与管理 CIN 等。免疫接种将有可能被纳入子宫颈癌的控制中去，无疑，即使可以获得疫苗，早期发现仍然是关键。

综上所述，子宫颈癌是女性的第一杀手，为感染性疾病，可以被预防、治疗、治愈，甚至消灭。HPV 系子宫颈癌的致病病毒，是人类肿瘤发病中唯一可以完全确认的致癌病毒，预防 HPV 感染就可以预防子宫颈癌。子宫颈癌前病变，即 CIN 有较长病程，可通过细胞学、阴道镜检及组织学活检得到及时诊断，并按规范化处理。HPV 检测在筛查、病变分流及随诊中具有重要价值。HPV 疫苗的问世开创了子宫颈癌防治的新时代，但制订筛查方案与制度，早诊早治仍然是子宫颈癌预防的基本策略。

［原载《中国医学科学院学报》2007，29（5）：575-578］

77. 医生的哲学理念与人文修养

二十多年前，我曾在《光明日报》上发表的"从医断想"中写道"科学家也许更多地付诸理智，艺术家也许更多地倾注感情，而医生则必须集冷静的理智与热烈的感情于一身"。所言涉及对医学的理解和对医生职业的定位，随着时间的推移，我们又该怎样审慎这一理念呢？

一、医学与医生

医学之肇始或其本质是人类情感的一种表达，是维系人类自身价值，保护其生存、生产能力的重要手段。从原始洪荒时代的粗犷对策到现代文明的微细技术，都是这种人道主义的体现。所以，医学并不是纯科学，它是自然科学、社会科学，包括人文科学的结合，所有的医学行为，特别是临床医学，都是在活的人体上进行的。而人是有感情、意识、意愿的，有家庭、社会背景的，并且人的精神心理和身体生理各自不同，这赋予医学以复杂性、个体性。

因此，医学的两个突出特点是局限性和风险性：局限性缘于认知局限，风险性则是医疗的实施于人。无论医生或病人都应坦诚承认，我们对疾病的诊断与治疗总是有限制性的，不完善的，甚至可以说，从宏观上，疾病不可能被人类完全征服。有鉴于此，我们的治疗并不总意味着治愈某种疾病，有时候意味着体恤，减轻痛苦，正所谓"有时是治愈，常常是帮助，却总是抚慰"，归依于医学的人道主义宗旨，医生的注意力要集中到患病人的体验上，而不仅仅集中到疾病的过程本身。

二、从医中的哲学理念

哲学始源于医学，医学必将归因于哲学。医学的哲学理念包括医生的思维辩证观，以及诊治中的方法论。诊治中的正确与错误，包括责任心与服务意识，技术经验与水平，思维能力与方法等，后者便是哲学。诚如我们说，一个成功的、完美的手术，技巧只占25%，而75%乃由决策而定。决策就是思维、判断和设计，包括适应证选择，操作设计，术中可能遇到的问题及其对策，术后的处理及随诊。技巧固然重要，但如果决策不充分、不正确，则事倍功半，甚至功亏一篑。

因此，应强调医生人文修养和哲学理念的重要性，专业和技能的学习和提高当然是必要的，但人文修养和哲学理念的树立具有根本性、终身性。诚如我们说，人之于立人、立世、立业由乎于三：才、知、德。知是指知识、技能、阅历、经验等，通过实践、学习而获得，随着积累而增加；德系品格、操守、理念、信仰等，靠省悟、思辨而树立，经修养而完善；才乃为能力、爱好、兴趣、灵性等，多为天赋、潜质，可以调动、激发、培育，有时是不可及、不可学的。一个医生以才、知、德为鼎足之势，德为主干，才、知辅佐之。一个医生要开阔视野、伸张触角，涉猎文学、艺术，改善思维观念，增强思辨能力，培养丰富的、良好的思想方法，不要把自己困囿于一个狭窄的领地，避弃浮躁与功利。科学求真，艺术求美，医学求善，真善美正是医生所追求的、必须兼备的，更是一个医生的职责！

三、医患交流与和谐医疗

21 世纪的医学面临的主要问题和特点是：人口的增长和老龄化，计算机技术的广泛应用和信息"爆炸"，遗传学的深入研究、发展与应用，医疗卫生及保健系统和体制的改革。这一情势给医学提出了新的契机和任务，给医生展示了新的前景和挑战。

我们仍然要回到医生与病人这一至关重要的主题，在新的形式面前，这一问题尤为突出。医患关系由几种模式，即家长作风式、知情模式、解释模式以及协商模式。由于生物-心理-社会的新的医学模式，由于要尊重病人自主权，坚持仁爱的、无害的、公正与诚实的伦理原则，我们实该摒弃以往的家长作风或者仅仅是知情与解释，而要树立协商模式，要与病人（或病人家属）有充分的交流与协商，在这其中要包括对疾病诊治的明确的判断、足够的信息；坦诚的交流、互相的理解；注重规范化、个体化和人性化。审慎估计可能发生的医疗问题，完善必要的、合理合法的程序和文件等。

医生与病家的交流非常重要，早在 1995 年，世界医学教育高峰会议上就指出"要为 21 世纪重新设计医生……新时代的医生必须是细心的观察者，耐心的倾听者和敏锐的交谈者"。交流是诊断、治疗、医学发展和医疗纠纷防范的关键环节，也是医德的表现。"缺乏共鸣（同情）应该看作是与技术不够一样，是无能力的表现"（《福冈宣言》）。医生在与病人的交流中，要善于尊敬与倾听、耐心与接受、坦诚与沟通、肯定与澄清、引导与总结，就会达到相互理解与谅解，形成共同抗击疾病的联盟，构建和谐的医疗环境，完成医学和医生的神圣使命。

［原载《上海交通大学学报（医学版）》2007，27（1）：1-2］

78. 妊娠合并肿瘤的处理策略

妊娠期合并肿瘤并非少见，且为重要的临床处理问题，特别是合并恶性肿瘤。不少良性肿瘤，如子宫肌瘤、卵巢囊性成熟畸胎瘤等可常与妊娠同在，而罹患恶性肿瘤毕竟罕见，发病率仅在 0.07%~0.10%，主要是宫颈癌、乳腺癌、黑色素瘤及白血病等。

妊娠期合并肿瘤成为临床棘手问题，其原因在于：①妊娠对肿瘤的影响。②肿瘤对妊娠、胎儿及分娩的影响。③肿瘤治疗（手术、化疗及放疗）对妊娠的影响。由此产生：如何处理妊娠期的肿瘤；如何处理妊娠、胎儿及分娩。合并的肿瘤应主要区别：良性肿瘤与恶性肿瘤；生殖道肿瘤与非生殖道肿瘤。简述如下。

一、妊娠合并肿瘤的处理原则

目前尚缺乏严格规范的处理指南，但下述的几项原则应予遵循考虑：①尽量维护母体的健康：特别是合并恶性肿瘤，乃以遵循恶性肿瘤治疗原则和措施为基本考虑。对 40 岁以后的妊娠妇女要注意恶性肿瘤并发的可能性，虽然其发病率并不因妊娠而增加，系恶性肿瘤发病相对增加使然。②对合并的恶性肿瘤亦应尽力治疗：除非非常晚期，都应按癌瘤诊治规范施行。会涉及胚胎或胎儿之处理，后文会详述。③尽量保护胎儿或新生儿免受肿瘤治疗的不利影响：肿瘤治疗的主要手段，如手术、化疗和放疗都可能在妊娠期遭遇到，如能保持妊娠则必须考虑到这些治疗措施对胚胎、胎儿的不利影响，如致畸、流产与早产等。有些肿瘤的治疗还涉及哺乳对婴儿的影响。④尽量保留母体的生理与生育功能：当代的医疗原则更推崇规范化、微创化、人性化和个体化，肿瘤的治疗应在遵循治疗规范的前提下注意保护卵巢、子宫，以维系其生理和生育功能，更符合病人的意愿和要求的人性化处理，提高其生活质量。

二、妊娠与肿瘤的相互影响

妊娠期合并肿瘤始终是妇产科医师和肿瘤科医师敏感而棘手的问题，因为涉及它们之间的相互影响，涉及肿瘤与妊娠的"二元"处理。

最重要的是恶性肿瘤，应该说生育期，常见的恶性肿瘤的发生开始增加。所幸，大多数恶性肿瘤发病的高峰期和生育（妊娠）的高峰期并不重叠。孕期的巨大生理性改变对恶性肿瘤可能会产生一些影响：①来源于受内分泌影响的组织或器官的肿瘤，会于孕期有变化，如子宫肌瘤变性。每有导致"治疗性流产"的施行，其实多数并无必要。②孕期解剖和生理变化可能使早期肿瘤产生或变化，甚至难以被发现，如孕期的子宫颈病变。③由于丰富的血流和淋巴引流会导致恶性肿瘤的早期播散，但如此说法尚无确切的证据。即实际上，目前还没有充分的证据说明妊娠对恶性肿瘤产生的副效应，亦即妊娠不改变恶性肿瘤的进程。

但是，恶性肿瘤，特别是其治疗却对妊娠有重要影响，应引起重视：①肿瘤对妊娠分娩的直接影响。主要是生殖道本身的肿瘤，如子宫肌瘤引起的不育、流产或早产，以及巨大肌瘤可能造成的分娩障碍。卵巢肿瘤破裂、扭转引发的妊娠丢失等。宫颈癌可为分娩造成困难或问题（如出血）。癌瘤转移于胎儿很少见，赖于胎盘屏障，使胎儿免受累及。相对常见的出现于胎儿、胎盘转移的肿瘤是恶性黑色素瘤（占30%），其次是白血病和淋巴瘤，再次为乳腺癌、肺癌和肉瘤。北京协和医院还曾报道，母婴同患胎盘绒癌之罕见病例。②化疗对妊娠的影响。妊娠期化疗可以造成畸形、发育迟缓和流产等。几乎全部化疗药物都能通过胎盘，对胎儿的不良反应决定于接触化疗的时间，大多数不良反应均发生于早孕期，很少发生于妊娠晚期。化疗导致畸形发生率为12.7%~17%，低体重儿发生率达40%。正常妊娠的畸胎率则为1%~3%。抗代谢药（甲氨蝶呤、5-氟尿嘧啶、阿糖胞苷）和烷化剂（环磷酰胺、苯丁酸氮芥、氮芥）是最主要的致畸药物；长春碱类和抗生素类药物则影响较小；顺铂会导致胎儿生长受限和听力损害；依托泊苷可诱发全血细胞减少；目前尚缺乏紫杉醇（泰素）等的应用结果报道。联合化疗当然比单药化疗致畸率升高。亦提示，临近分娩前4周，不用化疗。③放疗对妊娠的影响。临床实践已证实，放射治疗可诱发未来儿童与成人的白血病和实体瘤，儿童期发生恶性肿瘤的相对危险增加1.5倍。放疗的不利作用除剂量依赖外，直接与妊娠期限有关，在种植前期或种植期（受精后9~10天）甚至是致死性；组织器官分化早期（受精10天至妊娠8周）可致畸形和生长障碍；组织器官分化晚期/胚胎早期（12~16周）可致神经发育与生长发育障碍及小头畸形；胚胎晚期/胎儿期（妊娠20~25周至分娩）可致恶性肿瘤、遗传缺陷等。对于非腹部放疗或腹部屏蔽，胎儿受量一般是母体放射量的0.2%~2.0%，乃为某些情况所考虑，不再是绝对禁忌。但通常，腹部平片、放射性核素扫描和CT等检查是应避免的。

三、妊娠合并生殖道良性肿瘤   妊娠期常见的良性肿瘤是子宫肌瘤和卵巢囊肿

1. 妊娠合并子宫肌瘤   发生率为0.3%~7.2%，随着超声的普遍应用，检查条件及技术水平的提高，较小的肌瘤也得以发现。且随着剖宫产率的升高，产前未诊断的肌瘤也因手术而被发现。其处理依孕周、肌瘤大小及临床表现等因素而酌定。对妊娠期的子宫肌瘤通常采取保守或"和平共处"的策略。由于妊娠期体内激素影响和肌瘤水肿，肌瘤生长较快，并可发生各种变性。肌瘤红色变性者经卧床休息，给予抗生素，通常可使孕期顺利。对于浆膜下肌瘤扭转、大型子宫肌瘤（直径>10cm）、有腹膜刺激症状等，应考虑肌瘤剔除。

关于分娩处理，依据肌瘤大小、位置和是否阻碍胎儿下降等而酌定，多数不影响阴道分娩。若肌瘤较大、位于盆腔内或影响子宫收缩致产力异常而滞产，乃应考虑剖宫产，且减少胎盘滞留、出血及感染等并发症。剖宫产时肌瘤剔除是安全可行的，一般不增加出血量，90%的患者

可免于复发和子宫切除。但若合并严重并发症，应尽量缩短手术时间，在保证产妇安全的前提下决定之。

2. 妊娠合并卵巢肿瘤　发生率文献报道差异较大，从0.08%到0.90%（妊娠次），其中良性肿瘤占95%~98%，恶性肿瘤只占2%~5%。最常见合并的肿瘤是卵巢囊性畸胎瘤。妊娠早期发现的单侧、单房、直径<5cm的卵巢功能性肿瘤，90%以上可自行消失。妊娠期卵巢囊肿可发生蒂扭转、破裂，个别可在盆腔阻塞产道。况且，有时临床难以完全确定其良恶性质。因此，对于妊娠合并卵巢良性肿瘤的处理策略是：①孕前期发现肿瘤很重要，如系赘生性应予处理。②孕早期发现肿瘤，于12周前可观察，若是生理性者可消退，且此时处理亦易引起流产。③16~22周是处理卵巢肿瘤的最佳时期，妊娠稳定，除外生理性，子宫还不很大、空间有裕，一般可行剥除术。有内镜经验者也可通过腹腔镜完成。④22周以后或妊娠晚期则尽可能等待胎儿成熟后，于剖宫产同时处理卵巢肿瘤。⑤但在妊娠任何时期，如有卵巢囊肿扭转、破裂或恶性可能均是即行手术的指征。

四、妊娠合并生殖道恶性肿瘤

宫颈癌以及宫颈上皮内瘤变（CIN）是合并妊娠的较常见而棘手的问题，偶尔会有卵巢癌、外阴癌在妊娠期发现。

1. 子宫颈癌合并妊娠　发生率为0.01%~0.10%，随着宫颈癌发生率之上升及发病年轻化，这个概率还会增长。特别是CIN的发生将成为一个常见的妇产科问题。

（1）应提倡定期检测宫颈细胞学及人乳头瘤病毒（HPV），1年内未做宫颈细胞学检查者，应于产前检查时作涂片。对于异常涂片结果的处理主要存在以下不同：①妊娠期之阴道镜检应由经验丰富的阴道镜专家施行，因为妊娠期鳞柱交界移行带外翻、血管增生、上皮蜕膜样变等增加了诊断难度。此外，活检不能完全除外病变，且有并发症，而于妊娠期进展为浸润癌的概率很低。所以除非高度怀疑有癌变，常不需活检。而应在有经验的医师严密观察下随诊。②未明确诊断意义的不典型鳞状上皮细胞（AS-CUS）合并HPV（+）应行阴道镜检。③不做颈管诊刮（ECC）。④发现癌，见后文处理要点。⑤锥切的选择令人踟蹰，在孕早期以延期为妥（早孕期锥切之流产率高达33%以上）。妊中期锥切以冷刀锥切（cold knife conization，CKC）为宜，勿用高频电波刀的电圈切除术（LEEP）和激光，早产之风险亦增加3.23倍。如已在妊娠末3个月，可待胎儿成熟分娩后施行。⑥产后4~6周可施行处理，但亦应注意此时CIN常出现退行性病，即"降级"现象。

（2）对CIN处理的总的对策是趋于保守：CIN1~CIN2者，可暂不做治疗，观察至产后6周，CIN3应根据妊娠周数、患者对胎儿要求的迫切程度决定。原则上不必终止妊娠，但须密切随诊。产后6~8周，如细胞学检查和活检证实为原位癌，处理同非孕期。

（3）宫颈浸润癌的处理则与非孕期无显著不同：①妊期>20周，或虽<20周，但孕妇盼子心切，可行先期化疗，随诊至胎儿可活期，行剖宫产，产后按宫颈癌期别给予相应处理。②孕

期＜20周，孕母无保胎要求，或宫颈癌 I B 期或 II A 期，可行根治性子宫切除（胎儿在宫内）和盆腔淋巴结清除术。宫颈癌 II B 期至 IV A 期可行外照射，促使自然流产，流产后完成放射治疗。

2. 妊娠期合并卵巢恶性肿瘤　发病率有所上升，这可能与生育年龄增大及促排卵治疗有一定关系。在处理上与非妊娠期并无不同，仍以手术为主，辅以化疗。高度怀疑卵巢恶性肿瘤之盆腔包块应尽早手术、明确诊断。术中切除肿瘤后立即剖开观察，进行冰冻切片检查。如确为恶性，则要根据肿瘤侵犯范围、妊娠周数、病家意愿决定是否继续保留妊娠；进而根据肿瘤的组织学类型、分期决定手术范围。①卵巢交界瘤和浸润性上皮癌的预后与非孕期相似，手术原则亦同。即交界性上皮瘤与 Ia 期 G_1 上皮癌者，可保留妊娠而行单侧附件切除及全面分期手术。②晚期上皮癌应行肿瘤细胞减灭术。③卵巢恶性生殖细胞肿瘤可行单侧附件切除及分期手术。无性细胞瘤双侧性较高，建议探查对侧卵巢，不主张楔形切除。未成熟畸胎瘤可良性逆转。④未成熟畸胎瘤除分化好（G_1）、I 期者，都应尽早开始足量、规范之化疗。⑤卵巢性腺间质肿瘤很少合并妊娠，一般预后亦好，可行单侧附件切除，继续完成妊娠。

3. 妊娠合并外阴癌　随着 HPV 感染率上升，外阴上皮内瘤变（VIN）及外阴癌在年轻妇女中会增多，先前 40 岁以下患者仅占外阴癌的 15%。妊娠期外阴癌处理与非孕期相同。在妊娠 36 周前，根据病变部位、大小进行局部切除或外阴切除伴（不伴）腹股沟淋巴结切除。对于 36 周以后的孕妇，由于晚期外阴血管增生会增加术后病率，推荐延期至产后进行治疗。分娩方式当然以剖宫产为宜。

五、妊娠合并其他恶性肿瘤

1. 乳腺癌　是妊娠期常见的恶性肿瘤，占 25%，但绝对发病率并不高，约每 3000 例妊娠可发生 1 例，半数诊断于哺乳期。妊娠哺乳期之乳腺癌常易延误诊断，肿瘤发展会增快，较多发生腋窝淋巴结转移，并为妊娠与哺乳带来麻烦。在处理中掌握以下要点：①妊娠期的治疗基本同非妊娠期。②采用综合治疗原则，依照分期，也要考虑妊娠不同时期、放化疗对胎儿的影响，实施个体化方案。③终止妊娠本身对肿瘤的病理过程并无太多意义，改良的乳癌手术为标准方案。④孕 6 个月内者，扩大的局部切除及放疗并不首选。⑤术后有高危因素者，需局部放疗者以延迟至分娩后进行为宜。⑥妊娠哺乳期之乳腺癌患者不用内分泌治疗。⑦由于乳腺癌并实施放疗或化疗，故哺乳是应避免的。

2. 其他　可能遇到的恶性肿瘤之处理要点包括：①白血病：孕早期建议流产，孕晚期化疗不增加畸胎发生，可延迟至分娩。②淋巴瘤：妊娠不改变分期，终止妊娠亦不改变预后。治疗同常，化疗在孕早、中期有致畸作用。③恶性黑色素瘤：是常见的可转移至胎盘和胎儿的肿瘤（报道 35 例中 11 例）。预后恶劣，应尽早终止妊娠，开始治疗。④膀胱癌：不宜延迟治疗，尽早终止妊娠，开始手术或化疗。⑤甲状腺癌：肿瘤对妊娠无不利影响。禁做 ^{131}I 检查，有"低甲风险"。早期可行流产，孕中晚期可行甲状腺手术。⑥胃癌及大肠癌：如能手术以尽早手术为宜，不应拖延至晚期。⑦垂体泌乳素瘤：孕期可使垂体肥大，注意症状加重之可能。微腺瘤可不手术或放疗，孕期用溴隐亭基本是安全的。剖宫产分娩为宜。大腺瘤应尽早处理，为防止垂体卒中、压迫神经等。

六、结语

纵观上述，可以说妊娠期合并肿瘤的处理基本与非妊娠期相同。两者的相互影响，主要是肿瘤对妊娠、分娩和哺乳的影响，特别是恶性肿瘤处理时手术、化疗及放疗对妊娠结局，胚胎和胎儿、新生儿的有害作用。母亲健康-小儿健康（health mother-health infant）是基本原则。在处理中除妊娠时期、肿瘤分期的考虑外，病家的意愿亦是重要因素，在遵循肿瘤治疗规范的原则下，施行更人性化、个体化的方案。

［原载《中国实用妇科与产科杂志》2007，23（10）：737-738］

79. 推行微创观念 发展微创外科

微创外科（minimally invasive surgery）作为一种概念是在 20 世纪 80 年代提出的，但作为外科的一项原则早于医学肇始时即已萌生，医圣希波克拉底的格言便是"请你不要损伤！"。现今，微创外科已风靡于世，却也有立论之偏颇，实施之误区，值得关注和讨论。

一、微创是一种观念、一项原则

一般地说，微创系指手术创伤小、出血少、时间短、痛苦小、恢复快等。就此而论，其本身就是外科的基本观念和恪守原则。问题在于如何达到微创的目的，取得微创的效果。

于是，有了手术途径和手术方式的差异。妇科手术有剖腹、经阴道及内镜 3 种入径，对于某种疾患，3 种途径都可以选择，而对于另一些疾病的处理可能不适宜或难于用某种途径，因此，有手术入径和方式的选择问题。

1. 选择入径　除了决策以外，入径是手术的第 1 步，也最能体现微创观念。合适的入径保证手术安全顺利展开，剖腹、经阴道及内镜的选择以病变性质、范围大小及术者的技能与经验而定，但通常可以认为对机体的损伤、干预及影响，自小至大是经阴道-内镜-剖腹。譬如，并不很大的子宫切除，如能从阴道切除（TVH），则不必剖腹，甚至也可以不用腹腔镜协助。如需处理较困难的附件问题，则可施行腹腔镜协助的子宫切除（LAVH 或 TLH）。非常巨大的子宫乃以开腹切除为宜（TAH）。

同样的膀胱颈悬吊术（Burch 手术）通过腹腔镜施行，能清楚地暴露耻骨膀胱间隔、膀胱颈及耻骨之 Cooper 韧带，进行准确地缝合，出血少、效果好，也已成为治疗压力性尿失禁的金标准手术之一。

腹腔镜的应用改观了妇癌手术。循证医学已表明，它是治疗子宫内膜癌的理想方式，在腹腔镜协助下的保留子宫的子宫颈根治术（trachelectomy）、子宫颈癌根治术、卵巢癌的分期手术等都充分显示微创化和实施的合理性。

宫腔镜下的内膜切除（TCRE）、粘连分离（TCRA）、息肉切除（TCRP）、肌瘤切除（TCRM）及纵隔切除（TCRS）等亦有明显的优势。

诚然，手术入径应个体化，但首先考虑经阴道，继而内镜，最后是剖腹，应该认为是明智的选择。

2. 选择术式　手术以切除病变为目的，但也并非切除范围越大越广泛效果就最好。典型的例子是外阴癌的手术，传统的广泛性外阴切除及双腹股沟淋巴结切除，形成"大蝴蝶"状切口及创面，损伤大，迟延愈合非常多见。后经改良为"三切口"（triple incision technique），并在行腹股沟淋巴结清除时主要侧重于股三角浅部，如前哨淋巴结阴性则不扩大手术，亦不做盆腔淋巴结切除，减少损伤，避免下肢淋巴回流障碍及"象皮腿"的形成，并取得更好的疗效。

卵巢子宫内膜异位症通常形成囊肿（"巧克力囊肿"），并伴有较广泛的盆腔粘连，无论是剖腹或经腹腔镜（腹腔镜是第一选择）手术都要既去除病变囊肿，又尽量维护正常的卵巢组织，防止卵巢破坏过多引起卵巢早衰。因此，我们采取的步骤是：游离和活动囊肿，抽吸和冲洗内容，确认和切除病变，控制出血和修复卵巢，可称"四部曲"，应理解为恢复解剖、切除病变、保护卵巢，达到微创之效果。

3. 微创观念贯穿于手术始终　作为一种观念、一项原则，外科医生要牢记，并落实到每一个手术的始终，而不论任何手术入径与手术方式。它体现在切剪缝扎，一招一式，从皮肤或黏膜切开到切口缝合，也包括各种器械及能量的使用，材料（如缝线）工艺改善等，都以尽量减少组织损伤和机体干预为基准。

我们在施行显微外科或内镜手术时，经常提到几项技术原则，如保持湿润、保持无血、保持清晰、保持轻柔、保持速度，其根本是保持微创，因此，这些技术原则也适合任何一个手术过程。

我们说某人做手术"大刀阔斧"，如指其风格干练、流畅，那是值得赞许的；如是毛躁、粗糙，那是不该恭维的。缩短手术时间是必要的，但手术快捷并不总意味着动作的快慢。清爽、稳妥、准确，手术时间会缩短；"拖泥带水"，常常回过头来处理自己弄出来的麻烦，虽然看似"麻利"，却欲速不达。单纯追求速度也是不可取的。

所以，20世纪初著名外科医生 Ressell John Howard 就说过"手术室最重要的人是病人"，这是毋庸置疑的，既使在今天，病人的安全应是我们的基本观念。

二、妇科的微创手术

既然微创是观念、是原则，则难以界定孰为微创、孰为巨创，微创是相对的，微创也是有条件的。但还是可以大致规划一些范畴。

1. 经阴道手术　除阴道本身的手术而外，其他盆腔手术，如若能从阴道施行，则从阴道施行之，可视为符合微创原则。①子宫切除，子宫大小的限定是相对的，但以小于10周（比照妊娠子宫）为宜。过大的子宫可先行促性腺激素释放激素类似物（GnRHa）注射或介入治疗以缩小之。合并附件肿物或不能除外恶性者则不适宜。②子宫肌瘤剔除，以前后壁单发肌瘤为适宜，可从前或后穹隆切开进腹腔施行。③输卵管绝育术是很方便的。④盆腔器官脱垂（POP）及压力性尿失禁（SUI）的手术，根据盆底重建的整个理论，完成解剖恢复及功能恢复，主张微创，尽量从阴道及腹腔镜施术，形成低风险、低疼痛、小切开、效果好的手术方式，并产生了很多新术式，主要有经阴道无张力尿道中段悬吊术（TVT）、经闭孔尿道悬吊术（TOT）、阴道后路悬吊术（P-IVS）、骶韧带固定术（SSLF）以及用网片（mesh）为替代及支持的全盆腔重建术（Prolift术）等。⑤妇癌手术，以子宫颈癌手术最具挑战性，从经阴道广泛性子宫切除（Schauta）至今百余年。由于观念更新及腹腔镜的应用，近年有了保留子宫的子宫颈根治性切除术（radical trachelectomy）及腹腔镜协助的经阴道广泛性子宫切除及盆腔淋巴结切除术，使子宫颈癌手术出现了崭新的思路及术式。

综上所述，可以认为相当多数的盆腔手术是可以经阴道这一相对自然的通道完成。我们已经知道，在20世纪初Schauta手术就将Wertheim手术30%的死亡发生率降至10%，只是因为其技术要求很高而被"旷置"。现今由于其微创及腹腔镜辅助，又重新被妇科医生所采用。而其无手术瘢痕，也为病人所乐意接受。于是，初步的共识是：虽然经阴道手术并不是解决问题的唯一手段，但它仍然是首选的手术方式。

2. 内镜手术　内镜手术是外科的革命，是现代先进的科学技术与医学的结合，是传统的手术与现代电子信息技术与工艺技术相结合的产物，它改变了医生的思维观念、技术路线和操作技巧，亦符合微创原则，正逐步成为妇科手术的基本模式。

腹腔镜手术的应用可以分为以下几种选择：①明显展示腹腔镜优越性的手术，可谓最佳选择，包括妇科急腹症（宫外孕、黄体破裂、卵巢囊肿扭转、"巧克力囊肿"破裂以及盆腔脓肿的处理）；盆腔包块或卵巢良性肿瘤的诊断与处理（卵巢单纯囊肿、良性成熟畸胎瘤、卵巢冠囊肿、输卵管积水及整形、吻合，盆腔疼痛，粘连分离，包裹性积液等）；腹腔镜检及手术是子宫内膜异位症最好的诊断和治疗手段。②可选择的腹腔镜手术，主要有子宫切除、子宫肌瘤剔除、输卵管吻合及腹膜法人工阴道成形术、妊娠期的卵巢良性肿瘤、子宫内膜癌Ⅰ期及Ⅱ期的全面分期手术、子宫颈癌根治术、盆底重建术（Burch手术、宫骶韧带折叠术、骶前阴道或子宫固定术等）。所谓可选择应视为有条件的，即病人和病情与医生和技能。

宫腔镜手术的应用主要有：经宫颈内膜切除术（针对异常子宫出血），息肉切除，黏膜下肌瘤及部分壁间肌瘤切除，纵隔切开，宫腔粘连分离、嵌顿或困难宫内避孕器取出等，现又有显微宫腔镜影像、热球等新能源的内膜去除系统以及经宫腔镜发展的输卵管镜检及操作等。

3. 其他微创技术

（1）介入治疗：主要有超声介入和放射介入。超声扫描，特别是血流显像和三维成像，或与其他影像技术结合可以组成较为清晰的图像，作为诊断或在超声指引下进行穿刺、注药等，常用于盆腔包裹性积液、"巧克力囊肿"穿刺等。放射介入以子宫动脉造影及栓塞为发展迅速，应用日益广泛，不仅在子宫肌瘤、子宫腺肌瘤以及子宫出血等治疗方面，对异位妊娠、癌瘤所致子宫出血、先期化疗、子宫血管异常（如动静脉瘘）以及盆腔淤血综合征等都已有肯定疗效。

（2）高能超声聚焦治疗：也可以认为是一种介入治疗，也已成为一项外科技术（HIFUS），如用于子宫肌瘤、子宫腺肌病或孤立癌灶，用超声或磁共振（MRI）准确定位以凝固坏死病灶组织。

（3）其他：一些新的能源系统已在妇科手术中应用，与传统的刀剪钳等"常规武器"相得益彰，如射频消融、氩氦刀、超声刀、血管闭合系统（the ligasure vessel sealing system）、光动力学治疗、PK刀、激光以及螺旋水刀等，都得到了不同的应用，有一定的优点。

三、选择适应证，避免并发症

1. 关于适应证　既然微创是一种观念、一项原则，微创当适用于任何手术。但这里强调的是选择好手术的对象和施术者，才能发挥及达到微创之目的。适应证的选择实际上是4个要素，即病人及其疾病、术者及其术式。这4项必须完全契合才是好的选择，否则应改变或调整选择。比如某个疾病的处理不适合这种术式，甚至不适合这位术者，就应该改变术式，或者请更适合这个术式的术者施行，不可勉强为之。任何手术技术及术者都不应将手术作为技术或器械的炫耀。在这其中，关键的是术者，而不是手术方式，一名训练有素、技术精湛的术者，完美的剖腹手术也会最大限度地减少损伤，当然合适的微创的术式会锦上添花。在术式选择时，术者的经验、特长及偏好起重要作用，这使其选择具有习惯的取向，但亦应遵守疾病的治疗原则和病人、病情的具体处理，所谓个体化，不可一味追求一种方式。诚如过大的子宫并非一定要从阴道途径；有些功能性子宫出血药物治疗是可以奏效的，则TCRE是不需要的。适应证的选择是相对的，不是绝对的；是有限制的，不是无限制的。一名医生面对各类病人及各种技术，一个技术、一名病人面对各位医生，这其中"匹配"便是临床的哲学与艺术。我们虽然提出了手术选择的顺序及手术的适应清单，但均不构成定式。1994年，当时的FIGO主席Sciarra就说过："一个重要的国际性挑战是将来要产生适宜的妇科手术方法，而同时应该产生临床实践的适宜标准。"这当然是个不断实践探索的目标。

2. 关于并发症　任何手术都可能产生并发症，而微创手术就更应该避免和减少并发症。值得注意的是，目前我们所施行的微创手术都有产生并发症的"危险"因素：①阴道手术的空间狭小，暴露困难，操作受限，尿道、膀胱、直肠毗邻前后，盆腔高位或肿物过大更增加难度。②内镜的观察属于二维空间，视野局限，通过"机械手"完成操作，缺乏触摸感觉。③各种系统能源之操作实际也是损伤之源。④阴道或内镜下的手术所发生的损伤，如出血或脏器损伤的处理较为困难，且有在术中不能及时发现之虞，均成为被动及棘手问题。⑤特别的并发问题，如气栓、体液超负荷与稀释性低钠血症（如TURP综合征），有时甚至是致命的。

由此，无论是阴道手术专家或妇科内镜专家都会告诫我们，这些术式的实施要做得不比剖腹差或者相当，应该更好、更安全，否则"微创"可以变为"巨创"。掌握微创手术是必备技能，又要经历较长的学习和训练。首先要有剖腹手术的良好基础，逐渐适应与掌握阴道手术和内镜手术的特点与技巧，应用好各种器械系统（充气、灌注、光源、能量），一些适应证的选择以及结果评价要依照临床循证。

　　在微创的原则下，剖腹、经阴道、内镜手术三者不可能由一种代替其他，应该是扬长避短、相辅相成。一名成熟的妇科医生应该既要掌握各种手术方式，又善于形成自己的特长。手术是一项临床技术，丰富的经验给我们以技巧，先进的观念给我们以明智，而病人比手术本身更重要。

［原载《中国实用妇科与产科杂志》2007，23（8）：577-578］

80. 我国妇产科学的发展与前景

进入 21 世纪，我们面临的医学问题主要有人口的增长与结构变化、计算机应用与信息传达、遗传学及相应研究与应用、卫生保健系统或体制的改革等。这都将为妇产科工作拓展新的形势，提出新的任务。

人口老化，肿瘤发生率会上升，特别是肺癌、乳腺癌和宫颈癌、子宫内膜癌的发生率将增加。感染性疾病会成为新的疾病峰谱。一些传统的妇科问题，如盆底功能障碍、子宫内膜异位症等的发病与诊治有了新的观念和对策。生殖健康作为一个较为泛化的概念，其内容更为广阔和深化，给产科、生殖内分泌及助孕技术等提供了挑战与契机。

一、产科质量与产前诊断

降低孕产妇死亡率被认为是产科质量的基本指标，是产科保健的主要内容，近年的工作也确有成效。但这显然还是不够的，作为母子（胎儿）统一考虑的现代产科，一方面推崇"母亲安全运动"，加强产前检查和围生期保健；另一方面强调胎儿医学的研究与发展，遗传咨询和产前诊断，预防、发现与处理遗传或先天性缺陷和异常，对优生优育极为重要。现今已经推行了强有力的措施，如全国产前诊断联合协作组织、孕前及孕期补碘等。但产前诊断所覆盖的问题很多，而能解决的问题却很少，诊断的数量和质量以及处理，涉及试验技术，也关乎伦理、社会诸方面，值得重视与发展。

影响产科结局的重要因素还有流产（特别是重复流产）、早产，以及妊娠期高血压疾病等，其中的免疫学机制研究受到重视，但涉及分娩动因可能相当复杂和受多元因素影响。诚如一所著名大学耸立着伟大科学家们的塑像和祭文，唯独"分娩动因"和"妊娠中毒症"（当时的命名），只有碑文而没有头像，那是期冀后来者的贡献！

二、妇科肿瘤诊治的新策略

未来的妇科肿瘤的临床诊治策略可以用"四化"概括，即微创化、人性化、个体化和多元化。微创化不仅指通过内镜操作或经阴道手术，微创是一种观念、一个原则。如外阴癌的手术已经从广泛的阴阜、双腹股沟及全外阴切除转为"三切口"，或根据病灶大小、侧别等采用适宜的手术及浅部腹股沟淋巴切除。而人性化及个体化考虑则是因人（年龄、婚育、意愿等）因病（临床期别、组织学类型、细胞分化等）而异。在规范原则的基础上区别对待，并注意保护或保留其生理与生育功能。多元化则是指将手术、化疗、放疗及生物治疗诸多方法结合起来，争取更好的治疗结局，如术前的先期化疗及放化疗的应用等。

在一个相当长的时间里，我们仍不无遗憾地说："对于晚期癌瘤患者，我们还没有找到既安全有效，又能提高生活质量的良好治疗方法。"因此，生存质量将是治疗结果判定的重要内容，而不仅仅是存活率。

因此，传统的课题仍然是明确的方向和沉重的任务，即普查普治、早诊早治。宫颈癌的筛查将使其发生率和病死率明显下降；子宫内膜癌的筛查亦有望获得突破，唯卵巢癌更特异的肿瘤标志物尚须研究与开发。2006—2016年被认为人乳头瘤病毒（HPV）疫苗的时代，HPV疫苗的意义在于人类抗击癌瘤的重大胜利。当然疫苗（当前主要是预防性疫苗）的应用还有诸多问题，特别是要经历覆盖亚型及使用时间的考验。

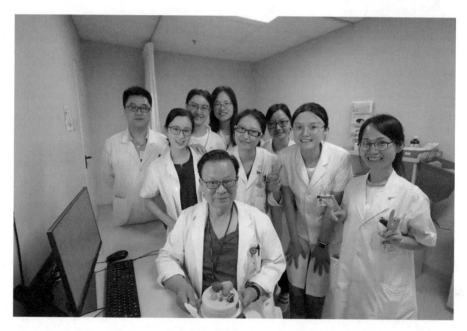

郎景和院士和他的学生们

三、妇科其他领域的新势态

女性生殖道感染已呈现发病率增加、多样性及感染疾病谱变化的新局面，不仅是细菌、真菌、原虫和病毒，还有衣原体和梅毒螺旋体，病毒中应引起重视的是乙型肝炎病毒（HBV）、HPV、巨细胞病毒（CMV）和人免疫缺陷病毒（HIV）感染。

并非所有的生殖道感染均由性途径传播，也不是所有的性传播感染（STI）都属于生殖道感染（RTI）。"STI"（sexually transmitted infections）强调疾病的传播途径，而"RTI"（reproductive tract infections）侧重感染发生的部位，但应该强调STI在RTI中的突出地位。要特别重视感染的高危因素，确定高危人群，筛查无症状的感染者，有效诊断及治疗性传播疾病（STD），对 STD 患者（包括性伴侣）进行评估、治疗及教育，改变有害的性行为及推行防范措施。目前，全世界女性 HIV 感染者占总数的 40%，HIV 感染严重危害妇女、孕妇及新生儿的健康和生命，应加强宣教与预防。

女性盆底功能障碍性疾病，主要是盆腔器官脱垂（POP）和压力性尿失禁（SUI），是影响中老年妇女健康和生活质量的严重问题。虽然它们都不是新问题，却有新理念和新技术的发展，如盆底整体理论和"三个水平"的支持结构，为达到从解剖恢复至功能恢复，完成微创有效的治疗，创立了修复（repare）、维护（retain）和替代（replacement）的"3R"手术方式，明显地提高了疗效，也使其促进了盆底结构重建和妇科泌尿学亚学科的建立，甚至可以称为女性盆底学（female pelvicology）。该专业方兴未艾，定会有广阔的发展前景。

子宫内膜异位症（内异症）可以认为是一种真正的"现代病"和未来多发病。它发病机制不清，有诸多迷惑；它病变广泛，形态多样，极具转移、侵袭和复发性，成为难治之症。作为经血逆流种植的 Sampson 理论受到质疑，在位内膜的生物学特质和基因差异对发病的作用引起重视，尚需要科学诠释、动物模型建立和临床循证观察。内异症的筛查目前仍然是个难题。现已基本形成了内异症的临床诊治指南，主要是针对疼痛、包块和不孕的手术（主要是腹腔镜）、药物及助孕技术等治疗对策。有力地推广该指南将有益于促进临床研究和提高治疗效果。

四、对于妇科学的发展还有 3 个方面值得提出

第一，妇科内镜。妇科内镜手术在内镜外科中是发展早、发展快的，现已在诊断与治疗中广泛应用，它将成为新世纪妇科医生的必备技能。它与剖腹手术、经阴道手术相辅相成，取长补短，比翼齐飞，不可能谁代替谁。不能，也不应要求以一种方式解决所有问题。掌握适应证，避免并发症始终是外科的基本原则和要求。

第二，青少年妇科学。应该形成新的亚专业，包括性发育异常、感染、创伤、功能障碍、肿瘤以及精神心理、性问题（性教育、性罪错及其遭遇性侵犯之后果处理）等，有其特殊性和重要性，应引起重视。

第三，外阴阴道疾病。总体而论，一般妇科医生对此不够谙熟。但外阴病涉及皮肤病学、病理学、治疗学诸多问题，需要有志者不断钻研。并以此为基础，结合子宫颈病变、妇科炎症等诊治，形成门诊妇科学（office gynecology）和专门家。

五、生殖内分泌学和计划生育

人类生殖的研究日趋深化，直至克隆技术的引入。所以，人类生殖学的发展遇到的主要不是技术问题，而是伦理和社会问题。生殖的干预，包括生殖的阻碍（各种避孕、节育措施）及生殖的促进（各种助孕技术）同样重要，也同样具有人口、社会、伦理等问题。因此，医生的责任也绝不仅仅是学术研究与技术改进，亦将为国家与政府之政策提供咨询和建议。

在中青年妇女，多囊卵巢综合征已是研究的热点，因为它既有内分泌紊乱性，又有全身代谢异常，故其发病率仍会增加。激素替代疗法（HRT），曾因 WHI 的报道引起轩然大波，现已逐渐平复，似乎可以说利大于弊，但对子宫内膜癌和乳腺癌的发生危险仍需注意。

助孕技术重在管理！一方面，它为不孕者带来希望，甚至为肿瘤病人之卵巢、卵子保护和期待生育提供了可能；另一方面，过度的刺激排卵有可能诱发卵巢癌的发生。可谓任何事物都可以"一分为二"，技术常常是"双刃剑"。

在社会经济、文化、观念都发生巨大变化，医疗卫生体制正在改革的形势下，具有极大风险性的妇产科临床工作将面临更多的挑战。我们要加强人文修养，注意医患交流与沟通，技术精益求精，作风热诚负责，做一名德艺双馨的妇产科医生。

［原载《中国实用妇科与产科杂志》2007，23（1）：1-2］

81. 子宫内膜异位症研究的任务与展望（之一）

从 1885 年 Von Recklinghausen 首次提出并命名子宫内膜异位症（内异症）至今，恰是 1 个世纪零 10 年，而且，内异症作为"现代病"，已成为生育年龄妇女的多发病、常见病。最早的研究认为，内异症是一种"溃疡（ulcer）"，而目前对内异症的研究已发展到分子水平，但对于内异症的诸多问题仍囿于迷茫。于是学者们困惑于我们走了多远？路又在何方？本文意在驻足思忖与举步求索，试分基础研究和临床研究两部分，本期刊出的是基础研究部分。

一、发病机制

内异症的发病机制仍未完全明了，乃以 Sampson 的经血逆流致内膜异位种植学说为主导理论，但争论不辍，缘因经血逆流几乎是生理现象，却只有 10%～15% 的妇女罹患内异症。因而甚至有人质疑 Sampson 是不是错了？有关内异症病因学的研究关键在于科学诠释、模型建立和临床循证。

新近的研究焦点聚集于子宫在位内膜，有谓"不正常子宫内膜"（abnormal endometrium）。国内学者提出"在位内膜决定论"（determinant of uterine eutopic endometrium），即不同人（患者与非患者）经血逆流或经血中的内膜碎片能否在"异地"黏附、侵袭、生长，在位内膜是关键，在位内膜的差异是根本差异，是发生内异症的决定因素。其立论基础是研究子宫内膜中的特殊细胞组成和分子，比较内异症和非内异症患者子宫内膜的基因或蛋白表达的差异；以及体外培养中，内异症和非内异症患者在位内膜对刺激的反应性差别等。在位内膜组织形态及超微结构的研究也表明，内异症患者子宫内膜功能活跃，血管增生及侵袭性强，易于迁徙及种植。在猕猴内异症动物模型建立过程中，也提示个体差异是内膜种植成功的关键。而免疫反应是继发的，是影响"内膜命运"或在"异地容受"的附加因素。

上述理论当然是对最多见的腹膜型内异症发生的解释，卵巢型内异症可能是种植和卵巢上皮化生的"双向"作用结果，而阴道直肠型内异症则是残余苗勒管化生和腹膜型内异症深入阴道直肠间隔的两种方式形成的。也许，至今尚没有一种理论可以解释所有内异症的发病，诚如它的多种临床表现和病理特征。所以，内异症的发病更倾向于多种机制、多种因素共同参与的结果。

二、遗传问题

临床观察和流行病学调查发现，内异症具有遗传倾向及明显的家族聚集性，杂合子的丢失可达 40%~70%。目前对内异症的基因研究也从肿瘤基因表达到探寻内异症的特异基因。我国新疆维吾尔自治区学者发现了该区域的汉族和维吾尔族患者发病的种族及遗传差异性。因此，在 20 世纪末，学者们便提出可以将内异症视为遗传性病症，并以此解释在位内膜不同的黏附、侵袭及生长能力。这也正符合在位内膜的遗传差异是根本差异的论断。全基因组的连续分析是最有意义的，可以发现某些与内异症相关的遗传基因多态性，从而预测发生内异症的风险。

基因分析及蛋白质组学研究是现今疾病探索的重要途径，对内异症基因的差异表达与蛋白质功能的分析，提示内异症在位内膜在细胞骨架、氧化反应、代谢、侵袭和转移及细胞凋亡等过程中存在的异常，可以更多地回答内异症发病和遗传的问题。

三、病理过程

在内异症病灶形成过程中，黏附-侵袭-血管形成是被多数学者认定的病理生理过程，我们将其称为"3A 程序"（attachment-aggression-angiogenesis）。黏附是异位内膜"入侵"盆腹腔腹膜或其他脏器表面的第 1 步，继而突破细胞外基质，血管形成是其种植后生长的必要条件。在这一过程中，有多种相关因子及酶的参与，有激素、免疫反应以及局部微环境的影响，使这一病理过程颇为复杂多变，并在临床上表现为早期、活动性病变（红色病变）、典型活动性病变（棕色、蓝色或黑色病变）及陈旧、不活动性病变（白色病变），并可解释内异症囊肿、结节、肿块等各种形态。

内异症无论从临床上抑或病理上均表现为一种炎性过程，可以认为是非特异性（如非结核性）炎症，也可以认为是特异性（如内异症某种特征）炎症。涉及的相关因子，如白细胞介素（IL）-8、肿瘤坏死因子（TNF）-α、正常 T 细胞表达和分泌的细胞因子（RANTES）、内毒素等。在炎症病理过程中，内异症病灶，特别是在位内膜的特质仍起决定作用，炎症反应是继发的，如 RANTES 在内异症患者分泌期在位内膜的表达水平明显升高，其他如 TNF-α、内毒素等均在其腹腔液中呈高水平。

内异症引起的不育和盆腔疼痛是研究的难点，其特点是内异症对生育过程的"全方位"干扰，从排卵、受精，到受精卵着床、发育，因此才提出了"内异症生育指数（endometrio fertility index，EFI）"的概念及量化表，便于对生育的评估和采取相应的对策。而内异症病变与盆腔疼痛的不一致性，以及疼痛部位和性质的多样性，更使其机制研究和处理遇到困难。这两方面又是内异症影响患者健康和生活质量的基本问题，将是未来研究的主攻方向。

四、诊治策略

当前，内异症的诊断仍是外科观察，即剖腹手术及腹腔镜检查，有学者称腹腔镜检查是诊断内异症最有效、准确的手段，但病理证实只达一半，联合症状及检查可有较准确的论断。基础研究为内异症的诊断提供了新的方法，如在位内膜组织或蛋白质谱差异提示，内异症患者存在内异症的特异性蛋白指纹；以血浆蛋白指纹诊断模型，利用生物标记发现软件（biomarker discovery software）建立分类决策树，均是准确、早期、微创或无创性诊断内异症的新技术，这些新技术有可能应用于临床筛查和疾病监测。

内异症的治疗有可能打破原来的模式，即假孕、假绝经等经典疗法。针对细胞黏附、侵袭、血管形成的病理模式，采用抗黏附、抗侵袭、抗血管形成等新的治疗策略。针对在位内膜在内异症发生、发展中的决定作用，治疗靶点将瞄准在位内膜，即改变在位内膜的生物学特质。如现今使用的含孕激素的左炔诺孕酮宫内缓释系统（商品名：曼月乐），可以抑制局部 TNF-α、RANTES 的产生，以降低内膜的炎性及免疫反应，是孕激素治疗内异症的另一条途径。这类的治疗可称为"源头治疗"，甚至是基因治疗的依据。其同时也可处理异位病灶，可谓"标本兼治"。

中医中药用于内异症的治疗是值得重视和开发的，它不止停留在软坚化瘀、消炎止痛的临床主治上，也应有深入的基础研究。一组中药已被研究证明可以抑制异位内膜基质细胞核因子 κB 的激活，减少 RANTES 的表达和分泌。中药对全身免疫功能的调节更是有其独到之处。

五、发展条件

内异症的基础与临床研究有了长足发展，国际专题学术会议从 1986 年始，每 2~3 年开 1 次，已历经 9 届。目前，国内的研究工作也取得了令人瞩目的成绩。就其发展和应进一步深入研究的任务有以下几个方面：①重视基础研究，并且和临床密切结合，如上述的问题需要有实验和理论的突破。②从事内异症研究的专家，应该有广博的知识（如普通妇科学、生殖内分泌学、妇科肿瘤学、病理学）和技能（如内镜手术技术等）。③内异症的临床诊治需要多学科的合作，如人工助孕、影像学诊断、药物应用与镇痛，以及普通外科、泌尿外科的手术处理等。我们已经初步形成了基础研究和临床工作的队伍，相信在 21 世纪会大有作为。

［原载《中华妇产科杂志》2006，41（5）：289-290］

82. 子宫内膜异位症研究的任务与展望（之二）

子宫内膜异位症（内异症）在临床上有不同的症状、不同的病变、不同的分布和扩散及不同程度的表现，又可谓病变广泛、形态多样，极具侵袭和复发性，成为难治之症，使我们面对诸多的临床问题。

一、诊断问题

迄自腹腔镜技术盛行的近一二十年，内异症的诊断也依腹腔镜检查为诊断的"金标准"，应该说"眼见为实"，相对可靠。腹腔镜检查可以较全面地观察病变，根据美国生育学会（AFS）1985 年修订的内异症分期法（r-AFS）进行分期，并可取得组织活检。但近年来，学者们又对此提出了质疑：①镜检观察有局限性，如对隐匿或腹膜下器官组织内病变的疏漏。②并不是每个患者、每个医疗单位都可接受或施行腹腔镜检查。③所得组织活检经病理学证实，有内膜腺体和间质者只占 40%~70%。因此，镜检阴性结果不能说明没有内异症；腹腔镜检查的阳性病变，也不能说明有确切的病变。镜检的可靠性、确切性和必要性受到了挑战。

改善或提高诊断技术或水平的方法有以下几方面：①应该承认腹腔镜检查的相对准确性和可靠性，其局限性在于内异症病变的多样性和复杂性，有些典型病变（如卵巢子宫内膜异位囊肿），病理学有时也难找到典型的内膜腺体或间质。关键是提高术者的镜检水平和识辨能力（包括辅以荧光染料的回声内镜等）。②通常以组织病理学检查为最终诊断标准的信条，现今也同样遭遇挑战，而分子生物学特质将受到青睐。目前，理想的准确而特异性诊断内异症的分子生物学及生物化学标志物尚未臻成熟。加拿大学者以血清及子宫内膜两种标本做多项分子生物学检测，可达 90% 以上的阳性预测值，值得研究和开发。③对非手术（或非腹腔镜检查）诊断的再认识，即通过症状、盆腔检查、影像学检查（B 超、MRI）及血清标志物 CA125 等 5 项临床及实验室指标进行综合研究，也可获得相当的准确性。既符合无创原则，又符合国情，但有待于循证医学的考证。对于有肿块及特殊部位病灶者，仍有必要施行更全面的检查，甚至手术探查，以免贻误病情。

二、分型及分期问题

关于内异症的临床病理类型，讨论的文献并不多，也不统一，但却十分重要。一般可以将其分为腹膜型内异症、卵巢型内异症、深部浸润型内异症和其他部位内异症。值得提出的是，深部浸润型内异症包括宫骶韧带、阴道直肠窝、结肠壁及阴道穹隆等部位的内异症结节。比利时著名学者 Donnez 等认为，阴道直肠隔内异症结节为残余苗勒管化生之肌腺瘤样病变，这一看法可能是不错的。但近年来人们进一步认识到，阴道直肠窝可以深达阴道上 1/3，此处发生的腹膜型内异症可被覆盖其上的腹膜反折所"遮掩"。其他部位内异症以消化道、泌尿道、呼吸道以及瘢痕等处多见，其发生、临床表现和治疗均有其特点。

内异症虽属良性病变，但其病变累及广泛，生物学行为与恶性肿瘤很相似，故正确分期很重要。以腹腔镜检查结果为依据，Accosta 于 1973 年首先推出轻、中、重度的分期方法；Ingersoll 于 1977 年又在此基础上细分为 0、Ⅰ、Ⅱ、Ⅲ、Ⅳ期 5 个期别。1979 年 AFS 推出了内异症的分期法，并在 1985 年进行了修订，即现行的 r-AFS 分期法。以腹腔镜检查为基础的评分较为细腻，对诊断和治疗的选择也有一定的帮助，但腹腔镜检查的缺陷及术者的经验差异，可造成内异症期别判定的误差，另外 r-AFS 不能反映和评估疼痛和不育，而这两方面是内异症最主要的临床症状。所以，有人提出，将疼痛和不育也作为评分内容，或者将现行的Ⅳ期、40分，增加到≥70 分、Ⅴ期等。

纵观内异症分期及分型方法的发展和现存的问题，可能更多地注重了病变的程度和分布，而对预后评估重视不够，比如，对疼痛和不育的评估和处理。一个好的分期法应该对不同的病（变）症（状）的不同处理选择加以分型、分期。诚如在内异症的诊断分期中，病变部位和类别的描述应有益于药物或手术的选择，并对预后的良、中、差有所提示。实际上，较理想的分期系统不是单一或少数研究者和单位可以架构的，需要对疾病特征材料、统计材料以及干预措施的最终结果进行观察及比较，采用多中心合作的、大样本资料的总结分析，才可以得出。

三、治疗问题

内异症的治疗原则已经明确，即减灭和消除病灶、缓解和解除疼痛、改善和促进生育、减少和避免复发。以此制订和推广规范化治疗时，也要考虑患者的年龄、婚姻情况和生育要求、症状的轻重、病变部位和范围以及既往的治疗与患者的意愿，实施个体化处理。

有道是，每名医生都有自己的许多病例，每名患者也可能知道许多关于疾病的情况，每名医生和患者都面临许多选择和建议。因此，对于内异症的处理会有许多种，但却不甚满意。当务之急是推行合理的规范化和个体化治疗。

治疗方法包括手术治疗、药物治疗、介入治疗等，对于盆腔疼痛、不育以及特殊部位的内异症，则应区别对待，采取相应措施，如辅助生育技术等。

在临床中，盆腔包块是主要的处理目标之一，可以是常见的卵巢内膜异位囊肿或者深部浸润结节，经影像学及血清学检查，要除外赘生性肿瘤（如卵巢肿物、肠道肿瘤等），为此，不主张"试验性治疗"，特别是长期试验性治疗，更倾向于腹腔镜检查或剖腹探查术。观察时间要视肿物变化而定，以不长于 3 个月为宜；行口服避孕药等治疗时，若肿物缩小或消失，可继续观察，若肿物无变化或增大，则应施行手术。手术尤其是腹腔镜手术被认为是这类患者的第一选择，这在 1996 年的国际内异症大会（加拿大魁北克）上已经取得共识。

　　药物治疗时可选择的药物种类繁多，也较混乱。其主要作用是卵巢抑制，当然也包括药物对异位内膜的直接作用。药物可以阻止内异症发展，减少内异症病灶的活性及粘连形成，减轻症状和避免复发等，但使肿物缩小的可能性并不大。治疗性药物包括从 20 世纪 60 年代的避孕药、70 年代的达那唑（danazol）或睾酮衍生物，到 80 年代后期的促性腺激素释放素类似物（GnRH-a）。GnRH-a 疗效最佳，但药物所致绝经反应明显，且价格不菲。药物所致绝经反应可以用"反向添加（add-back）方案"应对之；"退缩方案（draw-back）"也可以减轻症状，并减少用药。GnRH-a 的剂型、剂量研究以及国产化将是令人期冀的。

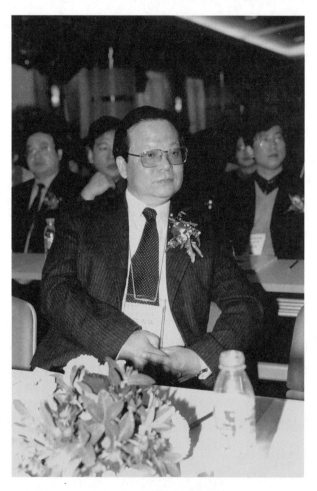

郎景和院士在子宫内膜异位症大会（2005 年）

四、疼痛与不育的处理问题

　　疼痛与不育是内异症患者最主要的主诉，也是治疗的靶点和难点。内异症引起的疼痛包括痛经、非月经期疼痛、性交痛、下腹痛、肛门痛、腰骶部痛等，属于慢性盆腔痛（chronic pelvic pain，CPP）的范畴，CPP 是女性的常见病症，病因复杂，而内异症所致疼痛常混杂其中，因此，首先需要诊断和鉴别诊断。尽管我们可以说，发生在生育年龄妇女的 CPP，80%可归咎于内异症，内异症患者又有 80%合并 CPP，尽管我们可以通过病史、体格检查、实验室及影像学检查诊断引起疼痛的疾患，但腹腔镜检查的确是探寻疼痛来源及诊断的最有效手段。因此，当患者合并不育以及结节或附件包块时，要首先施行腹腔镜手术；若无不育及附件肿物时，可先用药物对症治疗，药物治疗无效时可考虑手术。一般手术处理病灶，可使 70%~80%患者的症状得到缓解。腹腔镜子宫神经去除术（LUMA）、骶前神经切除术（PSN），适用于中线部位疼痛的治疗。无包块的内异症疼痛患者的治疗可成"三部曲"——①非甾体类镇痛剂或口服避孕药 3~6 个月，间断或连续。②若无效可用 GnRH-a 联合反向添加法（add-back）治疗。③腹腔镜手术。

内异症引起疼痛的机制不清，与病变的部位、病灶大小也不平行，无论基础研究与临床研究都有待于加强。

1996 年的国际内异症大会指出，对于内异症，妊娠和助孕是最好的治疗。而恰恰内异症引起不育的原因复杂，从排卵障碍、卵子质量不佳、输卵管粘连、拾卵及配子运输不力、子宫内膜容受性差或着床问题，几乎是"全方位"对受孕的干扰。因此，2003 年有学者提出应对内异症患者生育能力进行全面评估，即内异症生育指数（endometriosis fertility index，EFI）或结合输卵管功能的评分系统（least function scoring system，LF），这比 r-AFS 的临床评分更有意义。

简言之，对内异症不育患者应首先试行腹腔镜手术，以明确诊断，同时进行 EFI 评估和 LF 评分，并施行子宫内膜检查，输卵管粘连松解、分离处理。如果患者年轻，且为轻至中度病变、EFI 较高，术后可短期（3 个月左右）观察，并给予生育指导，如仍未妊娠，则应给予助孕治疗。若年龄较大（≥35 岁）或有其他"高危因素"（EFI 低等），应积极采用辅助生育技术包括促排卵（COH）和/或人工授精（IUI）或体外受精胚胎移植（IVF-ET）。对Ⅲ、Ⅳ期患者，术后应用给予 GnRH-a 治疗 2~3 个周期，再行人工助孕（ART）更为合理、有效。ART 治疗提倡抓紧术后"黄金时节"（半年左右）速战速决。内异症引起的不育，要从多环节检查和处理，内异症专家和生殖内分泌专家密切合作，采取综合治疗方法。

五、加强循证及多中心合作

内异症关系到中青年妇女的健康和生活质量，是令医患双方都迷惑不解、多变数的问题。它甚至不是一个疾病，而是一组症候群；它不是一般的良性病变或炎症，而可以认为是一种特殊的"肿瘤"。这一观念将对我们临床处理理念的转变有所裨益。

为了提高临床诊治效果，除了深入的基础研究以外，加强循证医学研究和多中心合作至关重要。我国人口众多，内异症患者数量巨大，组织起来，规范诊治，进行大样本的长期临床诊治观察并及时总结，必要且有益。有条件的地方，可以建立内异症研究中心，成立内异症研究协作组或学组，要有多学科、多专业专家组成，使诊治全面有序，确实有效。循证医学和多中心研究，可使我们摆脱认识上的局限，扩展和深入地探索内异症的相关问题。一位医学哲人说得好：很多聪明的医生，治愈了很多病人；也有很多"聪明"的医生，治疗了很多没有病的人。

我们应对"聪明"二字深长思之。

［原载《中华妇产科杂志》2006，41（10）：649-650］

83. 加强人文修养，建立和谐医疗

我愿以本文作为新年献辞，并与同道们共勉。

当我们欣喜若狂地仰望神舟六号将航天员送上太空翱翔的时候，又禁不住低头沉思于我们所从事的医学。

医学不是纯科学，他只是人类情感或人性的一种表达。因此，他总是在其他科学的前拉后推下"爬行"。医学的发展、医生的技能远远滞后于疾病的发生和发展，医疗服务也常常得不到满足和欣悦。对不可解释的"人类价值"的意蕴，使得医生从"纯粹的"科学家的队伍中分离出来，并成为永远的落伍者，于是，"医生的价值"及对医生的"敬意"受到了挑战和动摇。

医学的特点是研究人类自身，而人类自身的未知数最多。况且，他不可以随便拆卸、随心取材，或者进行这样那样的试验。生命是神圣的，医学的宗旨恰恰是维护生命。

医学或医疗的突出特点，一是局限性，二是风险性。医学的局限性缘于认知的相对性和片面性，科学并不是"什么都知道"，科学只知道一部分，"包治百病"肯定是谎言。正如美国哲学家 Richard 所说，"真理不过是我们关于什么是真的共识，我们关于什么是真的共识不过是一种社会和历史状态，而并非科学和客观的准确性"。因此，对医学而言，未能认知，或认知不确、不全是难免的。我们对疾病的诊治也往往不能完全到位，所谓医疗并不总意味治愈某种疾病，多数情况意味着关怀、体恤和减轻病人痛苦。作为医生，作为病人或亲人都应该知道，医疗只是"有时是治愈，常常是帮助，却总是抚慰"（sometime to cure，often to help，always to console）。于是，医生的注意力要集中到病人的体验上，而不仅仅集中到疾病的过程本身。如是，我们的医疗思想、服务思想就一定会好得多。

医学，特别是临床医学（尤其是妇产科）有很大的风险性，其包括诊断风险（可有创伤、有贻误）、用药风险（不良反应）、手术风险（麻醉、出血、损伤、感染）等。不少情况下是由于病情复杂、医者对其认识不足、技术受阻，甚至意外。当然，医生个人的素质、技术、责任心以及医疗单位的总体水平、条件与管理也起重要作用，甚至是关键作用。因此，我们应极端热忱、极端负责任，时刻如临深渊、如履薄冰。

所以，在当今社会经济、文化、卫生体制发生重大变化，医疗环境、医患关系出现新情况、新问题的情势下，医生在更好地钻研业务、提高技术、改善服务态度的同时，也应更加学习人文思想、树立哲学理念，建立和谐医疗。

哲学是分析问题的智慧和方法，是"价值的守望者"。人们总是在信奉和实行某种哲学，是自觉的抑或不自觉的，是适宜的抑或不适宜的。医学的哲学内涵在于其兼具自然科学和社会科学两种性质，特别是现今的生物-心理-社会医学模式的建立。医生要将科学与人文交融，使我们有完备的知识基础、优秀的思想品质、有效的工作方法、和谐的相互关系以及健康的身心状态，才能很好地完成医生神圣而艰难的使命。

医生的人文修养和哲学理念包括：如何看待病人、如何看待自己及如何处理自己和病人的关系。它包括医生的品格和作风，不仅是技术能力，还有人格魅力。诊断治疗的正确与错误，或者恰当与偏颇，涉及责任心、技术水平、临床经验、思维方法等，而思维能力和方法便是哲学。譬如，一个完美的手术，决策占75%，技巧占25%，决策就是思维、判断和设计，哲学便是其元素或渊薮。我国古代政治家、思想家说，做事要"通天理、近人情、达国法"。"天理"者，乃是自然规律、疾病发生和发展过程；"人情"者，指人的思想、意识、情感、意愿；"国法"者，即诊治原则、规范、技术路线、方法和技巧以及国家法规政策。做医生理当如此。

医生的自身修养和哲学理念的树立也如"磨刀"与"充电"，它和一般的知识与技能更新不同，带有"基本建设"性质，是一种"塑造"，往往有益于一生。专业和技术的提高当然是必要的，但不要把自己限定在一个狭窄的领地里，我们要学习的更多：文学可以弥补人生经历之不足，增加对人与社会的体察和理解；艺术可以激发人的想象，给人以心境的和谐与美的熏陶；伦理和法律是各种关系、语言和行为的界定。如此，再忖思医学的目的，则不难理解，治疗（包括手术）显然不总是意味治疗某种疾病，而是帮助患者恢复个人的精神心理和身体生理的完整性。在医患关系中，我们的一启齿、一举手、一投足都应表达我们对病人的关爱与负责，体现"以人为本"的准则，不仅仅注重疾病过程和技术程序，更应考虑病人的体验和意愿。

让我们努力营造一个和谐的医疗环境，建立一种和谐的医患关系，在庄严、神圣的医疗实践中，将自己塑造成品格优良、技术精湛的医生。

［原载《中华妇产科杂志》2006，41（1）：1-2］

84. 医生给病人开的第一张处方是关爱

我们进入了一个医疗卫生观念、身心健康观念以及诊治保健观念都发生更新的、快速发展的新时代，其中一个重要问题就是医学的人文特点、生物-心理-社会模式的突现和确立。我们应审时度势，准确定位，处理好医学的科学技术问题和医学的社会人文问题，做一个医术和医德兼备的医生。

一、医学的人文特点

医学不是纯科学，它只是人类情感或者人性的一种表达。医学不完全是自然科学，也不完全是社会科学，而是两者结合的边缘科学，具有深刻的人文底蕴。创痛和疾病会激起爱心和同情，这是人的良知和情感使然，也是学医和从医者最起初和最基本的动因，后来演进为兴趣、事业心、责任感。但医学本身的复杂性、风险性，使对人体结构和功能的认知、疾病诊断和处理的抉择变得极其困难，于是医生们囿于艰苦的探索和研究。高度的技术要求冲击着医学的内涵，使医生陷入"道"与"术"的困惑之中。见病不见人，重治疗轻预防是常见的偏颇，甚至涉及价值取向的改变。

而医学偏偏又是个永远的"落伍者"，它不可能超前，总是在其他科学的前拉后推下"爬行"。公众对医学的期望值太高，医生不能胜任；社会对医学的职业风险性认识度不足，医生难以招架。所以，医生和病人都要冷静清醒地承认，认知是相对的，也许是片面的，甚至是错误的，医学原理也会如此，临床诊治更为复杂艰巨。特别注意到，治疗并不总意味着治愈某种疾病（这无疑是我们的目标），有时候意味着体恤，减轻痛苦。医生要着眼于患病者的体验上，而不仅仅集中于疾病的过程本身。我们给病人开的第一张处方应该是关爱。

二、医学模式转变的影响

医学模式的转变，使以疾病为主导转为以健康为主导，以病患个人为中心转为以群体为中心，以医院为支点转为以社区为支点，以诊断治疗为重点转为以预防保健为重点。并特别重视多学科、全社会与"大兵团"协作，身体、精神与环境的和谐等。藉此，要求我们要把科学与人文结合起来，要有优秀的思想品质，完备的知识基础，有效的工作方法，和谐的相互关系和健康的身心态度等。

新的医学模式正是体现了医学的研究对象，即人的双重属性：生物的和社会的，人的健康状态和疾病的发生发展，既反映生物、生理和病理特点又受自然、社会与环境的严重影响。所以，作为医生，在诊治疾病过程中必须把这两种属性、两种影响共同考虑，以求其真，化解其难。亦譬如，我们是去用药、用手术，而不仅仅去给药、去做手术；完成了给药和手术，并没有完成病人的全部治疗。若从活的人完成"躯体的科学化"和"技术过程"，就可能犯下一个根本的错误！在行医过程中，医生要展示的不仅是技术能力，还有品格、作风，即人格魅力。要始终恪守我们的原则与保持美德，即克己、利人、同情与正直。

我们常说，科学求真、医学求善、艺术求美。真正的医生就是应其完美地结合起来，体现出来。

三、在新的情势下，建立新的医患关系至关重要

医生与病人之间诚然是平等的、友善的、合作的，其伦理原则是尊重病人自主权，仁爱的、无害的、公正的和诚实的。医患关系可以有四种：家长式作风模式、知情模式、解释模式和协商模式。医生的责任是让病人知情、申明意愿，并指导病人选择最佳的、最合乎道德的方案。在这一决策过程中，明确的判断、足够的信息、坦诚的交流、互相的理解都是必需的、必备的。选择的证据质量不应仅仅是个人经验，而是循证结果和公认的规范。应注重个体化、人性化。要审慎估计及处理可能的医疗的、经济的问题和冲突。要有必要的、合理的、合法的手续或文件。

在这其中，医生与病人、家人的交流或交往尤为重要，诚如1995年世界医学教育峰会议上所提出的"要为21世纪重新设计医生……新时代的医生必须是细心的观察者、耐心的倾听者和敏锐的交谈者"。交流已经成为诊断、治疗、医学发展，甚至医疗纠纷防范的关键环节之一，也是医德的重要体现。交流固然有技巧，比如尊重与倾听、耐心与接受、坦诚与沟通、肯定与澄清、引导与总结等。交流当然有基础，就是医生对病人的关爱及病人对医生的信任。"缺少共鸣（同情）应该看作与技术不够一样，是无能力的表现"（《福冈宣言》）。

医圣早已为我们立下誓词"我将要凭我的良心和尊严从事医业，病人的健康为我的首要顾念……"。

[原载《中国实用妇科与产科杂志》2006，22（8）：563-564]

85. 百尺竿头更进一步

2005 年 2 月 28 日，第三届国家期刊奖在北京揭晓。《中华妇产科杂志》首次荣获第三届国家期刊奖百种重点期刊奖。这是我国妇产科学领域的期刊在国家期刊奖中零的突破。

国家期刊奖始评于 2000 年，每两年举办一次。它是我国期刊界唯一的政府奖，也是期刊界的最高奖项。目前，我国的期刊总数已经超过 9000 种，其中科技期刊近 5000 种，医药学期刊近千种，仅涉及妇产科学领域的期刊也有几十种之多。在如此激烈的竞争中，《中华妇产科杂志》能够获此殊荣，是历届编委会的不断进取、本届编委会和编辑部同仁们共同努力的结果，同时也与广大作者和读者对本刊的支持与合作密不可分。

《中华妇产科杂志》创刊于 1953 年，至今已走过了半个世纪的历程。《中华妇产科杂志》创刊初期，我国仅有期刊 80 多种，而如今，我国的期刊总数几近万种，竞争之激烈是可想而知的。特别是进入 21 世纪以来，媒体的多元化和网络的发展，使信息传播速度空前的迅捷，传播的渠道日益扩展，所有这些，无疑都使本刊面临了前所未有的挑战。在新形势下，编委会进一步明确了"杂志应成为妇产科医师的信息源、知识库和不可缺少的参考书"；确立了服务于广大医师，立志成为中国最优秀的妇产科学术期刊的办刊目标，在实践中坚持以"学术导向"和"影响力"为标准，以为读者和作者服务为宗旨，并进行不断的探索和尝试。在这一年里，我们的杂志又有了新变化、新举措、新进展。

1. 2004 年起，杂志从原来的 64 页月刊，改为 72 页月刊，使绝对信息量提高了 12% ~ 15%。同时，注重提高版面的有效利用率和单位面积信息量。2005 年为方便读者，提高杂志的装帧质量，我们将几十年如一日的胶版纸印刷改为铜版纸印刷，将文章涉及的图、表随文字排版，提高了可读性并为杂志与国际接轨创造了条件。

2. 加强学术导向，针对临床的热点、难点问题和国际上普遍关注的、妇产科领域的最新进展，邀请知名专家，撰写评论性文章，同时加强组稿力度，提高了重点号刊出比例。另外，我们尝试调整文章排列顺序，改变以往单纯按专业的排序，而是根据学科发展和论文水平排序，使期刊的学术导向性更加鲜明。从 2004 年开始，预告下一年重点号题目，力图更广泛征集高质量的自由来稿，组织更深入的研究和高水平的论文。我们还开设了专家论坛、争鸣等栏目，并对有争议的文章配发编者按，旨在引导学术讨论。

3. 在特殊情况下，编辑部打破常规，积极组织相关报道，体现了科技期刊的社会责任感。

4. 开辟快速审稿通道，完善审稿程序，使具有领先水平的科研成果优先发表，体现了科技期刊的学术敏感性。

5. 努力缩短刊出周期，在审稿专家和编辑部的共同努力下，获得了中华医学会杂志社2004 年度论文刊出实效奖。

6. 在编委会的领导下，依靠专家办刊，不定期地以"《中华妇产科杂志》工作通讯"的形式，保持与编委和审稿专家的沟通与联系，及时得到反馈和指导。

几十年来，在历届编委会的不懈努力和木届编委会的正确领导下，在广大读者和作者的关心和支持下，杂志的发展取得了可喜的成绩。2000 年以来，3 次获得中国科协"自然科学基础性、高科技学术期刊经费资助"，2 次获得中国科协优秀期刊奖；2001 年 12 月，入选新闻出版总署"中国期刊方阵"的"双百"期刊；2004 年 10 月获第二届中国科协期刊优秀学术论文奖；2005 年 2 月，又在第三届国家期刊奖评选中获得百种重点期刊奖。这是《中华妇产科杂志》编委会及全体审稿专家、编辑部、全体作者和读者的荣誉，也是我国妇产科学领域期刊的荣誉！所有这些成绩的取得，是无数前辈和期刊工作者共同努力的结果。面对荣誉，我们也清楚地认识到，所有的荣誉只能代表昨天，所有的荣誉只能鞭策我们奋进！我们冷静地看到我们杂志的不足，我们与国内外名刊的差距；我们已经找到期刊发展的关键和前进的方向。现在我们正面临新的挑战和机遇，办好期刊是历史赋予我们的责任，我们没有理由懈怠，我们必须坚持在承传中不断创新！使《中华妇产科杂志》真正成为本学科领域中影响力最高、显示度最大的期刊，并成为世界同行了解中国妇产科学发展的窗口。

在此，我们也真诚地希望全体妇产科医师和社会各界，一如既往地关心和支持本刊的工作。我们坚信，有编委会的正确领导，有广大读者和作者的呵护与厚爱，有编辑部同仁们的共同努力，《中华妇产科杂志》一定会向更高的目标迈进。

[原载《中华妇产科杂志》2005，40（5）：289-290]

$86.$ 妇科泌尿学与盆底重建外科：过去、现在与将来（之一）

妇科泌尿学与盆底重建外科（urogynecology and reconstructive pelvic surgery，URPS）业已成为新的学科，立于医学之林。它旨在研究由于盆腔支持结构缺陷、损伤及功能障碍造成的症状、疾患的诊断与处理，其主要问题是女性压力性尿失禁（stress urinary incontinence，SUI）和盆腔器官膨出（pelvic organ prolapse，POP）。据调查表明，50%以上的妇女会有不同程度的尿失禁和盆底功能障碍，50%~65%的妇女患有尿失禁。因此，SUI 和 POP 严重影响中老年妇女的健康和生活质量，并已成为较为突出的社会生活问题。临床上，SUI 和 POP 紧密相关，50%的 POP 患者伴有 SUI，80%的 SUI 患者伴有 POP。在我国，虽然有大量的关于修补尿瘘及纠正盆腔器官膨出的实践和丰富的经验，但 URPS 作为亚学科尚属始创阶段，有关基础研究较少，临床诊治缺乏规范，专科学术队伍有待形成。因此，UPRS 将是我们在 21 世纪面临的重要问题和任务。2004 年 3 月，本刊主办了第一届全国女性尿失禁与盆底功能障碍学术会议，可以认为，此次会议具有里程碑的作用。鉴于我国目前该领域的状况，本次会议的宗旨定位于交流总结临床经验，示范新的手术方式，普及基本概念及理论，推动女性尿失禁诊治新技术的开展，促进妇科泌尿学的建立和发展。值此，回顾 URPS 的历史，正视其现状，展望未来应是有裨益的。本文重点评述 SUI（关于 POP 将另有著文）。

妇科泌尿学的历史实际上和医学本身一样久远，早在古埃及，人们已经认识到女性生殖与泌尿疾病间的密切关系。大约在公元前 2000 年，埃及就有关于女性尿瘘的记载。有意思的是，1935 年，对木乃伊的 X 线检查发现了一位宫廷女性的严重泌尿生殖道瘘。1804 年，有人用反光镜观察膀胱内腔，并描述反光镜所见，可以认为是膀胱镜检之肇始。1852 年，Sims 发表了他治疗膀胱阴道瘘的巨著。值得提出的是，美国霍普金斯医学院妇产科的 Kelly，他认为，妇科学和女性泌尿学密不可分，指出"不应只接受一个方面的训练而忽视另一方面"。我们现在治疗溢尿施行的阴道前壁紧缩术，就是出自他的首创，故称为 Kelly 手术。由此，霍普金斯医学院妇产科一直是女性泌尿学的强力推进者。1943 年，出版了《妇产科泌尿学》（Everett 著）；后来，Telinde 编撰了妇科手术学的巨著，以后的几次再版均有妇科泌尿学部分，他说"很难设想，没有女性泌尿学知识的医师，能成为一流的妇科医师"。时至今日，更觉其真知灼见。

作为学科发展，其教育和学术组织的活动十分重要。早在 18 世纪，爱丁堡大学的医学教育中已有女性泌尿学的内容。现今，英国皇家妇产科学院至少认定了 5 个该方面的培训中心。

1987 年，美国妇产科学会宣布，住院医师的培训内容，必须包括女性下尿道功能障碍的诊断与治疗。相应的国际学术组织有国际妇科泌尿学会（International Urogynecological Association，IUGA），2001 年召开了第 26 届年会；另一个组织是国际尿控协会（International Continence Society，ICS），2003 年召开了第 33 次年会；并于 2004 年 8 月，国际妇科泌尿学会与国际尿控协会联合召开了学术会议。到目前为止，中国只有少数妇科与泌尿科学者参加了这些组织和学术会议。

一、女性 SUI 的流行病学研究

据统计，全世界已有逾数千万妇女罹患尿失禁，也许它不像心、脑血管疾病及癌瘤等，严重威胁人们的健康和生命，但它对患者的影响是广泛而深刻的，如对社会生活和人际交往的自卑与隔离、情绪的消沉与沮丧、食欲与性欲的低下等身心障碍。而相当多的患者却忍耐于难言之隐，拖延其诊治。

关于 SUI 流行病学调查的不完全，在于某些患者的羞于启齿，也在于疾病定义的确认。因此，问卷调查要十分细腻。但目前调查的问卷结果多为症状，而结合检查等的调查颇为困难。新近的广州和福州的两项较大样本的流行病学调查，除了表明 SUI 与妊娠分娩、年龄等的一般关系以外，强调了胎儿体重、会阴撕裂、会阴侧切、分娩方式（阴道分娩与剖宫产）等的影响。绝经妇女增加了 SUI 的患病风险，雌激素低落是 SUI 伴随和相关的因素，雌激素的补充虽然可以改善膀胱、尿道的血液供应，增加尿道黏膜的厚度和阻力，但不能从根本上改变盆底支持结构。有关基础研究还发现，SUI 患者局部雌激素受体减少，也是雌激素补充治疗结果不佳的原因。

SUI 与盆底支持结构的高运动性有关，占 59%，而子宫脱垂只占 29%。不少研究表明，糖尿病、肥胖等都会增加 SUI 的发病率。

我国现今尚缺乏多中心的 SUI 流行病学调查，这将是一个十分有意义的，但却是艰难的系统工程，在日趋高龄化的社会，这一工作的必要性已迫在眉睫。

二、女性 SUI 的诊断

SUI 的诊断，除了一般的病史和妇科检查外，应有特殊的相关检查，包括压力试验、指压试验、尿垫试验、棉签试验和泌尿道造影等检查。诊断 SUI 最值得一提的是尿动力学检查。尿动力学检查是把尿失禁的症状用图和数字表现出来，并为患者的痛苦提供病理生理的解释，为临床制订正确的治疗方案和客观评估治疗转归提供客观依据。没有尿动力学的检查和评估指导，尿失禁的治疗存在一定的盲目性和缺乏客观依据，SUI 必须经过尿动力学检查才能确诊。英国皇家妇产科尿失禁学会、美国尿控协会均明确提出，存在排尿障碍和逼尿肌不稳定者，在决定手术前必须进行尿动力学检查。妇科医生在日常工作中接触泌尿疾患较少，对膀胱功能的复杂性可能缺乏认识，故强调术前进行尿动力学检查，严格掌握手术指征是十分必要的。对于轻、

中度 SUI 采用非手术疗法，并不一定要进行尿动力学检查，但进行有创的手术治疗之前，为了提高尿失禁的治疗效果和减少并发症的发生，普及开展尿动力学检查势在必行。

由此也提示我们，作为妇科医生，无论你是否从事妇科泌尿学专业工作，应该基本熟稔和掌握常用的泌尿学检查及诊断的知识与技能，如施行膀胱镜检查、读懂尿动力学检查报告等。

三、女性 SUI 的治疗

SUI 的治疗方法很多，仅手术方式即可达一二百种。治疗方法愈多，愈说明这些治疗方法均不够理想。SUI 的治疗方法可以概括为盆底功能训练、药物治疗、生物学反馈、物理治疗以及手术治疗。原则上，轻度患者可选用非手术治疗，中、重度者则以手术治疗为宜。

非手术治疗的危险性和并发症均较小，即使部分患者治疗效果不佳，也可减轻尿失禁和泌尿道的症状，患者的依从性好。联合治疗优于单项治疗。盆底肌肉锻炼（pelvic floor muscle exercise，PFME）是指患者有意识地对肛提肌为主的盆底肌肉，进行自主性收缩，以加强控制排尿的能力（控尿能力），也称 Kegel 锻炼，治愈、改善率一般为 50%~80%。有效的盆底肌肉训练需要在生物学反馈仪辅助、指导下进行。生物学反馈系采用模拟的声音或视觉信号，以提示正常及异常的盆底肌肉活动状态，使患者或医生了解盆底肌肉锻炼的正确性，从而获得正确的、更有效的盆底肌肉锻炼。

对 SUI 的药物治疗主要有两大类。一类为 α 肾上腺素能激动剂 alpha-adrenergic agonist），尿道肌主要受 α 肾上腺素交感神经系统支配，α 肾上腺素能激动剂可以刺激尿道和膀胱颈部的平滑肌收缩，提高尿道出口的阻力，改善控尿能力。α 肾上腺素能受体激动剂的代表性药物为盐酸米多君，高血压、哮喘患者不宜使用。另一类为雌激素补充治疗（hormone replace therapy，HRT），对绝经后 SUI 患者行 HRT 已有 50 余年历史，单纯行 HRT 可以缓解 10%~30% 绝经后患者 SUI 的症状，还可以减轻尿急、尿频等其他泌尿道症状。HRT 与 α 肾上 α 受体激动剂联合应用，可增强治疗效果。对于手术治疗的基本要求是，有正确的解剖和功能的概念和理解、正确的检查和诊断以及对缺陷或功能障碍状态的判别及定位。所采用的方法基于解剖的维持或缺陷修补，结构重建及用替代物（如 mesh）等原则，并且可以通过剖腹、腹腔镜及会阴阴道多种途径。对于 SUI，耻骨后膀胱颈悬吊术［即库柏（Burch）韧带悬吊术］和悬吊带手术，被认为是现代的有效手术方法的"金标准"，对单纯 SUI 的治愈率为 85%~90%。耻骨后膀胱颈悬吊术可以剖腹或经腹腔镜两种途径完成。采用尿道中段悬吊术治疗女性 SUI 的疗效，已得到普遍认同。因采用不同材料、不同途径进行的手术而有不同的名称，如阴道无张力尿道中段悬吊术（tension-free vaginal tape，TVT）、经阴道悬吊带术（intra-vaginal sling，IVS）、经闭孔悬吊带术（trans-obturator tape，TOT）和湿必克悬吊术（superior approach，SPARC）。美国还在悬吊带上安装了可调节松紧的装置系统，这种系统有两个可调整的气球装置）。当然，无论采用何种手术方式，SUI 复发率都随手术后时间的推移而增加，这是由于年龄等因素的影响而出现的新的病理情况而引起的。这也说明了 SUI 发病的复杂性。因此，在方法方面没有最好，而只有更好罢了。

四、问题与展望

首先，我们面临着一个观念或理念的转变，尽管对尿失禁的认识和治疗已有相当长的历史和相当多的经验，如 20 世纪五六十年代，我们对生殖道瘘的修补等。但对于盆底支持结构与功能、尿失禁的发生机制等新的、深入的研究进展，我们必须学习新知识，研究新问题。

其次，SUI 的治疗方法很多，前辈们的探索可谓不屈不挠，从 1901 年第一例条带应用，到 1949 年的 MMK 手术（即耻骨后尿道固定术），到 1961 年的 Burch 手术，而至现今的各种 mesh 应用和进步，为我们提供了更多的治疗选择。选择就是要体现个体化，但要摒弃"先简单后复杂"的治疗观念。我们应该选择的是最好的治疗，"最好的选择应是最初的选择，最初的选择就是最好的选择"。但也不意味简单的一定不是最好的，最好的一定是复杂的。

再次，妇科泌尿学正处在发展的新时期，"是最好的时机，也是最坏的时机"。之所以说是"最好的时机"，是因为在一个新的领域内已有了突破性的进展；之所以说是"最坏的时机"，是因为在女性盆腔这一空间里，有妇产科医生、泌尿科医生和肛肠科医生，"公裁"般地划分了各自的"领地"，并制订各自的"政策"，对待这一空间里发生的问题。因此，需要各科医生紧密合作，共同研究妇科泌尿学的问题，共同处理好女性盆底功能障碍性疾病。

最后，作为一个新学科的发展，我们仅仅是刚刚起步。除流行病学调查以外，在药物、行为和手术治疗方面，都需要积累我们自己的经验；在神经生理等基础研究方面，我们还是浅尝辄止；有关诊断和治疗也要根据我国的情况加以设计和规范。公众教育是不可轻视的。专科学术队伍的建设已是当务之急，妇科泌尿学医生既不是普通的泌尿科医生，也不是普通的妇产科医生，而是兼具两者，从中脱颖而出，经过训练、实践和深造而达到的专家。我们期望着这一学科的发展，并可以充满信心地说，SUI 是一种可以医治好的疾病。

［原载《中华妇产科杂志》2004，39（10）：649-651］

87. 妇科泌尿学与盆底重建外科：过去、现在与将来（之二）

盆腔器官脱垂（pelvic organ prolapse，POP）是盆底支持结构缺陷、损伤与功能障碍造成的主要后果，它与压力性尿失禁（stress urinary incontinence，SUI）也有密切关系。对 POP 的诊治是妇科泌尿学与盆底重建外科（urogynecology and reconstructive pelvic surgery，URPS）的基本内容。

应该说，我国妇产科医生对盆底重建手术做出过重大贡献。由于社会、经济与卫生诸多原因，以子宫脱垂为主要病患的 POP，曾是 20 世纪五六十年代中国妇女非常普遍的问题。为此，于 70 年代，我国开展了对子宫脱垂、生殖道瘘的普查普治，成绩斐然。大宗的临床报道及专著（以 1981 年 12 个省市 13403 例治疗调查报告和柯应夔编著的《子宫脱垂》为代表）问世。虽然，现今产科技术与结局的改善，由产伤造成的盆底功能障碍已明显减少，但随着社会人口的老龄化，作为中老年妇女的 POP，仍然是常见病，依然严重地影响妇女的健康和生活质量，特别是妨碍妇女的工作和社会活动，甚至有将 POP 称为"社交癌"。

遗憾的是，近一二十年以来，关于 POP 的临床报道与研究很少，是无暇顾及抑或不屑顾及？但盆底重建外科却是在迅速发展，并受到青睐。在美国，每年施行的盆底重建手术约 40 万例。据统计，60 岁以上的妇女，至少有 1/4 会遭遇不同程度的 POP，尽管 10% 的病人可以没有症状。绝经后的妇女是 POP 的易患人群，在 POP 的病人中，60% 以上发生于绝经后。而且延迟诊治是普遍问题，在发达国家也是如此。

在此，重新强调 POP 诊治重要性的另一个缘由，是近年来关于盆底解剖、修复和重建的新概念、新技术的提出和发展，这些是对传统认识和手术的一种挑战，值得重视和讨论。

一、盆底解剖和功能的新概念

也许在任何一本妇产科教科书中，都可以找到关于盆底结构解剖的描述，但和盆腔器官脱垂的联系又很不够。其实，关于盆底结构的支持，如肌肉与韧带的作用孰重孰轻，甚至是 20 世纪早期两位英国外科大师的著名争论。1907 年，Fothergill 以主韧带短缩固定术及阴道前后壁修补术（即 Manchester 手术）为依据提出，韧带对盆底结构的支持起主要作用；而 1908 年，Paramore 驳斥 Fothergill 的观点，认为盆底肌肉及内脏筋膜盆底结构的支持，发挥同样重要的作用。1916 年，Sturmdorf 提出，肛提肌对紧固阴道、减缩子宫阴道角度以及盆底紧张性有加压作用。

直至 90 年代提出的"吊床（hammock）说"及"3 个水平"（即 3 个层面）的支持结构理论，代表着现今的最新认识。

以尸体解剖为依据，Delancey 于 1994 年详细阐述了子宫阴道支持结构的 3 个水平：水平 1（level 1）为上层支持结构（主韧带-宫骶韧带复合体）；水平 2（level 2）为旁侧支持结构（肛提肌群及直肠阴道筋膜）；水平 3（level 3）为远端支持结构（会阴体及括约肌）。进一步的研究是通过阴道超声、侧立位摄片（膀胱、阴道与直肠造影对比）及肛提肌肌动图分析，可以观察阴道的动态支持。这些研究可提供我们了解盆底缺陷的类别和层次，并确定修复的层面和方法。"吊床说"则是指以肛提肌肌群及其筋膜组成了上提平台，或篷架样结构，或称"吊床"，以托撑盆底。在解释 SUI 时，"吊床说"比压力传导理论更为有力。

于是，我们似乎可以来调和 Fothergill 和 Paramore 的争论，将子宫比作一只停泊在码头的船，肛提肌像是水面，韧带是固定船只的绳索。保持盆腔器官的正常位置，需要水面和绳索的共同作用。没有水面托浮，船将下沉；没有绳索固定，船也难平稳。

由此，提示我们：①在 POP 的修补时，应注意在轴向平面进行。②水平的修复，可能更需要加强或用有良好组织相容性的替代物（mesh）代替。③肛提肌的加强、有效紧缩，以恢复肛提肌肌板的能力。④会阴体的强固，也支持阴道的延伸和成角，以及会阴体的美学考虑。

二、POP 的分类和分度

可以将盆腔分为 3 个区域，这也是我们经常遇到的盆腔器官发生缺陷、松弛或脱垂的 3 个部位：即前部区域，发生膀胱及阴道前壁膨出；中部区域，发生子宫及阴道穹隆脱垂；后部区域，发生阴道后壁及直肠膨出。

对于 POP 的分度法，目前国际上有了较大的改变，值得我们关注。传统的，或我们长期于临床应用的是子宫脱垂的 3 度标准，是根据 1979 年衡阳会议（部分省市"两病"防治会议）及 1981 年青岛会议制订的。3 度标准即：Ⅰ度：轻型为子宫颈距处女膜缘＜4cm（或低于坐骨棘水平），但未达处女膜缘；重型为子宫颈已达处女膜缘，于阴道口即可见到。Ⅱ度：轻型为子宫颈（部分或全部）已脱出阴道外，但宫体尚在阴道内；重型为子宫颈及部分宫体已脱出阴道外。Ⅲ度为子宫颈及宫体全部脱出于阴道外。

而由国际尿控协会（International Continence Society，ICS）盆腔器官脱垂及盆底功能障碍分会制定，并经美国妇科泌尿协会（American Urogynccalogical Society，AUGS）、美国妇科手术医师学会（American Society of Gynecologic Surgery，ASGS）协助制订认同的新的分度法，即盆腔器官脱垂定量（pelvic organ prolapse quantification，POP-Q）分度法，又称"Bump POP-Q 分度法"，是以国际尿控协会盆腔器官脱垂及盆底功能障碍分会主席 Bump 的姓氏冠名的。美国妇科泌尿协会及美国妇科手术医师学会，分别于 1995 年、1996 年推出 POP-Q 分度法。

POP-Q 分度法是以盆腔器官脱垂的最远端距离处女膜缘的位置，分为 0、Ⅰ、Ⅱ、Ⅲ、Ⅳ度，并再分别根据阴道前壁、阴道顶端、阴道后壁的各 2 个解剖点及生殖孔长度、会阴体长度和阴道长度，于"3×3 格表"记录具体数据，定量描述 POP 的程度，即盆腔器官的支持功能。该分度法对于我国妇产科医师尚属生疏，也嫌烦琐，但其有量化的描述，颇为细腻，对于手术设计及术后结果的判定，也有裨益。如使用 POP-Q 分度法，POP 不同分度的改善即有了客观的指标。目前，在国内推广 POP-Q 分度法可能有一定困难，但与国际接轨势在必行（如《国际妇科泌尿学杂志》，对有关文稿提出必须以 POP-Q 分度法进行报告的要求），现今我国至少在高等院校附属医院及大的省市医院可以参照施行。正像当初在我国推行细胞学的 the Bethesda system（TBS）分类一样，在国内推广 POP-Q 分度法，开展是需有个试用的过程的，而最终是可以很自如地运用的。

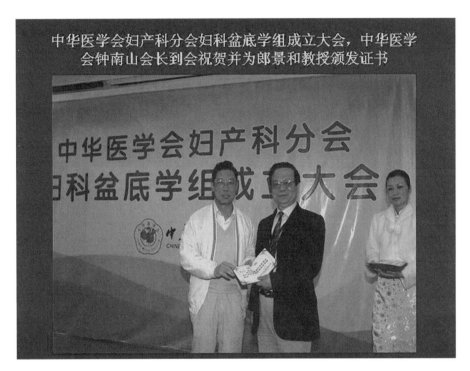

2005 年广州中华医学会妇产科分会妇科盆底学组成立大会

三、POP 治疗的新理念、新技术

POP 的治疗也分非手术疗法和手术疗法。非手术疗法有盆底肌肉训练（pelvic floor muscle training，PFMT，或用 PFMT 的提出者 Kegel 命名的 "Kegel 训练"）、子宫托、中药补中益气汤以及针刺或电磁神经刺激疗法等。

手术治疗的历史悠久，种类繁多。如早在 1850 年，Riggoli 描述了宫颈延长；1859 年，Huquer 首创了宫颈截除；1861 年，在美国新奥尔良 Choppins 施行了第一例经阴道子宫切除术；1877 年，有了 LeFort 阴道封闭手术；1888 年，Donala 施行了子宫颈截除术以及 Manchester 手术等。这些手术几乎均延续到现在，逾百年之久。百年以来，虽然对上述各种手术，施术者也有一定的改良或各自的技巧，但经典的做法并无改变，传统手术的问题日显突出，包括：①扭曲或损害了解剖，如阴式子宫切除术使阴道丧失支持韧带。②未能改善阴道上段的缺陷，容易复发，特别是穹隆膨出。③明显地使阴道窄缩及影响功能，LeFort 阴道封闭手术则完全使病人丧失了性生活的条件。④术后阴道的不适和疼痛。⑤易于复发，有文献报道，30% 的病人要再次接受治疗。

现今的手术策略为恢复解剖、恢复功能，并要微创。其途径可以剖腹及进行会阴阴道手术，或行腹腔镜手术，特别要根据损伤、缺陷及功能障碍的水平选择加强子宫骶骨韧带、加强直肠阴道筋膜及肌肉，或修复会阴体，有时要在 3 个水平上全面修复。其基本原则也如治疗 SUI，即解剖的维持或缺损修补、结构重建以及替代物（mesh）的应用。

因此，可以将 POP 的手术做以下新的分类及建议：①前部区域：前壁修补术并应用 mesh、阴道旁缺陷修补术。②中部区域：腹部子宫切除术并阴道骶骨固定术、阴道子宫切除术并髂尾-骶棘悬吊术、韧带固定术、经腹或经阴道骶骨子宫固定。③后部区域：后壁修补术并应用 mesh、骶骨固定术、经阴道悬吊术（intra-vaginal sling，IVS）及修补术。有两点值得强调：其一，经阴道手术有更多的优点，如手术较快、并发症少、疼痛轻、住院时间短及恢复快等；其二，mesh 的应用，随着材料工艺的发展，各种合成材料（如聚丙烯）制成的吊带（type，sling）、补片得以应用于 POP 的重建手术，其功能是紧固周围组织，或替代缺陷组织及"搭桥"作用。要求能保持解剖正常位置和筋膜的弹性，以及适应邻近器官（膀胱、阴道、直肠）的活动性。在悬吊带的应用中，避开血管和神经以及其他损伤。理想的 mesh 应是无菌、不吸收、无过敏及炎症反应、无致癌性、保持一定机械性的张力或缩复力，以及易于使用。在 SUI 和 POP 手术中常用的无张力尿道中段悬吊术（TVT）、IVS 等，已显示其独到的优越性。mesh 的最大问题是侵蚀（erosion），大约占 3%，与个人反应、mesh 包埋的深浅及排异作用有关，多发生于术后半年，侵蚀严重者通常要拆除 mesh。

四、问题与展望

盆底重建外科是在古老、传统的问题和技术基础上新兴的学科，它带来了新的概念、观念和外科技术，需要我们去理解、实践和发展。包括一些假说和理论，都需要进一步加以考证。但对其的研究日趋深入，如 1 条吊带的出入与路径，有的问题是在尸体解剖中证实的。此外，关于放射学、肌肉病理及神经传导等的研究，都已开始，可谓时不我待。

新的观念和技术，给了我们治疗盆腔器官脱垂许多新的方法，但其远期效果仍待观察和循证。所谓"真理不是对所有人，也不是在所有时间"。然而，如我们掌握了解剖和功能、维持或重建的基本原则，则其万变不离其宗。即将脱垂的组织固定在坚韧有力的骨膜、韧带或腱弓上，其设计和实施乃妙不可言。又要根据病人的情况，做到选择和施术的个体化。诚如英国妇外科大师 Bonney 所说，"我们都好比是裁缝，但我们不能为所有的人定做统一的制服，而是要对不同的人量体裁衣"。

mesh 等材料为盆腔器官脱垂的治疗及盆底重建提供了新装备、新思路，唯目前不够经济。一些适合于阴道或盆底手术的器械也待改善，以解决该区域的手术不便，如特制的长板拉钩、带线缝合器（deschamps）以及缝合打孔器等。

在盆腔器官脱垂的治疗中，阴道中段修补、直肠膨出、粪失禁手术仍是难点，需多科医生共同努力，不断改善治疗结果。

[原载《中华妇产科杂志》2005，40（3）：145-147]

88. 子宫内膜异位症研究的新里程

子宫内膜异位症（内异症）日益受到人们的关注，内异症所引起的痛经、慢性盆腔疼痛和不育，严重影响着中青年妇女的健康和生活质量；其发病及诊治依然使妇产科医生陷入困惑。但对其研究的进展令人充满希望和信心，无论从基础理论到临床实验的认识以及实际对策，都有长足进步，值得我们去审慎总结和规划未来。

一、发病机制的认识

可以简要地把内异症的发病机制概括为转移理论（metastatic theory）和转化理论（metaplastic theory）。转移理论包括植入性（implantation）和侵入性（invasion），植入性指经血逆流种植，即 Sampson 学说；侵入性系内膜细胞经血流及淋巴运送。转化理论是指体腔上皮（coelom-epithelium）或间皮（mesothelium）化生，通常在"原位"（in situ）。但这些观点作为主导理论的经血逆流学说，实际上不能解释为什么多数人都有经血逆流而只有 10%~15% 的妇女罹患内异症。

现今的研究证明，子宫内膜碎片（腺上皮及间质细胞）必须通过黏附、侵袭和血管形成，方可以生存、生长，并引起病变和症状。这一过程的完成是以不同的在位内膜的不同生物学特性，甚至基因差异为基础的。可以认为是"在位内膜决定论"，修正和完善了 Sampson 的假说。模型的建立，特别是国内首次成功构建的猕猴内异症模型更佐证了遗传相关性或在位内膜之差异，在内异症形成中的决定性作用。

激素影响、免疫因素以及局部环境当然也起着重要作用，但"内因是根据，外因是条件，外因通过内因而起作用"。他们只是改变内膜的归宿和异地容受的附加因素。

进一步的流行病学研究以及更完善的动物模型试验，将会深入阐明内异症的发病机制，这对预防、治疗内异症都有重要意义。

二、诊断治疗的规范化

内异症病变复杂、形态多样，治疗方法多种，结果却不尽理想。

内异症的临床病理分型尚未完善定型，先前分腹膜型、卵巢型和深部结节型；后来比利时著名内异症专家 Donnez 和 Nisolle 提出阴道直肠型，"这是第 3 种子宫内膜异位症，请忘掉深部结节"。然而，深部结节不仅可发生于阴道直肠隔，还可发生在泌尿道、消化道等部位，还可以有第 4 种类型，即其他部位的内异症，包括腹壁及会阴切口处等。

内异症的临床分期一直存有争议。近年来多采用 1985 年美国生育学会修订的内异症分期标准（r-AFS）进行报告及统计，其不足和局限性突出地表现在：①记分有一定的随意性，不能完全反映事实。②潜在的观察错误。③对生育估价的局限。④难以反映病变的类型和时期。⑤不能准确描述疼痛这一重要症状。因此，一种意见是对 r-AFS 进行改良，另一种意见是建立新的分期标准，但都非易事。

多中心合作的材料收集和统计分析，是建立和验证分期系统的基础，特别要重视病理学观察，其中关于疼痛和不育作为重要因素应加入分析，这自然是对满意分期的严峻挑战，还有病变特点、CA125 水平等都显示了其对预后的影响。分期对处理结果的预示作用也应予以考虑，这些都有赖于大量临床材料，以便提供分期方案的"经验点记分"和"突破点"（breakpoints）。

目前的手术治疗和药物治疗尚欠规范，特别是关于慢性盆腔疼痛和不育的治疗，要有团队或合作精神与工作程式。如关于慢性盆腔疼痛，虽然我们说慢性盆腔疼痛患者 80% 合并内异症，而内异症患者 80% 有慢性盆腔疼痛，但毕竟还有其他致痛因素，应予以除外和解决（如开展腹腔镜检查，或与疼痛专家合作处理）。对于内异症引起的不育，更应全方位检查和考虑，如确定内异症生育指数（endometriosis fertility index，EFI）及估价，并与生殖内分泌学和人工助孕专家一起制订方案，或形成续贯治疗措施。

三、研究策略和临床循证

无论是内异症发病机制抑或其他实验研究，旨在和临床密切结合，提供临床解决疾病发展与治疗干预的关键问题。基础研究的深入为临床治疗提供了新思路，如抗黏附、抗侵袭、抗血管形成，以及芳香化酶抑制剂、环氧合酶抑制剂等都为"靶向治疗"带来了生机。"在位内膜决定论"使我们的治疗目标集中到了对子宫在位内膜的干预，如现今的研究证明，内异症患者在位内膜的芳香化酶表达明显高于非内异症者，因此局部的雌二醇来源途径也对内异症的发生起作用。因而改变在位内膜的生物学特质，为基因治疗提供了可能性，这也可称为"源头治疗"。当然，也要同时治疗或处理盆腹腔及其他部位已经形成的内异症病灶，所谓"标本兼治"，应成为新的治疗对策。

促性腺激素释放激素（GnRH）抑制剂（GnRH-atagonists）是当前最受推崇的内异症治疗药物，其主要作用当然是对垂体促性腺激素分泌的抑制，目前应用的 GnRH 类似物（GnRH-analogues）基本是 GnRH 激动剂（GnRH-agonists），而更理想的则是 GnRH 抑制剂，它可以口服，有更好的依从性。

循证医学研究是系统、准确评价内异症治疗有效性和安全性的必要工作。我们虽然做了不少临床工作，但尚缺乏循证医学方面的研究。比如，药物治疗主要针对疑似患者、确诊病例、复发病例还是作为手术后的辅助治疗或长期用药等，这些情况的各种药物治疗效果的评价依然缺乏循证医学方面的研究。首先要有规范的治疗方案，并有前瞻性多中心大样本的对照研究，才能有科学的、指导性的证据。同样，长期用药时间的确定、切除子宫是缓解疼痛的唯一出路的疑问、药物治疗对妊娠的负面影响、人工助孕技术的选择等，无论是新问题还是老问题，都需要更多、更好的证据。可见，临床研究大有可作、大有可为，学术研究应克服轻视临床的倾向。

总之，内异症的基础与临床研究都处在一个新的转折点，面对新的挑战，也是新的契机，经过我们的努力，定会创造出一个新的局面。

［原载《中华妇产科杂志》2005，40（1）：3-4］

89. 新年新发展

2004 年的妇产科医生以忙为特征，特别是产科。这一年，中华医学会妇产科学分会产生了新的委员会；这一年，《中华妇产科杂志》扩版，内容丰富而书卷活跃。新的一年，我们面临的是新的挑战、新的机遇、新的征程。试论三个问题，以供同道斟酌。

一、信息的挑战与问题

当今时代是信息产生、信息传播、信息利用迅猛发展的时代，是科学昌盛的表现，自然有利于科学进步，促进生产力的发展。医学信息数量是非常巨大的，不仅有预防与临床医学，也有基础医学，更有科学普及和大众传媒。而医学信息的特殊重要性是关乎人的健康和生命，因此，尤其应该重视信息的质量。所谓信息的质量就是信息的科学性、准确性、可持续性，即信息的价值。医学的信息，除了对学科发展的影响和意义以外，还有实际的应用价值。遗憾的是，我们通过各种途径获得的信息，其价值或质量与所期望的或真正的要求（可谓"货真价实"）相距甚远。对医学信息质量的要求应该尤其严格、严谨，姑且不谈错误的、虚假的信息，临床工作的非循证结果及实验研究的非伦理进行，都可能有悖于真理、有害于病人，更不屑说铺天盖地的医药广告。

但是，现今似乎还没有对信息的质量控制标准。信息的质量控制，一方面在于信息的"科学和规范生产"，另一方面在于信息的"接受功能"。对于医学专业杂志而言，则要严格审评论文的科学性，甚至研究的伦理原则（病人自主、仁爱、无害、公正与诚实）；还有读者的鉴甄与感悟。信息如海，要善于去伪存真；信息如山，要善于去粗取精。著名数学家华罗庚曾说，念书有时要"厚书薄读"，并非让人偷懒走捷径，而是教人学贯积广，识透本质，否则便会食过不化。

二、杂志的定位与发展

我曾在一本书里写道：世间的许多麻烦是因为位置没有搞对。做人、做事、办杂志皆当如是。我们也多次讨论本刊的定位，似乎已经很明确了，可是也会觉得位置不甚清楚，或者不够稳定。杂志如林，涉及妇产科学的也有不少，我们要把持好自己，有目标、有特色。

本刊要及时、准确、全面地反映我国妇产科学的最新成就、经验和技术，临床研究与基础研究兼具，更注重临床的实际应用，也要较迅速地反映国外的学术动态。以此促进学术交流，推动学科发展。杂志的另一个重要任务是构筑学术活动平台，使临床医师和实验研究者得以展现自己的成果，发表创见和观点，特别是中青年作者可以崭露头角、脱颖而出。

鉴于上述宗旨，杂志必须发表高水平、高质量的论著、病例报告、综述、临床经验与技术交流等。为此，要有高水平的作者、高水平的审者和高水平的编者，这是个三角式，顶角是作者，两个底角是编、审者，后者将前者支托（善于发现好作品，并加以扶持）。

所谓定位并不等于僵化不变，也要根据学科形势而变化发展。如内镜手术于 20 年前算是新技术，报道当然如凤毛麟角，而现今是需要大力普及推广的微创外科操作。分子生物学研究先前也只是少数基础医学家的实验室工作，于今则是很多研究生的课题内容。作者、读者都将接受并顺应这一发展变化，有所谓高级外科大夫要"一手拿手术刀，一手拿分子刀"之说。如果作者和读者都跟不上这一发展变化，那只能说明我们是落伍者；如果杂志不能及时反映这一发展变化，那也表明我们是落伍的杂志。又比如宫颈阴道细胞学的巴氏分类方法应用了半个世纪，功不可没，但缺陷也十分明显，新的 the Bethesda system（TBS）分类系统应逐渐推广而代替之。这涉及一个对客观事物认知的根本问题，即真理是相对的，而不是绝对的，诚如美国哲学家 Rorty 所说"真理不过是我们关于什么是真的共识，我们关于什么是真的共识不过是一种社会和历史状态，而并非科学和客观的准确性"。

三、刊物的科学与人文

科学刊物的科学性之重要毋庸置疑，但医学刊物一如医学本身，其所讨论的命题是人或生命的人，医学是自然科学、社会科学和人文科学之综合，所以医学刊物又不同于其他纯科学书刊，必须引入人文观念。

在我们对疾病的诊治中要遵循两个原则：科学原则（针对病情），即疾病的病理、诊断与治疗方法以及技术路线；人文原则（针对人情），即病人的心理、意愿、生活质量、个人与家人的需求。我们发表的论著中要体现这两个原则。在我们的基础与实验研究中，要遵循和体现伦理原则，甚至必要的手续文件。

中国古代政治家、哲学家说：做事要"通天理、近人情、达国法"，做医生、写文章、办杂志也当如此：天理——做医生要通晓和掌握自然规律，了解疾病发生、发展过程；办杂志还要遵循办刊所特有的规律。人情——做医生要明细考虑到人的思想、意识、情感和意愿；办杂志还要清晰、正确地反映这一重要方面。国法——做医生要遵循诊治原则、规范、技术路线、方法、技巧；办杂志还要遵守有关政策规定。这便是我们的人文观念。我一直企望我们的医生与医学专家、我们的医学书著与杂志，能将科学与人文密切结合起来，学习和体现科学、艺术以及伦理、法律，使之成为不仅是科学的，也是接近美德的努力。

新年伊始，万象更新。祝愿同道们成绩辉煌、杂志兴旺。

［原载《中华妇产科杂志》2005，40（1）：1-2］

90. 复发性卵巢癌患者的生存质量
评估及处理策略

近 20 年，虽然卵巢癌的手术技巧、辅助支持手段和化疗方案有了显著的进步，但卵巢癌患者的存活率却没有明显提高。75%的患者就诊时仍为晚期（Ⅲ期、Ⅳ期），高达 85%的患者最终都要复发，5 年存活率仅为 15%～20%。即使二次探查阴性的患者，30%～50%也可能复发。超过Ⅰ期的患者一般在 5 年内复发，而复发患者存活时间很少超过 3 年。与初次治疗不同，对复发性卵巢癌的治疗还存有争议。由于大多数复发患者的治愈率极低，所以其治疗目的不仅是治愈，还应提高患者的生存质量。

一、复发性卵巢癌患者生存质量的评估

Bodurka-Bever 等发现患者被告知肿瘤复发时，她们表现的焦虑和恐惧比初次诊断时更明显。因为她们再一次感到生命受到了威胁。Hamilton 指出卵巢癌患者的情绪受到随诊时 CA125 水平的控制，即使 CA125 正常范围内的波动也会影响患者的精神心理状态。一旦发现 CA125 升高，她们感觉绝望，并希望尝试各种可能的治疗。

在开始复发性卵巢癌的治疗之前，告之患者实际的病情并讨论制订正确的治疗目标是极其重要的。流行病学调查显示虽然复发性卵巢癌的预后差，存活率低，但大多数的患者仍希望积极治疗。90%的患者希望得到关于她们疾病的全部信息，68%的患者盼望得到各种可选择的治疗方案的信息。所以，及时与患者交流，使其理解并帮助她们做出正确的决定是临床医师的职责。这时应使患者明确治疗的目的不是治愈，而是症状的控制和生存质量的提高。

虽然已证实生存质量是卵巢癌患者的一个重要的独立预后因素，但目前关于卵巢癌生存质量评估的文献有限。Doyle 等利用 EORTCQLQC30 和 FACT-O 两个调查表观察化疗对复发性卵巢癌患者生存质量的影响发现，患者在经过 2 个疗程的化疗后，尽管仅有 25%的反应率，但其身体的功能状态和情绪则有了明显的提高，并可分别持续 2~3 个月。

Carter 等在观察化疗的疗程数对生存质量的影响时，亦发现增加患者的化疗疗程数并不降低其生存质量的身体功能，社会心理和功能状态。

Kornblith 等对 151 例复发的卵巢癌患者 12 个月的观察发现，患者身体的机能状态与其精神抑郁密切相关。Payne 研究了不同治疗方法对患者生存质量的影响，他们发现住院化疗对患者产生较大的精神压力，而焦虑和抑郁明显降低患者的生存质量。虽然我们还不能提高复发患

的存活率，但对其并发症的良好控制如疼痛、肠梗阻等可提高其生存质量。疼痛是复发患者常见的问题。估测 60%~90% 癌症的治疗中，约 25% 的患者可产生疼痛。大约 2/3 卵巢癌患者的疼痛可影响其日常活动（68%）、情绪（62%）、工作（62%）和对生活的乐趣（61%）。所以除了积极治疗外，对复发患者的心理咨询、营养支持、精神关怀以及控制疼痛是提高生存质量的重要方面。

目前还没有统 的方法来测定复发性卵巢癌患者的生存质量，但不论采用何种方式，重要的是应把生存质量的测定结果与临床相联系。生存质量的微小差异可能对患者产生明显的影响。尤其对于复发患者，她们易于主观上尽量缩小任何治疗的不良反应，而夸大其有效性。对患者的这种倾向应加以重视。

二、复发性卵巢癌患者的处理策略

临床上接受铂类和紫杉醇联合化疗的 III、IV 期卵巢癌患者其平均复发时间是 18~22 月。其中 30%~45% 的患者复发，复发病灶常见腹部（31%）、盆腔（36%）、盆腹腔（14%）或淋巴结（7%）。23% 的患者为远处复发，常见肝实质。部分患者通过再次肿瘤细胞减灭术和放疗、化疗而使疾病得到控制。

理论上讲，再次肿瘤细胞减灭术可以迅速缩小肿瘤体积，使残余的肿瘤细胞获得更有利的细胞动力学效应，减少耐药菌株和减少获得再次疾病缓解所需的化疗疗程数。部分临床试验已证实，经过再次肿瘤细胞减灭术，切除一切肉眼可见病灶的患者，其复发后的半均生存时间要延长 2~3 倍。但这并不适合于所有的复发患者，它仅对于疾病缓解时间超过 6~12 个月，即初次治疗对化疗敏感者，复发后再次手术治疗的效果才好，存活时间长。另外，复发肿瘤的大小、位置及组织学类型与再次肿瘤细胞减灭术的预后也密切相关。因此，复发性卵巢癌患者的治疗要因人而异。决定是否实行再次肿瘤细胞减灭术时，要考虑到患者的疾病程度、组织学类型、治疗目的和生存质量等各个方面。

由于仅有极少数的复发患者可以治愈，所以大多数复发的卵巢癌患者在生存期可能一直要接受抗癌药的治疗。正确选择化疗药物，减少不良反应，是复发患者化疗的关键。化疗药物的选择要根据患者的受益程度、可能的不良反应，患者的依从性，以及患者初次治疗后的器官功能等情况综合考虑，尽可能减少各种影响患者生存质量的不良反应。

另外，化疗方案的选择与疾病缓解的时间长短也密切相关。一般来讲，根据最初的化疗结束到证实疾病进展或复发的时间，可判断铂类化疗药的敏感性和对抗性，也是预测存活率的重要指标。初次化疗结束后 3 个月疾病进展者为铂类化疗药耐药；对化疗有反应但 6 个月内复发者为铂类化疗药对抗；超过 6 个月后疾病进展为铂类化疗药敏感。敏感者复发后，再次的化疗方案中仍可首选铂类化疗药。

而铂类化疗药对抗者对大多数化疗药反应率降低，愈后差。其原因可能在于肿瘤的恶性程度高，所以对所有的化疗药产生对抗。因此，采用传统的联合化疗是不可取的。因为它既不能改善存活率，又带来明显的不良反应。大规模的临床试验已证实可选择的二线化疗药有拓扑替康、阿霉素、鬼臼乙叉苷，它们的反应率自 20%~40% 不等。

目前还不能证实何种药物是最有效的二线化疗药。所以临床医师选择二线药物时，应注意所选择药物的作用机制和不良反应应不同于其初次治疗。一般建议选用单药化疗，尤其对已长时间应用联合化疗的患者。对药物疗效的评价应于 2 或 3 个疗程后，如果症状控制并可耐受不良反应，则继续应用。

几乎所有的化疗药都有一定的不良反应。考虑到化疗药的累积毒性和对机体造成的不可逆的反应，有效地控制其不良反应，可以提高患者对化疗药的依从性，提高生存质量。复发性卵巢癌患者中化疗药的给药途径也影响着其不良反应。与静脉给药相比，腹腔给药可增加药物浓度，而降低全身的不良反应。近几年，人们一直在寻求新的治疗方案，诸如针对肿瘤特异抗原的单克隆抗体的研究，肿瘤疫苗和基因治疗等。目前在 *p53* 抑癌基因的腺病毒介导的转入方面已有了突破，它可以控制肿瘤细胞的生长。

总之，复发性卵巢癌是一种慢性疾病。由于大多数患者不能治愈，所以应明确治疗目的为控制疾病进展、减轻症状、提高生存质量等。选用新型的治疗药物和治疗方案，有可能提高药物的有效率，减轻不良反应而达到这些目的。

［原载《中国实用妇科与产科杂志》2005，21（7）：391-393］

91. 女性盆底功能障碍的手术治疗评价

女性盆底功能障碍（female pelvic flour dysfunction，FPFD）是以压力性尿失禁（stress urinary incontinence，SUI）、盆腔器官膨出（pelvic organs prolapse，POP）以及慢性盆腔疼痛（chronic pelvic pain，CPP）等为主要病症的一组妇科问题。手术治疗方法繁多，历史悠久，但必须建立和推广新观念和新技术。

首先必须理解盆底功能障碍和治疗的整体理论（integral theory），即盆底功能障碍是由于其解剖异常，进而发生功能障碍，以致引起症状。因此治疗的基本点是用解剖的恢复达到功能的恢复［即 RF→RF，restoration of form（structure）leads to restoration of function］，这是传统治疗方法所欠考虑或未能达到的。比如传统的对于脱垂的子宫进行切除以及膀胱颈的提升，都有手术效果差、阴道缩短、术后疼痛、住院时间长以及易于复发等缺点。因此，我们将用新的理念和方法来评价包括手术治疗在内的各种处理。

一、整体理论的基本原则

1. 盆底支持结构在盆底功能及功能障碍中的作用　盆底支持结构由结缔组织筋膜、肌肉和韧带等组成，其解剖概念也从系统解剖、局部解剖和组织解剖发展到和临床密切结合的静止解剖（static structure）、动力解剖（dynamic form）和功能解剖（functional form），更体现和功能障碍的关系，并和肌肉、筋膜组织生理学、神经病理学等基础研究结合起来。

2. 分析正常盆底功能，包括对肌肉、结缔组织和神经支配的平衡及其破坏，做出诊断和定位　比如，何种症状是由于何种原因、何种部位、何种损伤（阴道和/或其结缔组织松弛以及肌肉改变等）造成的，以便有针对性进行修复和改善。

3. 两个重要的假说表达结构及其障碍，以使临床医师理解并在手术中谨慎行事　一是"桥"式结构建立（suspension bridge for structure），一是"吊床"维持（trampoline for structure）。其中的筋膜、韧带和肌肉的解剖、功能以及相互协调之动力关系必须在手术医师心中有明晰的概念。

4. 用前、中、后 3 区（anterior、middle and posterior zone）为单位做诊断和施术图解（pictorial diagnostic algorithm，PDA）指导外科医生术前论证，以判定其功能障碍之表现和程度，以及修复的手术选择。

5. 建立在上述整体理论基础上，把结缔组织、肌肉、神经等作为整体的动力系统考虑用正确的手术、吊带（tape、sling）、补片（mesh）等，针对肌肉和韧带的损伤进行修复，达到解剖和功能的重建，并使病人减少痛苦、恢复快，尽早消除症状及恢复功能。

二、手术选择的基本考虑

建立在上述整体理论基础上的新手术、新技术与传统手术之主要不同在于：①微创，如通过腹腔镜手术、阴道会阴手术完成，行小切口等。②低风险、低疼痛及低不适为其外科准则，体现以人为本。③根据解剖或功能障碍之恢复，采取最适宜的手术方式和手术路径。④强调症状的改善，包括那些虽有轻度脱垂却有明显症状的病例，在非手术治疗无效情况下可考虑手术治疗。为此，要做如下基本考虑。

1. 适应证的选择　以改善和消除症状为手术目标，包括压力性尿失禁（SUI）和盆腔器官脱垂（POP），并以上述前、中、后 3 区，划定膨出或脱垂及其引起的症状，形成图解诊断步骤（PDA）。

2. 组织　强调组织的维护和支持力的恢复，避免阴道的缩短及对性生活的影响，保持阴道的弹性，避免不适宜牵扯和切除，减少和避免术后并发症。在手术中要特别注意对阴道结构及其周围组织、筋膜和韧带的保护和恢复。

3. 结构　是指盆底的 9 组结缔组织、筋膜及 3 组肌群。这些支持结构形成了盆底的"吊床"或者"桥梁"，维持及修复这些结构并使之功能正常是手术的根本目的。手术者要对此非常熟悉和理解。传统的观念是切除脱垂的器官，而新的观念是"建设"支持结构。

4. 方法　适宜的方法是最好的方法，"最好的手术应在最初给予，最初的给予应该是最好的手术"。同时要避免术后的疼痛、尿潴留及不适，达到"一日医疗（one day care）"之目标。为了减少疼痛，要避免阴道缝合过紧，减少或减小会阴皮肤切口；为了避免术后尿潴留，要避免膀胱颈区域的张力及吊带放置过紧等。

5. 用具　我们强调盆底手术的"3R"原则，即维持（retain）、结构重建（reconstruction）、应用替代材料（replacement）。替代材料可以用自体材料如自体的筋膜等，但一有损伤，二不理想。反复利用已经薄弱的筋膜进行修复，是手术失败的原因之一。异体或异种移植组织亦在探索。现今人工合成的各种补片（mesh）、条带（tape、sling）日臻完善，受到青睐，要求是有良好的相容性，无炎症及变态反应，不致癌，不吸收。可在手术中选用。

三、手术要达到的基本目标和手术方式的基本建议

盆底功能障碍的手术应尽量达到改善和消除症状，又能完成"一日医疗"之效果。为此要做到：①缝合阴道黏膜避免过于紧张。②尽量避免阴道切口。③尽量避免会阴皮肤切口。④避免阴道壁的膀胱颈区域的张力。⑤选用吊带替代损伤的韧带，促进功能恢复。手术方式的选择除总的原则外，还要个体化，并根据具体的技术条件和其他条件，以下的几项基本建议可资参考。

1. 前区　主要是尿道膨出、膀胱膨出和阴道前壁膨出，多伴有压力性尿失禁，可用经阴道无张力尿道中段悬吊术（tension-free vaginal tape，TVT，1995 年始）或 Burch 手术（最好经腹腔镜进行，更符合微创原则），TVT 及 Burch 手术被认为是现今治疗 SUI 的金标准手术。（transobturator suburethral tape，TOT，2001 年始）是指经闭孔的尿道中段悬吊术，基本和 TVT 相同，只是吊带从闭孔通过，从大腿内侧穿出，避免了膀胱损伤的危险。对膨出膀胱做环形修补缝合称双荷包或"双乳"（double breast）缝合，亦可加用 mesh 重建。应用补片修补膀胱膨出还有（tension-free cystocele repair，TCR，2000 年始）等方法。

2. 中区　主要针对子宫脱垂和阴道穹隆膨出。通过 mesh 施行骶骨阴道固定术（1994 年始）可矫治阴道穹隆膨出，符合无张力的要求。另外经阴道后路悬吊术（posterior intravaginal sling plasty，P-IVS，2001 年始）和骶棘韧带固定术也是良好的手术方式。

3. 后区　主要有阴道后壁膨出、直肠膨出和肠疝。前效果最好的是经阴道后路悬吊术（P-IVS），它摒除了阴道封闭的缺点以及传统手术造成的阴道缩短，用条带放置于会阴和阴道穹隆之间，并可强固宫骶韧带，是在 3 个水平上重建后区结构。如果同时做阴道后壁"桥"式缝合，更会加固阴道后壁薄弱区。有时可对单纯后壁膨出加用补片做褥式缝合（第 2 水平）以及会阴体重建（第 3 水平）。

纵观上述新手术，尚属"年轻"阶段，有待积累资料与临床循证，吊带和补片也可并发感染及侵蚀（erosion）。但盆底功能障碍及其处理正在形成新的亚学科而迅速发展，即妇科泌尿学（urogynecology）及盆底重建外科（pelvic floor reconstructive surgery），值得我们去探索和实践。

［原载《中国实用妇科与产科杂志》2005，21（4）：204-205］

92. 新世纪的妇科腹腔镜手术

腹腔镜手术作为内镜手术的重要组成部分，已经成为外科革命的先锋，它把现代最先进的科学技术与现代医学结合起来，是传统的手术技术与现代电子信息技术、光导工艺技术以及各种能量传导等结合的产物；它是医生视觉和手臂的延伸，它改变了医生的思维观念、技术路线和操作技巧，且正逐步成为许多妇科手术治疗的新模式。腹腔镜手术应用广泛、技术发展迅速，有人甚至预言，在 21 世纪最初 1/4 的时间过去后，妇科的绝大多数手术都可以通过内镜来完成。我们姑且不去评论这一预言的可实现性，但其趋势是毋庸置疑的。诚然，这种外科革命也必将带来新的问题，正如我们常说的，契机和挑战并存。

一、作为微创手术的腹腔镜外科的迅速发展

从 1947 年 Palmer 首次将腹腔镜应用于妇科临床，迄今只有半个多世纪，但腹腔镜检查和手术，业已成为妇科最常规的操作技术之一。这其中可以分为以下几个重要里程：20 世纪 50～70 年代，腹腔镜主要用于检查，简单的手术操作，如输卵管绝育（电凝、环、夹）及取卵术等。从 70 年代开始，腹腔镜的临床应用有了一个很大的腾飞，一是手术适应证的扩大，如卵巢囊肿、异位妊娠、盆腔炎症、子宫内膜异位症（内异症）等；二是有专著出版；三是美国成立了腹腔镜医师协会并召开了学术会议。这期间，我国也开始了腹腔镜的应用。1989 年，Reich 首次腹腔镜子宫切除及 Querlen 淋巴清除术成功的报道，使妇科腹腔镜手术提升到了一个新的水平。于是，才有了近十年的迅速发展，才有了 Serum 的豪言壮语："没有腹腔镜下不能做的手术！"

现今，腹腔镜手术在以下几方面显示其优点，并得到确认和广泛应用。

1. 妇科急腹症　腹腔镜可以及时诊断、处理异位妊娠、黄体破裂、急性盆腔炎和盆腔脓肿以及卵巢囊肿扭转等妇科急腹症。早期异位妊娠通常可以保留输卵管，即使是出现休克症状的破裂型异位妊娠，也可以迅速在腹腔镜操作下，完成手术并成功救治患者。我们甚至可以说，急腹症腹腔镜手术的实施率和成功率，是衡量腹腔镜手术水平的指标之一。因为它是腹腔镜手术基本概念普及尺度的标志（有相当多数的可操作者才能胜任各个时间段的急诊）。

2. 妇科良性肿瘤　对卵巢单纯囊肿、良性成熟性畸胎瘤、卵巢冠囊肿等妇科良性肿瘤，腹腔镜手术应该是首选方式。有的医院对此类肿瘤的腹腔镜手术率可达 90% 或 100%。

3. 内异症　腹腔镜是内异症诊断的金标准，是美国生育协会改良分期（γ-AFS）的依据，也是最好的治疗途径。无论是腹膜型或卵巢型内异症都可以通过腹腔镜手术达到减灭病灶、减轻疼痛、改善生育和减少复发的目的。对于阴道-直肠内异症，腹腔镜手术虽然会遇到困难，但可以和阴道手术联合应用，以增加其安全性。重要的是，我们不主张对可疑内异症或附件包块患者的观察和实验性治疗，因为它可能会贻误病情（如卵巢癌），特别是血清 CA125 水平较高（＞200kU/L）或影像学检查异常者。

4. 慢性盆腔疼痛（CPP）　CPP 是由多种原因造成的妇科常见的症状，腹腔镜是明确诊断的最好方法，而且通过镜下处理（如分离粘连、切除病变），80% 的 CPP 可以得到缓解。对于内异症引起的 CPP，也可以在镜下行子宫骶骨神经横断术（LUNA）或骶前神经切除术（LPSN），其症状缓解率可达 70% 以上。

5. 盆腔炎症性疾病（PID）　PID 在 20 年前曾是腹腔镜检查的相对禁忌证，现今认为，无论是急性或慢性 PID，都可以通过施行腹腔镜检查，达到阻止炎症进展、预防败血症及休克、减少盆腔粘连及 CPP、不育的目的。对于盆腔脓肿若引流不彻底，将会拖延病情，镜下切开引流或附件切除等，可改善治疗进程和结局。

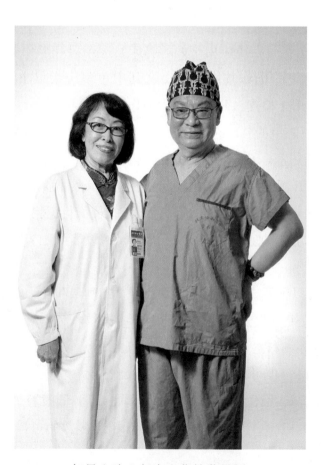

郎景和院士与夫人华桂茹教授

二、腔镜手术选择的问题和新领域的开拓

像任何一个手术方式、手术范围的选择一样，腹腔镜手术的适应证也应该是审慎的。一个重要原则是手术方式、患者选择、疾病种类必须相互完全适合，否则将很难保证手术的顺利进行和最后的成功。这和新技术的开展和应用是不矛盾的，我们的目的是寻找和实施最适合的手术，而不是追求和炫耀某种技术和器械。

1. 子宫切除术　这是妇科最常见的手术之一。先前，我们可以通过剖腹或经阴道完成，现在又可以通过腹腔镜施行。腹腔镜子宫切除术是在剖腹或经阴道子宫切除术的基础上，或辅助下完成的，它不能，也不应该完全取代剖腹手术，其各具优点和局限性。聪明的医生应该善于扬其利而避其弊，知己知彼。否则不仅自己会遇到麻烦，患者也会受到不必要的损害。新近，有人甚至把除全部腹腔镜下子宫切除术或筋膜内宫颈上子宫切除术（CISH）以外的腹腔镜子宫切除术，又细分为腹腔镜辅助的阴式子宫切除术（LAVH）和阴式辅助的腹腔镜下子宫切除术（VALH）。LAVH 是在腹腔镜下处理附件、子宫上段，其余均通过阴道完成；而 VALH 是在腹腔镜下基本完成了所有操作，只是通过阴道穹隆切开、切下子宫，手术的微小差异，对手术的最终效果有重要影响，说明要根据医生和患者的具体情况决定手术操作方式，即区别对待。

2. 子宫肌瘤剔除术　子宫肌瘤剔除术是保留生育功能的手术，若用腹腔镜进行，对其日后健康及分娩都有裨益（如可能再次手术或剖宫产等），但也应考虑以下问题：①一般以单发的、直径 < 5cm 的肌瘤为最佳适应证。②多发肌瘤，特别是 3 个以上，或直径 > 7cm 的肌瘤，或单发、直径 > 15cm 的肌瘤，或位置深入阔韧带、靠近子宫下段及宫颈肌瘤，不适宜腹腔镜下施行子宫肌瘤剔除术。③镜下很难检查隐匿于壁间的，或黏膜下的肌瘤，增加遗留及复发的机会。④取出剔除的肌瘤也非易事，因有粉碎器而带来方便。否则，要切割成小块取出，颇费工夫，或可从切开之穹隆取出。⑤要有熟练的缝合技术，或间断 8 字缝合，或连续缝合，可内打结或外打结。要根据情况灵活掌握，要确切止血，消灭死腔。⑥有报道，在镜下电凝、激光或冷冻以消解肌瘤，其临床价值均尚待验证。

3. 妇科恶性肿瘤　腹腔镜手术在女性生殖道癌瘤治疗中的应用充满希望又兼生异议。应该说，比较有共识的是，Ⅰ期子宫内膜癌患者，若子宫切除后，需要清除盆腔淋巴结，则镜下施行此术，简便而安全；对于子宫颈癌，可在镜下行前哨淋巴结（sentinel lymph notes）切除术，以提示改行放疗抑或继续完成根治性子宫切除；虽然，不乏有技术高超者能在镜下施行此术，但似乎不宜推广之。倒是对早期浸润癌，可行保留子宫颈根治术（trachelectomy），其中一个重要步骤是先行腹腔镜下盆腔淋巴结切除，若冰冻切片（-），再继续以下手术。腹腔镜对卵巢癌的诊断和初步临床分期已得到充分利用，先期化疗者也应以此为依据，二次探查（二探）术虽有局限性，但毕竟损伤小，且患者愿意接受。对Ⅰ、Ⅱ期的卵巢癌患者似可行腹腔镜手术，但对Ⅲ、Ⅳ期患者勉强为之，则不值得推崇。

4. 盆腔重建　腹腔镜手术改变了盆腔器官脱垂（POP）和压力性尿失禁（SUI）的传统手

术方式，可以在镜下施行 Burch 手术、宫骶韧带折叠缩短术、骶前阴道固定术等，这些手术步骤虽然与剖腹手术基本相同，但损伤小，恢复快，可以达到理想的效果，但需要有非常好的诊治经验和镜下缝合技术。

5. 选择中的医学和人文原则　所谓医学原则是对疾病的诊治策略，即能针对病情给予最适宜的手术；而人文原则是更多地考虑治疗对其生活质量的影响，以及重视患者和家属的意愿。同时注意各种可能的风险和并发症的知情理解。比如，妊娠期的腹腔镜检查和手术，原被视为禁忌，近年已有报道，在妊娠中期施行卵巢囊肿手术，也收到了较好的效果，但气腹以及 CO_2 对妊娠的影响等均待进一步的临床实践证实，其利弊权衡应能得到患者和家属的知情同意。

三、并发症的防治和技术训练与规范化

我们始终应强调和牢记，与其他任何手术一样，腹腔镜手术并发症的防治是不可忽视的。也许，我们不能完全预测和避免任何可能发生的手术问题，但是减少和避免发生严重的手术伤害却是可能达到的。一位美国学者报道并预测，腹腔镜手术并发症的死亡率是 4/100000，他甚至强调说，不会少于这个数字！因此，才有所谓"微创"可成为"巨创"之说。因为镜下操作视野会受到限制，器械和能量均可能带来损害，还有 CO_2 气腹、体位等对身体的影响。腹腔镜手术是器械依赖性操作，经验和技巧比在其他手术更有决定性作用。可以根据一个术者的工作时间表，分列出两种级别的问题：初始阶段，通常发生的是"低级性问题"，如充气不成功造成的皮下气肿，充气针或 Trocar 穿刺而发生的损伤、电操作所致烧伤、血管处理不确切而发生的出血等。比较有经验的内镜医师，甚至内镜专家，可能不发生诸如此类的问题，但却可能遭遇"高级性"问题，如解剖宫旁组织时造成的输尿管损伤，清扫淋巴结时发生出血，以及在对严重盆腔粘连患者施行手术时，可能有肠管或膀胱损伤等。因此，我们可以说，每位术者都有遭遇危险的机会或遭遇不同的危险！为此我们提出腹腔镜手术应注意以下几个方面。

1. 注意事项　每个术者不仅要注意手术程序和操作本身，也必须非常熟悉腹腔镜手术各个环节和仪器、器械特征，明确并发症发生的有关因素。要掌握并发症的临床表现及预防处理措施。比如要随时有改为剖腹处理出血、损伤的准备等，以减少和避免并发症的发生及产生严重后果。

2. 严格操作规范　《中华妇产科杂志》曾于 1997 年发表了专家组讨论的腹腔镜及宫腔镜操作规范（草案）、但实施得并不很好，也需要修改和完善。

3. 加强培训，建立制度　强化技术培训及资格审评、认可制度。应该根据有些国家的手术级别和培训规划，并从我国具体情况，制定出切实可行的技术培训方法，规划学习曲线，循序渐进。并有审评、考核及资格认可制度，依章办事，安全行医，关爱病人，保护自己。

四、腹腔镜手术的进展与未来

由于腹腔镜手术的技术推广和应用拓展，以及现代科技的渗入和促进，腹腔镜手术无论从

器械革新和技术改进都有了新的发展，微型腹腔镜、无气腹腹腔镜以及经阴道注水腹腔镜等，均出自微创伤、低干扰之目的。

　　各种手术配件、器具的日益精巧，使外科医生的手术更加得心应手。由于计算机技术的发展，使图像的真实还原及器械的灵活可控，机械手下的腹腔镜手术已经诞生。为了克服镜下的"无触觉"缺陷，也有以手镜联合操作之创举，即以小切口进入一二根手指，在镜下辅助器械操作，应该是一种灵活掌握的应变观念。电子信息技术的发展，如宽带网络的利用，使远程会诊、手术及示教都得以实现，使腹腔镜手术更具勃勃生机和丰富多彩。作为微创外科，腹腔镜手术肯定会受到医生和病人的青睐。随着科学技术的发展，腹腔镜手术会日益完善，并有着广阔的应用前景。但它不可能完全取代传统的剖腹和经阴道手术。它们的关系是相辅相成、扬长避短。一个医生应该掌握各种手术方式，又善于形成自己的特长。我们不能，也不应该用一种方式完成所有的妇科疾病的手术；也不能要求每个妇科医生都能用腹腔镜做任何手术。

［原载《中华妇产科杂志》2004，39（5）：289-291］

93. 扩版开篇

当我们刚刚庆祝中华妇产科杂志创刊五十周年华诞之后，新的一年又婀娜而来。

进入已"知天命"之年的杂志，在新的一年应该有新的起色。我们在"庆典"之际，召开了编委会，也征求了老、中、青专家的意见和建议，都认为需要在以下几方面下工夫：

第一、增加信息量　缩短审编周期

业已获准，从今年开始，本刊的版面由 64 页增加到 72 页，多出了 8 页篇幅，有了更大的容量。而且，编委和编辑都要保质保量地加速审编过程，使稿件不滞留，并开设审稿"快速通道"，使一些有创意的报告更加及时地与读者见面。扩版增加了耕耘的土地，当然也增加了劳作，只要作者、审者和编者齐心协力，就一定会增加收成。

第二、突出专题　扩大论坛

编者的经验和读者的反馈表明，每期有 1~2 个重点问题的论述和讨论，具有吸引力，也可使认识深化。述评很重要，他不同于一般的综述，要重点突出，观点鲜明，充分体现目前的状况和问题，以及未来的目标和解决问题的方法，具有导向性。专题应该是热点、难点或亮点问题，所谓热点就是大家关注的焦点问题，难点就是棘手难解之点，亮点则是我们卓有成效的、具有新意的工作或研究报道。所以，一期办得好的"重点号"就应该像是一本刚出版的专题书，必定会对读者大有裨益。此外，可以有编者的按语、专家的评论和讨论，也可以有不同意见和商榷或辩论，使杂志真正成为妇产科学的论坛。

第三、活跃版面　增设栏目

学术刊物应百花齐放、百家争鸣、生动活跃，观点的交叉和争论是很正常的，也是很有益的。不仅要有高质量的论著，也要有多种多样的栏目，我们特别欢迎符合循证医学（EBM）的多中心随机对照研究（RCT）报道，重视临床研究成果，有意义的临床病理讨论（CPC）和病例报告，以及新技术、新方法、新理论的讲座。对细胞学、病理学、检验与影像学、统计学以及卫生经济学、法律伦理学、精神心理学等在妇产科的应用与价值也要积极"开发"，以提高我们妇产科医师的全面素质。为了调动广大作者和读者的热情和积极性，更好地利用有效"空间"，我们将原来的"论著摘要"改为"短篇论著"，并增设"医学简报""国外简讯"等栏目，迅速报道短小精悍的论文摘编，介绍国内外最新研究成果。是纵览，也是查视，很像是"survey"一类内容，尽可能提高版面的有效利用率和信息量。

第四、提高质量　走向世界

杂志质量，一是学术质量，二是编辑质量，两者缺一不可。内容与形式统一，相辅相成。杂志质量考虑的一个基本要素是读者，读者的数量、群体、企望和反映是非常重要的，而且，我们不仅要面对中国，包括香港、澳门、台湾的读者，也要面对国际妇产科学界和国外读者。为此，一方面要写好、审好英文摘要，另一方面要积极筹备出版英文版。此外，在我们检索、引用、参考大量国外文献的同时，也要或者首先要全面了解、查阅国内文献，有些国内已经有了较多与较好的工作或报告，却弃避而不顾，不是好的倾向，也影响国内外交流。

2004 年是令人振奋、激越的一年，参加国际妇产科联盟（FIGO）后，我们融入了国际妇产科浩荡的队伍之中，这是新的起点，新的鞭策。我们还要召开第九届全国妇产科大会，以及多个专题学术会议。我们的编委会也要增添新生力量。让我们充满信心，团结一致，开创新的局面。

［原载《中华妇产科杂志》2004，39（1）：1］

94. 妇产科青年医师成长的几个问题

新的世纪刚刚开始，新的一年刚刚到来。青年医师是未来，是希望。所以，当编辑部给我这个题目的时候，我便欣然接受了。话题有点像说教，但我更愿意把它作为推心置腹的交谈。

一、理论与实践——住院医师的主要任务是临床训练

也许谁都知道理论和实践的关系，我要强调的是，住院医师要充分认识，这 5 年的主要任务是把书本上学习的知识应用到实践中去验证，取得最基本、最直接的临床经验。

在不少国家和地区，住院医师阶段是在主治医师领导下做"合同"的工作，他和医院签定的是"不计件"的协约，即使是薪水也都是固定的，和收治的病人与手术的数量并不挂钩。这就说明，他的地位是从属性的、非独立的，是在学习做医生。作到主治医师，才可以独立，甚至可以挂牌开业了。因此，住院医师要十分辛苦地"泡"在病房，奔波于第一线，事无巨细，皆是学习。我们甚至可以从"老协和"的 24 小时值班制体会这一严格训练的"跌打滚爬"，练就一身过硬的本领，连血尿常规化验、静脉穿刺输液都样样精通。我们在学校时所学的诊断治疗，都非常典型化，而"典型的，在实际中最不典型"，这一理念的变化要在临床反复再三才可以完成。解剖图谱干净、清爽，没有变异，没有粘连，只有在手术中才能形成真正的解剖概念。

问题在于，有些青年医师并没有把实践放在第一位，或者认为临床工作烦琐，浅尝辄止，不愿深入细致地下功夫。结果是实践基础不稳固坚实，即使做到了主治医师或高职医师，临床上也仍觉得腹空心虚，下级医师解决不了的问题，自己虽然理论上可以认识到，但就是"下不了手""提不到位"，成为只能动口不能动手的指挥家。这在属于外科性质的妇产科医师，便成了不可弥补的致命弱点！我们不排除任何时期的理论学习和知识更新，但青年住院医师要牢记"实践第一"这一基本准则。

二、基础与临床——研究生主要是接受科研训练

报考研究生，取得硕士或博士学位已经成为青年医师的一个重要目标，甚至举步毕至的阶梯。这一"上进"固然可贵，也是很必要的。因为现代医学，或优秀的医生，特别是在省市级大医院或高等院校附属医院、教学医院的医生，必须把科研和临床结合起来。

但是，目前研究生的培养，或者研究生本人存在并不适宜的两种倾向：其一，研究生课题，

或在读期间，严重脱离临床，追求所谓"新、高、创"。如果是临床研究生，特别是硕士生，没有必要都去做分子生物学，选一个临床题目，或与临床密切结合的基础研究就足够好了。其二，学位和职称的矛盾把青年医师推向难耐的，甚至尴尬的境地。4 年的在读博士，多数在实验室里度过，一毕业就要主管病房，力不从心。医科与其他理科或文科的培养应有所区别。其实，所谓"在职博士"是不错的制度，二三年不脱离临床，业余吃些苦，修读一些课目，做个与临床结合的研究题目，既得到了学位，又没有在临床上止步。

人们，包括导师和研究生都过高地要求了研究生这一实际上也是学习的培养过程。其间，主要是科研训练，包括科研思想，科学方法，相关的知识和技能，如统计分析、循证医学、外国语等，并非一定要做出"石破天惊"的成果来。在不长的时间里，研究生可能只做其导师设计和计划的一个小题目，很难达到了不起的突破（尽管在不少答辩决议中，会得到这一"廉价"的评语）。成果的得到取决于导师的总体设计和思想，研究生只是在帮助导师完成项目中得到培养而已。如是想，如是做，大家都会平和得多。

经过研究生训练后，会有"后劲"。或者日后，自己成为导师，也会驾轻就熟地去指导学生了。

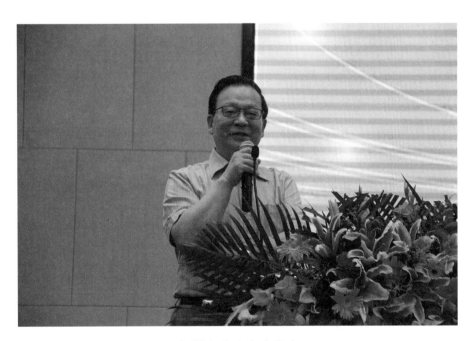

郎景和院士大会发言

三、学科与亚专业——全学科知识和技能是必备的

妇产科学包括产科、普通妇科、妇科肿瘤、生殖内分泌和计划生育以及妇女保健等亚专业，其内又有更细的分野，如妇科肿瘤有侧重子宫或卵巢之别，生殖内分泌也有人工助孕与绝经问

题之分。妇产科又与其他学科密切相关，且有相当的手术操作技术等。因此，妇产科医师应该有多个学科及妇产科多个亚专业的全面深厚功底，才会有发展。

青年医生不要过早地进入一个窄小的领域，至少作临床医生不要如此。否则，其临床活动范围会受到很大限制。比如，毕业几年就专作内分泌专业医生，遇到的普通妇产科问题都会缺乏经验，况且他们之间有密切关联。又如，妇科肿瘤医生，如果是大学毕业后能在综合医院妇产科作全面轮转，则对从事妇瘤科工作必有裨益，这涉及肿瘤与非肿瘤，如炎症、子宫内膜异位症、功能性疾患的诊断、鉴别与处理。因为即使是肿瘤医院，求治的病人也绝非全是肿瘤病人。术中遇到的情况也千差万别。

通常的培养计划是作到高年主治医师或副主任医师之后，可以考虑向某一个亚专业发展，这是在大医院拥有较大妇产科的单位。如果是地县级以下医院，则很难再细分，人人都是多面手，或只有妇科与产科之分。"专家就是对一般人所知者知之甚少，而对一般人所不知者知之甚多的人"，有人如是说。所以，我以为，青年医生先不要急于作专家，作专家的机会很多，作专家的路很长。

四、读写与工作——无论哪一方面，都需要勤奋

所谓读，就是读书、看文献，不断跟踪和撷取新信息。诚然，现今我们获取信息的途径有多种而且快捷。但从网上摘获的材料，有点像快餐，虽然可以解馋止饿，却缺乏"咀嚼"和品味。所以，认真阅读经典书著和优秀论述的全文是一种召唤，如《William 产科学》《TeLinde 妇科手术学》等，我们所得到的不仅仅是知识，还有先哲们的思想。

虽然，我们汲取知识的方式和途径很多，但亦有不少差别。比如交谈是最新最快的方式，向专家请教，与同行交流，往往展现出导师和先生们的睿智与灼见；其次是参加会议，会议上讨论的是热点、难点、亮点问题，很多报道是尚未发表的；再次才是发表在杂志上或写成书的资料，就迟慢得多了。我鼓励和支持青年医生出去参加会议，首先督促他们写出文章，才有得到锻炼的机会。

书写和发表文章最好成为自己的乐趣和习惯。先从写综述、写学习体会、写病例报告开始，到做大样本临床资料分析和专题报告，以及研究论述。不仅说开卷有益，也应该说下笔有益。善于发现问题，善于总结经验，善于表述观点，是青年医生思想活跃、勤奋努力的表现和基本素养。我的一个学生，把平时查房和医疗活动中的提问和讲解，以及科室学术活动的讨论认真记录，整理归纳，又参阅文献，坚持不辍，日积月累，集腋成裘，居然编成数十万字的一本有意思的书——《妇产科临床备忘录》。说明青年医生只要有心用心，刻苦实践，认真思考，就会有大的进步和成效。

无论是读书、写作，都是为了更好地工作；也只有做好工作，读书、写作才有意义和作用，他们是相辅相成的。

我在上述那本"备忘录"的折页上题写了如下一段话，"也许，我们学习得很不少，只是

实践的不够；也许，我们实践的也不少，只是思索的不够；也许，我们不是记忆的少，只是忘却的多……"。愿与青年同道共勉之。

［原载《中国实用妇科与产科杂志》2004，20（1）：1-2］

95. 期盼、感怀、未来——为《现代妇产科进展》学术会议而作

我们期盼着这次会议，心仪久矣。

因为它不仅仅是一次学术会议，我们把它当作一个节日，当作一个纪念日。

多少年来，也是在人杰地灵的齐鲁大地，也是在风景秀丽的黄海之滨，我们何等兴奋地多次集聚。我们曾经在这里讨论妇产科学的有意义和有意思的问题；我们曾经在这里为宋鸿钊、苏应宽两位师长祝寿……岁月飞逝，"正在有情无思间"，留给我们的只有记忆。好在我们还有记忆！

我们看重这次会议，重如泰山。

因为它是老一辈专家亲密合作、开拓学术的象征。宋鸿钊、吴葆桢是全国妇产科学术界在北京的两位泰斗，苏应宽、江森是在山东的两位泰斗，他们结合得那么好。因为他们不论是技术、学识，还是人格、情操，都堪称高尚，一代师表。古语云"一日为师，终生为父。"何况他们教诲我们数十年。宋、苏、吴三位已仙逝，江公矍铄，理当受我们一拜！

我们要开好这次会议，是一种责任。

这种责任就是继承遗志，加强学术交流，促进学科发展，加速人才培养，壮大专业队伍。这次会议有创意，有发展，它会开得热烈、酣畅。

无论是资深医师，或是年轻医师，都是主人，都会有所收益。

这次会议会有一种精神作核心、作动力、作引导——因为我们始终萦回着、铭记着：

> 宋老的勤勉、执着；
>
> 苏老的谦恭、和善；
>
> 吴老的真诚、幽默；
>
> 还有江公的睿智、深刻。

他们都融汇今古，学贯中西。他们都具有智者的聪颖、仁者的慈爱、贤者的豁达。他们的学识、技术，人格、思想，是我们学之不辍，取之不竭，用之不尽的宝贵财富，他们是我们的榜样。让我们学习他们的治学精神，开好会议，办好杂志。

［原载《现代妇产科进展》2004，13（5）：321］

96. 子宫颈病变防治的几个问题

子宫颈部位可以发生很多病变，诸如发育畸形、炎症、肿瘤、损伤，甚至功能障碍。这里讲的子宫颈病变（cervical lesions）系指子宫颈上皮内瘤变（cervical intraepithelial neoplasia，CIN），一般说子宫颈癌多指子宫颈浸润癌（invasive cervical cancer，ICC）。

宫颈癌依然是妇女的主要杀手，地位居乳癌之后。全世界每年的新发病例约46.6万，80%在发展中国家，其中约13万在中国。20世纪70年代，我国的宫颈癌发病率为10.28/10万，90年代为3.25/10万，下降了69%，应该说防治工作有很大成绩。宫颈癌的防治的确是保障妇女健康的重大课题，是妇产科医生的重要责任。值得注意的是，虽然浸润癌的发生下降了，但早期宫颈癌的发生，特别是年轻化趋势十分明显，这和人乳头瘤病毒（human papilloma virus，HPV）感染有明确关系。可以说，宫颈癌是感染性疾病，也是可以预防，可以治疗及治愈的。这是因为：①知道其发生原因；②认真普查和随诊可以预防；③早期诊断可以完全治愈。子宫颈的癌前病变（CIN）是个相对较长时间的过程，使干预和治疗成为可能，关键在于普查、发现和处理。

当前，对宫颈癌和癌前病变的防治面临重大的机遇和挑战。近年，防治和筛查发生了三项革命性变化：①宫颈阴道细胞涂片技术的重大进步，包括计算机辅助的断层扫描（CCT），这是细胞的识辨阅读系统，便于质控。液基薄片技术（ThinPrep，Liquid-Based Monolayers，TCT），这是制片系统，提供了收集细胞全面而清晰的涂片。②TBS分类（The Bethesda Classification System），该分类1988年出台，1991年修改，2001年4月9日重新评估、修正、完善（2002年4月 *JAMA* 刊出）。传统的巴氏涂片及分级逐步被代替。③HPV检测的高度自动化和标准化，特别是HPV DNA检测或杂交捕获（hybrid capture，HC），更为准确。面临的主要问题是，亟待需要建立宫颈癌的筛查制度和方法，建立宫颈病变的诊治规范。同时，学术发展和亚学科队伍建设亦至关重要。美国阴道镜和子宫颈病理协会（American Society for Colposcopy and Cervical Pathology，ASCCP），几乎每年召开一次会议；欧洲生殖道感染和肿瘤研究组织（European Research Organization on Genital Infection and Neoplasia，EUROGIN）也每1~2年举行一次会议，并吸收全世界有关学者参加。我国于2000年6月，在北京首次举办了宫颈病变诊治研讨会，提出了规范化意见，之后各地都相继开办了研讨会和学习班，并于2002年11月于珠海召开了全国首次宫颈病变学术会议，使该领域的工作提升了一个新水平，也建议成立相应的组织，如子宫颈病变及阴道镜学组（Chinese Cervical Lesions and Colposcopy Group，CCLCG），以期与国际接轨。

现提出几个主要问题，评述如次。

一、关于筛查

筛查是个重要而艰难的工程，各国或各地区由于经济、文化、卫生状况等不同，筛查制度亦不同，虽然基本原则应该是一致的。美国有较完善的筛查制度，新近（2004 年）NCCN（National Cancer Comprehensive Network）发布的由 17 位权威专家草拟的规范（practice guideline in oncology），提出开始筛查的时间是性生活开始后 3 年左右，不晚于 21 岁。终止时间是 70 岁以后，要在 10 年内有 3 次以上满意而正常的细胞学检查。筛查间隔是传统细胞涂片检查，每年一次；TCT 每 2 年一次。30 岁后，连续 3 次正常者，可 2~3 年一次。美国药品及食物管理局（FDA）准许 HPV DNA 检测始用于 30 岁之后的筛查，细胞学和 HPV 检测间隔不超过 3 年。我国幅员广大，人口众多，经济卫生发展不平衡，尚未建立完善的筛查制度和体系。2003 年，中国癌症研究基金会组织专家讨论，2004 年推出宫颈癌筛查指南性建议，即筛查起始时间在经济发达地区在 25~30 岁，经济欠发达地区在 35~40 岁，而高危人群均应适当提前。终止时间定于 65 岁。其间隔是 1 次/年，连续 2 次正常，延长至 3 年；连续 2 次 HPV（-），可延长间隔 5~8 年。筛查方案和方法亦有所同，可谓因地制宜。分最佳方案，做 TCT、HPV 检测；一般方案，做传统巴氏涂片细胞学检查，HPV 检测；基本方案，主要是肉眼观察，3%~5%冰醋酸染色（visual inspection with acetic acid，VIA）、4%~5%碘液染色（visual inspection with lugols iodine，VILI），并可"即查即治"（see & treat），虽然不尽理想，但对经济不发达或贫困地区也是很不错的措施。根据上述检查，以决定处理：一般 HPV（-）、细胞学 ≤ ASCUS，3~5 年检查一次。HPV（+）、细胞学 ≤ ASCUS，1 次/年。HPV（-）、细胞学 ≥ ASCUS-h 以及 HPV（+）、细胞学 ≥ ASCUS-h，均应做阴道镜检，多点活检和宫颈管诊刮（ECC），并做相应处理。

宫颈癌筛查显然不只是医师行为，更是政府行为，是个系统工程，根据情况尽可能进行至少是区域性筛查。妇产科医生对所有就诊者（不一定是为宫颈病变而来），包括孕妇，都要询问筛查情况，并进行防癌检查。对于高危患者更应行检查和随诊。

二、关于细胞学检查

当务之急是推行 TBS 分类。有条件的单位，要推行 CCT 或 TCT。

临床医生要能正确理解 TBS 的分类及细胞学检查结果报告。2001 年 TBS 分类之要点是：

鳞状细胞可概括 4 级：①不典型鳞状细胞（ASC），包括意义不明的不典型鳞状细胞（ASC-US）和不除外上皮内高度病变的不典型鳞状细胞（ASCUS-h）。②鳞状上皮内病变（SIL），包括低度鳞状上皮内病变（LSIL）和高度鳞状上皮内病变（HSIL）。③鳞状细胞癌（SCC）。

对于各种鳞状上皮病变都要进一步检查处理，因为 ASC 中有 10%~20%潜在的 CINBⅡB 或

CINBⅢB，有 1‰的 CIN（原位癌），故而有 ASCUS-h 在其分级中；特别强调 ASCUS 可能伴有 CINBⅡB 或 CINBⅢB。

关于腺细胞的新分类，取消了不明确意义的不典型腺细胞（AGUS），以下仍为 4 级。①不典型腺细胞（AGC）。②倾向于肿瘤的不典型腺细胞（AGC-fPnP）。③颈管原位癌（AIS）。④腺癌。

三、关于阴道镜检和宫颈组织活检

作为较为传统的阴道镜检仍在宫颈病变观察及指导活检中居重要地位，尽管有荧光检视（magnified chemiluminescent exam，MCE 或 speculoscopy，PaP Sure），阴道镜检还是不可取代的。阴道镜检可以直接描述，亦可作 Reid 评分，或 Reid 阴道镜指数（Reid's colposcopic index，RCI），是对宫颈病变进行的全面、客观地量化分析。它包括边缘、醋酸的颜色、血管特点和碘着色情况，综合评分，较为敏感准确，可提高诊断准确率，也便于有统一的评估标准。亦可向 CIN 诊断"挂靠"。如< 2 分正常；3~4 分 CINBⅠB；3~5 分，CINBⅡB；6~8 分，CINBⅢB。

组织学诊断是宫颈病变诊断的金标准。（多）点活检（patch biopsy，PB），LEEP 和冷刀锥切（CKC）都有重要的组织学诊断意义，但从诊断的全面、准确性而言，应是 PB < LEEP < CKC。三种方法各有其优缺点，应根据情况掌握之。但微小浸润癌的诊断或除外浸润癌则不能以点活检为依据。颈管诊刮可以对颈管（腺）组织做出诊断，在不正常腺细胞患者是必要步骤。

四、关于诊断

上述的细胞学、阴道镜检和组织学即是诊断方法，亦是要依次进行的三阶梯诊断程序。一般不逾越，细胞学是始初的检查，是其他两项的基础，也不要在无阴道镜检指导下盲目活检，除非非常明显的病变。细胞学诊断依 TBS 报告，标本分满意、不满意，取消了原来的"不够满意"。鳞状细胞按 ASC、LSIL、HSIL 和 SCC 四种，腺细胞按 AGC、AGC-fn、AIS 和 ACC 四种。我们 2000 年推出的诊断流程草案基本可行，其要点是：细胞学阴性者定期复查，涂片不满意需复查。ASCUS 可以于 3~6 个月后复查，也可以行阴道镜检（HPV 检测可有重要指示作用，后述）。ASCUS-h 者应行阴道镜检。LSIL 和 HSIL 都应行阴道镜检。并于镜下行组织活检或颈管诊刮。其结果以 CIN 级别报告及处理。

五、关于 HPV 感染

HPV 是人类癌瘤发病中唯一可以完全确认的致癌病毒。现今的研究甚至可以证实：预防 HPV 感染就可以预防宫颈癌，没有 HPV 感染就可以不罹患宫颈癌。

但 HPV 感染并非少见，在 30 岁以下（18~28 岁）性生活活跃的年轻妇女中感染的机会在 4%~15%，终身积累概率达 60% 以上。而多数的感染是"一过性"的，只是一种"一过性 HPV

携带状态"，即多数可以自行清除，平均时间是 8 个月。只有持续的 HPV 感染才会发生 CIN 或 CC，一般平均 8~24 个月可发生 CINB Ⅰ B、CINB Ⅱ B、CINB Ⅲ B，再平均 8~12 年可发生浸润癌。

先前我们所认识的宫颈癌的高危因素只是一些条件或辅助因素，诸如过早性生活、多性伴、吸烟、口服避孕药等，关键在于 HPV 感染这一基本因素，以及 HPV 能否被消除，是否促成宫颈癌，取决于①HPV 的型别（高危型）、HPV DNA 含量、首感时间。②宿主的免疫功能、产次、激素影响、营养。③其他：性行为、STD 及重复 HPV 感染等。

HPV 有多种类型，常见的低危型是 6、11、42、43、44；常见的高危型是 16、18、31、33、35、39、45、51、52、53、56、58、59、68 等。各国、各地区致癌 HPV 种类有差别。HPV 的检测方法很多，如细胞学、斑点印迹、原位染交、PCR 以及杂交捕获（hybrid capture，HC）等，现今以 hCB28 最佳，其检测的敏感性为 88%~100%，特别是阴性预测值高达 99%，hC_2（-）就可以确认没有 HPV 感染，而且检测还可以报告病毒负荷（virus load），以追随其消长。

可以把 HPV 感染分成高危/低危、一过性、迟延性及持续性几种类型，以高危型持续感染最为重要。所以 HPV 检测的临床应用包括筛查、异常细胞学的处理，以及宫颈病变治疗后的随诊。对于将 HPV 检测作为筛查内容，虽然尚有争议，但欧洲（德、英、法）的一项 23890 例筛查数据显示，有 HPV 检测能明显地提高筛查效果。

对于 ASCUS 应用 HPV 检测给病人带来的益处不仅是评估危险度、减缩复查次数和经济花费，还有精神心理的释负。CIN 治疗后的追随十分重要，因为 CIN 病人治疗后复发率是正常人群（发生 CIN）的 5 倍，CIN 治疗后，于 4~6 个月做第一次复查，包括肉眼观察、细胞学、HPV DNA 检测，或酌情行阴道镜检。根据结果计划其日后随诊，强调 HSIL/腺细胞异常病人每年复查，并连续 10 年以上。

对于 HPV 检测过程中，病人的咨询、教育和忠告都是非常重要，这涉及病人的认识和心理调适。告诉病人 HPV（+）表明 HPV 的携带，而不是一个病；HPV（+）而无 CIN，可以不予治疗；不要责备病人！HPV（+）不意味着她与性伴的谁个"不忠"。HPV 感染很常见，发展成为宫颈癌者很少。重视不等于恐慌。

六、关于处理和治疗

首先应该依据 CIN 诊断之级别，参照 HPV 检测结果，明确诊治原则，使治疗规范化。其次要对病人年龄、婚育情况、病变程度、范围、级别，以及症状、随诊和技术条件、病人意愿等综合考虑，作到治疗个体化。治疗不足及治疗过度是由于检查诊断不规范、不完备及不标准，或观念、认识与理解的误差。有些处理是具有争议性的，需要实践积累和循证，进行修改与完善。

CINB Ⅰ B 而 HPV（-）是可以不治疗的；CINB Ⅱ B+HPV（+）应予治疗，可用物理治疗（冷冻、激光、电凝等）。CINB Ⅰ B、CINB Ⅱ B 主要应物理治疗，乃为局部病变之破坏性治疗。

LEEP 主要应用于面积较大的 CINB Ⅱ B 和重度不典型增生；对于原位癌，除非可足够切除一定宽度（病灶外 0.5cm）和高度（2.5cm）。CKC 能根据病变程度和范围，作出可靠的锥切组织检查和适宜的治疗。对于 HPV（+）之处理，目前尚缺乏良方，现今的策略是"治病（CIN）即治毒（HPV）"，治疗感染造成的病变，促进在一定时间里（12 月左右）清除 HPV。

HPV 疫苗是最有希望的预防和治疗手段，早期临床试验证明，HPV16 疫苗诱发抗体可高表达于自然感染者的 40 倍。治疗性疫苗在完成 10000 例临床试验（NCI）后推出，可用于 HSIL、持续 LSIL 或对宫颈癌的联合治疗。可以充满信心的认为，子宫颈病变及子宫颈癌有可能是完全可以预防、治愈和消灭的人类癌瘤。

［原载《世界医学杂志》2004，8（11）：1-3］

97. 子宫内膜异位症的研究与设想

　　子宫内膜异位症（内异症）是生育年龄妇女的多发病、常见病，发病率呈明显上升趋势，可达 10%~15%，占普通妇科手术的 30% 以上。内异症所引起的痛经、下腹痛和性交痛等，严重影响妇女的健康和生活质量，也是不育症的主要病因之一。内异症的发病机制不清，病变广泛，形态多样，且有浸润、转移和复发的恶性生物学行为，成为难治之症。内异症的诊治已经成为当代妇科的热点问题，其基础及临床研究在新世纪的开始，进入了一个新的阶段。

一、对内异症发病机制的认识

　　内异症的发病学说纷纭众多，但仍以内膜细胞随经血逆流种植为主导理论，关键在于科学解释、模型建立和临床循证。经血逆流至盆腔是常见的，甚至是生理现象，但多数人并未罹患内异症。内异症的现代定义是，内膜细胞在异位生长、发育、出血，并引起症状。内膜细胞逆流种植需要具备 4 个基本条件：①内膜细胞必须通过输卵管进入腹腔。②经血碎片中的细胞必须是活的。③内膜细胞必须有能力移植到盆腔器官组织上。④内异症在盆腔的解剖学分布必须与脱落的内膜细胞的种植原理相一致。如是，内膜细胞将要突破三道"防线"：①腹水。②腹腔细胞，主要是巨噬细胞、自然杀伤细胞等。③腹膜细胞外基质（ECM）。因此，内膜细胞就必须完成黏附-侵袭-血管形成这样的"三部曲"。在这一过程中，雌激素、局部环境的多种酶、细胞因子等都起到相当的作用。至今的研究给我们启示，内异症患者和非内异症患者的在位内膜的分子及生物学特质就有差异，这些差异之源乃是基因差异。所以，基因差异是内异症患者与非内异症患者在位内膜的根本差异；是异位内膜与在位内膜之间的一种差异；是不同人（即患者与非患者）经血逆流及经血内膜碎片能否在"异地"黏附、侵袭和生长的关键；是解释内异症的家族倾向或遗传性的原因；是内异症基因治疗的理论基础。研究子宫在位内膜将是发病机制探索的新靶点。在位内膜的组织病理学、生物化学、分子生物学、遗传学等的特质，将对逆流至异地的内膜的"命运"起决定作用，所谓"在位内膜决定论"。至少，它为我们全面理解、诠释，乃至修正 Sampson 学说，提出新的思路。

　　可能 Sampson 的学说一直无法解释某些部位的内异症，体腔上皮或副中肾（苗勒管）上皮化生假说可以解释诸如子宫腺肌症、阴道直肠内异症以及胸腔等部位的内异症发生。

二、内异症的临床病理分类及诊断

　　内异症的临床病变为广泛性，病理表现具多形性，部位分布呈弥漫性。其分类未臻统一，多数学者认为：可以将其归纳为 4 种类型：①腹膜型。②卵巢型。③阴道直肠型。④特殊部位型或盆腔外型。不同种类的组织发生、病理特征，甚至治疗等都有所不同。因此，也可以认为，内异症是一种可以再区分的疾病。

腹膜内异症（PEM）是典型 Sampson 学说的表象，其表现的从红色病变、黑色病变到白色病变，是内异症病理组织学的完整过程，也是生物活性变化的结果。而卵巢内异症（OEM）则可能是内膜细胞种植与化生共同作用而形成的。阴道直肠内异症（VREM）是苗勒管残余化生，在有活性的内膜腺体和间质为核心的基础上，有平滑肌增生包绕或纤维化，成为子宫腺肌症样结节，不主张把它泛称为深部结节，它和腹膜内异症侵犯或累及子宫直肠窝是不同的。

美国生育协会内异症分期评分法（r-AFS）分期系统虽然"统一"了对内异症以往的各种分期主张，但一直存在争议，关键是该分期的记分有一定随意性，潜在主观和观察的误差，没有疼痛的指标，对生育的估价有局限。因此，完善分期，能对治疗和预后有更大价值，仍是重要问题。

腹腔镜检查，是目前公认的内异症诊断的金标准，但对所有可疑内异症患者均施行腹腔镜检查也非万全之举。寻找特异性和敏感性均佳的标志物，是今后的方向。加拿大对求诊者的血清、子宫内膜进行多种因子的综合检测分析，推出新的诊断试验，其阳性预测值为 95%，阴性预测值为 75%。

根据我国情况，如能将以下 5 项临床及检验指标加以分析，也可以成为新的诊断模式：①症状（痛经、下腹痛、性交痛或统称慢性盆腔疼痛，CPP）。②不育（原发性或继发性不育，特别是继发性不育）。③盆腔检查（附件包块、直肠窝结节、触痛等）。④B 超扫描（附件区无回声区、内部点状细小增强回声，壁厚、界限不清以及其他部位图像）。⑤血清 CA125 水平（>35kU/L，一般为 50~80kU/L）。

三、内异症的治疗原则及个体化

内异症的治疗原则，是减灭和消除病灶，减轻和消除疼痛，改善和促进生育，减少和避免复发。为达到这一目的，腹腔镜手术是最好的治疗，卵巢抑制是最好的治疗，助孕技术和妊娠是最好的治疗。此外，还要根据患者的年龄、婚育状况、症状轻重、病变程度以及以往的治疗经历，选择不同的治疗对策，即治疗个体化。

应强调手术，特别是腹腔镜手术是第一选择。因为它可以明确诊断，明确病变程度、类型，并进行切除、破坏及减灭病变，分离粘连，恢复解剖，有助于妊娠；可以减轻症状，减少及预防复发。同时，药物治疗也是必要的，因为深部病灶、隐蔽的病变可能被遗留，况且有镜下病变或新生病变。无论是经典的假孕疗法、假绝经疗法，理论基础是建立低雌激素、高孕激素或高雄激素环境。近年来，最流行使用的药物是促性腺激素释放激素类似物（GnRH-a），现今应用的主要是 GnRH 激动剂（GnRH-agonists），但 GnRH 激动剂存在 3 个问题：①短暂地刺激性激素（FSH、LH）升高，即"点火"（flare-up）作用，可使有些症状（如出血）加重。②抑制的不完善。③被胃肠消化，必须注射用药。所以，新的 GnRH 拮抗 剂（GnRH-antagonists），及可以口服的 GnRH-a 将被推出使用。

但是，激素药物均有一定副作用，而且因病变类型不同，反应不一，况且还有受体等因素的影响，更主要的是内异症病灶有"自主的"相对的非激素依赖的特点。我们新近的一项关于孕期子宫内膜与孕激素受体的研究表明，高孕激素对内异症疗效与妊娠过程对内异症疗效的差异，主要在于孕激素受体（PR）亚型分布的不同，妊娠时以 PR-B 为主，而高孕激素治疗时以 PR-A 为主，因此，尽管我们将内异症称为"激素依赖性疾病"，但它毕竟与在位内膜不同，这种依赖并不完善。所以，激素治疗不可能完全根除内异症。

我们在寻求新的治疗措施时，内异症的分子机制研究为治疗提供了新的对策，如抗黏附、抗侵袭、抗血管形成及激素代谢与受体干预，如启用芳香化酶抑制剂、环氧化酶（COX）-2 抑制剂等。甚至把这种干预位点放在在位子宫内膜，改变其分子生物学特质及行为，即"源头治疗"，而不仅仅在于盆腹腔已经形成的内异症病灶。这样便形成了"标本兼治"的新思路，即对异位内膜病灶和在位内膜兼治的策略。

四、内异症与不育及慢性盆腔疼痛

不育是内异症的主要问题，内异症是不育的主要原因之一，30% 以上的不育症是内异症造成的。严重的是，内异症所致不育的原因多种、机制叠加，有解剖及功能的、内分泌的、免疫的、生物学的、生化学的，以及局部环境的，甚至性交痛也是。于是，有的学者将诸因素综合评分为内异症生育指数（endometriosis fertility index，EFI），以估价患者的生育能力及对策。手术可以增加受孕的机会，单纯药物治疗难以改善患者的生育状况，复发率高，只能缓解症状。GnRH 是重症内异症治疗和助孕准备的重要选择。手术加药物治疗可减少复发，并可作为助孕的先期治疗。故而人工辅助生育技术（ART）是内异症不育者的重要治疗手段。也许，我们常要为比较或选择促排卵-人工授精（COH-AIH）抑或体外授精-胚胎移植（IVF-ET）而颇费踌躇，但这要根据每个患者的年龄、病变程度、治疗情况多因素考虑，或以 EFI 作为参考。妇科医生和生殖内分泌、助孕技术专家合作非常重要，因为约 1/3 的 IVF-ET 求助者是内异症。现今，我们已初步形成了这样一个诊治模式：①首先进行腹腔镜检查，明确诊断，去除病灶，解除解剖学因素。②进行内分泌检查，解除其他不育因素。③对轻、中度内异症，期待半年给予指导；进而行 COH-AIH，如不成功，则行 IVF-ET。④对重度内异症，或用 1~3 个月 GnRH-a 及行 IVF-ET，或直接行 IVF-ET。总之，要抓紧术后半年这一"黄金时机"，要"速战速决"。

盆腔疼痛是内异症的主要症状，内异症是盆腔疼痛的主要原因。内异症患者中，80% 有慢性盆腔疼痛，慢性盆腔疼痛患者中，80% 为内异症。当然，引起慢性盆腔疼痛的还有其他许多原因，如炎症、粘连、盆腔淤血、肿瘤、性问题，以及精神心理因素等，应全面分析病史、身体检查及实验室估价，但腹腔镜检查是诊断的金标准。对于中青年妇女，不能解释的慢性盆腔疼痛，可能就是内异症，即使腹腔镜检查未发现病灶，也不能完全除外隐蔽性内异症。药物的选择很多，但多不理想，且缓解疼痛只是暂时的。手术可使80%的疼痛患者得以缓解，其范围可根据病变及婚育等情况，选择保守性、半根治性和根治性手术。可以选择的其他术式是腹腔镜下骶神经切除（laparoscopic uterosacral ablation，LUNA）和骶前神经切除（laparoscopic presacral neurectomy，LPSN）。前者可有71%的缓解率，后者更适合于盆腔中部疼痛的患者；或行LUNA失败的患者，91%可得到缓解。实际上，目前我们对内异症疼痛的研究尚少，对其评价和处理均无定式，现今的治疗原则是"治病即治痛"，孰难视为周全。

五、内异症的恶变及不典型内异症

迄今为止，尚未发现内异症在组织形态上和在位内膜有什么不同（至少在光镜下是如此，但进一步观察、分析两者的组织学差异，将是一个值得的、有意思的课题），而内异症的侵袭性、转移性及复发性，却似癌瘤的不良行为。在没有完全找到内异症特异性基因之前，内异症的基因研究也是从癌基因入手的。关于内异症组织学的恶变，早从Sampson时代（1925年）就已经有了描述，到1953年Scott的补充，直到1988年不典型内异症（atypical endometriosis，AEM）概念的提出，即LaGrenade和Silverber的3项标准：细胞异型性；核/浆比例增大；细胞密集、复层或簇状突。及至近年来大量的临床与病理资料，我们逐渐形成了这样一些认识：①随着内异症发病率的明显增加，其恶变问题应予以高度重视。②一般文献报道的0.7%～1.0%的恶变率，可能是个保守的数字。③恶变主要集中在卵巢，但也可以发生在卵巢外。④内异症患者的乳腺癌、非霍奇金淋巴瘤（NHL）的患病危险增加。⑤恶变发生的机制尚待研究，可能与代谢、遗传等因素有关，或者其本质就是分子事件。

不典型内异症概念的提出，使我们对内异症恶变的认识加深了一步，所谓不典型内异症，系指异位内膜腺上皮的不典型或核异型性病变，但不突破基膜。不典型内异症恶变的机会明显高于典型内异症，最常见的仍然是转化为卵巢透明细胞癌和子宫内膜样癌。不典型内异症是癌前潜在的危险病变，甚至可以认为是向癌症演进的一个过程，因为：①可以在卵巢内异症的恶变组织中看到这种核异型性与癌的直接连续或不连续。②有DNA非整倍体细胞群。③与周围组织的内异症及卵巢癌有共同的基因异常。因而，无论从形态上抑或分子生物学方面，都支持不典型内异症具有恶变潜能，可能从典型内异症→不典型内异症→癌，是一个恶变过程；从组织化生→组织增生→癌，是一个移行程序。

对于临床上大量遇到的卵巢内异症，判断较少比率发生的恶变当然是困难的，但应始终保持警惕性，比如：①囊肿过大，直径＞10cm或有明显增大趋势。②绝经后又有复发。③疼痛节律改变，痛经进展或呈持续性。④影像学检查有实性或乳头状结构，或病灶血流丰富。⑤血清CA125＞200kU/L。并要于术中常规检查标本，必要时送冰冻切片检查。深部结节（包括切口或皮肤）内异症恶变也非罕见，如系反复复发的结节或包块增大明显，或症状加重，血清雌激素水平不高及药物治疗反应不佳时，也应注意恶变的发生。

内异症是个进展性疾病，年轻患者多为"早期"或红色病变、典型病变，而随着年龄增大、病变演进，多呈"晚期"或白色病变。年轻患者对治疗反应较好，况且有解决不育及防止恶变问题，所以早诊断、早治疗也是对内异症的最好对策。对内异症的很多研究类似肿瘤研究，但内异症只是瘤样病变，而不是肿瘤。因此，应该有新的研究思路。遗传与免疫是内异症发生的两大"基石"，但这恰恰是认识很不够的方面。现今的治疗过于注重局部病变，而轻视整个机体调解；过于侧重于病变轻重的估价，而对疼痛与不育等的研究缺乏深入；过于偏向异位内膜，而忽略了在位内膜。内异症是对当今妇科医生的新的挑战，还有很多问题需要我们去面对和解决。

[原载《中华妇产科杂志》2003，38（8）：478-480]

98. 在新的历程中再创辉煌

21世纪伊始，我们迎来了《中华妇产科杂志》建刊50周年这一盛大纪念日！

我们的杂志几与共和国同龄，她坚定地走过了并不平坦的道路，留下了深深的足迹。我们怀念、感谢为杂志做出卓越贡献的几代人：老总编、副总编、编委，老编辑、作者、读者，我们的前辈专家、我们的同龄和青年朋友。是众人拾柴，烧起这冲天的火焰；是共同耕耘，培育这耀眼的花朵。

本刊创刊于1953年，开始为季刊，到20世纪80年代改为双月刊，90年代又改为月刊，她发展壮大，成为国内权威的妇产科专业杂志和妇产科医生不可缺少的参考书。

《中华妇产科杂志》在推动学术交流，促进学科发展，防治妇产科疾病，保护妇女健康等方面做出了不可磨灭的贡献。从20世纪50年代，推行新法接生，同产后出血、产褥热作斗争，以及之后加强围生保健，降低了"孕产妇死亡率""新生儿死亡率"。从防治盆腔炎症，到医治生殖道瘘和子宫脱垂，到现今开展的妇科内镜手术、子宫内膜异位症的研究；从大规模的子宫颈癌普查，到引入计算机辅助细胞检测系统（CCT）、液基细胞薄片技术（TCT）和TBS细胞分类；从根治绒毛膜癌的成果到对妇科肿瘤深入的临床及基础研究；从计划生育国策的宣传到各种避孕、节

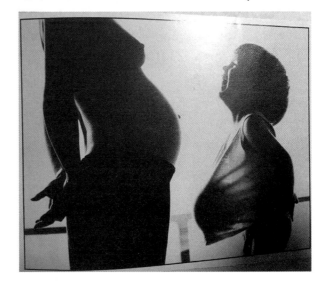

育技术的研制与推广；从生殖内分泌的研究到国内第一个试管婴儿的诞生……《中华妇产科杂志》都给予了及时的全面的报道，进行讨论和推广。正像我们的老前辈林巧稚大夫在40年前就说过的，"坚持做好经常性大数量的平凡工作，……有着不平凡的长远意义"。

新时代赋予了我们更新的任务，提出了更高的要求。我们要继续在以下几个方面做更大努力。

第一，把杂志办成妇产科医生的知识源、信息库。科技发展日新月异，知识"爆炸"是新世纪的特征，我们要更多、更快地把知识和信息传播开来。这涉及作者、编者、出版和发行各个环节，不仅需要工作精神，还有机制改善，以及创新方法等问题。人们可以通过各种渠道获得新信息，但杂志的作用是网络或书籍都不能代替的。声讯时代，多数人可能习惯于流行阅读文字，或"快餐式进补"，似乎快捷、轻松，但也许难以深入、沉淀。重返经典阅读著作和杂志的全文是一种呼唤。

第二，把杂志办成妇产科学科发展的推进器。学科发展靠临床实践、基础研究和教学相长。但学术交流、经验推广也非常重要，甚至可以说，作为科学任务本身就是进行科学观念、科学技术、科学方法的普及和提高，杂志在其中的作用是十分巨大的。关键在于准确、求实、及时，避免应景、虚假、迟滞。为此，杂志还要在及时反映学科发展中的新概念、新技术、新方法、新经验方面加大力度，一是掌握信息，一是传播信息，都要准确、敏锐、迅速。

第三，把杂志办成培养人才、建设专业队伍的阵地。请老一辈专家传授扶持，让风华正茂的中青年医生崭露头角，是杂志的重要任务。可以把杂志比作百花坛，她是沃土、她是园地，专家和编辑就是园丁。看一个杂志是否有活力、有后劲，要看论文，也要看作者，更要重视读者群和读者反映。我们的杂志已经培养了一代又一代，一批又一批的优秀作者，她也必将哺育出更多的新生力量。同时，成千上万的读者也随同杂志一起成长、壮大。

于是，我们在纪念建刊50周年的时候，愈发感到任重而道远。中国古话说"五十而知天命"，天命者乃大众之意志、期愿与要求，是我们的任务、使命和目标。我相信，我们大家已深刻领会、铭记"天命"，从50年开始一个新的起点、新的历程，奋勇前进、再创辉煌。

[原载《中华妇产科杂志》2003，38（8）：449-449]

99. 卵巢上皮性癌诊断和治疗中应注意的问题

卵巢上皮性癌（卵巢癌）是病死率最高的妇科恶性肿瘤，尽管手术技巧的提高可以做到最大限度地肿瘤切除，铂类、紫杉醇类以及二线化学药物治疗（化疗）的临床应用，给患者带来多重生机，但是，卵巢癌患者的5年生存率仍无明显提高。其主要原因，一是70%以上的卵巢癌诊断时，病变范围已超出卵巢，属于晚期；二是虽然很多患者对最初的治疗会有反应，但大多数病变在一个相当短的疾病缓解期后复发或者出现疾病进展；三是患者容易对化疗药物产生耐药；四是临床治疗不规范。因此，为了进一步提高卵巢癌的治疗效果，在诊断和治疗过程中应注意以下几个问题。

一、加强对高危人群的监测和筛查，提高早期诊断率

进入20世纪80年代，许多学者开始致力于卵巢癌的筛查，从以普通人群为筛查对象，转向筛查高危人群，从使用单一筛查手段，到多种方法相结合，以期在亚临床期就能诊断卵巢癌，获得良好的预后。

1. 筛查手段　作为筛查手段，血清CA125检测和阴道超声检查（TVS）已经被广泛应用于所有大规模卵巢癌筛查的研究中。CA125在卵巢癌术前诊断和病情检测中的价值已经很明确。但是，由于其特异性还不理想，不能作为卵巢癌的筛查方法。TVS用于筛查亚临床期卵巢癌，其敏感性明显高于CA125，TVS的阳性预测值（PPV）是可以接受的，但值得重视的是它的特异性。由于CA125和TVS都存在一定的假阳性率，阻碍了他们单独用于普通人群的筛查。续贯应用CA125和TVS筛查的方案，可以获得较为满意的特异性。将CA125作为初筛手段，对CA125 > 35kU/L的妇女，进一步行TVS，总的特异性是99.9%，PPV是26.8%。寻找新的特异性和敏感性均较高的肿瘤标志物，或多种筛查方法的结合，可能会更有意义。应用多种筛查手段进行随机筛查具有其合理性，但是仍需要更大样本的研究，进一步证实筛查对死亡率的影响。

2. 筛查的目标人群　大部分卵巢癌发病是在50岁以上的绝经妇女。研究表明，在妇女死亡峰值年龄的前5年进行筛查是最有效的，卵巢癌妇女的死亡峰值为55~59岁。因此，对卵巢癌的筛查应该从50岁的妇女开始。高危妇女中5%~10%的卵巢癌是遗传性的。已经有多个研究提出，将妇女按照家族史、遗传易感性或者两者结合考虑，分成不同的卵巢癌和乳腺癌风险组。应该对以下高危妇女提供卵巢癌筛查，即：①BRCA1和BRCA2突变基因的携带者。②乳腺癌或卵巢癌家族中的成员。③只有乳腺癌家族史，但乳腺癌发病较早的妇女。虽然目前尚缺

乏大规模的前瞻性、对照性研究，以证实筛查可以降低卵巢癌的死亡率，但是对于以上高危妇女，比较一致的观点是推荐应用血清 CA125 和 TVS 进行筛查。中等风险的妇女，即包括有一个一级亲属患卵巢癌的妇女，有一个以上远房亲属患卵巢癌的妇女，或者本人患乳腺癌的妇女。这部分妇女终生患卵巢癌的风险与正常人群相比是升高的，但仍处于很低的水平（＜5%）。对这部分妇女进行筛查带来的一系列负面影响，如过度焦虑、过高的假阳性率、不必要的手术创伤，远远超过任何可能的尚未被证实的益处。对接受过卵巢刺激治疗最终没有受孕的妇女，是否患卵巢癌的风险会增高，尚有争议，可以归结到中等风险的妇女中。低风险的妇女，即这部分妇女终生患卵巢癌的风险非常低（大约为1%），不应该接受社区服务性筛查，但是可以列为大规模随机对照性筛查研究的对象。

在卵巢癌筛查中，还有很多方面的问题不是很清楚，包括疾病进展的速度、良性病变是否是将来发生恶性肿瘤的危险因素，TVS 和 CA125 诊断不同种类卵巢癌的能力范围。同时，筛查的健康经济学、被筛查妇女的生活质量、假阳性结果的长期影响等，都是应该慎重考虑的问题。

二、正确理解卵巢癌手术的意义，努力提高肿瘤细胞减灭术的彻底性

手术是卵巢癌最主要的治疗手段之一。卵巢癌的手术分为三大类：①诊断性手术，主要目的是：于术中取活组织进行病理学检查，获得准确诊断；明确分期；评价治疗的效果。②治疗性手术，其目的是尽量彻底切除肿瘤。③姑息性手术，主要目的为了解除患者的症状，改善生活质量。卵巢癌的手术目的、范围和操作，应根据肿瘤的组织学类型、临床分期以及患者的具体情况而有所不同。近年来，对于卵巢癌的手术治疗，出现了一些新观点、新概念。现简述如下。

1. 全面分期探查术和再分期手术　全面分期探查术和再分期手术是近年来提出的手术名称，适用于早期（临床Ⅰ期、Ⅱ期）卵巢癌，主要的目的是准确分期。全面分期探查术的另一个重要意义是指导术后的治疗。这不仅对需要化疗的患者有利，而且对不需要化疗的患者更为重要。

2. 肿瘤细胞减灭术　包括首次肿瘤细胞减灭术和再次肿瘤细胞减灭术［包括间歇性（或中间性）肿瘤细胞减灭术（interval debulking surgery）］，主要用于晚期和复发性卵巢癌，其目的是尽量彻底切除肿瘤。肿瘤细胞减灭术的临床意义主要是：①解除患者的症状，改善生活质量。②增强术后化疗的效果。在理论上，肿瘤细胞减灭术对术后化疗的影响，已得到了很好的阐述。最大限度的肿瘤细胞减灭是非常重要的，因为微小的残余瘤与改善患者的预后密切相关。为了能够达到满意的肿瘤细胞减灭术效果，对于那些估计难以切净或基本切净的晚期卵巢癌患者，先应用2~3个疗程的化疗，然后再行肿瘤细胞减灭术，这就是"间歇性"肿瘤细胞减灭术。这种手术能否促使肿瘤细胞减灭术的成功，能否对治疗有利，能否改善患者的预后，这些都是近年来大家比较关心，而且又是有很多争议的问题。欧洲癌症治疗研究协作组（EORTC）最近对间歇性肿瘤细胞减灭术在晚期卵巢癌中的治疗价值，进行了大规模的前瞻性临床随机对照研究。

结果显示，曾施行过中间性肿瘤细胞减灭术的患者预后较好，病情缓解期为18个月（对照组为13个月），总生存期为26个月（对照组为20个月）。北京协和医院对中间性肿瘤细胞减灭术的效果进行的初步研究结果提示，这种手术可促使肿瘤细胞减灭术的成功，提高肿瘤细胞减灭术的质量，但并不改善患者的预后。也有一些研究提出，中间性肿瘤细胞减灭术对术后化疗不利，患者容易产生耐药，仍应力争尽早完成肿瘤细胞减灭术。总之，中间性肿瘤细胞减灭术对卵巢癌的治疗价值，目前还不十分清楚，还需进行更深入的研究。

　　3. 二次探查手术　二次探查手术（二探术）的目的在于了解盆腹腔有无复发癌灶，作为进一步监测和治疗的依据。对二探术的临床价值，近年来也有较多的争论。尽管普遍认为，对晚期卵巢癌，二探术的结果可用来指导今后的治疗。回顾性研究结果也支持二探术和再次肿瘤细胞减灭术可以改善卵巢癌患者的预后，提高总的生存率的观点。但是，至今还没有看到有关二探术本身是否具有治疗价值的前瞻性研究报道。最近，美国妇科肿瘤学组（GOG）的研究表明，对二探术发现为微小残余瘤的患者给予腹腔泰素化疗，完全缓解率可达到65%。尽管缓解期还没有最后确定，但可以提示对于某些患者，二探术可能会有治疗作用。尤其对二探术阴性随后巩固治疗，和二探术发现微小残余瘤随后腹腔化疗的患者，二探术的意义可能会更大。另外，毫无疑问，二探术是评价化疗效果最精确，最有效的方法。二探术的结果可有助于研究者在较短时间内制订出新的有效化疗方案，不需要等到研究后的5~7年才能做出决策。但是，二探术阴性并不意味着卵巢癌的治愈。因为即使再仔细的二探术也会遗漏隐形的微小病变；有时卵巢癌也会转移到腹腔以外的部位，这些部位的微小病变，二探术是无法发现的。大量研究已证实，二探术阴性的卵巢癌还会有50%的复发。与复发有关的因素是临床分期、病理分级、首次肿瘤细胞减灭术后残余瘤的大小等。对于卵巢交界性瘤、卵巢癌Ⅰ期、恶性生殖细胞肿瘤及性索间质肿瘤等（即非上皮性肿瘤），可不施行二探术。

三、合理选择卵巢癌的化疗方案

　　卵巢癌的化疗已经历了3个里程碑时代，即20世纪70年代的烷化剂、20世纪80年代的顺铂类药物及20世纪90年代的紫杉醇。随着卵巢癌的化疗方法不断发展，很多新药和方案问世，怎样合理选择卵巢癌的化疗方案，是临床十分关心的问题之一。

　　1. 卵巢癌的一线化疗方案　目前，国内仍以顺铂+环磷酰胺（PC）和顺铂+阿霉素+环磷酰胺（PAC）的方案为主要的一线化疗方案。但国外，则以泰素+卡铂或顺铂方案为主要一线化疗方案。国外对卵巢癌一线化疗方案的改变是建立在循证医学基础上的。美国GOG的111号和158号两项多中心随机化前瞻性研究，确立了卡铂和泰素联合方案作为卵巢癌化疗的基础方案。最新的药代动力学研究发现，紫杉醇的药代动力学模型是非线型的，药物的血浆浓度并不一定与投药剂量相关。延长或反复的泰素治疗可增加其疗效。研究结果表明，使用较低剂量的泰素进行每周化疗（周疗），可维持泰素血浆浓度高于$0.01\mu mol/L$，但又低于$0.05\mu mol/L$，这样的血药浓度既能维持有效的抗肿瘤作用，又不会引起明显的骨髓抑制，较为理想。有关泰素周疗的临床研究近年来十分活跃，中国妇科肿瘤学组（CGOG）最近也在进行着泰素+卡铂周疗与泰素+卡铂3周化疗方案，作为卵巢癌一线化疗方案的临床随机对照研究，明年将会有一个明确的结果。

2. 先期化疗的意义和指征　先期化疗又称新辅助化疗，最早应用于宫颈癌，又称降分期化疗。通过这种化疗，使原来没有手术机会的患者获得了手术机会和更好的治疗。近年来，先期化疗也开始应用于卵巢癌的治疗。先期化疗通常每4周进行1次，一般1~2个疗程。更多疗程的先期化疗可能会诱导肿瘤耐药性的产生，不利于肿瘤细胞减灭术后常规化疗的进行。就目前的资料来看，先期化疗的价值主要是可大大改善卵巢癌肿瘤细胞减灭术的手术质量，但没有证据表明，它可延长患者的生存时间，提高患者的生存率。因此，对于早期卵巢癌或估计行手术不困难的患者，不一定要进行先期化疗。另外，值得注意的是，在先期化疗前，一定要获得卵巢癌的病理学诊断。

3. 腹腔化疗的价值　理论上说，腹腔化疗是卵巢癌最为理想的化疗途径。主要优点：①肿瘤局部的药物浓度明显增高。②增加了药物与肿瘤的大范围接触和药物对肿瘤的渗透。③血液循环中药物浓度较低，减少了化疗的不良作用。④药物可经门静脉吸收，可治疗肝转移。因此，腹腔化疗引起了临床医生们的很大兴趣和广泛研究，已有很多方案问世。大多数方案是以顺铂、阿霉素、阿糖胞苷和5-氟尿嘧啶为基础的联合用药，有效率为40%~70%。但在循证医学方面还没有证据表明，腹腔化疗对卵巢癌的治疗效果优于静脉化疗。因此，目前腹腔化疗用于卵巢癌的治疗，原则上仅用于：①种植在腹腔脏器表面或腹膜表面的微小病灶。②全身化疗失败、耐药或复发的患者。③控制恶性腹水生长。④二探术阳性患者。我们期待着进行大规模、多中心、临床随机对照研究，以进一步明确卵巢癌腹腔化疗的临床价值。

四、重视卵巢癌的病情监测，正确处理卵巢癌复发

1. 卵巢癌病情监测的方法及复发的诊断　卵巢癌治疗后容易复发是其一大特点，加强对卵巢癌治疗后的监测，及早发现复发的可疑征象，是卵巢癌整个治疗过程中非常重要的一个环节。但目前临床上对这一点，并没有足够的重视，并缺乏有效的监测手段。目前，临床常用于卵巢癌病情监测的方法有CA125测定、盆腔检查、TVS、CT和MRI检查等，这些方法均有一定的局限性。最近的研究发现，正电子发射体层显像（PET）对卵巢癌的病情监测有很好的效果，有望成为卵巢癌病情监测的理想方法。对卵巢癌复发的诊断应该做到定性、定位和分型，并根据不同情况，进行个体化治疗。为了正确合理的治疗复发性卵巢癌及客观评价不同单位的治疗疗效，GOG建议将复发性卵巢癌进行如下分类：①化疗敏感性卵巢癌。②化疗耐药性卵巢癌。③持续性卵巢癌。④难治性卵巢癌。在众多研究和临床实践中，常常把化疗耐药性、持续性、难治性卵巢癌的患者归为一组，与对化疗（铂类药物）敏感性卵巢癌的患者分开考虑。

2. 复发性卵巢癌的治疗

（1）治疗目的：总的原则是为了患者的生存质量，仅行姑息治疗，而不是为了治愈。因为

从患者的预后来看，治疗并不具有真正的治愈价值。生存质量是再次治疗时最应该考虑的因素。

（2）治疗方案的选择和制订：应根据患者既往治疗的反应性、完全缓解的时间间隔及是否符合临床试验的入选标准等因素，制订个体化的治疗方案。首先必须了解初次手术的情况，有无先期化疗、术后化疗（包括方案、途径、疗效与不良反应等）。其中以停药与复发之间的时间间隔最为重要，间隔越长，再次治疗出现缓解的机会越大。时间间隔有助于二线化疗方案的制订，其时间长短可能就起到了判定化疗敏感与否的作用，不容忽视。相当一部分晚期复发性卵巢癌患者对化疗敏感，停药超过 6 个月，尤其是 2 年以上才复发的患者，半数以上对化疗有反应。尽管是在铂类为基础的化疗中，观察到药物耐药与敏感两者之间的差异，但是，对大多数药物，耐药模式与药物作用的机制是有差别的，而且联合化疗的耐药并不意味着对方案中所有的药物均耐药。因此，相当数量对铂类药物耐药的患者，有可能对单独使用紫杉醇，或已证实对卵巢癌二线化疗方案中有一定作用的药物起反应。

（3）手术治疗：手术对复发性卵巢恶性生殖细胞肿瘤、性索间质瘤及卵巢交界性肿瘤有明确的改善预后的效果，但对复发性卵巢癌的治疗价值尚未确定，对手术指征和时机还存在一些争论。手术治疗主要用于：①解除肠梗阻。②> 12 个月复发灶的肿瘤细胞减灭术。③切除孤立的复发灶。对晚期复发性卵巢癌是先手术还是先化疗仍有争议。再次肿瘤细胞减灭术主要包括以下几种情况：①间歇性肿瘤细胞减灭术。②临床上复发迹象不明显，但在二探术中发现有可以切除的病灶。③在首次肿瘤细胞减灭术和完成化疗后临床出现明显的复发。④在首次肿瘤细胞减灭术后，一线化疗期间肿瘤进展。对于第 1、2 种情况的患者，是进行再次肿瘤细胞减灭术的合适对象，而对第 4 种情况的患者，再次肿瘤细胞减灭术没有任何意义。一般认为，有比较好的二线化疗方案选择的余地，再考虑能否再次手术。

（4）二线化疗方案：在对复发性卵巢癌进行化疗时，首先要对复发的性质进行全面分析，根据复发的类型制订化疗方案。在制订二线化疗方案时，一般将化疗耐药性、持续性和难治性卵巢癌考虑为一组，而对铂类药物敏感的复发性卵巢癌单独考虑。但总的来说，对于复发性卵巢癌的治疗目的一般是趋于保守性的。因此，在选择卵巢癌二线化疗方案时，对所选择方案的预期毒性作用，及其对整个生活质量的影响，都应加以重点考虑。可用于卵巢癌二线化疗的药物有拓扑特肯（topotecan）、异环磷酰胺、紫杉醇、多西紫杉醇、足叶乙叉苷（VP16）、六甲密胺、吉西他宾（gemeiabine），及阿霉素脂质体等。但是，分析目前资料，总的有效率仅为 10%～20%，疗效有限而且维持时间短。所以，临床选择二线化疗方案时，综合相关的因素，先选择出某二线化疗方案，经 2 个疗程后即应认真评价一次疗效，如果连续 2 个疗程治疗失败，就不必再盲目进行化疗。不主张在临床试验之外，采用超大剂量化疗治疗复发性卵巢癌。另外，目前仍无证据表明，有效的二线化疗药物经腹腔化疗的疗效优于静脉。

（5）治疗时机：何时治疗复发性卵巢癌较为恰当，目前尚未定论。有学者提出，单纯根据 CA125 水平升高就对复发性卵巢癌进行干预，可能太早，而等到出现广泛复发灶再行治疗，就为时太晚。为了选择适宜的治疗时机，提出 3 项观察指标，如临床出现这 3 项情况，应及时开始治疗。3 项观察指标为：①无论 CA125 水平是否上升，临床出现了复发症状、临床或影像学检查有复发证据。②无临床复发症状，但 CA125 水平升高、临床或影像学检查提示复发灶直径 2~3cm。③临床出现复发症状、CA125 水平升高、临床或影像学检查无复发证据。在卵巢癌二线化疗方案中，临床极少去正式评价患者的生存质量，一般只是认为，肿瘤体积的客观缩小与临床症状的改善有关。在未来的临床试验中，重视复发性卵巢癌患者的生存质量的研究，是有积极意义的。

目前，虽然在卵巢癌的诊治中，还存在一些争论和问题，治疗策略也不十分完善。但我们相信，随着临床研究的不断深入和新的治疗方法的出现，争论和问题会一一得到解决，治疗策略会不断更新，卵巢癌的治疗效果一定会有所改善。

［原载《中华妇产科杂志》2003，38（2）：65-68］

100. 女性生殖道癌瘤的前哨淋巴结

　　肿瘤的淋巴转移常发生在特定的淋巴结或局部区域淋巴结，淋巴结转移较少"跳跃"，呈现有序"梯队"现象，称为肿瘤转移的梯队淋巴结（echelon nodes）。前哨淋巴结（sentinel lymph nodes，SLN）作为恶性肿瘤最先发生转移的淋巴结，即一级转移淋巴结，在癌瘤的转移中具有重要地位。近年来，随着各种癌瘤，如乳腺癌、外阴癌、子宫颈癌、内膜癌手术方式渐趋于保守，新的微创性手术规范正在摸索、创立。前哨淋巴结研究已在乳腺癌、恶性黑色素瘤等癌瘤治疗中取得令人瞩目的成果。选择性前哨淋巴结切除已开始纳入这些肿瘤的诊治规范。在妇科恶性肿瘤中，淋巴结转移一直被公认是重要的不良预后因素；而对一些易于早期发现的癌瘤，如外阴癌、子宫颈癌、内膜癌，广泛淋巴结清扫的治疗作用一直没有定论。选择性切除肿瘤的一级转移淋巴结——前哨淋巴结具有更为重要的实际意义。

一、淋巴引流和癌瘤的淋巴转移

　　女性生殖道器官淋巴引流基本与营养该器官的血管一致。炎症、肿瘤、外伤或手术造成正常途径受阻或损伤时，局部可形成侧支循环。淋巴引流可经胸导管汇入颈静脉角，或出现肿瘤侵犯汇入局部静脉，最终注入血液循环。肿瘤淋巴转移基本与淋巴引流路线相同，偶见因局部受阻而出现逆行转移现象，广泛淋巴转移可转化为血行转移。不同肿瘤因循局部不同的淋巴回流途径，各有特定的前哨淋巴结。

　　外阴癌淋巴转移主要到腹股沟浅淋巴结上、下群内侧，腹股沟深淋巴结及 Cloquet 淋巴结，随后进入髂外及闭孔淋巴结（图1）。阴道癌淋巴转移较为复杂，根据原发瘤部位分为上、中、下部，阴道上段癌瘤转移至髂内、髂总、骶前淋巴结，中段癌瘤转移至髂内淋巴结，下段至腹股沟、髂外淋巴结（图2）。子宫颈癌淋巴转移多入盆腔淋巴结，部分可至腰淋巴结及腹股沟淋巴结（图3）；其分为先后发生转移的两组，一级组为宫旁淋巴结、宫颈旁、尿道旁淋巴结、闭孔及髂内淋巴结、髂外淋巴结和骶前淋巴结；二级组为髂总淋巴结、腹股沟淋巴结深部和浅部及腹主动脉旁淋巴结。子宫体癌瘤淋巴转移也与原发肿瘤部位密切相关。宫底部沿阔韧带上部经骨盆漏斗韧带至卵巢，向上至腹主动脉旁淋巴结；子宫角部沿圆韧带至腹股沟淋巴结；子宫下段近子宫颈处癌瘤转移途径与子宫颈癌相同，可至宫旁、髂内、髂外、髂总淋巴结；子宫后壁可沿宫骶韧带转移至直肠淋巴结。输卵管癌与卵巢癌淋巴转移途径基本一致，分为上、下行。上行随卵巢血管，经骨盆漏斗韧带至腰淋巴结与腹主动脉旁淋巴结。下行从卵巢门经阔韧带、盆壁进入髂内、髂外、髂总与闭孔淋巴结，或沿圆韧带至髂外末端或腹股沟淋巴结。

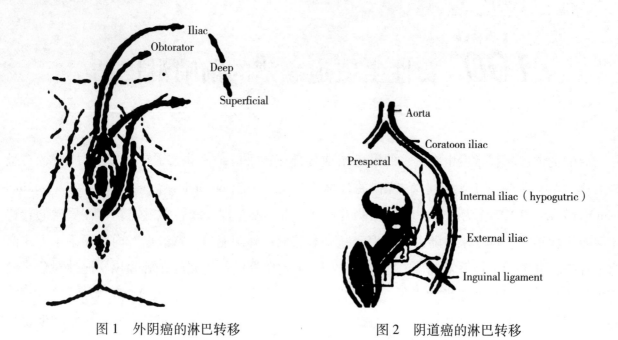

图 1　外阴癌的淋巴转移　　　　　　　　图 2　阴道癌的淋巴转移

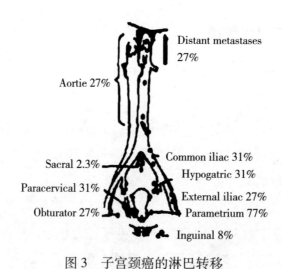

图 3　子宫颈癌的淋巴转移

二、前哨淋巴结的提出及其背景

前哨淋巴结即首先接受原发肿瘤淋巴引流和淋巴转移的第一个或第一组淋巴结。1977 年 Cabanas 首先在阴茎癌淋巴转移中提出前哨淋巴结的概念，推测其解剖位置相对固定，认为其可作为是否需要广泛淋巴结清扫的依据。至 20 世纪 90 年代初，在恶性黑色素瘤患者中也证实了前哨淋巴结的存在。前哨淋巴结迅即被应用于皮肤恶性黑色素瘤、乳腺癌的临床诊治研究，且颇有成效。在其他实体瘤，包括妇科及胃肠道癌瘤诊治中也开始推广试用。

淋巴结清扫作为恶性肿瘤的规范手术原则已逾百年，众多临床研究结果显示淋巴结状态确能提供重要的预后信息，然而淋巴结清扫的治疗作用却一直没有定论。许多临床对照试验结果都证实，广泛淋巴结清扫不能改善恶性黑色素瘤、乳腺癌、结肠癌、胃癌、早期妇科癌瘤及其他恶性肿瘤的预后。淋巴结清扫只能提示预后，无助于改善预后，而其手术创伤大、术后恢复慢、并发症发生率高，使越来越多的肿瘤学家对淋巴结清扫的重要性提出质疑。根据区域淋巴结有序引流和转移的规律，前哨淋巴结的组织病理状态可代表整个区域淋巴结的状态，指导合理选择手术范围并判断预后。前哨淋巴结的提出给肿瘤的治疗开启了新帷幕，引发了实体瘤治疗策略的变革。

近年来随着分子生物学的不断发展，癌瘤转移规律逐步揭开。淋巴系统与肿瘤细胞间复杂的相互作用不仅决定肿瘤是否转移增生，还决定机体是否对肿瘤产生免疫反应；肿瘤转移具有器官特异现象。一些渐已成熟的分子生物学技术方法开始应用于临床检查，但其具有价格较贵、技术要求高等缺点，故较难普及。对于广泛淋巴结清扫获得的大量组织标本，无法常规进行复杂、精细的分子生物学检查；而传统淋巴结病理检查常出现忽视隐匿性微转移的现象，选择性切除前哨淋巴结能获取较少但却能较准确提供预后信息的组织，使这类检查切实可行。前哨淋巴结病理分析主要包括多步分层切片染色和针对肿瘤相关抗原的免疫过氧化物酶染色。其隐匿性微转移的检出率达80%，称为肿瘤"超分期"（ultrastaging）。一些研究者还尝试采用RT-PCR方法使检测更为准确。前哨淋巴结的确认和切除已日益成为肿瘤临床诊治的重要环节。

三、前哨淋巴结的检查和确诊

迄今为止，已出现术中淋巴图、术前或术中淋巴系闪烁造影等前哨淋巴结定位方法。虽然这些方法尚无统一技术标准，但都被证实可行、有效。术中淋巴图（intraoperative lymphatic mapping，ILM）是将蓝色生物染料注射于瘤体或其周围，顺其淋巴走行寻找蓝染淋巴管分离组织直至蓝染淋巴结，再行选择性淋巴结切除。最常采用的染料有 isosulfan blue、淋巴蓝（lymphazurin）、专利蓝V（patent blue V）。术中淋巴图操作性强，业已成为一种新兴的手术技术，前哨淋巴结的平均检出率为82%，然明显依赖于术者的经验。

皮肤淋巴系闪烁造影术（lymphoscintigraphy，LSG）亦随后出现，与ILM相比，技术要求不高，且更为简便、敏感。它采用^{99m}锝热标记探针注射于肿瘤四周和底部，术前用伽马照相机摄像，超过最热淋巴结放射量10%即为前哨淋巴结（SLN）。根据前哨淋巴结的部位可辅助选择手术切口。手提式伽码探头的出现又为这项技术拓展了空间，使术中摄像、定位成为可能。LSG为前哨淋巴结的确认和捕获敞开了一扇方便之门。

四、生殖道癌瘤的前哨淋巴结及其意义

淋巴转移是绝大多数妇科生殖道癌瘤的主要转移途径。生殖道癌瘤前哨淋巴结研究起步于

20世纪90年代中晚期，主要集中在外阴癌、子宫颈癌与子宫内膜癌。这些肿瘤易于早期发现，常规广泛淋巴结清扫徒劳而无功，如能准确寻找并选择性切除前哨淋巴结则具有前瞻性意义。而卵巢、输卵管癌瘤发现时多是晚期，并常已广泛转移，淋巴结清扫对晚期癌瘤确具有一定的治疗效果，因而限制前哨淋巴结在卵巢癌等中的应用，至今尚未见相关报道。

外阴癌是最早使用前哨淋巴结概念的女性生殖道肿瘤。1994年Levenback等最先尝试外阴鳞状细胞癌的前哨淋巴结定位。之后一系列研究都证实ILM和前哨淋巴结能准确定位外阴前哨淋巴结，定位的前哨淋巴结亦能准确反映区域淋巴系统的状况。ILM检出率稍低，主要与操作技术、病例的选择有关；熟练掌握操作技术和严格选择早期鳞癌病例则可使检出率达到95%。此外，注射的染料剂量也直接影响ILM的检出率。前哨淋巴结的准确率较高，接近100%，能准确定位发生隐匿转移的淋巴结，对仅有病理"超分期"能检出的微转移尤为准确，但对于腹股沟区附近的肿瘤，由于原发肿瘤与膀胱影像会干扰前哨淋巴结定位，故应该联合使用LSG及ILM。外阴癌前哨淋巴结罕有跳跃式转移现象，偶出现前哨淋巴结位于股静脉外侧的筛状筋膜，此时常规淋巴清扫可能遗漏。因此选择性前哨淋巴结切除能准确切除转移之淋巴结，避免不必要的根治性手术，显著降低术后病率，提高生存质量。

子宫颈癌的前哨淋巴结研究始于近年，成功可行。但需要注意两点：染料用量要足（isosulfan blue≥0.5ml）；打开后腹膜的时间要恰当，因染料流经淋巴结只有5~10分钟的"窗口期"，一般选择宫颈基质注射。2000年Dargent等首次尝试腹腔镜下注射染料定位并切除前哨淋巴结，检出率达85.5%。其失败的主要原因是注射染料量不足，切除时间与注射时间间隔超过20分钟。前哨淋巴结定位成败与锥切手术史、肿瘤分期无关，而肿瘤大小对检出率的影响结果不一。综合现有报道，子宫颈癌前哨淋巴结的位置并不恒定，可位于宫旁组织、闭孔窝、髂外、髂内，有时甚至转移至二级梯队淋巴结——髂总血管旁，甚至腹主动脉旁区域。

子宫内膜癌的前哨淋巴结定位尚不成功。不同部位之浆膜下注射isosulfan blue，可见蓝染淋巴结，但分布广泛。内膜癌淋巴转移虽复杂多变，但前哨淋巴结定位切除还可试行之，然操作技术似乎更显重要。具体方法及其临床价值还有待研究。腹腔镜下注射是否可行更待积累经验。

选择性前哨淋巴结切除是对根治性手术观念的革新，其远期疗效还有待观察。前哨淋巴结定位辅助选择性切除似能确保切除真正的一级转移淋巴结，及少见的位于常规淋巴结清扫范围之外的转移淋巴结。同时可对切除的高危转移淋巴结进行更为细致的病理检查，有的放矢，提高转移检出率。前哨淋巴结似能准确预测整个淋巴系统肿瘤转移状况。前哨淋巴结切除可缩小手术范围，降低术后病率，避免传统根治性手术并发症及其对免疫系统的负影响。而阴性预测值更高，能更准确地诊断淋巴结无转移者，免除无任何意义的区域淋巴结清扫术。

五、展望

Moynihan于20世纪初就提出恶性肿瘤的手术治疗不仅是脏器的切除，更是淋巴系统的解剖。选择性前哨淋巴结定位切除并不是废弃传统的区域淋巴结清扫，而是更系统、准确地切除被转移的淋巴结，是对这一理念的深化和推广。如何确认与准确切除前哨淋巴结是其难点和关键。选择性前哨淋巴结定位切除及其病理检查是一种多学科综合诊治技术，需要外科医生、核医学家和病理学家通力合作。目前正在对恶性黑色素瘤和乳腺癌治疗进行长期随诊观察。妇科癌瘤中的相关研究方兴未艾，还有待更多有识之士共同探索。随着分子生物学、遗传学和免疫学的发展，高选择性的靶淋巴结微转移研究日益得到重视。选择性前哨淋巴结切除能明确癌瘤的早期转移，促进肿瘤转移机制的生物学研究。前哨淋巴结概念的提出和应用是众多医务工作者多年来追求最小痛苦、最佳疗效的成果。可以预见，随着研究技术日臻成熟，对早期淋巴结微转移的防治措施也将应运而生。

［原载《中国医学科学院学报》2003，25（4）：377-380)］

101. 腹腔镜手术治疗子宫内膜异位症

子宫内膜异位症（内异症）是生育年龄妇女的常见病，发病率可高达 10%~15%，它所引起的疼痛及不孕严重影响病人的生活质量。卵巢巧克力囊肿（巧囊）也是生育年龄妇女常见的附件包块。手术是内异症最基本的治疗方法，手术的同时亦可明确诊断。手术的目的是减灭和消除病灶，减轻和消除疼痛，改善和促进生育，减少和延迟复发。内异症可分为腹膜型、卵巢型、阴道直肠隔型及盆腔外型四种。腹腔镜以其手术效果好、术后恢复快等优点，不仅是内异症诊断的金标准，而且成为腹膜型及卵巢型内异症手术治疗的首选方式。内异症手术的指征包括：巧囊、不孕以及疼痛包括痛经及慢性盆腔痛（CPP）。治疗应根据病人的年龄、生育要求、症状得轻重、病变严重程度以及既往治疗情况而定，实施个体化。手术方式包括保守性手术如内异症病灶减灭术、卵巢巧囊剥除术或烧灼术、盆腔神经阻断术，根治性手术即全子宫双附件切除术以及半保守手术即子宫切除术（保留卵巢功能）。

一、内异症腹腔镜的手术方式及其适应证

1. 腹膜内异症的减灭术　内异症的临床病理形态颇为复杂，其临床病理类型目前可基本分为腹膜内异症、卵巢内异症及直肠阴道隔内异症。腹膜型内异症最为常见，广泛分布在盆腹腔腹膜，主要在接近附件的盆腔腹膜、子宫骶骨韧带和直肠子宫陷窝的腹膜表面上，可分为红色、黑色及白色 3 大类。其中红色病变为活跃病变。腹腔镜下可应用电烧灼、激光或剪刀，破坏或切除内异症病灶，达到减灭病灶的目的。

2. 巧囊的手术　直径≥3cm 的巧囊应手术治疗。保守性手术的目的既要切除病灶，又要保留卵巢功能。主要的腹腔镜手术方式有囊肿抽吸+囊壁烧灼术及巧囊剥除术。内异症囊壁烧灼术是将巧囊液穿刺抽吸冲洗后，再应用激光或电凝将囊肿内壁破坏，术中注意保护卵泡，减少损伤。如果电凝过度，可引起热损伤。由于术中常常不易完全破坏囊肿壁，故术后复发率高。且手术标本少或无标本，可能遗漏恶性肿瘤的诊断。卵巢内异症的恶变率约为 1.0%。卵巢癌特别是透明细胞癌及子宫内膜样癌合并内异症的发生率约为 14.1%。巧囊剥除术可将囊壁完全切除进行病理检查，可除外恶性病变且术后复发率减少，但对卵巢损伤较大，卵泡破坏较多，术后易形成粘连。Hachisuga 的研究发现：即使巧囊壁无明显粘连容易剥离，术后病理仍显示所有剥除的巧囊壁镜下均有正常卵巢组织残留，而且卵巢白体残留发现率为 49.2%（30/61）；始基卵泡的发现率为 68.9%（42/61），平均 6.6 个（1~25 个）。目前的研究表明，与腹腔镜下囊肿

壁烧灼术比较，腹腔镜囊肿剥除术术后疼痛缓解率明显提高，复发率明显降低。但两组术式对妊娠的影响尚无定论。多数作者认为巧囊的处理以剥除为首选，但术中应注意保护卵巢功能。

3. 阻断盆腔神经通路的手术　包括腹腔镜骶前神经切除术（LPSN）及子宫骶骨韧带切断术（LUNA）。手术的指征主要为盆腔中部疼痛，药物治疗效果差，且希望保留生育功能者。理想的神经切除术仅阻断盆腔器官的感觉神经，而其他神经不受影响。子宫体主要受交感神经支配，子宫颈主要受副交感神经支配，盆腔的痛觉传入神经与之相伴而行。交感神经纤维与子宫动脉、髂动脉及肠系膜下动脉伴行，通过骶内脏神经丛进入骶前神经干形成骶前神经。而副交感神经与子宫骶动脉伴行，通过骶内脏神经丛进入骶前神经干形成骶前神经。副交感神经通过位于子宫骶骨韧带近端的 Lee-Franken-hauser 神经丛及盆腔内脏神经丛进入位于骶棘的神经节。LPSN 及 LUNA 通过切除盆腔神经的通路而达到止痛的目的。但这种手术并不能解除两侧下腹痛，因为来自附件的痛觉传入神经纤维是通过卵巢丛，经过骨盆漏斗韧带，进入胸主动脉和肾丛。Perez 在 1990 年首次描述了 LSPN。手术一般选择 4 个切口，分别为脐周、左右侧下腹及耻骨上。手术时患者处于较深的头低足高位。首先进行粘连分离或者处理内异症，向左侧牵拉乙状结肠以暴露骶前的解剖部位。可用电刀、激光或剪刀，在骶岬上方做横向切口，然后钝性解剖进入疏松的网眼状组织。切除的界限向右到输尿管，向左到肠系膜下动脉，痔上动脉和乙状结肠。向上垂直扩大腹膜窗一直到腹主动脉。手术时应注意骶神经后方的骶中血管。分离骶前神经束后，分别在近端和远端切断之，切除长度 2～3cm，进行病理检查。腹膜不必关闭。LUNA 自 20 世纪 80 年代初开始应用，术时首先看清输尿管走行，如粘连重，则应解剖输尿管。手术时电凝双侧子宫骶骨韧带近宫颈端再切断之，称为 Doyle 手术，如果同时切开子宫直肠反折，则称为 AT（arcus taurinus）术或"水牛角"术。手术时应注意子宫骶骨韧带外侧的血管。

4. 腹腔镜子宫切除术　对年龄较大、无生育要求以及保守治疗无效者应考虑切除子宫，同时切除一侧或双侧卵巢。可根据术者的经验进行腹腔镜辅助的阴式子宫切除（LAVH）或完全的腹腔镜子宫切除术（TLH），但不主张进行部分子宫切除术。理由是大部分内异症的直肠子宫陷窝及子宫骶骨韧带均有病灶。保留卵巢有保留内分泌功能的优点，但复发机会增加，且有恶变可能。研究表明，保留卵巢可以使内异症复发的危险性增加 6 倍，再次手术的危险性增加 8.1 倍。

二、腹腔镜手术对痛经及慢性盆腔疼痛的治疗效果

内异症的疼痛与下列因素有关：①腹腔液中前列腺素的增高，诱发局部炎性反应，产生激肽，导致局部痛觉敏感而引起痛经。②盆腔血管充血时，血管膨胀，血管壁的神经受到压迫及撕裂性刺激。③痛阈降低。④逆流经血刺激腹膜表面产生尖锐的烧灼痛。⑤子宫周围病变刺激子宫收缩，产生痉挛性下腹痛。⑥子宫周围的粘连及病变受子宫肌纤维收缩的牵引而产生撕裂样疼痛。⑦经前或经期反复出血导致巧囊内压力增高，导致破裂，内容物溢出，刺激腹膜引起剧烈腹痛。⑧疼痛与病灶的浸润深度有关，位于子宫骶骨韧带及子宫直肠陷窝的深部浸润内异

症（DIE）刺激感觉神经末梢引起疼痛。腹腔镜切除内异症病灶，可有效缓解疼痛。文献报道腹腔镜手术疼痛的缓解率为 60%~80%。但这些报道均为无对照的、非双盲法研究，而疼痛为主观感觉，受人为影响因素较多，故存在选择的偏倚。Sutton 1994 年报道激光治疗轻中度内异症的前瞻性、随机双盲对照研究，发现治疗组及对照组术后 3 个月的疼痛缓解率相似，分别为 56% 及 48%；术后 6 个月两组疼痛的缓解率差异才有统计学意义，分别为 62.5% 及 22.6%。研究提示腹腔镜手术的安慰剂效果可持续 3 个月，此后安慰剂效果逐渐消失，手术治疗效果在 3 个月才逐渐出现。LUNA 及 LPSN 可有效缓解中下腹疼痛，尤其对无明显盆腔内异症的原发性痛经，有效率可达 75%~80%。最近研究表明对有明显盆腔痛的内异症患者，在切病灶的同时行 LUNA，对疼痛无进一步缓解作用。

三、腹腔镜手术对不孕的治疗效果

腹腔镜手术是内异症合并不孕的基本治疗。手术不仅可以切除病灶、分离粘连、恢复解剖，而且术中使用大量生理盐水冲洗，可去除盆腔局部对精子、卵巢及受精卵有毒性作用的免疫因素及自由基等，有助于生育。研究结果表明，腹腔镜可明显提高轻中度内异症不孕患者的妊娠率。

四、腹腔镜巧囊剔除术对体外授精（IVF）效果的影响

不论是巧囊剔除术还是巧囊内壁烧灼术，手术的机械性损伤以及能量器械的热损伤，有可能影响卵巢的功能，因而术后是否影响生育已引起人们关注。Geber 报道腹腔镜巧囊剔除术后，小于 35 岁的患者 IVF 卵巢的反应性包括药物用量、卵泡发育数目、受精率以及妊娠率均与对照组差异无统计学意义，但取出的卵子数目较少；而 35 岁以上的患者，卵巢的反应性及妊娠率均明显低于对照组。Marconi 的研究结果表明腹腔镜巧囊剔除术对 IVF 的结果无影响。由于巧囊剔除术对 IVF 的影响目前尚无大样本前瞻性随机对照研究面世，故需要进一步研究。

五、腹腔镜在 DIE 治疗中的应用价值

DIE 指内异症病灶浸润的深度达到 5mm 以上，主要位于阴道直肠隔和子宫骶骨韧带。Koninckx 及 Martin 将其分成 3 种类型：Ⅰ型，最为常见，为重度盆腔内异症，有明显的粘连及子宫骶骨韧带纤维增生。Ⅱ型，内异症病灶与肠道粘连，造成直肠的牵拉及变形，有时腹腔镜下并无明显病灶，而三合诊检查病灶明显。Ⅲ型，病灶全部位于腹膜的表层以下，有时可穿透阴道黏膜，此型的腹腔镜诊断最为困难。Donnez 等认为阴道直肠隔内异症是完全不同的病理类型，可能是来源于苗勒管遗迹化生的腺肌病。手术的目的是尽可能将深层的病灶切除，以开腹手术为主。由于病灶位置深，而且缺乏触觉，故腹腔镜操作比较困难，而且不易将病灶切除干净，故需要娴熟的手术技术。腹腔镜手术一般选择 4 切口，术中要结合直肠、阴道触诊检查，确定病灶的位置，再仔细解剖并尽可能地将病灶切除干净。手术通常需要游离直肠、阴道、输尿管

等脏器，有时甚至需要切除部分直肠壁或阴道壁以去除病灶，浆膜的缺损面通过间断缝合关闭。在完成操作后，要检查直肠壁的完整性，可在 Douglas 窝内注入生理盐水，在直肠内注入 100ml 空气或美兰。如 DIE 侵及侧盆壁，应注意输尿管损伤的可能，可在静脉注入亚甲兰或靛胭脂后行膀胱镜检查。

六、巧囊腹腔镜术后复发腹腔镜是卵巢巧囊首选的治疗方法

术后巧囊的复发率与随诊时间有关。Busacca 等报道 366 例行腹腔镜巧囊剥除术术后复发情况。手术后或术后停药后随诊至少 6 个月，于术后 3、6、12 个月进行阴道超声检查，以后每年检查 1 次。超声检查巧囊复发的标准：①卵巢内见均质光点回声。②卵巢内 1 个或多个无回声区。③早卵泡期复查囊肿不消失。术后 48 个月累计囊肿复发率为 11.7%。临床Ⅳ期以及既往手术史为不良的预后因素，而与年龄、囊肿大小以及术后妊娠与否无关。Beretta 等对腹腔镜巧囊剥除与巧囊壁烧灼术进行对比，结果显示术后 24 个月累计复发率前者明显低于后者，同时平均复发时间分别为 19 个月及 9.5 个月。妊娠率分别为 66.7% 及 23.5%。提示巧囊剥除术明显优于巧囊壁烧灼术。

七、内异症腹腔镜手术后的粘连形成及预防

内异症常常引起腹膜损伤及粘连。内异症腹腔局部环境因素如转移生长因子 β（TGF-β）与粘连的形成密切相关。内异症粘连的特点：①分布广泛，可位于盆腔各个器官表面，但多位于直肠子宫陷窝。②内异症粘连的两侧腹膜面均受影响，故粘连致密，无明显界限。③内异症常伴有血管增生，分离粘连时出血较多。④深部粘连纤维挛缩可使器官牵拉变形，解剖结构不清。以上特点使内异症手术较为困难。腹腔镜为微创手术，术后粘连发生率比剖腹手术低。但手术技巧很重要，如果腹腔镜技术差，新粘连形成的机会明显增加，再粘连的机会可达 80% 以上。腹腔镜应遵循微创外科的手术原则：减少组织损伤，止血完全，避免组织坏死及异物残留（如缝线），完全切除病变组织，于正确的解剖界面分离组织或剥出囊肿以及保持组织的湿润等。要减少手术造成的新粘连（如手术部位的粘连以及腹膜创口的粘连），除了精细的手术操作以及完全止血外，还应尽可能减少腹壁穿刺切口的直径及数目。内异症术前应用 GnRH-a 是否可以减少粘连形成目前尚无定论。有研究表明术中应用林格液代替盐水冲洗腹腔可减少粘连的形成。近年来有研究表明，CO_2 气腹对腹膜有损害，而且与充气的速度、压力及作用时间有关。因此，腹腔镜手术中充气速度不能过快，压力不能过高，而且应该尽量缩短手术时间。手术中应用防粘连屏障如 interceed 或防粘连制剂如 intergel，可有效防止粘连的形成。

八、腹腔镜手术的局限性及并发症

与传统的剖腹手术相比，腹腔镜手术有以下特点：①手术不是在直视下进行，而是在二维影像下的操作。②手术的体位不同，常需要头低足高位。③手术时需要气腹以暴露手术视野。

④手术器械常为电手术器械或其他有能量的器械。⑤一些手术并发症术中不易发现或容易忽略，而且腹腔镜处理并发症有一定困难，常需要剖腹完成。因此腹腔镜手术本身有一定的局限性。腹腔镜手术的并发症与手术的难度以及术者的经验相关，而重度或深部内异症腹腔镜手术难度通常较大，术中出血、损伤的机会较多，因此，应努力提高手术技术，以减少并发症的发生。

［原载《中国实用妇科与产科杂志》2003，19（11）：660-663］

102. 重视女性生殖道癌前病变及交界性肿瘤的诊断与治疗

改善恶性肿瘤患者的结局，关键在于早发现、早诊断、早治疗。但做到"三早"并非易事，因为肿瘤的早期阶段可以完全没有症状，或者检查不到病变或癌瘤，或者难以判定其性质。另一个值得重视的问题是某些癌瘤从正常细胞或组织过渡到癌症细胞或组织的过程，可能处于良性或恶性间区的状态，这是一个从临床医师眼下到病理医师镜下之间的病变，我们把它们称为癌前病变及交界性肿瘤。如果能捕捉到或准确地发现这些病变，并进行及时、正确的干预及处理，则必将使癌瘤的预防、诊断和治疗超前了一步。因此，认识及处理好癌前病变和交界性肿瘤是恶性肿瘤防治的重要课题。

一、癌前病变及交界性肿瘤的基本概念和意义

所谓癌前病变是从正常的细胞或组织发展为癌细胞或组织的过程，通常有个延续的时间，比如从宫颈上皮内瘤样病变（CIN）发展到宫颈癌大约是一二十年；从子宫内膜不典型增生到子宫内膜癌一般也要 10 年左右。这是一个可以干预或加以阻断的时机，是癌瘤早期防治的重要阶段。而交界性肿瘤实际上是一种状态，即有细胞的不正常或细胞异型性，但无破坏性间质浸润，这是与浸润癌的最重要区别，可以认为交界性肿瘤具有低度恶性潜能（low malignant potential，LMP）。两者的基本概念如图 1 所示。

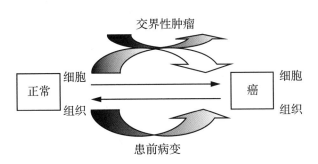

图 1　癌前病变、交界性肿瘤与正常组织及癌细胞组织的关系

癌前病变和交界性肿瘤虽然都有异型细胞或不典型增生，但两者的来源和转归有所区别，如卵巢交界性肿瘤的发生可能是体内激素造成的，而卵巢癌则由基因突变诱发。癌前病变由轻、

中、重度不典型增生进展为浸润癌，而交界性肿瘤多数不会进展为癌，即使复发仍然多为交界性。它可能系多中心化生起源，不同于单中心起源的浸润性上皮癌。

在癌前病变和交界性肿瘤的处理上，基本原则是态度积极和方法保守，即从防癌、防恶变的角度，处理要积极，如切除肿瘤，消灭病灶；又要根据病变的程度及病人年龄、婚育情况，保留子宫或卵巢，这是与癌的处理所不同的，也正是早期发现癌前病变和交界性肿瘤的重要意义之所在。

二、癌前病变

女性生殖道的癌前病变，基本可以用上皮内瘤变（intraepithelial neoplasia，IN）来表示，即外阴上皮内瘤变（VIN）、阴道上皮内瘤变（VAIN）和子宫颈上皮内瘤变（CIN），甚至有人提出卵巢上皮内瘤变（OIN）的概论。其中以 CIN 最有意义，研究亦最多。

CIN 发展为原位癌和浸润癌的风险分别是正常的 20 倍和 7 倍。CIN Ⅰ、CIN Ⅱ和 CIN Ⅲ发展到癌的危险分别是 15%、30%、45%，CIN Ⅰ或 CIN Ⅱ甚至可以不经过 CIN Ⅲ（包括原位癌 CIS）阶段而直接发展为浸润癌。因此，包括细胞学-阴道镜-组织学的"三阶梯"检查非常重要，其目的就是准确及时地发现 CIN，并根据其级别进行恰当的处理。VIN 和 VAIN 都较为少见，或者研究尚少。但外阴、阴道和宫颈的上皮内瘤变的发病率上升和年轻化趋势已十分明显，其主要原因是人乳头瘤病毒（HPV）感染，特别是高危型 HPV 感染。正常人 HPV 感染的机率不到 4%，而 CIN Ⅰ、CIN Ⅱ和 CIN Ⅲ的感染率分别为 30%、55% 和 65%，宫颈癌则达 99.8%。HPV 感染使宫颈癌的相对危险增加 250 倍。所有的 VIN Ⅲ 和 VAIN Ⅲ 也都能检测到 HPV DNA，75%~93% 是 HPV-16 DNA。所以，对女性生殖道癌前病变筛查或检测的不可或缺的内容是 HPV DNA 检测。此外，分子生物学的研究发现 p53 蛋白的过度表达，微血管密度（MVD）和血管内皮生长因子（VEGF）的明显增多，也提示病变加重或发生癌变。HPV 感染的防治目前尚缺乏有效的办法，人们把希望寄托于预防性及治疗性 HPV 疫苗。HPV 疫苗的成功不仅对生殖道癌瘤或癌前病变的应用提供有力武器，也为整个癌瘤的防治展示光明前景。

子宫内膜增生分为单纯增生（SH）、复合增生（CH）和不典型增生（AH），其癌变率分别为 1%~3%（平均随诊 15 年）、3%~4%（平均随诊 13 年）和 23%（平均随诊 11 年）。AH 与 SH 和 CH 的区别在于细胞异型性，据此分为的轻、中、重度 AH，癌变率依次为 15%、24% 和 45%。随着年龄的增加，癌变潜能增高，分化差的类型增多。所以，对于子宫内膜增生亦主张早诊断、早治疗，提高受孕机会，减少癌变风险，高效孕激素通常有好的缓解率和良好的妊娠结局。但内膜的监测要严密，即使在妊娠后又复增生或癌变的情况也不少见。

子宫内膜异位症（内异症）是良性疾病，但可发生组织学改变成为癌瘤。早在 1925 年 Sampson 就描述了内异症的恶变，提出三条诊断标准，后来 Scott（1953 年）强调了从内异症向恶性组织过渡的组织形态。一直到 1988 年又有不典型内异症概念的提出，即子宫内膜腺体的异型性为主要特征及向恶性上皮移行的现象，可以认为是一种癌前病变，在合并内异症的卵巢恶性肿瘤的发生中可能起重要作用。内异症恶变主要在卵巢，以卵巢内膜样癌和透明细胞癌为多。内异症恶变一般报道为1%，这可能是个被低估了的数字，不典型内异症的概念增加了我们对内异症恶性生物学行为和恶变的认识。

一般认为滋养细胞疾病（GTD）中，葡萄胎（HM）和胎盘部位滋养细胞肿瘤（PSTT）有恶变倾向。对葡萄胎恶变的因素包括年龄、子宫增大速度，人绒毛膜促性腺激素（HCG）效价、葡萄大小及增生程度等都要予以分析，亦有研究葡萄胎恶变的基因差异，根据恶变风险决定预防性化疗。PSTT属于中间型滋养细胞，常表达hPL，而没有高水平的β-HCG，对化疗耐药，治疗以手术为主。

三、交界性肿瘤

在女性生殖道肿瘤的分类中，交界性肿瘤在卵巢肿瘤的"地位"最为突出，早在1973年即列入为独立的病理类型，当然也一直存有争议，但在1999年WHO新分类仍保存了这一命名。关键在于对卵巢微乳头浆液性癌（MPSC）的认识，其有浸润性、种植性，应视为浆液性癌的亚型；而不典型增生性浆液性肿瘤，则非浸润性，乃属良性。若将两者分开，性质、预后及处理也便易于分别了。卵巢黏液性交界瘤（MBT）分肠型（IMBT，占85%）和颈管型（米勒管型，MMBT，占15%），间质浸润是否超过5mm是区别IMBT和浸润性黏液癌的标志。在基础研究中，认为p53过度表达者的复发和死亡危险增加4倍和6倍。DNA二倍体多见，预后好；少数非整倍体预后差。所以，一般说，卵巢交界性瘤恶性程度低，存活时间长，复发晚，复发通常仍是交界性，5年生存率达90%以上。年轻患者可以保留生育功能，术后化疗不被提倡，只在晚期、有腹膜浸润性种植、非整倍体DNA和有p53过度表达者方可考虑辅加化疗。

子宫交界性平滑肌瘤并不是一个十分肯定的概念，但一些学者认为在普通子宫平滑肌瘤（UL）和子宫平滑肌肉瘤（LMS）之间存在一组交界性肿瘤，病理诊断主要根据细胞丰满、细胞异型及核分裂三项组织学特征，分类亦繁杂而未臻统一，主要有富于细胞型（CL）、奇异型（BL）和核分裂活跃型（MAL），另有提出恶性潜能不肯定的平滑肌瘤（STUMP）概念。它们和肉瘤的病理区别在于后者核分裂≥10/10HP，细胞显著异型，并伴有凝固性坏死。子宫交界性平滑肌瘤临床特征与平滑肌瘤相同，预后良好，处理也相同，对有生育要求者可行肌瘤剔除。但继续随诊显然是重要的。

四、重视癌前病变和交界性肿瘤的诊治

综上所述，癌前病变和交界性肿瘤的诊治在癌瘤防治策略上居重要地位。为了正确认识、恰当处理这一重要病变，应注意以下几个问题：其一，加强癌前病变和交界性肿瘤的基础与临床研究。这包括其发生发展的分子机制、细胞学和组织形态学研究，只有深刻的认识，才能有有效的干预措施。其二，加强临床医师和病理医师的交流、沟通与合作。癌前病变和交界性肿瘤主要是以细胞学和组织学检测和观察为依据的，病理医师要重视临床材料，临床医师更要懂

得病理学语言，理解其结果和报告，指导临床处理，决定手术方式、化疗应用及随诊等。其三，加强临床工作的规范化，积累经验，提高诊治水平。尽管癌前病变和交界性肿瘤是病理报告的结果，但其临床诊治程式却是非常重要的，如对子宫颈病变的检查流程，必须规范化，并不断改进、完善。不正常子宫出血和绝经后出血的诊断，葡萄胎的清理和检查亦应有操作规程，方可全面准确。就是卵巢内膜异位囊肿也要警惕其恶变，可根据以下几项作参照：①囊肿直径>10cm或有明显增大趋势。②绝经后又复发，疼痛节律改变，痛经进展或呈持续性。③影像学检查发现实质性或乳头状结构。④血清CA125过高（>200kU/L）。手术中要常规检查囊肿，必要时送冰冻切片等。临床医师要善于将手术发现、标本检视和后来的病理报告相对照，增加自己判定肿瘤性质的能力和经验，提高诊治水平。

［原载《中国实用妇科与产科杂志》2003，19（8）：449-450］

103. 电解质紊乱致妇产科疾病的猝死与死亡

电解质紊乱在妇产科疾病中并不罕见，它可引起一系列的临床症状，从而干扰原发病的处理并影响预后，严重的低钠、低钾、高钠和高钾血症等还可导致患者的死亡。临床医生正确认识并积极处理电解质紊乱是非常重要的。

一、卵巢癌与电解质紊乱

卵巢癌目前的治疗方法仍然是手术和化疗的联合治疗。但在治疗过程中患者经常会出现各种情况的电解质紊乱。首先，晚期卵巢癌患者多合并严重的腹水而致呼吸困难时，大量放腹水可能会导致电解质紊乱。其次，患者在接受肿瘤细胞减灭术后，因急性肾衰竭所致电解质紊乱。最后，在化疗过程中，患者常伴有严重的胃肠道等不良反应，进食困难所致的内环境的改变而引起电解质紊乱。另外，晚期患者因盆腹腔内肿瘤的广泛种植、转移，在行肿瘤细胞减灭术或因肠梗阻而需手术治疗时，常常要切除小肠或胃肠道造瘘。文献报道，50%的小肠梗阻和37%的大肠梗阻是由卵巢癌引起的。5.5%～42%的卵巢癌患者均会出现肠梗阻。切除小肠或胃肠造瘘引起的消化液丧失亦可导致内环境的改变。最后卵巢癌患者恶病质，慢性消耗所致的低钠血症以及不合理的输液均可引起出入量失衡，导致电解质紊乱。若不及时处理则可导致患者死亡。

O'Brien 等 2001 年曾提出卵巢癌患者切除小肠后，剩余的小肠功能会改变。主要表现为其蛋白质和 DNA 的含量增加，可吸收的表面面积因腺窝内细胞有丝分裂增加，细胞生长加快，而要相应增加。同时 Na^+、葡萄糖协同运输载体、Na^+-H^+ 交换剂等的数量也会改变，这就要求临床工作者要密切观察患者体内的环境状况并及时做出正确的处理。

不能进食的患者必要时可给予胃肠外营养（TPN）。TPN 已被广泛应用于卵巢癌患者的辅助治疗，它不仅可以改善患者的恶病质，同时也可以补充微量元素，预防电解质紊乱。Abu-Rustum 等于 1997 年回顾性分析 21 例复发性卵巢癌患者的生存情况，发现接受 TPN 的患者其生存时间、生活质量优越于未接受 TPN 患者的生存时间及生活质量。

临床上要重视卵巢患者每日的出入液量。体液丢失情况，包括尿液、胃肠减压液、瘘管引流液、腹泻等显性失水和出汗、呼吸道水分等非显性失水。每天记录患者的出入液量，注意临床体检，以确定是否保持体液平衡。脱水则可导致休克、昏迷、肾衰竭等，水潴留则易导致心力衰竭和肺水肿。TPN 时补钠量应为 40～120mmol/L，并检测血钠，以"量出为入"的原则补钠。低钾血症常发生在小肠瘘等大量钾丢失时，临床表现为心律失常，葡萄糖耐受量降低、嗜睡等，TPN 时补钾量应为 50~100mmol/L，但输注速度应 < 20mmol/h，以防止血钾骤然升高。高钾血症常由于大量补钾所致，特别是伴有酸中毒、肾功能不全时，临床表现为心律失常、肌无力、疼痛、心脏骤停等。预防高血钾的最佳措施是密切检测血钾，并以此根据补钾。

二、卵巢过度刺激综合征与电解质紊乱

卵巢过度刺激综合征（OHSS）是一种医源性病变，常发生于人绝经促性腺激素应用之后。临床表现为恶心、呕吐、腹部不适、胸腔积液、腹水、体重增加、卵巢增大、少尿、水电解质紊乱、肾衰竭、血栓形成等。OHSS 是所有接受促排卵治疗妇女都可能出现的并发症，严重者可危及生命。其发生率为 0.5%~5%。

OHSS 的发生与病人所用促排卵药物的种类、剂量、治疗方案、病人的内分泌状况及妊娠有关，病人的体质也是发病因素之一。子宫内膜是人绒毛膜促性腺激素（hCG）作用的靶器官，通过释放血管表皮生长因子，而增加 IL-6 的含量，引起的一系列改变。McElhinney 等发现 α-巨球蛋白，一种多因素结合蛋白，是血管表皮生长因子的自然抑制剂。患者体内 α-巨球蛋白的含量升高，发生 OHSS 的危险则降低。这是因为 α-巨球蛋白通过抑制血管表皮生长因子，增加抗 OHSS 的抗体。所以检测患者的 α-巨球蛋白可帮助区分高危患者。OHSS 的病理生理特征即毛细血管的通透性增加，体液大量外渗导致血液浓缩，有效血容量降低，加重血液的高凝状态，影响微循环的灌流，血黏稠度增加，凝血功能障碍甚至血栓形成，继发肾灌流量减少、肾近曲小管对钠和水的重吸收增加，导致尿量减少，甚至无尿，同时伴有水电解质的紊乱。

接受促排卵治疗的患者应每天接受血清卵泡刺激素（FSH）和雌二醇（E_2）水平的监测，及时调整促性腺激素的用量，预防 OHSS。OHSS 患者应常规每天记录液体的出入量和腹围，注意心肺功能、水电解质的平衡。现在经过临床工作者多年的探索，通过使用人体白蛋白及对症处理，可有效治疗 OHSS。但有时却因忽略了电解质平衡而加重病情。Levin 等发现严重 OHSS 患者适当放腹水可增加尿量，降低血氮水平而改善肾脏功能，从而保持电解质的平衡。

目前，由于促性腺激素在促排卵过程中难以控制并容易诱发 OHSS，部分学者诸如 Mitwally 提出黄体早期应用芳香酶抑制剂，通过下丘脑和垂体雌激素的负反馈作用而促排卵，并已初步用于临床。此外，Lainas 回顾性分析 1010 个接受促排卵治疗的妇女临床情况，发现 91 例发生 OHSS 的高危妇女，促排卵后的第 6 天给予甲泼尼龙 16mg/d，胚胎移植后第 13 天逐渐减量，亦可有效预防 OHSS 的发生。

三、宫腔镜与电解质紊乱

宫腔镜是一项新的、微创性妇科诊疗技术，可用于诊断、治疗和随访子宫腔内病变。宫腔镜不仅能确定病灶存在的部位、大小、外观和范围，且能对病灶表面的组织结构进行细致地观察，并在直视下取材或定位刮宫，大大提高了对宫腔内疾病诊断的准确性，弥补了传统诊疗方法的不足。宫腔镜已被普遍应用于子宫内病变的诊断和处理，其特点是手术时间短、术后恢复

快、并发症少。

但有些严重的并发症可发生在手术中或术后，甚至可危及生命。其主要并发症包括低钠血症，液体负荷过量、血浆渗透压降低、出血、子宫穿孔，以及罕见的气体栓塞。液体负荷过量合并低钠血症和血浆渗透压降低的发生率为6%，若不及时处理可致命。所以临床上应早期诊断，积极处理。

目前宫腔镜手术时所用的膨宫液包括低黏性的液体和右旋糖酐-70。手术中吸收大量的无电解质，低黏性的液体可能导致液体负荷过量，水中毒。液体负荷过量可引起肺水肿，而水中毒则可能导致低钠血症，血浆渗透压降低和脑水肿。右旋糖酐-70进入血管也可引起液体负荷过量。宫腔镜过程中如果膨宫液注入速度过快，压力过大，则可引起子宫过度膨胀，液体进入血管内，而引起液体负荷过量，伴随内环境的紊乱。所以手术时应随时监测液体平衡，预防液体负荷过量。

Shirk等提出膨宫液不仅要选用低黏性液体，同时液体的注入压力应控制在0~10.7kPa，注入速度不能超过450ml/min。在他们的研究中，250例接受宫腔镜手术的患者，通过控制灌注液体压力，无一例出现液体负荷过量的并发症，并且临床治疗效果亦无差异。Bennett等指出维持患者子宫内压力和平均动脉压的平衡，可减少膨宫液的血管内渗，从而降低液体负荷过量并发症的发生。手术时，监测液体泵入子宫内的压力，等于或小于平均动脉压是安全的。Mushambi等提出宫腔镜手术时，局部麻醉可能优于全部麻醉，局部麻醉有利于早期发现液体负荷过量。总之，选用合适的膨宫液，正确的手术操作，尤其是膨宫液出入量的密切监测是预防液体负荷过量的有效手段。怀疑液体负荷过量的患者建议使用利尿剂，并密切监测尿量。及时纠正电解质紊乱可预防死亡。

电解质紊乱是住院病人经常出现的一种情况，虽然多数患者可平安恢复，但仍有一些患者会出现永久损害甚至死亡。所以应正确认识和积极处理电解质紊乱，提高预后，改善生活质量。

［原载《中国实用妇科与产科杂志》2003，19（5）：264-266］

104. 试论外科医生的"台风"

一、外科医生的"台风"就是手术台上的作风

无论从事何种职业，也无论做什么事情，都有一个非常重要的作风问题。外科医生在手术台上的作风，就是他的"台风"。不论你自己是否意识到或注意到，"台风"已明朗展昭于众人面前了。正像一位教师站在讲台上，一位运动员竞技在运动场上，一位艺术家表现在舞台上……

应该说，外科医生的"台风"是其素质、品格、特性、技术和经验的综合体现；"台风"是其个人风格或者全部特质最突出、最集中的展示。所以，我们看重一个外科医生的"台风"，就是看重外科医生的一个人！培养良好的"台风"，就是造就一个好的外科医生。

"台风"之所以如此重要，是因为手术台是外科医生的主要战场，"正视淋漓的鲜血，直面惨淡的人生"，只有好的"台风"才能所向披靡，战而胜之。虽然，外科医生的成熟不仅仅在手术台上，术前诊断、鉴别诊断、手术方式和路线的选择以及术后观察处理也都很重要，但手术台上的成功是决定性的成功，手术台上的失败是彻底性的失败。因此，手术台上不是我行我素，任着自己性子做做手术、耍耍手艺的事情。严肃我们的"台风"，严格我们的手术，乃是一种精神、意志和技能完美结合的铸造。

二、优良的"台风"是这样表现的

优良的"台风"是一种科学、一种艺术、一种哲学、一种人文景观。它常常包含以下诸方面的优秀品质和表达。

睿智、机敏——这是外科医生最堪称道，也是最基本的表现。因为手术台上情势复杂，风云变幻，你必须非常敏锐，准确判断，迅速反应，果断处理。始终处事不惊，气定神宁，却又不差之分毫，失之偏颇。

沉稳、练达——这是与上述相辅相成的。表现为一种十分的严肃、严格、认真、老道。看到这样的外科医生做手术，你会感觉非常可依靠、可信赖、踏实放心。整个过程会流畅无阻，能化险为夷，能转危为安。看似不慌不忙，实则进展顺利，手术时间反倒可以缩短。

谦和、协作——外科医生是手术的主体，术者无疑是这场战斗的指挥和主要实施者。但手术是一项集体的劳作，任何一个角色都是不可或缺的，也都是重要的。术者要有团队精神，尊重助手和护士，尊重麻醉师，重视他们的意见和提醒。我观摩过，或邀请过，或有幸和一些著

名的外科医生做手术，他们的友善、谦逊，给人一种有道行的长者风范，不仅技术令人叹为观止，术中的作风也让人尊崇有加。

身教、言教——通常有年轻医生，或在教学医院有实习、见习医生，以及进修医生参加或参观手术，所以，手术还有示教、表演的意味。外科医生主要是完成手术，但也要牢记教学使命。术者在手术过程中始终振奋精神，要有一种激情，也可以有点诙谐和幽默。要为医学生讲讲实体解剖，为下级医师讲讲手术技巧，甚至对术中遇到的问题讲讲经验教训。这一定是非常生动的、印象深刻的教学活动，也是调动助手和旁观者的参与意识、积极性和活跃情绪的好办法。

总之，成熟的外科医生在手术台上就如同在舰上，驾驶船舶在惊涛骇浪中前进。同时能够营造出一种团结、紧张、舒畅、和谐的工作氛围，形成良好的"台风"，组成优秀的手术队伍。

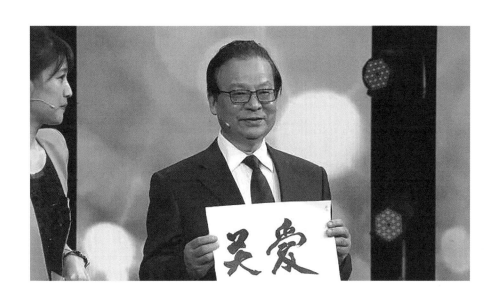

三、克服不良"台风"

不良"台风"也是有的，我们应该加以克服和改造，这些不良作风。大致有以下种种：

慌张、忙乱——似乎是缺乏经验，遇事不沉稳，总是慌慌张张，甚至手足无措；或者为了贪图快速，呈现忙乱无序状态，给人一种不安定、不可靠的感觉。往往是处处"触礁"，欲速不达。好像在赶路，好像在比赛，其实都不是，那便成了一种坏习惯，一种不良的作风。我很欣赏在做显微手术时的一句箴言"请你把手术慢下来"；并不是让你磨蹭，而是让你稳妥。

犹豫、沉闷——并非真的深思熟虑，却是犹豫不决，不知如何或不敢下手；或拖泥带水，不平顺、不流畅；或重复一个动作，像是在踏步不前；或者遇到一点问题或麻烦，便唉声叹气，极具负面影响。手术过程显得沉闷，缺乏生气，振奋不了、调动不了大家的情绪，这样的语言和声音显然有害无益，诸如，"唉，怎么搞的！"，或惊叫"啊呀，又出血了"……说是涣散和扰乱军心也不为过。

松懈、疲沓——这也是手术台上很忌讳的事。我们说，紧张才有力量，松懈疲沓，漫不经心，并不意味轻松娴熟。更不好的是，在手术中闲聊并不少见，诸如买了什么车、如何考驾照、哪里理发好、评论新上映的电影和电视，谈笑风生，绝不是手术室里应有的气氛。有时病人并不是全麻，无菌巾下的病人可以听得清清楚楚，试想会是怎样的感受。有时病人处在不十分清醒的状态下，医生们说的事他可能理会得不全面，造成不少麻烦。有一次主刀医生让台下护士数一下剔除肌瘤的数目，回答说"差一个"。可是病人却以为是落掉肚子里一个，始终耿耿于怀、心神不定，最后还对簿公堂。

粗暴、无礼——这显然和一个人的修养有关。在手术台上耍威风的外科医生不乏其人，稍不顺心（不一定是助手和或护士配合不好）便训斥、骂人，摔打器械，扔掷物品。无论是怎样的外科"大腕"，都会给人缺乏修养的感觉。而真正的外科大师恰恰相反，谦和、友善。"凡事要多作自我批评"，这曾是革命领袖的教导，我以为也可作为外科医生的律己准则。打结线断了，未必一定是线不结实，自己的劲使得如何？针一下找不到了，也不一定是护士没有接好，自己也许没有放好……不要总是指责、埋怨别人。良好的合作是靠相互尊重维系的。

四、树立良好的"台风"就是培养优秀的外科医生

如何树立一个好的"台风"呢，主要有以下几个方面。

其一，丰富学识，提高技术，积累经验。这是外科医生的专业和技能基础，如是，才能沉着老练，应付裕如，流畅如行云流水，气度犹信马由缰，别人看着轻松潇洒，实则是胸有成竹。

其二，加强人文修养，提高整体素质。外科手术是技能性很强的工作，但人文修养是基本的人身修养。外科医生也要学点文学，通点艺术，讲点哲学，并把它们融入自己的技术实践中去。这样，你的一启齿、一举手、一投足，便会有所改变；你的思想、方法、观念，便会有所升华。手术台展现的将不仅是一种技术，也是一种艺术，一种风采。在你讲手术中暴露的重要性时，你不妨引用鲁迅的话"我家后院有两棵树，一棵是枣树，另一棵也是枣树"。于是可以说，"手术中最重要的是两条，一条是暴露，第二条还是暴露"。你还可以举引一位哲人的意思，"仅仅是暴露是不够的"，提醒助手全身心地参加到手术中来，你可以把静脉比作动脉的影子，把某些已经萎陷成韧带的终末支血管说成是干涸的河流……已故吴葆桢教授在行卵巢癌肿瘤细胞减灭术时，对于肠转移手术可能损伤肠管的态度说成是"一不怕，二反对"，不是非常贴切的吗？他还颇为风趣地说，对于卵巢癌的广泛转移，我们要"消灭一点，舒服一点；消灭得多，舒服得多；彻底消灭，彻底舒服。"谁又能认为这是戏谑呢？

其三，团队精神，集体观念。外科医生首先应确定自己的位置，也要认可助手的地位和作用，共同合作，相互照应。即使是术者，人家给你提供方便，你也要给人提供方便。好比你打完结让人剪线，总得留个空，让人看得见。器械护士是你的重要成员，要体谅，甚至应该有点宽容，不能让人和你上台，总是战战兢兢，动辄得咎，无所适从。

作为外科医生,我们崇尚自己的职业,它的庄严、神圣,给人一种信念;它的挑战、风险,使人增添力量。我们在每一天、每一次手术中,都是在锤打、锻造自己,诚如磨练一把剑。于是,便形成了我们自己的风格,成为一个优秀的外科医生。

[原载《中国现代手术学杂志》2003,7(4):242-243]

105. 良好地发展妇科内镜手术

内镜手术是传统的手术技术和现代电子信息技术、光导工艺技术结合的产物，是现代最先进的科学技术和现代医学的结合，是外科的革命。它改变了医生的思维观念、感觉途径、技术路线和操作技巧，并正逐步成为许多妇科疾病的一种治疗模式。

我国的妇科内镜技术，从始初的以诊断为主，进而小型、简单手术，到施行常见的、较复杂的手术，经历了不到 20 年的时间，有了长足的发展，方兴未艾。1997 年由《中华妇产科杂志》编辑委员会组织专家推出了"妇科内镜操作规范（草案）"（第 32 卷第 5 期第 267 页），并于 2000 年 5 月中华医学会妇产科学分会成立了中国妇科内镜学组（Chinese Gynecologic Endoscopy Group，CGEG），2001 年 11 月举行了首次学术会议。此间，多次召开了区域性会议及研讨会，出版了有关妇科内镜的专著 10 余部，成绩斐然。

面对当前的形势，提出以下几个问题，以期引起重视。

一、内镜手术应用广泛、优点突出

内镜手术的应用日益广泛，如对妇科急腹症，应用腹腔镜不仅能及时、正确地作出诊断，也能及时处理，对早期的异位妊娠通常还可以保留输卵管。对于卵巢良性畸胎瘤/卵巢单纯囊肿、卵巢冠囊肿等良性肿瘤，腹腔镜手术已经成为首选的方式。腹腔镜检查被认为是子宫内膜异位症（内异症）及慢性盆腔疼痛诊断的金标准，腹腔镜手术也是最好的治疗选择。

由于技术的提高、器械的改善，一些原来被认为是腹腔镜手术禁忌的疾病，也可以在镜下处理，如妇科盆腔炎症、某些恶性肿瘤等。1989 年 Reich 完成的腹腔镜子宫切除术，将腹腔镜手术提升到一个新的台阶，各种镜下的子宫切除与开腹或经阴道的子宫切除似成"三足鼎立"之势。

宫腔镜诊断和治疗亦趋普及。对于宫腔内病变，宫腔镜检查正逐渐替代盲视的诊断性刮宫，宫腔镜手术业已成为功能失调性子宫出血的首选治疗方法，以及处理多种宫腔病变的有效措施。我国学者在子宫内膜切除术、宫腔异物取出术、肌瘤及息肉切除术、宫腔粘连分离及纵隔切除术等方面，都积累了丰富而宝贵的经验。

将腹腔镜和宫腔镜联合应用，可以更好地处理复杂而棘手的问题。显微腹腔镜、无气腹腔镜、超声刀等，使手术更加安全；各种能源的应用，为内膜去除提供了新的方式，使这一操作多姿多彩；电子摄像、显微技术及宽带高速网络，又为其"插上翅膀"，使远程手术、示教及会诊成为可能。

内镜手术作为微创外科，其优点已昭示于世，即小切口、少干扰，无出血或少出血操作，恢复快、住院时间短，效果好，对神经系统、免疫系统、脏器功能影响小。因而，它被医生和病人广泛接受是很自然的。

二、应把握内镜手术的适应证

对内镜手术的适应证是应该审慎的。原则上，应是一位病人或一种疾病（要非常个体化）适合做某种手术或采取某种方式、方法和途径，并且这个手术或方式等也适于这个病人或她的疾病。这便是"最佳"或"最合理"的选择。如果病人或疾病不适合做某种手术，就应该改变手术选择；或者某种手术不适合于某位病人或疾病，也应该改变手术对象。所以，我们在施行内镜手术时，也应遵循这个原则，而不是追求施行某种手术，更不应炫耀某种技术或器械。

比如，最常见的子宫切除术，可以通过剖腹、经阴道或腹腔镜 3 种途径或方式完成，都有其适应证。腹腔镜辅助的阴式子宫切除术（LAVH）的推广施行，使经剖腹子宫切除术（TAH）的比例下降，经阴道子宫切除术（TVH）的数量上升。如若适应证掌握得好，这种趋势也许是值得推广的。如对子宫比较大、附件有些问题的病例，LAVH 弥补了 TAH 和 TVH 的不足，显示其长处。但如 TVH 就可以较好完成的手术，也就不必一定要做 LAVH。同理，一味追求能从阴道切除大的子宫，创下一个"纪录"，也是不可取的。宫腔镜切除子宫纵隔（TCRS），简便而有效，但是，对其他子宫畸形则很难通过宫腔镜手术很好地完成。我们有了多种途径、多种本领去完成一个手术，无疑是有益的。但要具体问题具体分析，因人而异，因病而异，否则，会立意偏颇，弄巧成拙。

就目前的技术和认识而言，内镜的某些适应证还有不少问题存在争议，如腹腔镜在妇科恶性肿瘤的应用、妊娠期腹腔镜的手术及宫腔镜对子宫内膜癌的影响等，还有待于经验的积累和循证。诚然，适应证的范围也会有所变化。在某种意义上，内镜手术是器械依赖性的，器械的改善会改变技术能力和治疗结果。施术者也是极为重要的适应证选择的因素，其观念、能力和经验是决定性的。

总之，我们不能也不应该用一种方式完成所有的妇科疾病的手术，也不能要求每一位妇科医生都能用内镜做任何手术。

三、努力避免和减少并发症

和其他手术一样，内镜手术也会发生并发症。内镜手术并发症有以下几个特点：①由于内镜暴露术野的局限性（镜头的角度、视野面、二维空间），潜在损伤的危险会增加。②除了器械的损伤外，还可能发生在能量工作时，如电灼、电切等带来的损伤。③气腹引起的气栓、皮下气肿、疝，及宫腔镜膨宫液造成的体液超负荷，甚至经尿道前列腺切除综合征。④内镜副损伤比剖腹或阴道手术不容易被及时发现。⑤内镜损伤的处理比较困难，有时需要改转剖腹方能补救，有时情况非常紧急。⑥传统的手术方式已经经历了很长时间的考验，可能发生的问题似乎已成"定势",而内镜手术毕竟处于"年轻"时期,可能会有尚不明了或不可预测的问题。所以,我们要非常熟悉内镜手术的各个环节和仪器、器械的特征,明确并发症发生的有关因素,掌握其临床表现以及预防、处理的措施,减少和避免并发症的发生及其严重后果。

内镜手术并发症的发生有两个时间段,一是从内镜手术的总体进程时间表而言,以美国妇科腹腔镜协会(AAGL)报告为例,20世纪90年代与70年代比,总死亡率下降(由25.0/10万下降至5.4/10万),轻型并发症发生率下降,而较重的并发症却有所上升,尤以LAVH为最高。说明,并发症的发生与手术难度有关。二是从内镜施术者的个人经历时间表而言,初始阶段发生的多为"低级性"问题,而成熟以后避免了这些问题,却迎来较为严重问题的挑战。所以,不论过去,抑或现在及将来,也不论年轻医生,抑或比较有经验的医生,甚至内镜技术专家,都有不同的遭遇危险的机会和遭遇不同危险的可能。

因此,我们还是要千百次地重复这句至理名言:并发症的预防,是须臾不能忘记的,因为当我们做得非常多的时候,也会像做得非常少的时候一样容易出现问题,"微创"可以变为"巨创"。

四、强调技术培训,严格操作规范

首届妇科内镜学组学术会议的征稿和报告,以及学组工作会议和调查分析均表明,内镜手术在我国虽呈蓬勃发展之势,但各地情况不平衡,普遍缺乏培训制度和计划,严格执行操作规范也不够。因此,当前强调培训、严格规范是非常必要的。

妇科腹腔镜手术可以划分为4级。Ⅰ级:腹腔镜检查;Ⅱ级:附件手术,如急症(异位妊娠等)、卵巢良性肿瘤(皮样囊肿、卵巢巧克力囊肿等)手术,筋膜内子宫切除[腹腔镜鞘膜内子宫切除术(CISH)];Ⅲ级:LAVH、子宫肌瘤剔除术、重度内异症的手术处理;Ⅳ级:淋巴结清除,Cooper韧带悬吊术等复杂手术。宫腔镜手术可以划分为3级。Ⅰ级:宫腔镜诊断(宫腔内病变、出血、畸形、肿瘤和异物的观察、认识及活检等);Ⅱ级:子宫内膜息肉切除、内膜去除、黏膜下肌瘤切除(TCRM,肌瘤直径≤3cm);Ⅲ级:TCRM(肌瘤直径>3cm)、子宫纵隔切除术(TCRS)、宫腔粘连切除等较复杂手术。应以此分级制定学习曲线,循序渐进。妇科内镜手术技术为剖腹、经阴道或宫腔手术经验+内镜技术训练。如连开腹、经阴道或宫腔手术经验都没有,切不可进行妇科内镜手术操作;如未经内镜技术训练,也切不可自恃有剖腹、经阴道或宫腔手术经验而贸然于妇科内镜手术。要进行LAVH,必须有相当的TVH手术经验,否则不要做此种手术,而且也不可以为能做腹腔镜手术便自信可以做宫腔镜手术,须知这两者技术也是不同的。

先前编写的"两镜"操作规范草案,为制订规范打下了基础,但总体评估,并没有得到有力地执行。随着内镜技术的发展和推广,规范草案也确实值得修改、补充和完善。这将是学组和内镜技术同道们当前重要而迫切的任务。面临医疗卫生体制改革和医生的执业环境及各方面的要求,按规范办事、安全行医是准则。我们要善于运用内镜这一武器,良好地发展妇科微创外科手术。

［原载《中华妇产科杂志》2002,37(11):641-642］

106. 迎接子宫颈癌预防的全球挑战与机遇

"子宫颈癌预防的全球挑战与机遇"是 2001 年 10 月在法国召开的一次会议的名称。顾名思义，这是一次针对宫颈癌预防的重要会议，是由欧洲生殖道感染和肿瘤研究组织（European Research Organization on Genital Infection and Neoplasia，EUROGIN）主办的。会议将对今后 5 年的临床实践产生重要的改变和深刻影响。

我们重视这个会议，是因为它使我们看到了宫颈病变防治的趋势，及应积极慎审地制订我们的对策。

我国是一个宫颈癌患病率和病死率均约占世界三分之一的大国，而由于多方面原因，我们的防治措施尚明显缺乏力度。这次会议给我们以启示，会议的议题也同样是我们面临的问题，甚至是我们重视得很不够的问题，如宫颈癌的筛查策略和目标，发达国家与发展中国家的状况有什么不同；先进的液基薄层细胞学检查技术及伯塞斯达系统（the Bathesda system，TBS）与传统的巴氏分类的区别，及不正常细胞学的现行与新展示的处理方法；人乳头状瘤病毒（HPV）的检测意义和作用；循证医学在宫颈癌预防和筛查中的作用；卫生经济学和方法学的研究，以及公众教育、信息科学和组织管理等，都显示其重要的意义。因此，我们有必要提出几个值得讨论的问题，以推动这些方面的研究和临床工作的开展。

一、宫颈癌仍然是威胁妇女健康和生命的主要危险，它是感染性疾病，是可以预防、可以治愈的疾病

宫颈癌是一个可以预防和治愈的疾病，这是因为：①认识、了解其发病原因主要是 HPV 感染。②认真地普查和随诊，积极地处理癌前病变，可以阻断病程，预防宫颈癌，特别是宫颈浸润癌的发生。③早期诊断，可以达到治愈。所以，宫颈癌的筛查和预防有重要意义。在过去的 15 年里，欧洲的学者们进行了大量研究，并初步形成、制订了有效的筛查和预防规范。在普通人群中，宫颈癌的发生率明显下降。但由于 HPV 的感染，使该病的患者年轻化，且使宫颈癌的发生率呈上升趋势，尤其在发展中国家非常明显。HPV 感染可以认为是宫颈癌患病的信号。因此，对宫颈上皮内瘤变（CIN）、HPV 感染的处理，是防治宫颈癌的关键，对其处理的规范化尤为必要。

北京地区在 2000 年 6 月召开了首次宫颈病变诊治研讨会，并于 2001 年在《中华妇产科杂志》发表了有关评述（第 36 卷第 5 期第 261~263 页）和规范化的意见，推动了该方面工作的

进展。中华医学会妇产科分会还拟于 2002 年第三、四季度举办全国性会议，总结规范化实施情况，交流临床及研究成果，完善规范化内容。

二、液基薄层细胞学检查和伯塞斯达系统是细胞学检查的重大进步

液基薄层细胞学或薄片制备细胞学检查（thinprep cell test，TCT），于 1996 年获得美国食品与药物管理局（Food and Drug Administration，FDA）通过，其应用占美国医疗市场的 50%；1999 年，又有雅图制备技术（Autocyte prep）获得 FDA 通过。上述两者是细胞采集、玻片制备的重大革命，可以直接用于筛查。而计算机断层扫描（CCT 或 PapNET Test）则是读片程序的计算机化，按 FDA 的要求，应用于质量控制。虽然 CCT、TCT 等在我国尚未普及，但也积累了相当数量的检查玻片和经验。值得提出的是，这些细胞学技术的改进，促进了新的 TBS 的施行。TBS 于 1988 年出台，逐渐取代了传统的、持续了 40 余年之久的巴氏 5 级分类法。TBS 于 1991 年进行了修订，又于 2001 年 4 月再次提出讨论。对不正常细胞的描述，在认识及作为临床随诊的规范方面，都有进一步的完善。TBS 是宫颈阴道细胞学的又一重大进步，它使对细胞学的认识和处理，沟通细胞学家和临床医生的联系，或"清楚对话"得以便利。我国现已经开始采用 TBS，有些细胞病理学家和妇产科医师提出了"宽容"的说法，即可将巴氏分类与 TBS 并用。但这绝非长久之计，诚如加入世界经济贸易组织（WHO），问题不在于是否与"国际接轨"，而是我们应该采用更科学、实用的诊断方法。否则，我们在国际学术交流中几乎没有"共同语言"。

三、HPV 感染及检测是筛查和预防宫颈癌的关键问题之一

HPV 感染，特别是高危型 HPV 感染，与宫颈癌的发生有明确关系。HPV 感染强烈地预示着鳞状上皮内病变（SIL）的存在，HPV 可以在 99.8% 的宫颈癌患者中发现。一般地说，在正常妇女中，HPV 感染者不到 4%，而在 CIN Ⅰ、CIN Ⅱ 级和 CIN Ⅲ 级患者中的检出率分别是 30%、55% 和 65%。

HPV 感染致使宫颈病变发展：①高危型 HPV 持续感染使 CIN 级持续并发展。②仅仅由于 HPV 感染的存在，就预示疾病的存在。③HPV 感染使宫颈癌的相对危险性增加 250 倍。现今，要注意 HPV 感染患者的年轻化，HPV 阳性在小于 25 岁者相对较高，而在大于 30 岁者相对较低。但是，如年龄大于 30 岁，同样是细胞涂片阴性，高危型 HPV 阳性者发展为高度鳞状上皮内病变（HSIL）的是 HPV 阴性者的 116 倍。

HPV 感染，包括亚临床感染（subclinic papilomavirus infection，SPI）以及各种疣，都应视为性传播疾病（STD）。HPV 感染的检测和分型是处理宫颈病变的重要依据，是筛查不可缺少的内容。如细胞学结果为未明确诊断意义的不典型鳞状上皮细胞（atypical squamous cells of undetermined significance，ASCUS），应进行 HPV 检测，如 HPV 阴性，可行常规随诊；如 HPV 阳性，则应行阴道镜检查及相应处理；又如细胞学结果为 CIN Ⅰ 级，在一般情况下可以随诊，但

如 HPV 阳性，也应进行阴道镜检查或治疗。在下列情况下，要进行 HPV 检测：①与细胞学一起作为防癌筛查。②细胞学结果不明确或处于"边界"状态。③CIN Ⅰ 级、CIN Ⅱ 级的退化状态或持续进展。④宫颈癌治疗后的随诊。

关于 HPV 的检测，除细胞学特征以外，现今更主张用杂交捕获检测（hybrid capture Ⅱ，hC_2）。5 个探针检测低危型或低度鳞状上皮内瘤变（low-grade squamous intraepithelial lesion，LSIL），包括 HPV-6、11、42、43、44；14 个探针检测高危型或高度鳞状上皮内瘤变（high-grade squamous intraepithelial lesion，HSIL）及癌，包括 HPV-16、18、31、33、35、39、45、51、52、53、56、58、59、68，使结果更加快捷而准确。

四、实施 CIN 处理的现代规范和 HPV 感染的防治对策

ASCUS 是细胞学结果中最难决定对策的，在美国约有超过 200 万的人得到了这一令人颇费踌躇的结果。有效的阴道镜检查固然是一明确诊断的途径，但毕竟有相当数量的"结果者"可以避免这一过分的随诊估价。可以有以下 3 种进一步的评估方法：①直接阴道镜检查。②单纯细胞学复查（最好选择 TCT）。③细胞学+hC_2 检测（不是 PCR 方法）。结果证明，第 3 种方法无论从确定诊断、决定治疗策略，或者是从卫生经济学分析、患者感受及意愿接受方面，都是最佳选择。

关于 CIN 的治疗，欧洲学者们已经研究形成了规范，这包括以下两个方面。

1. 物理治疗（组织表面破坏）　主要应用激光、冷冻、电灼等治疗。指征是良性病变，如炎症；CIN Ⅰ 级、CIN Ⅱ 级；个别 CIN Ⅱ ～ CIN Ⅲ 级（HSL），必须经多点活检证实。

2. 切除治疗　方法是宫颈环行电切术（LEEP 或 large-loop-excisional of the transformation zone，LLETZ），指征是 CIN Ⅱ ～ CIN Ⅲ 级（HSL）。也可用冷刀锥切（cold knife conization，CKC），用于 CIN Ⅲ 级或原位癌（CIS）。如持续为 CIN Ⅰ 级、CIN Ⅱ 级并有颈管病变者，也可行锥切。

预防性和治疗性 HPV 疫苗，是近年研究的热点。预防性疫苗是以无感染的 L1 病毒样微粒（VIP）为基础，在酵母菌中传代。现已进行早期临床试验。美国国立癌症研究所（NCI）用 HPV-16 VIP 疫苗，诱发抗体可高达自然感染的 40 倍。治疗性疫苗是用 E_6 和 E_7 病毒原癌蛋白为原靶，诱发细胞调控免疫（CMI）和细胞毒淋巴细胞（CIL），用于持续性 LSIL、HSIL 治疗，或联合治疗宫颈癌。美国国立癌症研究所拟进行 10000 例设有对照的研究，有望于 5 年后得到结果，这无疑是令人鼓舞的。

五、循证医学、信息科学、方法学、卫生经济学、公众教育与组织管理在筛查和防治中的作用

1. 临床和研究应有高水平的证据是要解决的关键问题　虽然宫颈细胞学检查是第一个用于癌症普查的，无疑是最好的筛查方法，其目标是检出癌前病变，并阻断其发展为浸润癌。但争论在于是否有随机控制的试验（randomized control trail，RCT），RCT 并不是总能实施的，主要

是受伦理方面的限制。假阴性不仅是重要的医疗问题，同样是重要的经济和法律问题。随着人们追求高的特异性，假阳性也会变得常见。为此，要不断改善细胞学检测，包括制片、识读等，也包括先进的 HPV DNA 检测。进行多中心，甚至国际性合作是非常必要的。

2. 重视信息科学和公众教育　我们进入了信息时代。就宫颈癌的防治而言，妇女需要了解如下信息：①对细胞学的理解。②对阴道镜检查的理解。③对是否要治疗和随诊的理解。④其他可能得到的更多信息。而目前的问题是，经常有不科学的信息，不正确、不适当或设计不良的信息比没有信息更加有害，它不仅会产生不良的或不当的影响，而且潜在危害。因此，我们要不断地提供给患者和公众以准确的知识和信息，建立专门的信息网络和信息中心，包括健康咨询和伦理法律事宜。

3. 方法学和卫生经济学考虑　在筛查中，应该考虑方法学所需费用/效果（cost-effectiveness）问题。有 5 个方面：①敏感性。②特异性。③试验的费用。④筛查间隔。⑤筛查开始和终止的年龄。在这其中，ASCUS、LSIL 的诊断和处理在数量上起重要作用。决定上述问题，应该根据国情，在选择上有所不同，如发病情况和价格水平等。要高度重视"危险"病例，为此，对 90% 妇女的延长筛查间隔或免除 50% 的薄片复习，就可以明显降低费用。当然，这要建立在良好的筛查基础上。

为了降低成本，有的采用简化的视诊方法，如醋白试验、碘试验，或者应用光-电原理设计的"Truscan device"，可以兼有细胞学和组织学的分析效果，实时提供结果，便于处理。

筛查总是要付出巨大花费的，经济学方面的考虑不仅包括筛查的价格，也要注意筛查的效果，同时还要涉及随诊、及时治疗，甚至受查者的精神、心理负担。关于筛查的方法和规划，价效研究和实施已经是我们亟待解决的问题了。

[原载《中华妇产科杂志》2002，37（3）：129-131]

107. 子宫内膜异位症基础与临床研究的几个问题

子宫内膜异位症（内异症）是日趋增多的生育年龄妇女的常见病，其发病机制不清，易于浸润和复发，是个令人困惑的难治之症。应从基础与临床两个方面加强研究，以提高其诊治水平。

一、发病机制

内异症发病机制的主导理论是经血逆流、种植和体腔上皮化生学说。问题是经血返留于盆腔颇为常见，内膜之种植与生长要完成黏附、侵袭和血管形成"三部曲"；此外激素与受体在促进和抑制这一过程中起重要作用；局部的或盆腹腔的各种酶、酶抑制剂、生长因子、细胞因子亦在其中产生影响。可以概括地说，内异症患者处于一种免疫功能降低状态，反流入盆腹腔的内膜碎片不能被正常地清除，并在雌激素、细胞因子和酶的作用下，形成异位病灶，产生临床症状。越来越多的材料表明，内异症有家族聚集倾向，可能有先天遗传因素，或者与卵巢癌相似，是由多位点基因和环境因素相互作用导致的一种多因素遗传性疾病。如内异症的杂合性丢失（LOH）频率增加，微卫星不稳定性（MI）的表现，以及某些候选基因的表达等。寻找内异症发生发展中起主要作用的易感基因，将成为今后的主要研究方向。

二、内异症与疼痛

疼痛是内异症的主要症状，内异症患者87.7%有痛经、71.3%有下腹痛、57.4%有全腹痛、56.2%有性交痛、42.6%有肛门痛、39.5%有排便痛。在临床遇到的生育年龄妇女的慢性盆腔痛中，应首先考虑内异症。但疼痛与内异症的严重程度并不平行，甚至与部位亦不相符，所以疼痛与病灶或粘连不总是相关的，况且尚有无症状的内异症。内异症的疼痛可能与以下因素有关：前列腺素（PGE_2、PGI_2、TXA_2）、神经激素（β-内啡肽、血管加压素）、甾体激素以及免疫因素。疼痛的发生也通常认为是异位的内膜细胞与机体免疫反应相互作用的结果，内异症存在着免疫功能紊乱，异位灶的炎性刺激，引起外周血单核细胞进入腹腔，加速分化巨噬细胞，而巨噬细胞、NK细胞活性的改变，不仅使局部细胞因子和生长因子刺激异位内膜生长，亦产生症状。从以上各因素中寻找内异症疼痛的发病机制，是认识内异症和临床处理的重要课题。

三、内异症与不孕

内异症合并不孕者高达50%。有研究在因不孕行腹腔镜检查中，32%是内异症。内异症虽然可以引起粘连或输卵管阻塞，但显然不是内异症不孕的主要原因。无输卵管解剖结构异常的内异症引起不孕，尚不明了，被认为与患者原发的卵巢功能障碍有关，患者的卵泡和卵子的功能均有异常。还有研究发现，内异症者的卵巢颗粒细胞对黄体生成激素（LH）的反应明显下降。应用助孕技术妊娠是对内异症的最好治疗。如体外授精胚胎移植（IVF-ET）能有效地治疗内异症合并的不孕，有30%左右要求IVF者是内异症。遗憾的是，内异症IVF的成功率低于其他输卵管因素不孕患者，无论是受精率、卵裂率或着床妊娠。提示患者卵子质量与正常相比有明显差别，而内异症卵巢颗粒细胞分泌的炎性细胞分子，如IL-6、IL-8、TNF-α等水平升高，其对卵子的发生和质量均有影响，可能是IVF受精率降低的原因。研究内异症的不孕及其对策对治疗内异症有重要意义，它需要内膜异位症专家和生殖内分泌专家密切协助始得完成。

四、内异症的临床分期

内异症的分期有多种，以1985年美国生育协会（AFS，现为美国生殖协会，ASRM）的修正分期法（r-AFS）最为流行。它以腹腔镜的观察为基础，根据卵巢、腹膜病变大小、粘连程度以及直肠子宫陷凹的封闭情况进行评分。但这种分期未能考虑病变的多形性和功能状况，即活动性（红色病变）与非活动性（白色病变），因其治疗选择和预后是有区别的。特别是它不能表达疼痛和不孕这两项重要临床事实。它对三种内异症类型的区别、指导治疗、生活质量的估价均显不足。故专家们建议在分期中可否将病灶形态学差异考虑进去，反映不同的生物学活性和病变进展状况与内环境影响，或者加入一些与不孕和疼痛相关的生化指标，修正分界分数。为此，可能要增加一些分期技术，如内镜超声和MRI、经阴道阴道超声，甚至将剖腹评分和腹腔镜评分结合起来。在这方面，我国的情况可能更为复杂，因为相当多数的医疗单位未开展腹腔镜，亦未采用r-AFS分期，或者沿用Acosta分期或其他分期，这将影响学术交流与合作。一方面要与国际接轨，一方面要探索适合国情的分类系统，仍是一个值得研究的问题。

五、内异症的手术治疗

内异症的治疗应达到四个目的：减轻及控制疼痛、治疗及促进生育、减缩及去除病灶、预防及减少复发。还要考虑到患者的年龄、症状程度、病变轻重、婚姻和妊娠要求以及过去的治疗情况综合分析，做到治疗的个体化。手术、腹腔镜或开腹是必要的，首先要进行的。它可以明确诊断，确定病变程度、类型、活动状态，进行切除、减灭病变，分离粘连，有助于妊娠，减轻症状，减少或预防复发。目前将手术分为保守性手术（保留生育功能）、半根治性手术（保留卵巢功能）和根治性手术。腹腔镜手术值得推荐，它几乎可以完成开腹手术的所有操作，提高妊娠率。如加用药物治疗，可使近70%的不孕者妊娠，82%的严重疼痛者得以缓解。有两个问题应予讨论：一是所谓"三期疗法"，是指手术（腹腔镜）→药物（术后6个月）→腹腔镜手术（探查与处理），对于活动性病变，其复发率、复发间隔均有明显改善。而在非活动性病变，则难以从中获得好处。二是阴道直肠间深部结节的手术，颇有争议，有人认为可以与肠道外科医生合作，完成病灶切除甚至肠段切除吻合；亦有学者意见相左，认为可行全子宫双附件切除及术前后 GnRH-a 治疗，不必大动干戈。这要依照病情和医者自己的经验而定。

六、内异症的药物治疗

常用的药物是孕激素、达那唑、内美通和促性腺激素释放激素激动剂（GnRH-a）等。继达那唑之后，GnRH-a 的应用是药物治疗的热点，亦认为是最有效的。但其造成的暂时性药物去势状态所引起的绝经期症状，甚至骨矿丢失的危险也应值得重视。解决这一不良反应的方法有二：一是"反加"（add-back）治疗，给予雌、孕激素，使体内雌激素水平达到所谓"窗口剂量"，即不影响内异症的治疗，又可最大限度地减轻低雌激素影响。可以用雌、孕激素的联合或序贯方法。二是"反减"（draw-back）治疗，系开始用全量 GnRH-a，使垂体完全脱敏，再以半量或小剂量维持 E_2 水平，使异位灶退化。此外，各种剂型的 GnRH-a，装备有达那唑的 IUD，或者新的孕激素衍生物（如 Dienogest，DNG）都相继推入临床。在使用 GnRH-a 过程中，加用非甾体药物，如双膦酸盐类、降钙素类、钙剂、氟化物等对骨的保护均有益处。但各种方案都存在缺陷，理想的方案仍需探究。

七、内异症的复发与处理

内异症总体的复发率高达 50% 以上，作为一种慢性活动性疾病，无论给予什么治疗，患者总处于复发的危险之中，特别是年轻的、保守性手术者。实际上，我们甚至难以区分疾病的再现或复发（reappear or recurrence），还是再发展或持续存在（regrowth or persistence），因为，很难将异位灶清除贻尽，尤其是药物；更难界定治疗后多长时间的再出现是复发。复发的生物学基础是异位内膜细胞可以存活，并有激素的维持。这种异位灶可以很"顽强"，在经过全期妊娠已经萎缩的异位种植居然会在产后 1 个月复发。亦有报道在经过卵巢抑制后 3 个星期，仅在激素替代 3 天即可再现病灶。我们知道药物治疗很难将病灶完全消除，这是因为：①病灶周围的纤维化使药物不能达到内膜异位灶。②缺乏受体的细胞对治疗不敏感。③生长的调节在于遗传因素及局部生长因子，而对治疗不予反应。复发的主要表现是疼痛以及结节或包块的出现，80% 于盆腔检查即可得知，超声扫描、血清 CA125 检查可资帮助，最准确的复发诊断是腹腔镜检查。为了更好地理解复发的概念，有人提出复发的每年发生率和累积发生率，以此来认识复发状况。一般以药物治疗的复发率为高，一年的复发率是 51.6%。保守性手术的每年复发率是 13.6%，累积复发率是 40.3%（5 年）。手术加药物可有效地降低复发。有生育要求的年轻妇女固然可以进行第二次、第三次保守性手术，但年龄较大或严重的复发，全子宫双附件切除是值得的。激素替代有使隐蔽的内异病灶复发之危险，若权衡利弊，HRT 对骨、心血管的好处更应引起注意。

内异症给我们出的难题甚多，如恶变及其和癌瘤的关系，内异症的分型，特别是深部结节和盆腔外内异症之诊断处理等的基础与临床研究都值得拓展。建立研究队伍，多中心合作是当务之急，望有识者思之。

［原载《中国实用妇科与产科杂志》2002，18（3）：129-130］

108. 试论妇科肿瘤医师的培养

妇科肿瘤学是妇科学与肿瘤学的交叉学科，是专门研究女性生殖道肿瘤的发病、诊断和治疗的专业学科，于 20 世纪 70 年代形成。有的国家和医疗单位，将乳腺肿瘤亦归入妇科肿瘤。在我国，乳腺疾病基本属于外科，但乳腺问题与妇科，特别是生殖内分泌关系密切。

在综合医院的妇产科，妇科肿瘤通常是妇产科的一个专业组；在肿瘤医院，则为妇瘤科或盆腔肿瘤科。

1969 年，美国妇产科学会确定了妇科肿瘤学专业；1987 年成立了国际妇科肿瘤学会（international gynecologic cancer society，IGCS）。

1985 年，我国成立了妇科肿瘤学组（CGOG），并确定每两年召开一次会议，即 1986 年、1989 年于成都召开了第一、第二届"GOG 会议"，1992 年在杭州召开了第三届"GOG 会议"，1994 年于广州召开了第四届、1996 年于北京召开了第五届、1998 年于郑州召开了第六届、2001 年于武汉召开了第七届"GOG 会议"。我国已经形成了一定规模的妇科肿瘤专科医师队伍，但尚未建立完善的妇科肿瘤医师培训、考核、资格认定及继续教育体制。

一、妇科肿瘤与妇科肿瘤医师

妇科肿瘤业已成为妇产科学与肿瘤学之下的亚专业，因此要求妇科肿瘤医师，以女性生殖道肿瘤的诊治为目标，以盆腔外科为重点，需要具备广泛的知识和技能。妇科肿瘤医师必须具备的技能和知识包括：基础盆腔外科、化学治疗、放射治疗和肿瘤病理学，以及处理妇科恶性肿瘤的各种问题的能力，并不断丰富其经验，努力成为妇科肿瘤学的专门家。

我们首先会遇到妇科肿瘤手术的技术问题，它包括明晰的解剖、娴熟的手技、富于经验地避免周围脏器的意外损伤以及对出血、止血、损伤修复的应急处理能力。Branschwing 曾预言，妇科医师必将由于缺乏手术并发症处理的训练而陷入困境。这就是说，多数妇科医师不会修补输尿管损伤、膀胱裂伤以及肠修补、肠吻合等涉及生殖道以外的手术。而这些问题在普通盆腔妇科手术中有时也会遇到，在卵巢癌的肿瘤细胞减灭术和子宫颈癌的根治术中发生的机会则更多。在子宫颈癌根治术开展初期，输尿管阴道瘘的发生率高达 7%。卵巢癌肠修补、肠吻合手术占卵巢癌手术的 30%。由此可见，提高手术技术的必要性。可以说，一个妇科医师不能应付自如地掌握这些基本外科和泌尿外科的技能，那就很难成为一名合格的妇科肿瘤医师。

而妇科肿瘤医师掌握化学药物和化学药物治疗方案的能力，了解肿瘤细胞动力学和药代动力学知识亦非常重要；对放射治疗的适应证和治疗中的问题当应深入理解；要有基本的病理组织学观念，懂得细胞病理学"语言"，具备手术中初步判断肿瘤形态学的能力，现代医学还要求妇科肿瘤医师懂得分子生物学、生物化学、免疫学等基础理论和进展，扩展自己的科学视野。有人甚至提出，在高等院校的妇科肿瘤医师应该是"一手拿手术刀，一手拿分子刀"的高素质人才。

因此，建立和加强妇科肿瘤医师的培养和训练机制应该尽快提到议事日程上来。它将给我们带来的裨益至少有以下4点：①更新知识与功能。②改善治疗效果。③丰富临床和教学经验。④促进科学研究和学科发展。

二、妇科肿瘤医师的基本技能和训练

妇科肿瘤医师的培训应该是多方面的，从基本外科、泌尿外科、病理科到化疗、放疗，以至各种生物化学免疫标记的理解，影像诊断的识读，都是妇科肿瘤医师的背景训练。可以归纳为如下几个方面。

1. 妇产科学　掌握妇女生理学、病理生理学、生殖内分泌学，以及肿瘤发生发展及治疗影响；常见妇科疾病的诊断及处理原则和方法；掌握妇产科疾病的诊断和鉴别诊断。

医学院校毕业后直接进入肿瘤医院的妇瘤科医生应该到综合医院妇产科进行12年的轮转。

2. 基本外科　主要是盆腔或胃肠肿瘤的诊治知识和基本手术处理，如肠粘连的分离、肠破损的修补、肠切除吻合及肠造瘘术。了解乳腺疾病、肿瘤和妇科肿瘤的关系，以及诊疗问题。

3. 泌尿外科学　熟悉泌尿系解剖，掌握膀胱镜检、输尿管插管，施行膀胱破损的修补、部分膀胱切除、输尿管的修补和吻合术。

4. 临床病理学　妇科肿瘤的大体观察、描述和初步判断，肿瘤的组织学诊断的理解，组织学分类的认识和意义，以及具有特殊重要性的阴道宫颈细胞学的全面、准确概念。

5. 肿瘤治疗学　除手术外，主要是化学治疗、放射治疗和生物治疗。应该掌握肿瘤化疗的基本理论，常用药物和方案的选择和合理使用以及不良反应、并发症的预防和处理。掌握放射治疗的基本理论、方法和选择。了解生物治疗的基本概念和应用原则。

三、妇科肿瘤医师的培训计划、考核和资格的取得

关于妇科肿瘤医师的培训，我国尚未建立和实施体制，可以考虑其他国家提供的材料，当然他们的培训目标和计划也不尽相同。

美国加利福尼亚大学妇产科的做法是：第13年初级妇产科学医师（妇科、产科各18年月），第4年基本外科医师，第5年妇产科总医师，接下来作妇产科医师或妇瘤科医师。这种培训是必要的，即要达到前述妇科肿瘤专科医师的目标之所必要的经历。目前的状况是，达到这一水准的妇瘤科医师并不多，即使在医学发达、培训制度比较健全的美国，能较好地实行肠切除和膀胱修补术的妇科医师也只分别占4.4%和15.9%。所以，弗吉尼亚医学院的Dunn曾设

计，为了达到上述目标，每个妇瘤科医师必须在培训过程中完成：小肠切除吻合术 610 例，结肠切除吻合术 8 例，泌尿道处理 810 例，肠造瘘术 610 例。这无疑说明，成熟的妇瘤科医师要经过相当的实践，对于一名普通妇科医师积累这一数字的手术操作并非易事。

北京协和医院妇产科的住院医师分低年住院医师（最初 2 年）和高年住院医师（3 年，含 1 年总住院医师），完成以后以考试或考核，晋升为主治医师。再经过主治医师的全面主管病人的训练，晋升为副主任医师，此时可以考虑固定到　个专业组（如如科肿瘤、生殖内分泌、产科、计划生育和普通妇科等）。确定妇科肿瘤专业后，应到基本外科训练半年至 1 年，泌尿科 36 个月，病理科 36 个月，所谓定向培训。经过培训 12 年是否达到或基本具备妇瘤科亚专业医师的条件，美国妇产科协会妇科肿瘤分会提出以下四项必须论证的内容：①对分子生物学、免疫学、遗传学和癌症病因学的理解。②癌症筛查的作用、效果和益处的理解。③诊断研究的重要性和最佳完成的理解。④癌症治疗的适宜选择，手术、化疗和放疗的单独应用抑或联合应用的理解。

就外科手术方面，应包括施行盆腔根治性和非根治性手术，肠道手术、泌尿道手术和腹膜后解剖等。特别强调以下的几项技术：①对所选择手术的估价。②手术常规和适宜操作的选择和掌握。③减少围术期及其他并发症的处理。

对于培训之结果、考核及认可资格证书等，我国尚未形成确定体制，在此做如下简要建议：①培训"基地"应设在高等院校或省（区）市级综合医院妇产科，并具有妇科肿瘤专业，有较高医、教、研水平及相应设施及师资。②应该有一个"妇科肿瘤医师评审委员会"。③妇科肿瘤医师评审委员会对申请者进行考核、答辩，提出资格评审意见。④最后由卫生部或其授权机构予以承认，颁发证书。

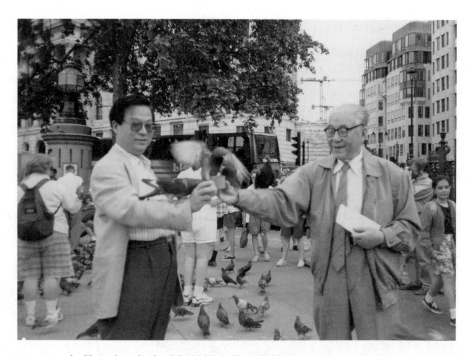

郎景和院士与宋鸿钊教授在英国伦敦鸽子公园（1996 年）

四、妇科肿瘤医师外科手术的几个问题

这里不是讲妇癌手术的具体问题，而是阐述妇瘤科医师掌握手术处理时应注意的几个原则。

1. 观念问题（concept）　指妇瘤科医师对癌瘤诊断和治疗的正确观念，是施行外科操作的基础。我们不是一个只会进行手术的匠人，应该具有深厚的理论知识，准确地掌握手术适应证、术式选择，以及在何种情况下扩大手术范围或保守处理与适可而止。当然，这一切应从病人、病情和外科原则以及具体情况出发，在术前和术中予以考虑和抉择。

（1）生殖道恶性肿瘤的治疗原则

外阴癌：手术为主，放疗与化疗为辅；宫颈癌：手术与放疗并重；子宫内膜癌：手术为主，放疗为辅，或佐以激素和抗癌药物；卵巢癌、输卵管癌：手术为主，化疗为辅；滋养细胞肿瘤：化疗为主，手术为辅。

（2）生殖道肿瘤的组织学分类：子宫内膜癌分为子宫内膜样癌与非子宫内膜样癌，其下又有各种类别。

卵巢癌的组织学分类更为复杂，WHO 于 1999 年推出新的分类，达 14 类，计 100 余种（见 Scully RE，Histological typing of ovarian tumors. 2ed. WHO. Histological Classification of Tumors. New York：Springer，1999.）。

（3）生殖道肿瘤的分期

临床分期：外阴癌、宫颈癌、滋养细胞肿瘤。

手术病理分期：卵巢癌、输卵管癌、子宫内膜癌。

TNM 分期法。

（4）生殖道肿瘤的基本术式　确定分期手术（子宫内膜癌、卵巢癌），子宫颈癌根治术，卵巢癌肿瘤细胞减灭术、再次肿瘤细胞减灭术、第二次剖腹探查术。

（5）生殖道癌瘤保留生育功能的治疗或手术　滋养细胞肿瘤，卵巢恶性生殖细胞肿瘤。

（6）熟悉、理解、参照有关诊治规范　中国 GOG 常见妇科恶性肿瘤诊治规范（1999 年），中国抗癌协会新编常见恶性肿瘤诊治规范（1999 妇科恶性肿瘤分册），FIGO 妇科肿瘤委员会妇科恶性肿瘤分期、分类及临床实践规范（2000 年）。

2. 解剖问题（anatomy）　解剖如同行车路线，陌生或不明则寸步难行。不仅要对通常状况下的解剖了如指掌，而且能够发现和分辨某种变异。特别是在肿瘤病人，由于肿瘤占据、侵袭、转移而形成解剖不清、组织粘连、糟脆或与重要器官、血管密不可分等，更需要有清晰的解剖观念和手术技巧，使能"开山劈路"，找出门径来。

最重要而有用的解剖，除生殖器官以外，尚有：①盆腔血管的解剖，腹主动脉、下腔静脉的解剖。②骶前区的解剖。③输尿管、膀胱的解剖。④小肠、回盲部、升结肠、横结肠、降结肠、乙状结肠和直肠的解剖。⑤外阴及会阴的解剖。⑥股三角的解剖。

为此，一个妇瘤科医生最好能根据自己的专业进行一段局部解剖的训练；一个妇瘤科医生

应该有经常研读局部解剖图谱的习惯；一个妇瘤科医生要善于在描述术前检查、诊断及写手术记录时画图描绘，以明示解剖并培养形象思维能力。

3. 技巧问题（skill） 外科手术是有技巧的。

技巧是各种外科手法（切剪、缝合、结扎、止血等）的娴熟掌握和灵活应用。

技巧是由经验和熟练升华而成，内含思想和体验。技巧和动作快捷不是一回事。

技巧建立在对妇癌手术的深刻理解，常常带有手术者的独特性。资深医师应该形成自己的手术风格。

（1）癌块的切除：以卵巢癌的盆腔肿物切除最为典型。晚期卵巢癌，子宫及附件肿物浑然一体，与周围盆腔器官和盆壁紧密粘连。切除可以从腹膜内，而通常从腹膜外切入，总可以找出空隙，形成"卷地毯"式将肿物完整切除。要求对腹膜后血管、输尿管解剖清晰，要求在分离侧壁腹膜、膀胱浆膜与直肠前壁时手术细腻。

（2）腹膜后淋巴结清除：这是在血管上"走钢丝"，既要将淋巴脂肪剔除，又不致发生血管损伤。可以有推剪法、剔脱法、撕拉法、抠探法等，或其结合。

（3）子宫颈癌根治术中的"两个侧窝"和"一个隧道"的手术：这两个侧窝一个是直肠侧窝，解剖的目的是从根部切除宫骶韧带；另一个侧窝是膀胱侧窝，解剖的目的是更多地切除主韧带。打隧道是输尿管下段通过主韧带和膀胱宫颈韧带（膀胱支柱）的解剖，在于分离及推移输尿管，使能更多地切除宫旁及阴道旁组织。

（4）分离粘连：以肿瘤与肠管粘连最为常见，也最难处理。对于恶性肿瘤的这种侵犯，处理时最怕肠道损伤，我们的态度是"一不怕，二反对"。可用剪刀锐性剥离，关键要找出"界限"；亦可用手指钝形剥离，适合疏松之处。

4. 应急问题（emergency） 这不仅指如何去处理急诊、急救，还有在手术中遇到各种难以避免或可能发生的紧急情况，如大出血、脏器损伤，甚至病人危笃。一个优秀的妇瘤科医师要对术中出现的问题应付自如，化险为夷。

（1）出血的处理：①明确出血血管——结扎。大血管应双重结扎，有的要贯穿缝合结扎（如大隐静脉）。②渗血或暂不明确出血——压迫。渗血通过压迫常可奏效，压迫要有耐心，不要压一下看一下。压迫止不住，要明确出血来自何处开放的血管。③大血管撕破——缝合。缝合破口要明确出处，用血管缝线准确轻柔，不要撕脱。可用心耳钳、血管夹或压迫"上游"帮助，看清术野。④注意几个出血"危险区"——闭孔窝、右髂总静脉区、髂前区、腹主动脉与下腔静脉。

（2）脏器损伤的应急处理：膀胱修补、肠道修补、输尿管修补吻合术等，可以自己进行，复杂的或能力不足应请专科医师协助，不可勉强为之。

我们将上述四点结合起来，成功一例接一例（case by case）的潜心积累经验，使手术做起来如有神韵。

妇瘤科医生任务艰险，但有些豪迈。美国《读者文摘》曾有一则征询：什么人最快乐？答案有三：一是经过千辛万苦把肿瘤切除的外科医生；二是完成了作品，叼着烟斗自我欣赏的画家；三是正在给婴儿洗澡的母亲。肿瘤外科医生竟列榜首。

外科不仅是一门技术，也是一门艺术、一门哲学。经过多年磨一剑，会有一种"得气"的感觉。一招一式都见功夫，做到得心应手。但学无止境，平生需谨慎。要能有创意、有革新、有风格就更为可贵了。

［原载《中国实用妇科与产科杂志》2002，18（1）：1-3］

109. 进一步加强子宫内膜异位症的基础与临床研究

1983年，《中华妇产科杂志》第18卷第2期发表了已故吴葆桢教授的"子宫内膜异位症有待解决的几个问题"的重要文章。十余年过去了，我们的同道已经在子宫内膜异位症（内异症）的基础与临床研究方面取得了较大进展，并于今年召开了首届内异症的专题学术会议，表明，内异症的诊治在新世纪的开始已进入了一个新的阶段。

内异症依然是个令人迷惑的疾病，对它的未知数甚多：确切的发病机制仍不清楚；引起疼痛和不孕的原因难以阐述周详；治疗效果不理想，至少有50%的复发率。所以，吴教授提出的几个问题，可以说还没有从根本上解决。况且，又出现了一些新问题，需要我们从基础到临床进行全面深入的研究。

一、流行病学调查

可以完全肯定地说，内异症的发病会日益增多。所谓的慢性盆腔疼痛，经腹腔镜检证实有71%是内异症；如若合并不育，则内异症的可能性达84%。在未来，内异症的增加，除了目前所知的原因以外，食物、毒物及环境因素亦将起重要作用。近年，已有关于二噁英（dioxins）引发内异症的研究报道。

关于内异症的流行病学调查涉及的重要问题是明确诊断，腹腔镜检查是诊断的金标准。但有时诊断不一定能得到组织学证实，如陈旧性的白色病变，甚至"巧克力囊肿"等，但内镜下的观察毕竟有可信赖的描述。多数情况下，如人群调查或初诊病例，往往依靠症状，如激素依赖性出血或者月经期疼痛为诊断的依据，或者根据盆腔检查及某些实验室检查（B超扫描、血清CA125、抗子宫内膜抗体检测等）做出诊断。这有可能使诊断变得容易接受，但严格地讲，这个诊断是不确切的，除非经过临床调查和手术证实，上述几项的联合指标方可作为诊断标准。尽管我们说疼痛是内异症的主要症状，但仍有30%的病人完全没有症状，或者疼痛与病变部位不一致。这些，都应该在流行病学调查中予以考虑。

另一个值得提出的是，内异症的分期系统仍不完善。改良的美国生育协会（r-AFS）分期法已延用至今，该分期法虽可量化病变的范围和粘连的程度，但不能表达疼痛这一主要症状，也不能体现病变的类型，即同一期别可能是不同的病变，如活动性抑或不活动性病变，对治疗的指导意义也有限。所以，分期和疼痛的不一致是目前分期系统的最大问题。对内异症良好的理解，需要改善现有的分期系统。

不难理解，只有经过大样本的流行病学调查，才能深入了解内异症发病的增加及其危险因素，并且摸索出可行的普查方法。这将对我们认识内异症的发病学提供巨大帮助。

二、发病机制的研究

内异症发病学说纷纭，仍以经血倒流、种植和体腔上皮化生学说为主导理论。解决问题的关键，在于科学解释、模型建立及临床循证。

众所周知，经血逆流很普遍（可达 80%~90%），甚至种植亦不少见，但为何其中的10%~20%得以生长、出血，发生病变？

就免疫理论而言，月经血为盆腔的"入侵者"，内异症乃为"宿主"（病人）的反应。经血逆流、种植理论的确立，需具备 4 个基本条件：①子宫内膜细胞必须通过输卵管进入腹腔。②经血碎片中的细胞必须是活的。③细胞须有能力移植到盆腔器官上。④内异症的解剖分布必须与脱落细胞的种植原理相一致。由此可见，经血逆流、种植只能诠释腹膜及部分卵巢内异症，而其他部位的内异症则难以此解疑。

现今的研究还认为，子宫内膜细胞（腺体和间质）异位种植、生长，需要经黏附、侵袭和血管形成这一程式，其中的调节，或以此为目标的干预，将成为内异症治疗新策略的实验和理论基础。

雌激素及其受体在内异症发生中起重要作用，其反应失控或雌激素受体升高，则可促使内异症的发生、发展，故乃称"激素依赖性疾病"。局部环境因素也是内异症发生的必要条件，在盆腹腔、腹腔液中的各种生长因子、酶、酶抑制因子对内异症形成的促进或抑制作用，是值得深入研究的。

在内异症中，免疫问题是研究时间最长、问题最多的。目前，逐渐形成了这样的基本认识或理论：从免疫效应而言，子宫是个特惠的或豁免的部位，以生殖而论，它"宽容"。但子宫内膜则不能"分享"绝大多数其他组织的免疫耐受，当其脱离子宫或进入有免疫能力的环境时，则成为免疫进攻的对象。免疫反应以抗体产生为其特征，并以吞噬细胞等将其"隐藏"，而使异位内膜持续存在；或者由于机体耐受下降，引起自动免疫疾病，发生慢性炎症，并最终形成腹膜瘢痕化。在这一过程中，黏附因子起重要作用，这些分子的行为在异位内膜与在位内膜是不同的，甚至逆流的内膜碎片就有所不同。

在 1998 年魁北克会议上，学者们提出内异症可能是一种遗传性疾病，故近年对其遗传问题关注甚多。现已发现，内异症有家族发病倾向和集聚性，值得对其进行流行病学调查。内异症的基因研究也已引起广泛兴趣，采用基因差异聚合酶链反应技术和比较性基因组合杂交法发现了内异症在位内膜和异位内膜的基因差异。这将预示基因差异是：①内异症病人和正常者的根本差异。②异位内膜与在位内膜的一种差异。③经血逆流或经血内膜碎片是否在异地黏附、侵袭、生长或具不同能力的关键。④内异症基因治疗的理论和实验基础。

三、临床病理类型及恶变问题

内异症具有临床病变的广泛性和病理表现的多样性，其临床病理类型未臻统一，通常分为腹膜型、卵巢型和深部结节型；其组织发生、临床病理表现，甚至治疗等，亦不尽相同。近年，有学者提出它们是 3 种可以区分的疾病。

腹膜内异症（pcritoncal cndomctriosis，PEM）是最常见的一种内异症，广泛分布在盆腹腔腹膜，可以形成各种表现，多达 10 余种，主要是红色、黑色及白色 3 大类。又可根据其病理发展过程，分为 4 个阶段，即镜下病变、早期病变、进展性病变和愈合性病变。镜下病变是肉眼无异常发现的潜在病变；早期和进展性病变都有明显活性，是活动性病变；而愈合性病变是纤维化或瘢痕化，属非活动性病变。它们的病理组织学和生物学活性都不尽相同，对治疗反应有明显差异，因此治疗对策亦应有所区别。

卵巢内异症（ovarian endometriosis，OEM）也是十分常见的。现可根据其大体观察、囊肿内容和囊壁去除情况，将其分为原发性（Ⅰ型）和继发性（Ⅱ型）两种类型，后者又有 A、B、C 三个亚型之别。我们甚至可以认为Ⅰ型和Ⅱ型在发生上有某种不同：Ⅰ型更趋于与一般腹膜种植相似，只不过位于卵巢表面；而Ⅱ型可能有卵巢功能性肿瘤的基础，进而发生内异症，或种植侵入，或上皮化生。

直肠阴道内异症（rectovaginal endometriosis，RVEM）是特殊部位的深部结节，应将直肠子宫窝的腹膜种植与阴道直肠间隔结节（直肠子宫腹膜基本光滑）区分开来。前者是腹膜内异症，后者是由苗勒管残迹化生而来，其结构很像是子宫腺肌瘤，在有活性的腺上皮和少量间质周围包绕明显的平滑肌增生是其特点。

内异症是良性病变，但其浸润破坏、转移及复发性，呈现了临床上的恶性行为。值得注意的是，确有一定数量的内异症可以恶变，一般报道为 0.7%～1.0%。早在 1925 年，Sampson 就提出了内异症恶变的诊断标准，但近年来人们重视的是，所谓 1% 的恶变率可能是个保守的统计，实际的发生要明显地高出这个数字。不典型内异症的病理特点是细胞的异型性，可能是一种癌前病变。内异症恶变主要为卵巢子宫内膜样癌和卵巢透明细胞癌。有人还提到，22.6% 的卵巢子宫内膜样癌和 36.0% 的透明细胞癌与卵巢不典型内异症有关。

因此，除了要深入研究内异症的组织学变化及分子差异外，临床上也要对这种常见病的可能潜在恶变予以重视，如卵巢内异症囊肿过大，直径 > 10cm 或有明显增大趋势；绝经后又有复发；疼痛节律改变；以及血清 CA125 过高（> 200kU/L）；影像学检查发现囊肿内有实质性或乳头状结构等。要养成常规检查切除标本的习惯，必要时送冰冻切片检查。应特别强调，在未明确诊断时慎重使用试验性治疗，尤其是长期试验性治疗——这有可能贻误病情或掩盖恶变的存在。

四、治疗

内异症的治疗应该达到 4 个目的：①预防及控制疼痛。②减缩及去除病灶。③治疗及促进生育。④预防及减少复发。为此，学者们提出了 5 个最好的治疗手段：①腹腔镜。②卵巢抑制。③ "三期疗法"。④妊娠。⑤助孕技术。可以认为，上述几点也是选择治疗方法的原则，同时，还要根据病人的年龄、症状程度、病变轻重、婚姻及妊娠要求以及过去的治疗状况，综合分析考虑，做到治疗的个体化。

从治疗策略而论，腹腔镜或剖腹手术是必要的、首先要实行的，它可以确定诊断，明确病变的程度、类型、活动情况，进行减灭、切除、分离粘连，以减轻症状，促进妊娠，也可减少和预防复发。根据病人的年龄、症状和生育要求，内异症的部位、分期和病变的活动性，目前将手术分为保守性（保留生育功能）、半根治性（切除子宫、保留卵巢功能）和根治性手术（切除子宫、卵巢及所见病灶）。手术效果是较好的，但都有一定的复发机会，特别是保守性和半根治性手术。

术后的处理，一是对有生育要求者的助孕治疗，一是巩固手术效果的药物治疗。

药物治疗要达到卵巢抑制，"假孕"或"假绝经"均可选择。但自 20 世纪 80 年代以后，更主张用促性腺激素释放激素激动剂（GnRH-a）达到药物暂时性去势状态，而其所引起的低雌激素不良反应，可以用反向添加治疗加以克服，也已摸索出了既能减轻不良反应，又不降低治疗效果的应用雌激素的"窗口剂量"。

妊娠不仅是年轻病人的主要就医目的，其本身也是对内异症的最好治疗。可积极采用助孕技术，特别是体外授精-胚胎移植（IVF-ET）。遗憾的是，内异症病人的 IVF-ET 成功率比其他不孕者低，可能和卵子质量有关。内异症病人的不孕和助孕治疗值得进一步研究。

内异症是个进展性疾病，随年龄而渐进变化。早期病变多在年轻妇女，而晚期病变多在大龄妇女。所以对内异症要早发现、早诊断、早治疗，才能有良好的结果。

内异症的持续存在和复发是个严重而棘手的问题。我们常常难以明确地界定是持续存在抑或复发，甚至在妊娠、药物治疗及绝经后的持续存在也很常见。有人甚至说，纤维化、黑色病变及深部结节在 3 年内发现可以认为是"持续存在"。所以，在考虑卵巢内异症复发时，还要注意几个要点：①手术已有病理证实为"巧克力囊肿"或有"巧克力液"。②系在良性肿瘤或功能性肿瘤之后。③未发现其他肿瘤。④除外包裹性积液或"假囊"。同时，还要根据病人的年龄、肿物大小和临床问题（疼痛、不孕、卵巢功能等进行处理。通常，肿物直径 < 2cm 时，可以用超声波扫描随诊；> 3cm 则以手术为宜，同样通过腹腔镜进行；年龄 > 40 岁时，切除子宫和附件是必要的。

五、引入循证医学，加强公众教育

现今的医学愈来愈讲究以证据为基础，即循证医学。否则，我们在内异症的诊治中，由于没有客观的评价指标所带来的负性效应不一定少于益处。而证据不仅包括治疗的有效性、副作用，而且也应将生命质量和经济学的评价引入其中。

内异症是个常见病，且是发病越来越多的疾病，临床诊断似乎并不困难。正因为如此，未能达到确切诊断而接受治疗的情况也会逐渐增多，这预示着一种危险！我们一再主张对可疑内异症者的"试验性治疗"要慎重，并反对长期试治。腹腔镜提供了观察盆腹腔器官和病变的机会，腹腔镜是诊断的金标准。如果有了附件包块，即使没有腹腔镜，剖腹手术也是合理的。治疗需要确切的临床验证，好的临床实践规范和系统的对照试验，才能得出可信的结果。

内异症面临的问题很多，不仅发病机制仍然是个谜，就是临床处理也不完善、不理想。据澳大利亚的一个内异症治疗中心报道：10%的妇女患有内异症；30%的体外授精者是内异症病人；内异症病人至少延迟6年才去医治；多数于手术或药物治疗后复发；多数缺乏治疗计划。我国的情况也大抵如此或更有逊。此外，内异症不是一次手术或几个月的药物治疗便可"完事大吉"的。在某种意义上，也像一些慢性病一样，需要较长时间的医患配合、随诊、咨询与指导，才能保证有好的治疗结果。因此，为引起公众的重视，应加强对广大妇女医学科学知识的普及，并建立多方位医务工作者队伍，为每位病人制定治疗计划。

最后，尚有两件值得关注的事情。其一，许多国家成立了内异症协会，任务是促进学术交流，将妇科临床医生、基础医学研究者、生物学家以及对内异症感兴趣的人组织起来，特别重视疾病发生学和治疗学的研究，并传播有关信息，加强合作，以及争取必要的支持和组织学术会议。其二，自1986年以来，全世界每两年举办一次国际性内异症学术会议，2002年2月将在美国圣地亚哥召开第8届会议。中国学者应该考虑组建内异症学组，并申请在2008年在我国举办会议，这也是内异症研究的"奥林匹克"。让我们以出色的工作迎接新的机遇和挑战！

［原载《中华妇产科杂志》2001，36（12）：711-713］

110. 纪念我国现代妇产科学的开拓者
——为林巧稚大夫诞辰 100 周年而作

每当和人谈到妇产科，都会提及林大夫。林巧稚，是妇产科的象征，是妇产科的光荣！

的确，人们始终在怀念这位卓越的医学家。半个世纪以来，林巧稚的名字家喻户晓，她的事迹有口皆碑，但大家都亲切地叫她林大夫。一个医生享有这样的尊崇和殊荣是颇为少见的。诚然，她当之无愧。

我们都清楚地记得，林大夫正是 1921 年进入协和医学堂的，如果林老还在世，她的从医活动恰与协和医院同龄；1990 年 10 月，邮电部发行了纪念林大夫的邮票，人民大会堂里一片庄严、热烈；今年的 12 月 23 日，是林大夫诞辰 100 周年日。虽然她已谢世 18 个年头，但有一首诗却表明她的生命在无限延续："……她亲手接生的孩子，又有了孩子，或孩子的孩子；她亲手培养的学生，又有了学生，或学生的学生……"

一、追求真理 魂系中华

林大夫是从旧中国过来的知识分子，青少年时代受基督教的影响颇深，她曾以"仁慈博爱""乐善好施"为信条，"不为良相、便为良医"为志愿。

林大夫的信奉也许并不为错，但是旧中国的黑暗与苦难、战争与动乱，一个医生所为实在微不足道，她所施行的仁术也被限制在一个狭小的范围。林大夫对此的感受是非常深切的。1941 年太平洋战争暴发，协和医院被迫关门，林大夫一面在东堂子胡同 10 号挂牌看病，一面到中和医院（现北京大学人民医院）上班，还要去北京大学任教。行医不过是维持生计，而通过接触社会底层的百姓，才使她理解了什么是真正的疾苦。

新中国的成立是一个划时代的变化，林大夫正是从这一变化中看到了祖国和事业的希望，以满腔的热忱和勤奋的劳动投入了共和国的建设。1955 年，她成为中国科学院第一批，也是唯一的一名女学部委员；1959 年，她被任命为中国医学科学院副院长、北京妇产医院名誉院长；她还是人大代表、人大常委、全国妇联副主席等。

林大夫能为国家参政议事，为制订婚姻、妇女劳动保护等法规筹划陈言，能组织大规模的防治宫颈癌普查。理想变成了现实，弱者变成了强者。一个女医生所追求的真理，所走过的道路告诉人们，只有把自己的理想与国家、民族的命运结合在一起，才有出路和前途。林大夫说得好："个人奋斗的力量是渺小的，党、祖国和人民才是力量的源泉。"

　　林大夫出生在福建省厦门鼓浪屿，父亲是英文教师，较早接受西方教育，自幼思想活跃。她考入协和医学院以后，可以说受的是美式教育，1929 年毕业，拿的是美国纽约州立大学的文凭。1932 年，林大夫到英国伦敦和曼彻斯特进修，1933 年去奥地利维也纳进修，1939 年去美国芝加哥大学医学院学习。她多次辞退居留海外的重金约聘，坚持回到祖国母亲的怀抱。1949 年，有人送来了飞往大洋彼岸的机票，她莞尔一笑谢绝了。对中国，"这大概是我的一种责任感，一种难以割舍的眷恋……"她曾这样深情的回答。

　　而当她代表新中国出访的时候，那种祖国和民族的骄傲与自豪感又是从未有过的。1953 年，林大夫赴维也纳参加世界卫生会议，访问苏联、捷克斯洛伐克。1972 年出访美国、加拿大，1978 年去西欧四国。"解放前，我搭乘邮船，一叶孤舟漂洋，不胜凄凉。而今，前面有五星红旗引路，后有八亿人民相依……"这是她激动的心声。

　　从 1973 年到 1977 年，林大夫被世界卫生组织研究顾问委员会，即世界范围的最高级卫生顾问团，聘为顾问，出席此期间一年一度的会议。她坚持医学发展和援助的方向，维护国家与民族的尊严和利益，表明了她的伟大的爱国主义思想。她受的教育背景很"洋化"：流利的英语、某种习惯；但她的行为很"中式"：始终留发髻、着旗袍、穿布鞋。在外国人眼里，她是一个彬彬有礼，却又令人有些敬畏的中国老太太……

二、预防为主 实践第一

　　林大夫的医学思想是值得研究和纪念的，其哲学内涵已不仅仅在于医学本身。

　　林大夫非常重视预防。她常说，妇产科，特别是产科的根本，是预防，是医疗保健。"妊娠不是病，妊娠要防病"是她给我们留下的一句名言，是她对妊娠保健的深刻见解，也是近年来我们对发展较快的围生保健工作的认识基础。

　　20 世纪 70 年代，产前初诊曾一度拖到妊娠 7 个月才开始，林大夫得知后，非常生气。她认为，让一个孕妇有了问题，已经感觉不舒服才来找医生，这是产科医生的耻辱！她告诫我们，一个只会处理难产，而不会去预防难产的产科医生，其责任已经丢掉了一半。所以，她强调产前检查应该再提前，最好从妊娠一开始便让孕妇享受保护，对她们定期检查，严密监护，确保母子安全。

　　1975 年冬，在不到一个月的时间里，从北京市郊区某县连续转来了 5 个先兆子痫和子痫的孕妇，其中有一位孕妇抽搐频繁发作，胎儿已死于宫内。林大夫对此十分震惊、焦虑。"产科质量太差了，这是对妇女和孩子不负责任！"她迫不急待地写信给那个县的卫生局，让他们抓一抓孕期保健。

　　普及医学科学知识是贯彻预防为主方针的重要组成部分，林大夫十分重视科普工作。她著文、演讲，接见妇女和青少年，到门诊、病房，做面对面的宣传。1965 年，她参加中国医学科学院赴湖南医疗队，在湘阴县巡回医疗 4 个月。根据农村基层的实际情况，她编写了《农村妇幼卫生常识问答》——一个最高权威专家亲手编写的最通俗的科普读物，用心何其良苦！以后，她又主编了《家庭卫生顾问》《家庭育儿百科大全》，这些都是深受广大人民群众喜爱的畅销书。

林大夫强调的另一个观念是实践第一，这对于有着显著应用科学特点的临床医学尤为重要。她认为，一个临床医生绝不要离开病人。林大夫经常说，医生的对象是活生生的人，他们有思想、感情，有社会和自然条件的影响和反应。看病不是修理机器，医生不能做纯技术专家，不要只凭数字报告下诊断、开处方，要到病人床边做面对面的工作，悉心观察、关心照顾病人。

三、一生辛劳 无私奉献

也许很少有人像林大夫这样辛劳，她勤勤恳恳地工作了几十年，做了一辈子的值班医生。到80岁高龄，在病中、在梦中，她还想着接生、想着妇女和儿童……

及此，我们应提起她的家，她的电话。林大夫终身未婚，孑然一身，不停忙碌。医院和病房就是她的家，她的办公室就在产房对面，产妇的一声不寻常呻吟，她便会敏感地听出来。外出开会回来，她首先要去看的是病人。她还有个家，在东单的一幢小楼上。但这只是她暂时逗留歇息的地方。就是在这个家里，一部电话还是始终连着妇产科，几十年它一直牵动着林大夫的心。我们都知道林大夫的脾气，她喜欢别人向她请示商讨问题，反恶自以为是。打电话过去，她从不厌烦，从不敷衍，总是仔细询问，给予具体指教。有时觉得情况不够清楚，便撂下电话，赶到医院，无论盛暑严冬、刮风下雨或是深更半夜。她还喜欢你把处理的结果告诉她，否则她会一夜睡不好。

这就是我们的林大夫！人们信赖她，崇敬她，因为她有丰富的经验、高超的技术，还因为她对病人无限的同情和关爱。当实习医生的时候，她就知道，为产妇擦擦汗、和她们拉拉手，是一种不可低估的力量；个人开业时，她将钱偷偷放在贫苦产妇的枕下；成为著名专家，她还是愿意摸摸病人的头，掖掖她们的被角……她的一启齿、一举手、一投足，都体现了对病人的深切的爱，这种理解和友善就是一种神奇的吸引力！林大夫的心，是一颗真正母亲的心！

一位记者曾对我说，在他和林大夫作了一次长谈后惊奇地发现，这位老人依然心地如水。林大夫对求医者一视同仁，更体谅孤苦与危难；她一生清廉，不图索取，甘愿奉献。

我们每年12月都要开纪念会，新来的医生要认识已经故去的老主任。她的一幅油画是美国妇产科教授菲利普斯请一位美国画家画的，放在庄严的教室里。她永远是我们的先生、我们的主任。

林大夫逝世以后，遵照她的遗嘱，一笔资金给了幼儿园的孩子，一部分留作奖掖有作为的青年医生基金。她的遗体供医学解剖，骨灰撒向大海。一个完全无私的人！

她留给我们的是伟大的精神。一位妇女的保护神，永远激励着我们，永远保护着我们……

[原载《中华妇产科杂志》2001，36（12）：709-710]

111. 子宫颈上皮内瘤变的诊断与治疗

子宫颈病变是女性最常见的疾患之一，其最严重的情况是宫颈癌。在妇女癌瘤中，宫颈癌的发生率仅次于乳腺癌，位居第二。在发达国家，其发生率明显下降。在很大程度上归因于对宫颈癌前病变的早期诊断和治疗。在发展中国家，由于宫颈癌筛查工作的不完善，宫颈癌的发生率是发达国家的 6 倍，并且其中 80% 的患者确诊时已是浸润癌。近年，年轻宫颈癌患者有明显上升趋势，发病以每年 2%~3% 的速度增长。可用人乳头状瘤病毒（HPV）感染的增加予以解释，甚至可以说宫颈癌在某种意义上是一种感染性疾病。

从宫颈癌前病变发展成宫颈癌，是一个较为长时间的过程，大约是 10 年。因此，宫颈癌是一种可预防、可治愈的疾病。关键是进行筛查，防患于未然。及时发现早期宫颈癌，及时恰当的处理，治愈率几乎达 100%。与筛查同样重要的是对人群的健康教育，注意性卫生不但可以减少宫颈癌的发生，而且可以减少患其他性传播疾病（STD）的风险。

一、宫颈病变的概念和范畴

1. 宫颈病变（cervical lesions） 宫颈病变是一个尚未限定的、比较泛化的概念。系指在宫颈区域发生的各种病变，包括炎症、损伤、肿瘤（包括癌前病变）、畸形和子宫内膜异位症等。

2. 宫颈上皮内瘤变（cervical intraepithelial neoplasia，CIN） 在这里我们可以将宫颈病变限定在 CIN，即包括宫颈非典型增生和宫颈原位癌，反映了宫颈癌发生的连续发展过程，也是宫颈癌防治的重要阶段。鉴于 HPV 感染的特殊性和重要性，也主张将 HPV 感染和亚临床 HPV（subclinic papillomavirus，SP）感染考虑其中。

3. 宫颈病变的检查方法和确定 包括临床物理学检查（诊视、触诊）、细胞学检查（传统的宫颈抹片及镜检）、计算机断层扫描（CCT，即 PapNET test）、透射型计算机断层扫描（TCT，即 Thinprep pap test，Autopap）、阴道镜检查、活体组织采取和病理组织学诊断，以及必要的实验室检查，如聚合酶链反应（PCR）DNA 检测分析等。

宫颈病变的诊断名称有其演变的过程，因而从观念和使用上也常混杂不清。现多主张以下几种。

伯塞斯达系统（the bethesda system，TBS）：TBS 系统的宫颈细胞学分类逐渐取代巴氏 5 级分类，TBS 的主要报告结果是低度鳞状上皮内瘤变（low grade squamous intraepithelial lesion，LSIL）、高度鳞状上皮内瘤变（high grade squamous intraepithelial lesion，HSIL）、未明确诊断意

义的不典型鳞状细胞（atypical squamous cell of undetermined significance，ASCUS）和未明确诊断意义的不典型腺细胞（atypical glandular cell of undetermined　significance，AGCUS）等。

阴道镜检查的描述和名称：有关阴道镜检的描述和名称也显纷繁不一，1992 年 Coppleson 提出的命名和分类多被采用。近年，Reid 又提出新的评分标准，即 Reid 阴道镜评分指数（reid colposcopic index，RCI），是将最具特征的阴道镜图像，即边界、颜色、血管和碘试验 4 项，分别给予 0~2 分的评分，并将总分与 CIN 级别相对照。这种分析使诊断数据化，便于评估病变的程度，选择合适的处理方式和范围。RCI 尚未在国内推广。

CIN：CIN 逐渐取代非典型增生（dysplasia）等的诊断名称，它更能表达恶变连续过程和现代医学治疗的考虑。一般认为，CINⅠ、CINⅡ相当于非典型增生的轻度和中度，CINⅢ包括了重度非典型增生和原位癌。

HPV 感染：HPV 感染与 CIN 和宫颈癌有密切关系，或因果关系。与 HPV 感染有关的 SP 感染具有潜在恶变能力，应视为与 CIN 相关的早期病变。HPV 感染可分低危和高危两大组，低危组主要是 HPV-6、HPV-11 型，与性病湿疣有关，较少恶变；高危组主要是 HPV-16、HPV-18，与 CIN 关系密切，其病毒负荷与癌的发生呈正相关。

二、宫颈病变的发生与发展

1. CIN 是发生在癌前的病变　它的外表可以是正常的，但细胞学或组织学检查有了异常增殖的改变，即 CIN 介于"病理医师眼下的病和病人的病"之间，既具有上皮细胞的异型性，又保持一定的分化能力。在某种意义上 CIN 有双相发展的可能性。

根据其非典型增生的程度，CIN 分为 CINⅠ、CINⅡ和 CINⅢ。有时它们的差别可能非常微小，然而 CIN 总体有 15% 可发展为宫颈癌。我们很难预测每一例 CIN 的结果，它们都有进一步恶变发展的危险性，如 CINⅠ、CINⅡ和 CINⅢ发展为癌的危险分别是 15%、30% 和 45%。虽有一定幸运者不经治疗病变可自然消退或逆转，但这对每个患者而言是难以估价和不应心存侥幸的。无论如何，CIN 发展为浸润癌为正常情况的 7 倍，这就是要对 CIN 予以重视和正确处理的理由。

2. 宫颈病变的及时治疗可有效地扼制其癌变　即对 CIN→早期浸润癌→浸润癌连续发展的过程，给予治疗可予以阻断。从宫颈病变到癌的自然演变一般是 10 年左右，这将是重要的不可疏忽的时间。所谓宫颈癌是可以预防、可以治愈的疾病，其关键也在于此期的及时诊断和正确处理。

3. HPV 感染及亚临床 HPV 感染具有的潜在恶变能力　此已引起高度重视，特别 HPV 感染患病的明显上升趋势。在西方，HPV 感染的发生率可达 26%，其中 70% 的妇女经 3 年随诊，HPV 感染依然存在。我国的发生率虽未达如此之高，但也有报道，在专科门诊可达 10%。HPV 感染的危险因素有年轻女性、多个性伴侣、吸烟、应用免疫抑制剂等。20~30 岁的妇女是重点监测人群。单纯疱疹病毒Ⅱ型（herpes simplex virusⅡ，HSVⅡ）也是值得重视的感染危险因素，它可使 CIN 增加 2 倍、原位癌增加 8 倍。此外，还有衣原体（chlamydia trachomatis，CT）和巨细胞病毒（cytomegalovirus，CMV）感染等。

病毒及分型的检测也是宫颈癌防治的一个方面。特别是 HPV E6/E7 蛋白有较好的免疫原性，可用于研制 HPV 疫苗，以期在宫颈癌的治疗、防止复发和转移方面，开辟新的途径。

三、宫颈病变的诊断

宫颈病变诊断或宫颈癌筛查的目的是发现 CIN。

1. 宫颈-阴道细胞学筛查　美国妇产科学院（American College of Obstetrics and Gynecology，ACOG）1995 年 3 月的建议，"所有有性活动或年龄超过 18 岁的妇女，每年都应进行 1 次宫颈细胞学抹片检查。当连续 3 次或 3 次以上检查均获满意且正常的结果，则可由医生决定对低度危险者减少检查次数"。我国由于幅员广大、人口众多、经济文化和医疗卫生均处于发展阶段，难以做到上述普查规划，但医生和妇女均应树立筛查意识，在条件允许的情况下，完善和实施筛查工作。至少，应该重视宫颈病变的危险因素，即多个性伴侣或性伴侣有多个性伴侣；早期性行为；性伴侣的性伴侣患宫颈癌；曾经患有或正患有生殖道 HPV 感染；人类免疫缺陷病毒感染者；患有其他 STD 者；正在接受免疫抑制剂治疗者；吸烟、有毒瘾者；有宫颈病变、宫颈癌、子宫内膜癌、阴道癌或外阴癌等病史者；低社会经济阶层。上述情况应接受细胞学筛查及随诊。

2. 细胞学检查或筛查的结果不是宫颈病变的最后诊断　宫颈细胞学检查结果正常，定期随诊，并重复细胞学检查。对宫颈细胞学检查为 ASCUS 和 AGCUS 的妇女，2 年内每 3~6 个月重复进行 1 次宫颈细胞学检查，如发现问题，则应行阴道镜检查及直接活组织检查（活检），或宫颈管刮取术（endocervical curettage，ECC）。也有人主张，所有宫颈细胞学检查为 ASCUS 和 AGCUS 的妇女，可直接接受阴道镜检查。而对 LSIL、HSIL 的妇女，则必须进行阴道镜检查。

阴道镜检查的目的是从视觉和组织学上确定宫颈和下生殖道的状况，全面观察鳞状细胞交界处（SCJ）和移行带（TZ），评定其病变，确定并取活体组织，做出组织学诊断，为进一步处理提供依据。

3. 宫颈活检（cervical biopsy）、ECC 和宫颈锥切术　该 3 项检查都有重要组织学诊断价值，它们的意义和评价也有所不同。

宫颈活检：应在阴道镜下进行，先行碘试验，选择病变最重的部位取材；病变是多象限的，主张做多点活检。活检应包括病变及周旁组织，以资判别界限；选取的组织也应有一定深度，包括上皮及足够的间质。标本要标记清楚、分别放置。组织学的诊断应和临床医师的视触诊及阴道镜检查结果印象相对照，这对提高医师的技术水平是有益的。

ECC：用于评估宫颈管内看不到的区域，以明确其有无病变或癌瘤是否累及颈管。ECC 在下列情况最有意义：①宫颈细胞学检查为 AGCUS。②细胞学检查多次阳性或可疑，而阴道镜检查阴性或不满意，或镜下活检为阴性。ECC 应注意掌握深度，一般不超过 2~3cm，以免将宫腔内容带出；也应避免刮及宫颈外口组织造成假性结果。

宫颈锥切术：在宫颈病变的诊断中仍居重要地位，包括传统的冷刀（cold knife conization，CKC）和近年流行的宫颈环形电切术（loop electro-surgical excisional procedure，LEEP）。锥切也是宫颈病变的治疗方法。作为诊断性锥切的适应证是：①宫颈细胞学检查阳性，阴道镜检查阴性或不满意。②ECC 阳性或不满意。③宫颈细胞学、阴道镜检查和活检 3 者不符合或不能解释其原因。④病变面积较大，超过宫颈 1/2 者。⑤老年妇女 SCJ 在颈管内或病变累及颈管。⑥怀疑宫颈腺鳞癌。⑦宫颈活检为微小浸润癌（micro-invasive cancer）。⑧怀疑或不能除外浸润癌。

宫颈活检不能完全代替宫颈锥切术。活检通常采取 4~5 个点，所谓 12 个点的连续多张切片也难以覆盖全宫颈。特别是微小浸润癌的诊断或除外浸润癌，不能以点活检为依据。

宫颈锥切术是个很讲究的不可轻视的手术。对年龄较大患者或阴道镜观察不清楚的患者，锥切呈尖锥状；而对较年轻患者或阴道镜检查不能明确诊断的患者，锥切呈蘑菇状为宜。

上述 CKC 的适应证同样也适用于 LEEP。与 CKC 相比，LEEP 也有其优点，即可以在门诊进行，不用麻醉或仅用局部浸润麻醉，操作时间短、损伤小、出血少、技术简便、费用低等。但在微小浸润癌、原位癌和妊娠，以及要求切除组织深度 > 2.0cm，宽度 > 2.5cm 者，不宜使用 LEEP。

4. HPV 检测　在宫颈病变的检查中，应将 HPV 感染作为检测内容。湿疣的主要细胞学特征为：①核周空穴细胞（koilocytes）。②角化不良细胞。③湿疣外底层细胞。有条件的医院，应进行 HPV DNA 检测和分型。

四、宫颈病变的治疗

宫颈病变的程度不同，患者的情况有别，而治疗手段却有多种。所以，宫颈病变的治疗应注意以下两点：其一，依据 CIN 级别，明确诊疗原则，使治疗规范化。其二，对患者的年龄，婚育状况，病变程度、范围、级别，以及随诊等综合考虑，做到治疗个体化。

1. CIN Ⅰ　在 CINI 的患者中，65% 的病变可以自行消退；20% 的病变持续存在，保持不变；只有 15% 的病变继续发展。而这 15% 的患者是我们目前不能预测的。因此，我们将对 CINI 患者给予物理治疗。实际上，如患者愿意，也有条件，是允许她们进行定期检查、严密监测的。

2. CIN Ⅱ　对 CIN Ⅱ 患者应进行物理治疗，如冷冻、电凝、激光等，这些治疗备有其优缺点，但有效性比较，差异无统计学意义。它们的共同缺点是不能保留组织标本。LEEP 也可以用于 CIN Ⅱ 的治疗，效果同前，但能够保留组织标本行病理检查，不会漏掉一小部分未发现的宫颈原位癌或微小浸润癌。要注意切除宫颈的深度和宽度要符合要求。

3. CIN Ⅲ　CIN Ⅲ 本身包括重度非典型增生和原位癌，故应行宫颈锥切术，并可除外浸润癌。年龄较大患者也可直接行全子宫切除术。LEEP 只适于重度非典型增生，而不宜用于原位癌。LEEP 治疗原位癌后复发率是 29%，而 CKC 后的复发率仅为 6%。

4. 孕期 CIN　75% 的孕期 CIN 可在产后半年消退，故更主张保守观察。

5. 亚临床 HPV 感染　亚临床 HPV 感染可用药物治疗。但如是 HPV-16、HPV-18 型或合并 CIN，或病变范围较大，或无随诊条件，则应行物理治疗或 LEEP。

6. 细胞学检查随诊　任何级别的 CIN，于任何手段治疗后，均应进行细胞学检查随诊。术后 3~6 个月的第 1 次复查，确定日后的随诊计划。特别注意高危人群，随诊应在 10 年以上。

［原载《中华妇产科杂志》2001，36（5）：261-263］

112. 腹主动脉旁淋巴结切除术

卵巢癌有很高的淋巴结转移率，腹主动脉旁和盆腔淋巴结几乎有同等的机会。在恶性生殖细胞肿瘤，更趋向有腹主动脉旁淋巴结转移，甚至在盆腹腔外观完全正常的情况，亦会有30%左右的腹主动脉旁淋巴结阳性率，即"悄悄地转移"（silent metastasis）。

通常在卵巢癌的肿瘤细胞减灭术时，腹主动脉淋巴结切除做到腹主动脉分叉（分为左右髂总动脉）处上3~4cm，相当于肠系膜下动脉（图1之a水平）。

如果淋巴结转移瘤在此以上水平，则清除手术可达图1之b高度，手术难度也便明显增加了。

若达到b水平，即在肾血管及肠系膜上动脉分支处，必须有良好的腹膜后显露。a~b区的暴露，仅靠腹主动脉前的腹膜切开是不行的，因为有小肠团及肠系膜、系膜血管阻挡。这里要附加两个"内切口"：①沿右半结肠，即升结肠旁之侧沟作垂直切开，自肾下缘到回盲部，再向小肠系膜顶端。从右外侧深入腹膜后将小肠和升结肠推起，套入塑料袋中。右肾和下腔静脉、腹主动脉得以暴露（图2）。②沿左半结

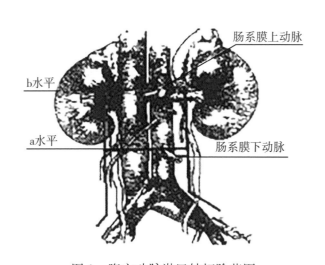

图1　腹主动脉淋巴结切除范围

肠，即降结肠旁之侧沟，也做垂直切口，切开腹膜，从左肾下缘到乙状结肠，使左半结肠能够推开，暴露出腹主动脉、左肾血管等（图3）。

可以先做右侧，做腹主动脉旁淋巴结清除。左侧显露不完全时，再以左侧内切口补充之。

也许这个"路程"只有十来厘米，但却是惊心动魄，也是令人振奋的"步伐"！请注意几点：

1. 一定要剪开腹主动脉和腔静脉的鞘膜，清晰显露血管，不能"雾里看花"，否则更会误伤大血管和分支（图4）。

2. 在达到肾血管之前，遇到的主要分支是腰动、静脉，它们位于腹主动脉和腔静脉的侧方，在椎体和腰大肌腱弓间进入后孔，有3~4对。可行结扎切断，使大血管松动，也便于清除

肾袋下、腰大肌内侧之淋巴脂肪团（图 5）。

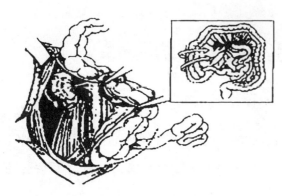
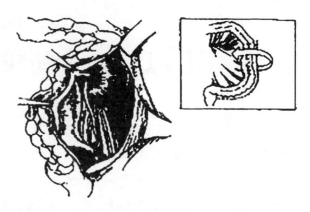

图 2　暴露右肾、下腔静脉及腹主动脉　　　　图 3　暴露腹主动脉及左肾血管

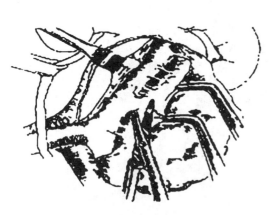
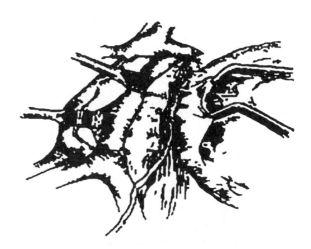

图 4　暴露腹主动脉及腔静脉　　　　　　图 5　暴露腰动、静脉

3. 紧贴腰血管侧面和腰大肌腱弓的上部有交感神经链，或可与转移瘤或淋巴结紧密粘连，剥离时断离切除并无大碍。

4. 剔除淋巴结的技巧诚如下述的"剥脱法"，此区的淋巴结实际包括三部分：主动脉侧面、腔静脉侧面及动静脉间（interval aortavena-cava nodes），均应一一切净。

5. 肾门区的淋巴结清除尤为惊险。主要是血管密布：右肾动脉在肾静脉之后方。在右肾静脉、下腔静脉和右侧输尿管之间区，为右外侧袋的淋巴脂肪；左侧袋亦在相应的区域。十分小心避免血管和输尿管的损伤。

6. 在肾血管分支稍上水平有肠系膜上动脉，应避免损伤。卵巢动静脉由腹主动脉和腔静脉分出，但左卵巢动脉可来自左肾动脉，左卵巢静脉可回流至左肾静脉。在手术时切断无妨（除非为保留一侧附件），但卵巢动静脉和输尿管几并驱下行，至髂总血管分叉处才交臂而镳，不可大意。

7. 在做到肾血管高位时，在动静脉间有乳糜池（cisterna chyli）淋巴干，彼位于左肾静脉下缘，下腔静脉与腹主动脉之间，乃盆腔、腹腔和下肢之淋巴总汇，再向上便是胸导管了。解剖至此，应将两血管小心分开，在乳糜池主干之高位钳夹、切断、结扎主干。此处应放置引流，以防淋巴囊肿。

所谓腹主动脉旁淋巴结清除术就是这样一条"披荆斩棘"之路，要一点一点、一厘米一厘米地前进。看图6，我们真正的、深重地领略"生命在你手中"这句话。诚然，我们要因人（病人、医生）而异，不是每一次都要如此实施之。

清除的具体技巧可谓高招不一，各显其能，大致如下：

1. 推剪法——是以扁桃体剪刀之锐性解剖法。剪开血管套（一定要清晰暴露血管壁，不是"雾里看花"），轻柔推剪。或以血管拉钩提起动脉，将其周围淋巴脂肪团剔除。剪刀要张"小嘴"、亦剪亦推，十分流畅，遇有血管，可结扎、可电凝、可上夹。

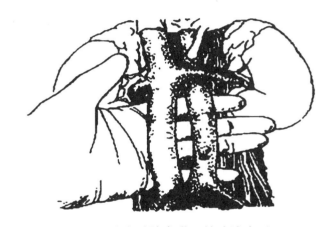

图6　腹主动脉旁淋巴结清除术后

2. 剔脱法——乃为推剪法之细腻演进，适于大血管，如腹主动脉、下腔静脉、髂外血管及股动静脉等处之淋巴结剔除。如图7，以血管为中心，锐性剥离，先剥动脉、再剥静脉及动静脉间组织，直至"周身剥光"。有时淋巴结比较糟脆，用血管绀、卵圆钳或镊子夹持容易撕碎，亦可以丝线缝吊淋巴结，以为牵引，便于剥离。这对腹主动脉、髂总动脉附近的大淋巴结剔除尤为适用而安全。

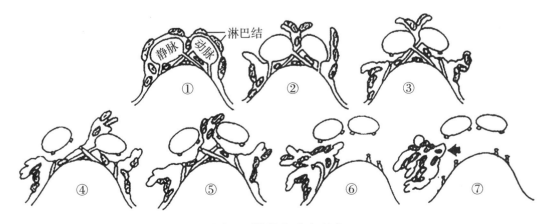

图7　剔脱法手术程序

3. 撕脱法——是一种钝性清除法。以卵圆钳（以无齿为宜，避免夹持过于紧牢）钳夹淋巴脂肪团向上或向下撕拉，或以手指协助，使之从血管旁及陷窝处游离。值得注意的是一定要夹持淋巴脂肪组织，勿夹血管、神经和输尿管等。所以，在撕拉时不应过于粗暴，特别是当撕拉遇到困难或撕拉不脱时，可能夹持了血管等组织，改为锐性仔细解剖。也可像"小鸡啄米"一样，捡夹淋巴脂肪组织。笔者曾见一加拿大医生从阴道行盆腔淋巴结清除术，就是用一把卵圆钳撕拉完成，动作潇洒，有些粗犷，但手下功夫的确不错。

4. 抠探法——这是用手钝性剥离技法。对发现的较大淋巴结可试探用手指抠出，指下要有准，注意血管分支和血管丛。可以用卵圆钳或缝吊牵引，有一定界限和张力，再行抠探更为有利。在陷窝区，如沿髂外动脉向下抠探深腹股沟淋巴结，或用两指"骑"于闭孔神经，将闭孔淋巴结拖出。

在施行淋巴结清除术中，可以将上述几种手法，或者锐性、钝性解剖结合起来，因人（病者、手术者）而异，灵活掌握，逐渐形成自己的章法、自己的风格。

［原载《中国实用妇科与产科杂志》2001，17（7）：441-442］

113. 剖宫产术的回顾与展望

剖宫产是处理高危妊娠的一种重要方法。作为现今最常见的手术之一，剖宫产术广为人知。近年对剖宫产指征的掌握、剖宫产术式的简化、术后再次妊娠的处理、剖宫产率增高带来的社会经济问题等争议颇多，国内外学者的观点亦有很大差异。全世界剖宫产率逐年上升，国内近10年的剖宫产率显著升高，有些城市甚至高达45%左右，但新生儿窒息的发生率并没有明显的下降。与阴道分娩相比，剖宫产产妇死亡的相对危险性回升，且平均住院时间、分娩费用大幅度增加。同期大部分欧洲国家的剖宫产率一直保持在 10%~15%。在美国，剖宫产率逐年增加的趋势在 1990 年以后开始改变，10 年来从 25% 下降到 22% 左右。

一、剖宫产术的发展简史

剖宫产的经典定义为通过子宫前壁切口娩出胎儿的手术方法。"cesarean"和"section"两词都有"切开"的意思，分别来源于 1581 年和 1598 年的两篇关于剖宫产的最古老的记录。19 世纪前后才开始有母婴存活的剖宫产。1876 年，Eduardo Porro 进行了第一例成功的剖宫产子宫切除术。1882 年，Max Sanger 首先倡导子宫切口缝合法，被后人称为古典式剖宫产，是剖宫产术发展的转折点。1907 年，Frank 完成了最早的腹膜外剖宫产。1926 年，Kerr 提出了现在最常用的子宫下段横切口剖宫产术。同时，由于抗生素和麻醉的进步，克服了人们对感染的恐惧，剖宫产术逐渐被人们接受，成为 20 世纪产科学发展的重要标志。

二、剖宫产的几种不同术式

剖宫产的术式随时间推移不断演变，但仍可以根据子宫切口的位置分为古典式（子宫体纵切口）剖宫产、子宫下段纵切口剖宫产和子宫下段横切口剖宫产。目前 90% 以上的剖宫产采用子宫下段横切口（Kerr 切口），其优点在于子宫体损伤小，出血少，不易损伤膀胱，容易缝合及腹膜化，术后较少与肠管和大网膜粘连。而且，术后再次妊娠发生子宫破裂最少，经阴道分娩（vaginal birth after CS，VBAC）的成功率最高。

理论上子宫下段纵切口剖宫产应只切开子宫下段，但实际操作中常同时涉及子宫体部。这种术式和古典式剖宫产均主要用于子宫下段形成不好或无法暴露的患者，以及横位等胎位异常的情况。这些情况下，下段横切口可能向两侧撕裂，损伤阔韧带内的大血管。另外，古典式剖宫产能最快进入子宫娩出胎儿。但临床上选择不同术式要依据不同的适应证，如大部分横位剖宫产以选择子宫纵切口为宜，但对于宫颈已扩张、下段形成好的产妇，也可以选择下段横切口。对于前置胎盘或胎盘粘连、植入的产妇，要根据胎盘位置，以及是否有前次剖宫产史等选择切口。如有可能同时进行其他子宫手术，如子宫切除或大肌瘤剔除等，应尽量避免多个切口。

腹膜外剖宫产术式的产生有其历史原因，在抗生素广泛应用以前，腹膜外剖宫产可以减少合并绒毛膜羊膜炎孕妇术后严重感染的发生率。目前已很少采用这种方法，国外的一项前瞻性对照研究表明，在减少术后子宫内膜炎方面，腹膜外剖宫产不如预防性应用抗生素有效。

三、腹壁切口的选择及不同关腹方法的比较

腹壁切口可以选择纵切口也可以选择横切口。纵切口可以取正中切口或旁正中切口，其优点在于进入腹腔快、操作空间大、胎儿容易娩出。产妇在剖宫产后，如需再次剖腹手术时，沿用原腹壁切口的机会较多。缺点主要是不美观，另外正中切口术后形成腹壁疝的可能性较大。常用的横切口有 Maylard 切口、Pfannenstiel 切口及改良的耻骨上横切口等。经典的开关腹方法在此不再赘述。近来有很多人提倡改良或简化的开关腹方法。比较有代表性的包括 1991 年周基杰提出的改良式下段横切口剖宫产，以及 1996 年 Naegele 提出的更为简化的术式。共同特点包括：切口高于常用的耻骨上横切口；钝性分离皮下脂肪、腹直肌前鞘、腹直肌、腹膜等；不必打开膀胱腹膜反折，不下推膀胱，也不缝合膀胱腹膜反折及腹膜；不单独缝合皮下脂肪，将皮下脂肪及腹直肌前鞘连续缝合后用同一根线折回皮内连续缝合皮肤，或单独缝合筋膜后垂直褥式缝合皮肤及皮下脂肪 3 针。改良或简化法的突出优点是缩短了手术时间，提倡者认为这种方法多用钝性分离减少了神经血管损伤，缝合少可以减少异物反应。但目前关于各种方法的优缺点尚有争议。近年国内外曾做过一些关于不同开关腹方法的对照研究，多数未发现显著性差异。新方法还缺乏长期随诊资料。笔者认为评价一种术式，简化和快速只是优点之一，母胎双方的近远期预后都应充分评估。临床应用中需依据不同的适应证，例如对于特别肥胖的病人切口不宜选择位于皮褶内的横切口，必要时还需要缝张力线，并置皮内引流。目前很难贸然定论那种方法最好。

四、剖宫产术后可能出现的严重并发症及产妇死亡原因分析

合理使用剖宫产手术可以降低高危孕产妇的死亡率，但剖宫产手术本身亦隐藏着许多不安全因素。常见的术中并发症有子宫壁撕裂、膀胱损伤、肠管损伤、宫缩乏力等。术后并发症以感染为主，包括宫内感染、切口感染等。根据国内资料报道，剖宫产产妇的死亡率是阴道分娩的 2 倍以上，国外文献甚至报道有 7~10 倍之高。除内外科合并症外，与手术直接相关的死亡占 30% 左右，边远地区更高。栓塞是其中最主要的死亡原因，其次是产后出血，再次之为感染，还有麻醉意外等。为避免各种并发症的发生，临床上首先要严格掌握手术适应证。剖宫产不是处理高危妊娠的唯一方法，更不是减少分娩危险的唯一途径。另外，围术期的处理不能因为剖宫产是常见手术而有所忽视。对各种妊娠合并症包括内科疾病以及产程中出现的具体问题，术

前均需充分考虑，对围术期出现的各种紧急情况有所准备，术中除注意手术操作外，还要从体位、补液、麻醉方式等多方面避免严重并发症的发生，危重病人术后要严密监护。

五、剖宫产指征和剖宫产率上升的原因

概括地讲，剖宫产指征主要包括：胎儿因素，如胎心监护图形提示有或不除外胎儿窘迫、胎位异常等；母体因素，主要是内外科合并症如心脏疾病、中枢神经系统疾病及颅内压增高，产道下段梗阻，某些特殊情况下为了减少出血或需要同期进行其他盆腔手术等；涉及母-胎双方的因素，包括头盆不称、宫缩乏力、胎盘早剥、前置胎盘等。绝对的剖宫产指征如胎盘植入、联体双胎、完全性前置胎盘等并不多见。对于臀位、前次剖宫产史、极低体重儿等应该是首选阴道试产还是择期剖宫产目前仍有较多争议。同样，剖宫产几乎没有绝对的禁忌证，但要充分考虑胎儿存活的机会，产妇能否耐受麻醉及手术等。产程中紧急情况下要考虑麻醉需要的时间及可能对母胎产生的影响。

国内外就剖宫产率逐年上升的原因已经进行了很多分析。从产科学的技术角度来看，连续胎儿心电监护仪的普及使"胎儿窘迫"的诊断率明显增高；麻醉及手术技术、输血技术和抗生素的进步无疑从理论上降低了剖宫产手术的风险，使产科医生更倾向于将臀位、巨大儿等选择性剖宫产的指征放宽。另外，从人文社会学因素上来看，初产妇的平均年龄增加；经产妇的比例减少；人们对分娩的要求从保证母婴生命，转向更强调孩子的"质量"；与产科相关的医疗纠纷和诉讼的明显增加等因素，都影响了剖宫产率。甚至现在有些没有明确指征的产妇也要求预防性剖宫产，医生面对各种社会因素的压力，确实很难严格掌握剖宫产指征。

目前在我国大部分城市，分娩费用主要由公费医疗承担，剖宫产率的不断升高，增加了社会经济的负担。今后随着医疗改革的深入，各种承担医疗费用的机构及保险行业会从经济学角度来监测剖宫产指征的选择。产科质量控制必将面临成本、技术、危险因素等指标综合评估的挑战。

总之，妊娠和分娩本身是一个生理过程，剖宫产可以解决一部分妊娠、分娩的并发症及合并症，是处理难产的重要手段之一。但应认识到剖宫产可能引起多种并发症，剖宫产孕妇死亡率高于阴道分娩者，剖宫产率超过一定水平后并不能降低围生儿死亡率。随着人民群众物质生活条件、文化素质的提高，社会经济因素的干预，以及分娩镇痛的开展，目前过高的剖宫产率仍可能逐渐下降至适当比率。临床产科医生仍应从提高产前检查和围生期保健水平，改进处理产科合并症、并发症的能力，提高引产和阴道助产技术，以及正确掌握剖宫产指征等多方面努力，降低孕产妇和围生儿死亡率。

［原载《中国实用妇科与产科杂志》，2001，17（5）：305-306］

114. 21 世纪的妇科肿瘤学

妇科肿瘤学是一门不断向前发展的学科，在新世纪，妇科肿瘤患者的流行病学特征将会发生变化，妇科肿瘤的基础研究和临床诊治将明显体现出多学科交融的趋势。随着科学技术的进步，如分子生物学技术和计算机技术在医学领域的广泛应用，经过不懈努力，有望在妇科肿瘤的病因学、预防、早期诊断、合理治疗、生命质量等方面实现突破。

一、流行病学特征可能发生变化，病因学研究日趋深入

随着全球人口的老龄化，肿瘤总的发生率将上升。WHO 预测，到 2020 年，全球每年将有 2 千万新发肿瘤患者，其中女性将占相当的比例。由此，从事妇科肿瘤研究与临床工作的医生在未来将面临挑战。目前，60% 新诊断的肿瘤患者年龄大于 65 岁，这一比例可能还会增长。老年患者由于容易发生并发症，伴随其他疾病，脏器功能减退，缺乏社会支持，对生存的期望值减低等因素较年轻患者更不易治疗。然而，可以预见的是，对老年患者的治疗将成为我们将来重要的工作部分。美国 NIH 已建立了"国立老年研究所"，该研究所与 NCI 一起，将进行多项有关老年患者的研究。由于老年患者数量多，以及她们的需求特殊，我们应有意识地对年轻医生进行老年肿瘤病学知识的培训，开展老年肿瘤相关的研究，以应对这一挑战。

还可以预见在不远的将来，会有越来越多带瘤生存的妇女。随着医疗技术的进步，妇科肿瘤患者的 5 年生存率还会增加，这就意味着我们需要更加关注那些带瘤生存的患者。这些女性患者大多接受了手术治疗、放疗或者辅助化疗，肿瘤在体内并未完全消灭，而是与机体处于"共生"的状态。将来，妇科肿瘤医生应该关注针对肿瘤的各种治疗手段可能给幸存患者带来的生理、心理和经济等方面的影响。未来的妇科肿瘤医生将需要在这些方面有所准备，努力帮助幸存的女性患者获得更好的生活质量。

1842 年，意大利的研究者报道尽管许多妇女患有宫颈癌，但是在修女中却罕有发生。此后，许多研究证实，宫颈癌与性行为有关，研究者们开始寻找肿瘤的性传播因素。1976 年，德国学者在宫颈癌细胞，中发现了 HPV 的 DNA 序列。但是目前发现，HPV 感染在育龄妇女中是一个普遍现象，其自然病程大多是自限性的，为什么只有少数感染 HPV 的妇女发展为宫颈癌，其中起重要作用的可能是个体本身的遗传素质，因此，关于宫颈癌病因方面的研究有待进一步深入。在卵巢癌方面，Whittemore 发现卵巢癌发病与产次等因素有关，Franceschi 等发现口服避孕药可以降低风险，研究还发现卵巢癌的发生与遗传有关，如 *BRCA1* 和 *BRCA2* 基因的突变，

但总的来说，目前关于卵巢癌的病因尚不清楚。进一步开展妇科肿瘤病因学方面的研究是我们在新世纪的任务之一。

尽管病因学的研究存在许多困难，如疾病的异质性、发病的年龄较晚等，但是可以预见的是，由于分子生物学技术（如基因芯片等）和计算机技术的改进，在不远的将来，以下两方面的研究可能在病因学方面取得突破。

1. 病毒与环境因素的交互作用　　尽管病毒与环境因素协同作用导致肿瘤发生的思想并不是新观念，但不可否认的是它具有相当的合理性。这种假设在很大程度上可以解释 HPV 感染与宫颈癌的关系。

2. 妇科肿瘤易感基因的研究　　由于人类基因组计划的完成，可能为将来的研究提供覆盖整个基因组的基因标志物。另外，随着妇科肿瘤病理生理机制认识的不断深入，研究者在近期可以利用两种策略开展有关妇科肿瘤易感基因的研究，从某种程度而言，这些研究还得益于计算机技术和数学方法的进步。第一种策略是候选基因策略，基于对妇女生殖生理和妇科肿瘤病理的认识，筛选出可能的易感基因，然后通过分子遗传流行病学方法、分子生物学实验方法及动物模型加以证实，寻找出真正的功能基因。第二种策略为全基因组扫描策略，利用日益丰富的基因标志物，在全基因组中进行有关妇科肿瘤的连锁分析。近年来方法学的进展使我们在这一方面看到了希望。

二、妇科肿瘤的筛检极端重要，诊断和分期不断改善

目前妇科肿瘤治疗的有效性在相当程度上取决于诊断时的疾病阶段。早期诊断使治疗有更大的机会取得成功。经验证明，早期诊断的好办法是寻找到有效的筛检方法，宫颈癌的早期诊断即为一个很好的例子。在过去几十年，西方工业化国家进行了大范围的宫颈癌筛检项目，导致该肿瘤发病率显著下降。如美国每年有 5 千万例次的宫颈细胞学检查。应用先进的 Thinprep（TCT）和 PAPNET（CCT）技术，使宫颈细胞学检查更加有效、快捷，但能否作为普遍人群的筛查手段，有待进一步的经济效益评估。HPV DNA 的检测在宫颈癌筛查中亦有重要意义，因为 HPV 感染是宫颈癌及其癌前病变的主要病因。故 HPV DNA 的检测用于宫颈细胞学检查异常者，了解 HPV DNA 持续状态，可与宫颈细胞学检查一起用作初筛试验，宫颈病变的严重程度与高危类型 HPV DNA 感染的病毒负荷量有关；当宫颈细胞学检查结果可疑时，HPV DNA 检测可以用来发现发生宫颈癌的高危人群。但是，在发展中国家，由于缺乏技术人员、资金和信息，宫颈癌筛检项目的开展还无有效的模式。除子宫颈癌外，其他女性生殖道癌瘤的筛查尚不理想。如卵巢癌发现时 70% 已属晚期，肿物的发现、敏感而又特异的肿瘤标志物亟待解决；依据超声或其他影像检查观察子宫内膜癌内膜厚度，或诊断性刮宫取得组织学材料均应视为诊断，难以作为筛查手段。发展中国家的妇科肿瘤医生和技术人员面临这一挑战，当务之急是提出适合本国国情的妇科肿瘤筛检模式。所幸的是，我国随着技术的进步和近年来经济的发展，我们有望在较短时间内建立起适合我国国情的妇科肿瘤筛检模式。该模式具有以下 3 个基本要素：①具

备经济上的可持续性。②大众可以接受。③符合公平的原则。随着该模式的建立，有望在 21 世纪前期我国妇科肿瘤发病率将下降。

肿瘤的组织学诊断和组织学分类将会更加细致，甚至繁复，如 1999 年关于卵巢癌的新的分类建议。因此，临床医生和病理学家的交流与合作十分重要，临床医生必须使自己懂得病理学进展和"病理学语言"。但病理学的诊断将会有巨大的改变，例如，对原发性肿瘤的组织学描述可能会被更特异的遗传和生物标志物的描述所代替，至少有这种趋势，尤其是基因芯片技术的出现，使这种可能将很快变为现实。这样的特异性描述有助于更加准确地判断预后。另外，随着 MRI、PET 扫描和微小转移瘤检测技术的进展（如 PCR），可以使我们更早地发现原发肿瘤及转移病灶，这无疑会对治疗方案的选择提供极大的帮助。在 20 世纪与 21 世纪之交，人类基因组计划（HGP）和生物技术的革命性进步，使我们看到了妇科肿瘤诊断的光明前景，但这又是对我国妇科肿瘤学界的一次严峻的挑战。追踪世界先进技术，掌握妇科肿瘤基因诊断的核心技术，将有可能使我国妇科肿瘤的研究步入世界先进之列，为全世界妇女的健康作出贡献。因此，在相当长的一段时间内，培养人才，开展妇科肿瘤相关基因和生物标志物的研究将是我们的一项重要任务。

三、治疗的多元考虑，更关注生命质量

目前，妇科肿瘤的主要治疗手段包括手术治疗、化疗和放疗。将来这些治疗原则会有所改进。新型的辅助化疗将会越来越多地用于妇科肿瘤，放疗与化疗的同时使用也会更加普遍。新世纪中，我们对肿瘤化疗方面的进展充满信心。在顺铂发明后，新型化疗药物的出现沉寂了相当长的时间，随后，大量的化疗药物纷纷出现，但是时至今日，化疗的基本模式没有发生根本性的变革。在未来，医生会更加关注如何尽可能地减少这些药物带来的副作用，降低化疗药物的副作用本身就会改善肿瘤患者的生命质量，甚至可能延长其生命时间。新的化疗药物和现有化疗药物更优化的配伍方案将应运而生，使妇科肿瘤的化学治疗实现新的飞跃。

针对肿瘤特异性、非毒性的治疗策略，我们已经探索了多年。在不远的将来，这有可能成为事实，其中值得注意的是肿瘤的免疫治疗和基因治疗。免疫治疗方面，我们已经获得了活性的单克隆抗体，但对妇科肿瘤的主动免疫我们还不清楚，需要我们在新世纪中不懈努力。随着免疫学的进展，这一目标肯定会实现。最近的研究表明，被动免疫和传统的化疗联合使用治疗妇科肿瘤时，治疗效果显著改善。因此，在近期，这样的治疗策略可能会有所突破。当前，最有希望的是 HPV 疫苗的研究进展。我们知道，现已克隆并测序的 HPV 有 100 多种基因型，其中 35 个基因型可引起生殖道感染。HPV6、HPV11 属于低度危险；HPV31、HPV33、HPV35、HPV39、HPV51、HPV52、HPV58 为中度危险；HPV16、HPV18、HPV45、HPV56 属于高度危险。HPV16 是宫颈感染的常见病毒类型，与 CIN 及宫颈癌有关。HPV 疫苗的作用是：①预防病毒感染。②治疗已存在的病毒感染。HPV 疫苗对机体免疫的影响包括：①预防性作用：诱导体液免疫，特异性抗体与病毒的包膜抗原结合，破坏病毒，阻止病毒进入宿主细胞。②治疗性作

用：诱导细胞免疫，消灭表达 HPV 抗原的被感染细胞。因此，HPV E6、E7 蛋白与宫颈癌的发生密切相关，可作为治疗性 HPV 疫苗的靶抗原。HPV 的包膜蛋白 L1、L2 是预防性 HPV 疫苗的靶抗原。基因治疗方面，未来的进展可能以对肿瘤相关基因的干预为基础，包括基因治疗、基因调控治疗、肿瘤血管形成抑制治疗、细胞内信号传递干预治疗等。这些治疗新策略的发展与传统的治疗原则是相辅相成的。另外，新型治疗手段可能带来远期作用，值得妇科肿瘤学者关注。譬如助孕技术，一方面，过度地刺激排卵将会增加"卵巢的创伤"，诱发卵巢癌的发生；另一方面，助孕技术的发展，也给保护卵巢、期待生育带来了希望的曙光。如对于化疗后卵巢功能部分恢复但不能自然受孕的妇女，可以使用药物促排卵和体外受精（in-vitro fertilization，IVF）。但是这两种手段的效果都不太好。于是学者们想到在化疗前先将卵子保存起来，由于卵子对冷冻、融化过程的耐受性差，保存起来不像精子保存那么容易，因此考虑可保存受精卵。还有一种方法是直接获取少量卵巢皮质并保存。其优点是：①不耽误化疗。②无需过度刺激卵巢。③可用于青春期前的幼女。1994 年的一项动物实验，将冻存的卵巢皮质移植到一只去势的母羊体内，最后受孕并产下小羊。但是目前在人类还没有相关的报道，这还会涉及一些伦理方面的问题。

　　未来妇科肿瘤的治疗还将成为多学科的交叉融合点。新的医学模式下，妇科肿瘤的治疗方面患者的生命质量（quality of life）将会越来越受到重视，如妇癌患者的激素替代治疗（HRT）问题。现今，发达国家每年有近 1500 万妇女被诊断为癌症，其中 50% 发生在生殖器官，80% 发生于绝经后妇女。因此，当癌症得到控制，或在治疗过程中，HRT 应提到日程上来，其中 HRT 对癌症患者的益处和危险当应进行更多的研究。在治疗中，进行患者心理方面的保健和治疗，将极大改善患者的整个治疗状态。可以预见，在不远的将来，妇科肿瘤医生的治疗对象不仅是患者，还包括她的配偶和孩子。在生殖道恶性肿瘤中，达到良好预后，又能保留生育功能目标的最好例子是滋养细胞肿瘤和卵巢恶性生殖细胞肿瘤。近年又有关于早期宫颈癌（病灶 < 2mm，Ia_1、Ia_2、Ib_1 期）患者施行保留子宫，只行根治性子宫颈切除术（radical trachelectomy），36 例患者术后有 46 次妊娠，26 例活产。所以，一方面，年轻的妇科肿瘤医生应该在社会心理学方面得到专门的训练；另一方面，也需要心理医生进入到妇科肿瘤的研究和临床工作中来。

四、重视循证医学、大众媒体和互联网

　　未来评价妇科肿瘤的各种策略将会越来越重要，医学目前正在从"良好意愿的科学"（well-meaning medicine）转变为以证据为基础的医学（evidence-based medicine），即"循证医学"。所谓良好意愿是指主观上凭着要做好医疗保健工作的意愿尽力而为，自以为治疗起了好的作用，但客观上其治疗活动并没有可靠的依据。具体而言，就是我们可能在一些肿瘤的治疗中，由于没有客观的评价指标，所带来的副效应不一定少于益处。因此，未来治疗的评价显然要转入"以证据为基础"。这些证据不仅包括治疗的有效性、副作用，而且应将生命质量和经济学的评价引入其中。我们要根据基本概念和原理，建立临床实践规范（clinical practice guideline，CPG）和好的实践规范（good practice guideline，GPG）。

生命质量一词在 1975 年才出现在医学文献中，它是一个多维的概念，涉及心理和社会多个学科。由于妇科肿瘤的问题显然不只是一个生物学的问题，因此，在评价治疗时，引入生命质量可以更加客观地描述治疗结局。经济学的评价也将是一个重要的方面。经济方面的原因可以影响患者对治疗策略的接受程度，一个有很好疗效的昂贵治疗方案并不是最佳的方案。因此，未来我们在合理选择治疗时，经济方面评价也值得关注。我们的社会正在日趋信息化，其中传统的大众媒体的普及发挥了极大的作用。然而，随着互联网影响的不断扩大，这一趋势将更加明显。信息化的结果将为未来的妇科肿瘤医生带来前所未有的便利，我们可以轻松地获取甚至是昨日刚发生的最新的科学技术信息，在肿瘤学方面，今天已经出现了许多优秀的关于肿瘤的网站（如 PDQ 站点和 NCI/USA 站点）。但另一方面，信息化也带来了挑战，有关妇科肿瘤的信息越来越多，如何去莠存精？未来的妇科肿瘤医生既要跟上时代的潮流，也不能在信息的海洋中迷失自己。

患者也能够获取片面的关于自己病情的知识。未来的妇科肿瘤医生需要更耐心地与患者沟通，有关疾病的诊断和治疗会更加透明，形成新形势下良好的医患关系。此外，未来的妇科肿瘤医生也不再仅是一名研究者，还应该是真实信息的传递者。未来的妇科肿瘤医生与 INTERNET 和大众媒体保持联系，将信息准确及时地传递给大众，这在相当的程度上会增进医生与患者，医生与媒体之间的相互理解，避免不必要的法律诉讼，为自己的工作开辟更广阔的前景。

五、结束语

尽管 20 世纪妇科肿瘤学取得了非凡的成就，给千万妇女带来了健康和生命，但和其他学科相比，步伐仍嫌缓慢。我们甚至不无遗憾地说："对于晚期癌瘤患者，我们还没有明确找到既安全有效，又能提供高生活质量的理想治疗方法。"因此，我们和妇科癌瘤的斗争远无终期，必须继续不懈努力，以求克癌制胜！

[原载《现代妇产科进展》2001，10（6）：401-403]

115. 外科医生的哲学理念和人文修养

外科医生面临着越来越大的压力和严峻的挑战。这一方面是由于外科本身就比其他专科有着更大的风险性；另一方面是医学社会模式的改变。来自病人、家属及社会的价值要求、意愿与医学原则的矛盾等，给外科医生在处理适应证的选择、疑难重病例的治疗勇气以及对出现的并发症和非理想后果的解决等，提出了新的问题，甚至会令外科医师感到十分棘手和困惑。

诚然，我们会从加强责任心、提高医疗技术方面下功夫。但也许，这还是不够的。因为一个外科医生智慧与技能的发掘，以及处理问题的本领与艺术，还需要正确的哲学理念和良好的人文修养。

一、哲学是自然科学与社会科学的总和，是分析问题的智慧和方法

我们在疾病的诊断与治疗中，离不开正确的判断和决策，这要靠从病史、体征及各种检查中汇集起来的信息，这些材料自然非常重要。但综合、分析、比较、推论更为重要，诚如同样的鱼肉、菜蔬和油盐酱醋姜糖，烹调出的菜肴千变万化、差异天壤，乃厨师手艺之使然。亦如常见的妇科急腹症宫外孕，表现为停经、腹痛、出血三大症状，但临床过程却常扑朔迷离，所谓"典型的宫外孕最不典型"。于是，在分析判断时要抓住本质，从不规则出血和病史中找出停经或可能停经这一要点；而腹痛是其主要矛盾，出血是其致命问题。以此为纲，理清眉目。当不会误诊，至少不会误命！

手术操作也一样，我们常说"一刀一剪，一针一线"都需认认真真，谨谨慎慎。这自然是毋庸置疑的，但有经验的外科医生都知道，手术是有重点、有关键步骤的。不可能也不应该在精力和时间上平均分配。在高难度或复杂的手术中，资深医师的那几手就能"手到病除""迎刃而解"，他们不仅妙手仁心，而且胆大心细。"没有重点，就没有政策"，优秀的外科医生和平庸的外科医师在这一点有明显差别。

所以，我们在追求诊治的正确，或者分析正确与错误时，可以归纳出起主导作用的因素，即责任心或负责精神、专业技术水平（包括理论基础和临床经验）以及思维方法——不要忘了或轻视后者！而思维方法就是哲学。我们也常说，尽管进入了实验医学时期，但经验仍然非常重要。经验之形成也不能仅仅靠重复和简单的积累，经验的获得是理论知识、临床实践和分析思考三者的结合。试想，重复练出来的是比较熟练的"工种"和"匠人"，而上述三者结合造就的是有思想的哲人和有潜能的专家。

　　一个外科医生的手术技巧固然是重要的，特别是一些微创的或内镜的手术等。但我们也深切体会到，甚至专家剖析的结果证明，完美的手术，技巧只占 25%，其 75% 是决策。什么是决策？决策是在正确诊断的基础上，正确地选择手术适应证，对术式和范围的合理设计，对可能出现问题的防范和对策，甚至对入式与切口，引流与关闭创口的考虑等。如是，操作技巧才能发挥作用。决策的建立在很大程度上取决于思维、判断和设计。

　　因此，我们在评价一个外科医生及他的外科技能时，切不可只看其手术操作，应全面观察其哲学理念和技术实践，这也应是外科医生的基本素质培养。

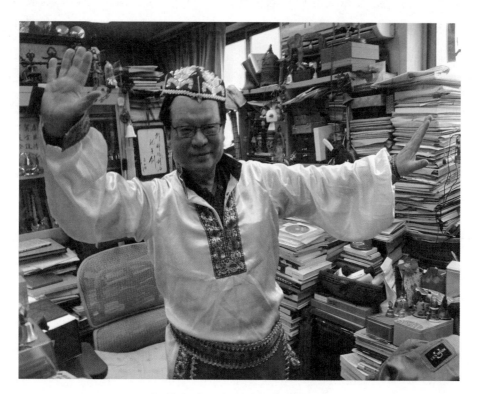

郎景和院士在办公室自娱自乐

二、医学的本质是人学，人文修养是医生的基本修养

　　现今，将医学划归于自然科学，属生命科学范畴。实际上，医学与数学、物理、化学等自然学科完全不同，与动物、植物等生命学科也有偌大差异。笔者认为医学属于自然科学和社会科学结合的边缘科学。因为医学的对象是人的生命，或生命的人，而人有思想、感情、意识，甚至家庭、社会、经济、文化等背景都对人的生命健康起作用，人是自然与社会共同"打造"的，又对自然和社会有"反应"的活的机体、活的灵魂。

　　将医学视为纯科学、纯自然的观念必然导致走到机械唯物论和存在主义的道路上去。譬如，我们经常按照解剖学、生理学的理解，或各种检查的数据和结果去解释患者的病征或"生活体验"，而病人的情况可能千变万化，患者本人则是按照其生活和自身体验看待功能障碍或问题，这两者有时是不同的，甚至大相径庭！

认识到医学的这一重要特点，一个外科医生（或者说所有的从医者）的基本人文修养将落实到如何看待病人、如何看待自己以及如何看待和处理医生与病人的关系。外科医生所展示的绝不仅仅是高超的技术，还有人格魅力，即他的品格、修养和作用。

这种人文修养塑造了一个外科医生的形象，体现在其一启齿、一举手、一投足，不只在手术室里，而是在一切医疗活动中，甚至不自觉地影响着他日常生活的习惯——一个可尊敬的外科医生，并不一定是完美的人。

术前谈话是病人要经历手术前的重要步骤，交代手术的必要性、手术方式与范围、可能出现的问题以及对策与准备。似乎已经是常规了，很模式的。可是，我发现有的病人和家属在谈话之后，顾虑重重，迷惑莫解，甚至恐惧，拒绝施行手术了。其原因是，外科医生在谈上述问题时，过于简单生硬：麻醉意外、脏器损伤、术中出血休克、伤口感染裂开……一行行排开，应该交代的确实都交待了；但是应该解释的、消除顾虑的、树立信心及与医生配合的却谈得很少，病人与家属又怎么能接受和迎接你将要施行的手术呢？这不仅是谈话艺术，也是人文观念使然，亦是对人的尊重、同情与关爱的体现。

外科医生在手术台上，犹如舰长在操纵潜艇，他的镇定自若、机敏灵活、睿智幽默，都会使手术进入艺术之佳境。反之，慌乱毛草、呵斥或埋怨助手和护士、摔扔器械、唉声叹气、谈笑无忌等，则会使整个手术组失去协调、精力涣散、手术杂乱、气氛黯然，试想，这种情况下又怎能做出高质量的手术呢。

手术以后，外科医生的巡视也颇为讲究，在某种意义上，这是在鉴赏你自己的"作品"。关心病人术后的身体状况、功能恢复，发现和处理出现的问题，鼓励和指导术后生活等，医生都应该有极大的热忱和责任，而非术后了事。

所以，我们很欣赏这样的话：去用手术，而不仅仅是去做手术；完成了手术，并没有完成对病人的全部治疗。医学是科学，但医病过程完全"科学化"，外科医生便成了机械师，可病人并不是"零件"有毛病的机器。我们在术前、术中以及术后的每一个步骤，若从活的人完成"躯体的科学化"和"技术过程"，就可能犯下一个根本的错误。

三、做一个德技双馨、文武兼备的外科医生

作为一个外科医生，我们的确已经很忙了。我们要学习的东西很多，要做的事情很多，信息"爆炸"、技术发展、社会与民众需求、来自舆论的压力等，都使我们必须谦逊谨慎、兢兢业业地去学习和工作。

但是自身修养亦如"磨刀"与"充电"，而且它与一般知识更新不同，那些磨炼是带有根本性的，往往有益于一生。

我们当然要不断地学习和跟踪本学科技术的最新进展，但除了专业知识以外的，诸如文学、

艺术、伦理、法律、心理、社会等学科的书籍和知识都应该在涉猎之内。文学可以弥补医生人生经历之不足，增加对人与社会的体察；艺术可以激发人的想象、心境的和谐、美的熏陶；伦理与法律给我们划出各种关系、语言与行为的界定。我们还应该学习一点历史，特别是医学史，我们会从《革命医生》中，体会到山姆维斯（Semmelweiss）的敏锐和勇气，他对预防产科感染的贡献永垂史册。我最近买了一本《妇产科的历史》（*History of Obstetrics and Gynecology*），书中记述了妇产科学的重大事件、人物和技术演进，很受启发，它的作用在心智，而不是一招一式。

"知识就是力量"是英国哲学家培根的名言。我倒更喜欢他的另一段话："阅读使人充实；会谈使人敏捷；写作与笔记使人精确……史鉴使人明智；诗歌使人巧慧；数学使人精细；博物使人深沉；伦理之学使人庄重；逻辑与修辞使人善辩"——完全是我们做人的座右铭。

当我们有了丰厚的哲学与人文底蕴的时候，我们便会有一种升华的感觉。这时，再追寻与反思医学或外科的目的，则不难理解，治疗（包括手术）显然不总是意味着治疗某种疾病，而是帮助患者恢复个人的精神心理与生理身体的完整性；医患关系中，也不意味着我们只注重疾病过程，更应该考虑病人的体验和意愿。如是，我们才能将自己"塑造"成为真正的外科医生。

［原载《中国现代手术学杂志》2001，5（2）：81-82］

116. 子宫内膜癌诊治的几个问题

　　子宫内膜癌是常见的、发病率逐渐上升的妇科及女性生殖道肿瘤。在美国每年约有34000个新病例，6000人死于该病。在妇女患癌排名中，已居第4位，其前3位依次是乳腺癌、肺癌和大肠癌。子宫内膜癌和子宫颈癌的发病比率已从20世纪60年代的1:10变为现今的1:1。我国虽尚缺乏大规模调查和癌症登记分析，但挑战之势已见端倪。

　　实际上，我国妇科肿瘤工作者于近年对子宫内膜癌投入了很大的关注和研究。目前，我国这方面的研究，基本上处于国际的相应水平。1996年，本刊发表了两家医院有关特殊类型的子宫内膜癌的报告，即子宫乳头状浆液性癌（UPSC），并刊登了编者按和综述，以期引起重视。1997年本刊又发表了一期专题研究，对临床和手术病理分期的误差与处理进行了讨论，也刊登了编者按，强调了对手术病理分期认识的重要性。经过两年多妇科肿瘤学组（GOC）的反复讨论，终于在1998年底出台了我国的《妇科常见恶性肿瘤诊断与治疗规范（草案）》，其中也包括子宫内膜癌。可以认为，这是我们对子宫内膜癌诊治研究和经验的总结与共识。但仍然有很多未尽之意和需讨论的问题，况且还有新的发展和观念，这里简要陈述的几个问题以及本期刊登的一组文章，旨在引起读者更多的兴趣和开展更深入的工作。

一、进展概况与问题的提出

　　子宫内膜癌基本上是老年妇女的疾病，其发病和年龄与绝经有密切关系，63%的患者发病于50~70岁，只有25%的患者在绝经前发病，小于40岁发病者仅占2%。

　　患病的最重要危险因素有：高涨而延长的雌激素暴露，内源的或外源的雌激素对内膜的作用；未产、初潮早、绝经晚、肥胖，以及他莫昔芬（三苯氧胺）的应用。阳性的家族倾向或Lynch Ⅱ综合征也已受到重视。

　　由于1989年推出的新的手术-病理分期，以及对各种影响预后因素的分析，近年来，人们更关注以下几个问题：①分期的确定。②组织学类型。③肌层浸润。④腹腔细胞学。⑤淋巴转移。⑥治疗的选择与对化学治疗（化疗）的重新认识。⑦复发的处理。⑧分子生物学研究。从1999年9月26~30日，在意大利罗马召开的第七届国际妇科肿瘤学会双年会报告的论文可以看出，卵巢癌的论文为182篇，居首位，其次是子宫内膜癌，论文为96篇，其内容多集中于上述问题。现将其中的几个主要问题略作评述。

二、分期和判断差误

手术-病理分期能全面准确地表达癌瘤的状况，提示适宜的治疗对策。与之相对照的临床分期，有相当的误判率，如在临床Ⅰ期，有25%是有差误的；临床Ⅱ期差误更高，一般可有50%的误差，甚至达80%。其中重要的影响因素是对宫颈管诊断性刮宫（诊刮，ECC）的实施和认识，不规范的诊刮程序，会混淆宫颈管和宫腔的组织；而宫腔内容物进入颈管，又是常见而难以避免的。所以，有的学者提出，进行分段诊刮来估价宫颈管是否受累或判断分期（Ⅱ期）是非常不准确，甚至是没有意义的。比较公允的说法应该是，诊刮可以明确子宫内膜癌的存在、组织类型、细胞分化，规范的分段诊刮有一定的参考价值，最好能有颈管的间质的组织以资判别。术中标本的剖视检查、冰冻切片，以及最后的病理组织学报告，当然是确切的诊断方法。于是，对于子宫内膜癌也有一个分期手术（staging operation）的问题。即剖腹后除进行全面探查外，应行腹水或腹腔冲洗液细胞学检查、不正常区域的组织活检、通常的全子宫及双侧附件切除、系统的（或选择性的）盆腔和腹主动脉旁淋巴结切除，以及术中剖视标本，必要的冰冻切片，主要观察宫颈的累及、肌层的浸润和组织类型与细胞分化。

三、肌层浸润及估价

在子宫内膜癌中，Ⅰ、Ⅱ期几乎占90%。北美GOG的多中心大组（895例）的分析表明，影响Ⅰ、Ⅱ期预后的主要因素有亚分期、组织学类型、细胞分化、肌层浸润深度、淋巴结、附件受累、腹腔细胞学等，其中肌层浸润是最重要的预后因素。事实上，局部复发、淋巴血管扩散，以及生存率都与肌层浸润有密切关系，深部肌层浸润是肿瘤进展和扩散的重要指标。Disaia等指出，Ⅰa、Ⅰb期的复发率分别是8%和13%，而Ⅰc期则上升至46%。国际妇产科联盟（FIGO）的年报也表明，Ⅰa期患者5年生存率可达82.4%，Ⅰc期只有66.8%。

肌层浸润的判定如上所述，术前的估价也颇重要。经阴道超声（TVS）对肌层浸润的诊断的敏感性达80%~100%，彩色超声还能观察血流情况。术前阴道B超可以观察子宫内膜，先前报告称绝经后内膜>10mm，即有10%~20%的患癌危险。现多主张以6mm为"警戒线"，≥6mm的敏感性、特异性分别为97%和48%；阳性预测值和阴性预测值分别为41%和98%。可提供我们作为术前考虑的参考。

尽管不少文献强调了磁共振（MRI）在检查肌层浸润中的作用，但一组关于TVS和MRI的比较报道说明，TVS花费低、可行、易操作；而MRI花费高，特异性和敏感性不比TVS高。这一结论更适合我国卫生经济学观念。但MRI在宫颈受累、淋巴转移，以及超过1/2肌层浸润的检测时，仍具应有地位。

四、淋巴转移和淋巴结清除

这是个颇多争议而饶有兴趣的问题。按照手术-病理分期，淋巴结阳性应属Ⅲc期，但在所谓临床Ⅰ期中也有一定阳性的发生率，在其治疗时是否作淋巴结清除（LA），以及LA是否会改善预后？对一些大组材料里，都证明临床Ⅰ期病例有10%左右的淋巴结转移率，Morrow、Creasman等积累的843例病例中，有81例淋巴结阳性，转移率为9.6%；北美GOG的转移率为10.4%（23/222），其淋巴结阳性和阴性的复发率分别是56.0%和10.5%，但也有称行淋巴结清除术而不改善生存率的报告。

问题的症结在于对Ⅰ期各亚分期淋巴结转移机会认识和处理的区别。值得重视的是，在低危因素病例（Ⅰa期、G_1、无肌层浸润、腹腔细胞学阴性、无腹腔扩散、非特殊组织类型），其淋巴结转移几乎等于零。我国刘新民先前的报道和高永良本期的报道也是0和<5%。而在有高危因素的病例，根据其危险因素的合并多少，淋巴结转移的危险10%~30%。所以，适宜的处理对策是，Ⅰa期低危因素者可以不作淋巴结清除术。除此之外，均应行盆腔及腹主动脉旁淋巴清除。新近的材料肯定了这一观点，一组76例的Ⅰ期病例，Ⅰa期17例未行淋巴结清除，其余Ⅰb期35例、Ⅰc期24例，进行了淋巴结清除，阳性率是16.6%。作者认为，Ⅰb、Ⅰc期应行淋巴结清除术这一处理。意大利一组多中心对照研究的结果也表明，按这一原则实施，不增加术后并发症，是可行的。

五、腹腔细胞学检查及意义

既然腹水或腹腔冲洗液细胞学阳性已在手术-病理分期中定为Ⅲa期，所以，这一操作检查步骤乃为手术的常规。其重要性：①确定分期。②预后因素。③相应的治疗选择。一般认为，子宫内膜癌患者12%腹腔瘤细胞阳性，尽管可能肉眼并未发现转移灶。也有报道，临床Ⅰ期也有15.5%的腹腔细胞学阳性，且明确和复发有关，即腹腔细胞学阳性者，38%复发；阴性者，只有9.9%复发。细胞学阳性在手术时有50%的病例病变已超出子宫，远处转移也增加至29%；而阴性病例是10.4%。虽然对细胞学检测的意义尚有异议，但多数报道认为，它可以作为独立的判断预后的指标，也有助于术后辅加治疗的参考，如腹腔用^{32}P核素灌注治疗。标准的细胞学检测采取的是收集腹水，或以100~125ml生理盐水冲洗腹腔后再收集，进行细胞学检查。此方法虽属举手之劳，遗憾的是常被忽略。

六、化疗的作用和评价

子宫内膜癌是以手术治疗为主的妇科肿瘤，特别是早期病例。在Ⅰc、Ⅱ期以及Ⅲ、Ⅳ期病例则应采取放射治疗（放疗）、化疗辅助的综合治疗。

化学药物包括孕激素药物和抗癌药物。孕激素的应用已有20余年的历史，而抗癌药物的作用没有得到应有的重视。现在已有很好的高效孕激素可供选择，如醋酸甲孕酮（provera、普维拉、MPA）、醋酸甲地孕酮（megestrol、美可治，MA）等。雌激素受体（ER）、孕激素受体（PR）的检测是应用激素治疗的前提，它决定着治疗的反应，受体阳性与阴性的有效率可有80%和5%的差异。受体水平>100和<100的3年生存率分别为93%和36%。

所以，有人甚至提出 PR 本身就是治疗预后的一个指标。当然，受体含量也受细胞分化的影响，G_1、G_2 和 G_3 的 ER、PR 阳性率依次为 70%、55% 和 41%。孕激素与他莫昔芬（三苯氧胺）、孕激素与抗癌药的联合应用，以及促性腺激素释放激素激动剂（GnRH-a）的应用，都有待于积累经验。抗癌药 TR 化疗日趋受到关注，一方面，UPSC 的治疗基本与卵巢癌相同，术后化疗乃应常规施行；另一方面，复发癌以及有高危因素的各期病例，抗癌药物化疗都有一定效果，如未用化疗者远处转移者占 56%，而应用化疗者为 18%。开始应用的化疗的药物是阿霉素，现多为阿霉素和顺铂联合应用（PA）或 PAC（顺铂、阿霉素、环磷酰胺）、MVAC（甲氨蝶呤、长春碱、阿霉素、顺铂）等。罗马会议已有了用泰素治疗子宫内膜癌的报道。

　　总之，要改变在子宫内膜癌治疗中，化疗被冷落的局面，在有高危因素的 I、II 期病例、III、IV 期病例和复发癌，除手术和放疗外，应辅加化疗（激素和抗癌药），甚至实施放-化疗（radio-chemotherapy）方案。

七、分子生物学研究与前景

　　近年来，由于分子生物学的迅速发展，引入这一技术对子宫内膜癌基因改变的研究，日益广泛深入。

　　在癌基因方面，表皮生长因子（EGF）及其受体（EGFR）的检测表明，不同组织类型子宫内膜癌 EGFR 表达率也不相同，内膜样癌为 15%、腺鳞癌为 29%，伴良性鳞状上皮化生的腺癌则高达 90%，而黏液性及浆液性乳头状癌则无表达。有 11%～59% 的子宫内膜癌表现出 HER-2/neu 基因的过度表达，但其和预后的关系尚无定论。Ras 是 G 蛋白中的重要成员，子宫内膜癌 Ras 基因家族（K-ras、H-ras、N-ras）的突变也正在研究之中，但和几个临床病理参数关系不显著。在核内转录因子中，myc 的研究较多，c-myc 改变可能是子宫内膜癌的早期行为。抗凋亡基因 bcl-2 的研究是近年来的研究热点，在子宫内膜癌中，分化好者（G_1）多为 bcl-2 阳性；而分化不良者（G_2、G_3）多为阴性，提示 bcl-2 有潜在的预测预后的价值。

　　在抑癌基因中，p53 是研究较早的基因。研究表明，p53 基因突变在子宫内膜癌发生中是一个相对晚期的事件，p53 突变可能导致子宫内膜不经过增生而迅猛发展为癌。RB 基因是第一个被确认的抑癌基因，在子宫内膜癌中，RB 蛋白表达的改变却少见，一旦发生也是晚期事件。

　　DNA 复制错误（RER）是一个新的参与肿瘤发生的机制，微卫星不稳定性（MI）是 RER 的典型标志之一。在转移抑制基因中，nm^{23} 基因是研究较多的，91.5% 的子宫内膜癌 nm^{23} 蛋白表达阳性。进一步的研究还提示，子宫内膜癌 nm^{23} 基因表达的生物学作用不同于乳腺癌，它使致癌因素的传导加强，促进瘤细胞增生和肿瘤的进展，而并不直接参与肿瘤的转移。

　　综上所述，在子宫内膜癌的基础和临床研究中，还有许多需要解决的问题。首先，应努力发现和确定子宫内膜癌亚临床的危险因素，作为筛查或预防的目标。其次，在基本确立的治疗原则和规范的基础上，注意选择适宜的和辅加的治疗方案。特别是寻找对于扩散的或复发癌的新的治疗手段。最后，在研究子宫内膜癌发病、诊断和治疗基础的过程中，尤应评价遗传学和分子生物学标志物对预测预后的意义，及协助制订治疗计划与监测治疗。

［原载《中华妇产科杂志》2000，35（5）：261-263］

117. 庆祝新千年 迎接新挑战

我们翻开了历史的新篇章，我们作为一个方队要通过新世纪的检阅。

生命科学是过去的世纪里最活跃和蓬勃发展的，也是未来最令人瞩目的学科。而作为医学的妇产科学要研究人类生殖和妇女健康，这些生命科学中最直面人体、人性和人生的分野，正是我们从事工作的领域。我们知道，恰在 20 世纪开始，几位学者不约而同地重新发现了 Mendel 的遗传学定律并证实其重要性，稍后又有染色体基因学说的创立，可以说是对生命的微观认识。也就在此时，Boonbyze 的《现代妇产科学》成为西医妇产科学的肇始之作，是生命诞生和医学保护的宏观认识总结。

试想，这是怎样的思想、文化、科学与技术的跨度：从人的生殖不过是精子中伏小人需要蒸煮才可出世，到 1968 年第 1 个试管婴儿路易丝·布朗的诞生；从医学洪荒时代粗暴地对将死或刚死的孕妇进行剖腹取子，甚至冠以凯撒大帝之名，到剖宫产率已达 30%～40% 或更高的今日（虽然不完全意味着产科的进步）；从 1909 年第 1 枚蚕肠线避孕器，到现今数十种，形状各异，含药或含铜设计的宫内节育器；从 20 世纪 40 年代的巴巴尼古拉阴道宫颈细胞学染色及分类，到 90 年代 TBS 系统及计算机辅助细胞检测（CCT）、Chinprep 细胞涂片技术；从 21 世纪中叶烷化剂用于妇科癌瘤的化学治疗，到抗代谢药、铂类和紫杉醇几代更叠的新里程……

在我国，特别是在近半个世纪，我们在妇产科学发展上要赶上西方国家 100 年甚至几百年所走过的路程，还要根据我们国家和民族的具体情况，建设具有特色的妇幼保健事业。在产科，要彻底改变忽视孕产妇和婴儿生命的旧习俗，降低孕产妇和婴儿死亡率；初步形成了围生保健网，也有了中国人女性骨盆、男女新生儿身长、体重等基本参数。少生、优生、优育的计划生育基本国策和控制人口质量、提高人口素质是我国人口政策中密切相关的两个重要方面，我们无论在基础理论研究上或是具体技术实施上，已成为世界发展中国家的典范。在生殖医学的研究上，在不很长的时间里，已经掌握了第二代、第三代"试管婴儿"技术。我国曾是防治性病最成功的国家。20 世纪 50 年代初期的子宫脱垂和尿瘘的普查普治是对妇女劳动保护的重大成果。降低子宫颈癌的患病率和死亡率，根治绒癌的突破，宫腔镜和腹腔镜技术的迅速发展，围绝经期保健和激素补充疗法的推广等，都使我们跻入学科领域的先进行列。我们也深切地缅怀妇产科学的世纪科学家杨崇瑞、林巧稚、王淑贞等，他们对妇产科学的发展，作出了卓越贡献！

妇产科学的发展也像任何事物和其他科学技术的发展一样，道路是曲折坎坷的。20 世纪 50 年代，曾因进行雌激素类药物保胎，如"反应停"（thalidomide）的应用，使一批短肢（或

"海豹样")畸形儿诞生；孕妇应用己烯雌酚或称己烯雌酚暴露，其所生女孩发生阴道腺病，或又转化为阴道透明细胞腺癌；相比 60 年代，美国 70 年代子宫内膜癌的发生率增加了 91%，他们把这归咎于雌激素替代和滥用；用于预防和治疗乳腺癌的他莫昔芬（三苯氧胺）又可致使子宫内膜癌的发生；至于医源造成的问题更是屡见不鲜。这些经验和教训都需要我们不断慎审和调整医疗对策。

由于社会经济、文化、生活和行为方式的变化，新情况、新问题接踵而至。生殖健康是妇女生殖活动的新概念和高标准，需要全面、系统地理解和实施方可达成；性病死灰复燃，甚至获得性免疫缺陷综合征（艾滋病）也如恶魔向母亲和其后代袭来；妊娠期 TORCH 感染有增无减，先天性畸形日益突出地影响人口质量；子宫内膜异位症业已成为妇科常见病、多发病；子宫颈癌的发病有年轻化倾向，而卵巢癌的死亡率却居高不下。凡此种种，就像层层栅坝、眈眈虎视在我们进军的路前，要我们去突破与制胜。

在未来的妇产科学发展中，各学科间的渗透和交叉越加明显，其中生物技术在预防、诊断和治疗疾病方面有更广阔的前景，特别是对遗传病和癌症。因此，也要求我们不断充实分子生物学、细胞生物学的理论与实践，促进临床工作的深入和扩展。未来的临床医学研究和医疗活动不再有可能出现单枪匹马的"孤胆英雄"，而要求"大兵团"作战，如大规模普查和流行病学（包括分子流行病学）调查，多中心的合作，诊治的规范化和实施者的培训、管理应日趋加强。

我们要始终坚持注重医学发展与应用的两个方面：一是提高，二是普及，这在妇产科学和妇女保健中尤为重要。基础与理论的研究，使我们向本领域的深度掘进，以解决那些艰涩的疑难的问题；临床与实践的应用，使我们向本领域的广度伸延，推行新技术、新方法，解决不断出现的实际问题。对于围生医学、疾病防治和妇女保健，科学普及和民众教育几乎是不可缺少的，这包括大力进行科普宣传、发展社区医疗、发挥全科医生以及各级医疗网站的作用。新世纪的科学昌盛也必然是全民的科学、文明与卫生倡导。

一些有远见的科学家已经预言，"21 世纪将是生物学的世纪"。我们是否可以说，妇产科学将是生物学和医学中最有发展前途的学科。任重而道远，让我们携起手，去迎接新世纪的挑战。

[原载《中华妇产科杂志》2000，35（1）：5-6]

118. 妇科肿瘤标志物及其应用

一、肿瘤标志物的概念

肿瘤标志物（tumor marker）是由肿瘤组织产生，或与肿瘤相关的物质，可从体液，主要是血液、尿液或其他分泌物中检测，与正常情况或无肿瘤状态有明显之分别。

实际上，我们尚难给"肿瘤标志物"下一个完整的定义，因为科学在不断发展。从广义上，可以认为肿瘤标志物意味着负瘤机体的任何确定的变化；但在肿瘤中，并不是细胞成分（细胞膜、细胞质和细胞核）在结构、生物化学或其他都会发生某种变化。

"tumor marker"有译标志物及标志物者，似以用肿瘤标志物为好，因为它不仅仅是个"labelled"（标记）。

无论怎样，在过去的 20 年里，肿瘤标志物的研究在世界范围受到普遍的重视。这是由于生物化学、免疫学、遗传学、细胞工程学和分子生物学的发展，推动了肿瘤的研究，也发现了一些新的肿瘤标志物。从肿瘤标志物的生物学特点及临床应用两方面考虑，可以有两种分类法：一是依肿瘤标志物的来源与检测，有胎儿胎盘蛋白、糖蛋白相关抗原、激素、激素受体、酶及同工酶、癌基因及其产物等；二是依不同妇科肿瘤相关的肿瘤标志物，如滋养细胞肿瘤、卵巢肿瘤、子宫内膜癌及子宫颈癌等。或者将两者结合起来，则可以对妇科肿瘤常见标志物有个全面而实用的认识。

二、理想的肿瘤标志物及检测

在临床工作中，一个理想的肿瘤标志物应该具有以下几个功用。

1. 筛查——这意味着亚临床或症状前诊断，标志物应有癌瘤特异性和高度敏感性及有效的阳性预测值，且方法与费用易于被接受和实施。更理想的是，标志物不仅表明肿瘤的存在，也能提示其所在部位。

2. 诊断——作为肿瘤标志物，此时可以用于解释症状，判断肿瘤的存在，或除外癌瘤及鉴别诊断。

3. 处理及预后——它成为治疗干预的重要佐证，特别是初始治疗（primary therapy）及手术或放疗、化疗后是否继续治疗，以及亚临床疾病时的治疗选择。它也是预测治疗效果的重要指标。如卵巢癌肿瘤细胞减灭术后 4 周血清 CA125 水平下降不满意（不及术前 50%），或术后 2 个月未降至正常，均提示预后不良。

4. 监测——定期检测肿瘤标志物可以有效地监测病情，减少抗癌药物的损害，及早发现复发和及时给予处理。

在肿瘤标志物的检测和应用中，敏感性、特异性和阳性预测值是十分重要的三个概念。

敏感性（sensitivity，SN）是指在全体有瘤者中真阳性（a）的比率，它应该少有假阴性（c），即 $SN=a/(a+c)$。

特异性（specificity，SP）是指在全体无瘤者中真阴性（d）的比率，它应该少有假阳性（b），即 $SP=d/(b+d)$。

从理论上，理想的肿瘤标志物，其 SN 和 SP 都应该是 100%，即人群中（或普查或就诊）每一个肿瘤病人检测都是阳性，每一个无瘤者都是阴性。实际上，还没有如此好的肿瘤标志物，我们更注重阳性结果的预测价值（predictive value of a positive test，PVPT）。$PVPT=a/(a+b)$，即在检测阳性（真、假阳性）中真阳性的比率，体现了预测的实际价值。为此，要设计、印证和确定一个肿瘤标志物的参数（reference value）供临床使用。比如对卵巢癌患者或可疑者检测血清 CA125，其参数分别设为 >35kU/L、>65kU/L 和 >194kU/L，其敏感性分别是 100%、93% 和 80%；特异性分别是 60%、80% 和 95%；阳性预测值分别为 33%、48% 和 75%。参数越高，其特异性和预测值越高，肿瘤存在可能性亦越大。

三、常用妇科肿瘤标志物的价值和问题

1. hCG——是滋养细胞肿瘤十分重要的标志物，特别是 β-hCG。在化疗中，如果不能达到持续下降，则提示预后不良或需改变化疗方案。但现今试验方法限制了它的检测（敏感性是 5U/L），小的肿瘤可能使检测呈现阴性。因为一个癌细胞每天能产生 $10^{-5} \sim 10^{-4}$ U/L hCG，所以至少要有 $10^4 \sim 10^5$ 个癌细胞才能达到血 hCG 1U/L 之水平。为从理论上杀灭全部癌细胞，在 hCG 阴性之后，仍应巩固化疗两个疗程。

hCG 也用于某些含绒毛成分的胚胎性肿瘤的检测，其敏感性是 17%～50%，特异性是 97%～98%。

2. AFP——以此标志物检测卵巢内胚窦瘤，其敏感性几达 100%，在含有卵黄囊成分的未成熟畸胎瘤及混合型无性细胞瘤均可呈现阳性。在胎儿胎盘蛋白标志物中，无论敏感性抑或特异言，AFP 都高于癌胚抗原。

3. 雌激素/睾丸素——卵巢性腺间质肿瘤有明显的分泌类固醇功能，如颗粒细胞产生雌激素，Sertoli-Leydig 细胞产生睾丸素。不正常类固醇激素水平虽然在生育年龄难以成立其意义，但在青春期及绝经后就变得很有价值。切除肿瘤后，激素水平亦随之下降，肿瘤复发则又上升，是很好的监测指标。值得提出的是，每一种性腺间质肿瘤的诊断完全根据病理形态，而不以临床内分泌功能及肿瘤所分泌的特殊激素而定。其他卵巢肿瘤可以分泌相当水平的激素，异位内分泌（ectopic hormone secretion）亦可在很多肿瘤发生。

4. CA125——是现今研究与应用最多的妇科肿瘤标志物，甚至已有专著发表。CA125 是卵

巢非黏液性上皮癌的重要标志，敏感性为 80%～96.7%，特异性为 75%～89%。但尚难用于筛查和早期诊断，Ⅰ期卵巢癌仅有一半病人不正常。在妇科肿瘤中，子宫内膜癌的敏感性差别较大，从 11% 到 90%，差别与期别、分级的关系尚不明确，CA125 因腺体成分而存在，肿瘤因固体特征而腺体减少而致使 CA125 低值。此外，子宫内膜异位症患者平均 CA125 水平在 80kU/L 左右。约 1% 的健康妇女、3% 的良性卵巢疾患、6% 的非肿瘤者（早孕、炎症、结核等）均可使血清CA125 升高。

5. CEA——是应用最早的肿瘤标志物，但其价值有限。在黏液性肿瘤，阳性率为 32.5%，CEA 可出现在卵巢布伦那瘤。研究表明，黏液性癌之囊内液 CEA 水平明显高于血清。在正常和附件炎症者，CA125 可能升高，CEA 却是阴性。

6. SCCA——是我们所能得到的较少的一种子宫颈癌抗原标志物，37%～90% 的子宫颈癌患者血清 SCCA 升高，且和癌的分期呈正相关。亦可作为无癌、癌前病变（CIN）及浸润癌判断之参考。

7. 联合标志及其他——既然没有一个肿瘤标志物能够达到理想的敏感性和特异性，所以多标志物（multiple markers）或联合标志检测被认为是提高理想程度的方法。这对于诊断是可行的，如对生殖细胞肿瘤的 AFP、hCG 的联合，上皮性肿物 CA125、CEA 或 TPA（tissue polypeptide antigen，组织多肽抗原）的结合等。近年关于各种癌基因、抑癌基因、各种因子及酶类的研究，固然增加了对癌瘤生物学特性的认识，但作为标志物的临床应用，其敏感性、特异性及检测方法均难尽人意。肿瘤标志物检测必须与症状、体征及其他检查（如影像学检查）结合起来，才能更好地发挥作用。

［原载《中国实用妇科与产科杂志》，2000，16（6）：323-324］

119. 腹腔镜在异位妊娠诊治中的应用

异位妊娠包括输卵管妊娠、腹腔妊娠、卵巢妊娠、宫颈妊娠以及残角子宫妊娠，其中输卵管妊娠占 95%~98%。近年来其发生率逐年升高，是早孕期间孕妇死亡的首要原因。腹腔镜的问世，为异位妊娠的早期诊断和治疗谱写了新的篇章。

一、腹腔镜在异位妊娠早期诊断中的意义

异位妊娠如果破裂，症状典型，诊断并不困难。早期诊断不仅可以选择合适的治疗方法如保留输卵管等成为可能，而且可以大大降低疾病及治疗引起的病率和病死率。早期诊断异位妊娠的方法有：经阴道超声检查、血 β-hCG 测定、血孕酮测定以及诊断性刮宫等方法。其中应用阴道超声波检查最有价值，对有超声诊断经验的医生而言，诊断的敏感性可达 70%~87%，特异性可达 85%。但假阳性率可达 9%，假阴性率可达 13%，因此，超声诊断有一定的局限性。在下列情况下，尤应施行腹腔镜检查：①如血 β-hCG > 2000U/L，超声波未发现宫腔内胎囊。②血 β-hCG < 2000U/L，诊刮未见绒毛，而诊刮术后血 β-hCG 不下降或者继续升高者。通过腹腔镜检查，不仅可以明确诊断，避免贻误病情，同时也可以进行手术治疗。

二、腹腔镜手术在异位妊娠治疗中的意义

腹腔镜手术以其手术效果好，病人痛苦少，术后恢复快在妇科临床的应用越来越普及。应该强调，如有腹腔镜的设施及技术，腹腔镜是异位妊娠首选的手术方式。一般认为，腹腔镜手术仅适合那些输卵管未破裂或者输卵管已经破裂但血流动力学尚稳定的病例，原因是腹腔镜特殊的体位以及气腹可引起呼吸、循环系统负担加重，如已经出现低血容量性休克，麻醉及手术风险会增加，故对腹腔镜手术有顾虑。但对有经验的腹腔镜医生而言，如果有合适的麻醉及先进的心电监护措施以及必要的支持治疗如输血等，异位妊娠即使有内出血，血流动力学已经有改变，仍可以选择腹腔镜手术。当然必要时还可以改剖腹手术，对病人不会造成额外的负担。

三、手术器械和手术方式的特殊考虑

1. 手术器械　一般的腹腔镜手术器械均可用于腹腔镜手术，特殊的器械包括：①正负压冲洗器：能快速吸出盆腹腔内积血，通过盆腔冲洗可使手术视野清晰，出血部位得以暴露。②双极电凝：止血效果较好。③电针：与组织接触面小，输卵管开窗手术时，对输卵管的损伤较少。

④缝合器材：如果为输卵管间质部妊娠，应做好缝合的准备。

2. 输卵管妊娠手术方式　包括输卵管切除或输卵管开窗术。对已经生育或输卵管已经破裂的病例，一般选择输卵管切除术。而有生育要求且输卵管未破裂者，则选择输卵管开窗术。有内出血者，可以同时进行自体血液回输。输卵管切除手术比较简单，一般应用双极或单极电凝器电凝输卵管系膜及输卵管根部，再用剪刀或单极电刀切除输卵管。切除输卵管时，应在电凝的远系膜侧，尽量靠近输卵管，以防止系膜血管出血。输卵管间质部妊娠，创面往往出血多，近子宫的创面常常需要缝合。输卵管开窗术相对技术要求较高，如掌握不好，通常出血不止，最后导致输卵管切除或是止血不当如过度电凝造成输卵管破坏较多。输卵管开窗术中顺利、出血少者，术后造影输卵管通畅率可达90%；而术中出血多，止血困难者，术后输卵管通畅率仅为60%。输卵管开窗术一般选择输卵管远系膜侧妊娠部位，以单极电针线性切开中 1/3～1/2，深度达输卵管腔，以正负压冲洗器水冲洗分离，待妊娠组织物剥脱，再轻轻取出，切勿搔刮输卵管内膜。输卵管创面活跃的出血处以双极电凝止血后，再以无齿钳钳夹创面数分钟后，创面出血多可停止。

其他部位的异位妊娠如卵巢妊娠可在腹腔镜下切除妊娠灶，操作较为简单。残角子宫妊娠可在腹腔镜引导下注射甲氨蝶呤（MTX）或子宫残角切除术。但需要有丰富的腹腔镜手术经验者施行。

四、腹腔镜处理异位妊娠的并发症

气针、Trocar 穿刺及气腹形成过程出现的并发症，如腹壁、腹膜后大血管的损伤，脏器的损伤等发生率同其他腹腔镜手术一样，一般占手术并发症的半数以上，因此值得注意。术中并发症主要为出血，可以为输卵管系膜因止血不完全形成血肿或因输卵管开窗术手术创面出血致开窗手术失败。其发生率除与手术技术有关外，还与妊娠组织的部位、组织的浸润与活跃程度有关。值得注意的是，手术取出输卵管内妊娠组织时，应注意清理散落在盆腹腔特别是乙状结肠及大网膜上的绒毛；否则，残留的绒毛有可能在局部生长，造成持续性异位妊娠。

五、术后随诊与持续性异位妊娠

腹腔镜下输卵管开窗手术如果输卵管内滋养细胞未完全清除干净或取出组织时滋养细胞散落在腹腔内而继续生长，造成持续性异位妊娠，严重时可出现输卵管破裂或其他部位妊娠组织破裂，发生腹腔内出血，甚至休克。其持续性异位妊娠的发生率为5%～20%。因此，输卵管开窗术后，应追随血 β-hCG 的变化，术后血 hCG 升高或相隔 3 天两次 hCG 连续测定下降小于20%，即可诊断为持续性异位妊娠。治疗可采取 MTX 肌内注射治疗。持续性异位妊娠的高危因素包括：①停经时间短（小于 42 天）、包块小于 2cm，早期异位妊娠滋养细胞层与输卵管种植部位缺少一个明确的界面，手术时妊娠组织剥离不易。②术前血 hCG > 3000U/L 或每天增加100U/L，或孕酮 > 34.98nmol/L（11ng/ml）。③既往异位妊娠史以及合并盆腔粘连的病例。为预防持续性异位妊娠，手术应权衡输卵管切除及输卵管开窗术的利弊。如果有上述危险因素，或开窗手术不太满意，术后可考虑预防性应用 MTX。

六、腹腔镜处理异位妊娠对生育的影响

异位妊娠腹腔镜下输卵管开窗术后，再次宫内妊娠的机会为 61%，异位妊娠的机会为 15.5%，与剖腹手术相同。而腹腔镜输卵管切除术后宫内妊娠及异位妊娠的机会均较低，分别为 38.1% 及 9.8%。但亦有许多报道腹腔镜下输卵管切除或输卵管开窗术，术后妊娠结局一样，再次妊娠主要取决对侧输卵管的情况。因此，对有生育要求的异位妊娠患者，是进行腹腔镜下输卵管切除抑或输卵管开窗，还无统一的意见，需要进行前瞻性临床研究以及长期随诊。但目前仍认为如果异位妊娠包块不大，输卵管破坏不严重，应尽量行输卵管开窗术。如果输卵管妊娠包块大、创面广、出血多，应选择输卵管切除较为合适，而不必勉强保留患侧输卵管。

［原载《中国实用妇科与产科杂志》2000，16（4）：204-205］

120. 以妇产科学的现代化迎接 21 世纪
——50 年妇产科学的发展与企望

我们伟大的祖国走过了她辉煌的 50 年。在党和政府的领导、组织下。广大妇产科工作者不懈努力、辛勤劳动。我国的妇产科学和妇女保健事业得到了长足的发展。为国家的富强、民族的昌盛做出了巨大的贡献。回顾过去、展望未来。我们感到欣慰、鼓舞而任重道远。

一、回顾

新中国成立后的半个世纪，我国的妇产科学和妇女保健事业的发展是惊人的。贫穷落后的旧中国所遗留下来的最严重的妇产科疾患和问题猖狂肆虐，威胁妇女的健康和生命。但在不长的时间里，诸如产褥热、新生儿破伤风、骨质软化症、结核、性病等都得到了有效的控制。20 世纪 50 年代的大规模子宫颈癌普查普治，使其患病率和死亡率逐年下降。"两病"（子宫脱垂、尿瘘）的治疗成绩斐然，截至 1981 年，绝大多数子宫脱垂和尿瘘病人得到治疗，极大地提高了妇女的身体健康水平和生活质量。

围生医学和围生保健从根本上更新了产科的理论和观念。母子的统一管理、遗传咨询和产前诊断、围生监护等理论研究和技术，以及与此相应的"母亲安全""爱婴医院"活动，都大大地提高了产科质量。孕产妇的死亡率已由 1949 年的 1500/10 万降低到 1997 年的 63.3/10 万（1997 年是 1949 年的 1/20）；婴儿死亡率也从 200.0‰下降到 31.4‰（1997 年是 1949 年的 1/6）。妇女的平均寿命也明显延长，以北京市为例，新中国成立是 37.6 岁，而今已是 73 岁以上。1995 年颁布的《母婴保健法》把母婴保健工作法制化，使妇女和儿童能享受到法律保障的保健服务。

在生育调节或计划生育工作方面，中国的实施是最成功的。我国人口总生育率从 20 世纪 70 年代的 5.6 下降至目前的 2.0 以下。目前，世界节育率平均为 50%，而我国为 70% 以上。我们在避孕药具的有效、安全性的研究，节育技术的推广和人口控制方面都取得了显著成效。近年来，对安全流产和紧急避孕又取得了新的研究成果，进一步保证了妇女的安全和健康。

生殖生理和生殖内分泌的研究不断深入，助孕技术使不孕患者获得了希望，性激素替代治疗改善了中老年妇女的生命质量，以腹腔镜和宫腔镜为主的微创手术得以广泛而迅速的发展，并逐渐完善和规范化。

生殖道恶性肿瘤的筛查、诊断和治疗，是妇产科学领域最富成效的工作之一。继根治绒癌的成功之后，近年来，对卵巢癌、子宫内膜癌等的研究已深入至分子水平，临床治疗越来越系统化、规范化。

在妇产科学的发展过程中，学会工作、国内外的学术交流和会议、杂志出版工作，特别是《中华妇产科杂志》等专业杂志起到了重要作用。活跃了学术气氛，促进了学科发展，妇产科学的临床和研究队伍不断壮大、人才辈出，呈现一派欣欣向荣的景象。

二、展望

50 年来，我国的妇产科学和妇女保健工作摆脱了落后状态，已经开始步入现代化的新纪元。但随着人们的社会经济文化生活的发展和变化，又出现了一些新的问题，需要我们去认识和解决；各学科之间的交叉、渗透，也为妇产科学的研究提供了契机，掣起了挑战。

生殖健康为我们提出了崭新的概念和妇女健康的高水准，这就是在身体、精神和社会的完整健康状态下，完成生殖全过程，而不仅仅在于没有疾病和不适。它应包括具有生殖、调节生育和享受性生活的能力。成功地妊娠、分娩及胎婴儿健康发育成长；生育调节和性活动应有安全性。我们可以认为，生殖健康强调了妊娠、分娩的母婴安全性，"成功"意味着良好的结局。妊娠期高血压疾病仍然是对孕产妇和围生儿的严重威胁，其发病机制未臻揭示，免疫学和遗传学研究还有待深入。早产、分娩的动因及引产是经典的产科问题，新的产科感染又亟需重视。胎位异常造成的新生儿死亡明显减少，而先天性畸形却日益突出地影响人口质量。剖宫产率扶摇直上。不完全标志胎儿监护和产科技术的进步，它正表明孕妇分娩方式的"社会性"；人们和社会的观念、意识，甚至偏见有时会动摇医生的信心。生殖健康强调了节育方法应安全、有效和易于被接受；它也强调人们能享受负责的、满意的和安全的性生活，而应避免性传播疾病和计划外妊娠等。

在妇产科疾病，如妇科肿瘤的基础研究中，我们基本上还是跟踪性的。应该根据我国的特点，进行有开创性的、有特色的工作。重视在分子、细胞以及整体等不同层面上揭示疾病发生机制的研究，特别强调临床研究和基础研究的应用前景，以及对疾病诊治发展的价值，把妇产科工作提高到一个新水平。

我们面临的另一个难题是发展不平衡。各地区、各时期都有其不同的工作重点，更应突出妇产科学和妇女保健的"预防重于治疗"的极端重要性。在技术的推广中，如内镜诊治、助孕技术等，尤应加强管理、培训和规范化。随着医学模式的变化和医疗体制的改革深入，医疗实施中的社会问题、伦理问题和法律问题等，都需要我们去认真对待、妥善解决。要尊重病人的意愿，重视其精神心理要素。还应加强科学普及教育，摈弃封建迷信，和伪科学、反社会做斗争。

时代在前进，科学在发展，新的问题层出不穷。我们祝愿妇产科同道团结一致、奋发努力，满怀豪情地以妇产科学的现代化迎接 21 世纪。

［原载《中华妇产科杂志》1999，34（10）：581］

121. 卵巢肿瘤手术时卵巢本身的处理

卵巢肿瘤手术时对卵巢的处理应根据肿瘤的性质、侧别、肿瘤大小与界限以及病人年龄等综合因素分析考虑，涉及肿瘤剔除、一侧或两侧卵巢切除，或卵巢检查等术式，作出个体化的抉择，总的原则和处理计划如下。

一、卵巢良性肿瘤

1. 一侧良性肿瘤　通常遇到的卵巢良性肿瘤，如单纯囊肿、卵巢冠囊肿、卵巢成熟囊性畸胎瘤（皮样囊肿）以及界限清楚的纤维瘤、非乳头型浆液性、黏液性囊腺瘤等，如病人年龄小于40岁，均可考虑做单纯肿瘤切除或肿瘤剔除术，保留剩余的正常卵巢组织。

有几点应予注意：其一，一般良性肿瘤绝大多数是单侧的，只有5%是双侧性的，对侧可做外观检视和触探。但皮样囊肿有20%的双侧性，对侧就应做常规切开探查。其二，如果界限层次不清，特别是有外生性乳头，则不宜做肿瘤剔除术，而应行该侧附件切除，对侧亦应行切开探查。其三，剔除或切除的标本均应在台上做切开检查，发现内生乳头、实性区域，或其他可疑恶性部位，要送冰冻切片，以决定两侧卵巢的留舍和手术范围。其四，年龄较大，特别是病人已超过45岁，一般不考虑作剔除术，对侧亦应做切开探查。

2. 双侧良性肿瘤　诚如上述，这种情况并不很多，常遇到是双侧皮样囊肿，可以作囊肿剔除术。怀疑皮样囊肿者，术前应做血清 AFP、hCG，以除外未成熟或恶性生殖细胞肿瘤或组织成分。术中看到的毛发、油脂和牙骨是成熟的表现，而其他可疑的实性部分应送冰冻切片。超过50岁患者的皮样囊肿，最好应常规冰冻切片，因其恶性变或鳞癌变的平均年龄是51岁。

如果在上皮性肿瘤中发现了乳头，特别是外生乳头（主要在浆液性或黏液性囊腺瘤），则一方面提示双侧性的机会增加，可达10%～30%；另一方面提示恶性情况的存在，或者是交界性肿瘤，或者是早期卵巢癌。不主张做剔除术，一侧卵巢的保留亦应十分谨慎（见后述）。

卵巢子宫内膜异位囊肿，或称巧克力囊肿，其本身并非是肿瘤，在卵巢肿瘤分类中称为瘤样病变。子宫内膜异位症是良性病变，但其浸润性、转移和复发性酷似肿瘤。巧克力囊肿通常是双侧性的，对于年轻患者可做双侧囊肿剥除；年龄超过35岁，临床分期高者可切除一侧附件；年龄大于40岁，或病情重、痛经显著者可做全子宫双侧附件切除，即子宫内膜异位症的"根治性手术"；亦有主张酌情保留一侧附件者（已剔除囊肿）。

二、卵巢恶性肿瘤

对卵巢恶性肿瘤处理时，更强调癌瘤的组织学类型、临床分期和细胞分化等，年龄、婚育只是在上述条件下考虑的因素。

1. 卵巢上皮性癌　与良性肿瘤不同，在上皮性癌中60%是双侧性的，而且70%是晚期的（Ⅲ期或Ⅳ期）。所以基本术式是"全面的确定分期手术"和肿瘤细胞减灭术。只有在高选择（即严格选择）情况下，方可行保留对侧附件和子宫的保留功能的手术。下述条件必须完全具备：①患者年轻，渴望生育。②Ⅰ期。③细胞分化好（G_1）或交界瘤。④肿瘤光滑活动。⑤对侧卵巢外观正常，剖腹探查及活检阴性。⑥腹水或腹腔冲洗液细胞学阴性。⑦腹膜多点活检阴性。⑧有随诊条件。亦有主张生育完成后再行子宫及双侧附件切除。

2. 卵巢恶性生殖细胞肿瘤　与卵巢上皮性癌的处理不同，对于卵巢恶性生殖细胞肿瘤，保留功能或保留子宫和对侧附件的手术是积极的，这已成为幼年、青年及有生育愿望患者的常规术式，其适应证几乎不受临床期别和组织学类型的限制。这是因为：①恶性生殖细胞肿瘤多数为单侧。②盆腔复发，子宫与另一侧卵巢受累机会较少。③对化疗敏感，如BVP、BEP等方案均有良好效果。④患者多为青少年。

对该类肿瘤虽然施行保留生育功能的手术，但在切除患侧附件同时，要进行全面探查，切除转移灶；要常规行盆腔及腹主动脉旁淋巴结清除术；要于术后给予化疗；要定期检测AFP等肿瘤标志物和严密随诊。

3. 性索间质肿瘤　卵巢纤维瘤、卵泡膜细胞瘤和硬化性间质瘤是良性的，可按上述处理。颗粒细胞瘤、间质细胞瘤、环管状性索间质瘤则是低度恶性或潜在恶性的，Ⅰ期的年轻患者可行单侧附件切除，不主张作剔除术；Ⅰa期或以上期别者行确定分期手术或肿瘤细胞减灭术。该类肿瘤有晚期复发的特点，应长期随诊，再次手术亦有较好效果。

4. 卵巢转移性肿瘤　卵巢转移性肿瘤或继发性肿瘤多数来源于胃肠道癌、乳腺癌等，生殖道本身癌瘤的转移则以来自子宫内膜癌稍多，其他都很少。

转移性卵巢癌80%是双侧性的，其处理依据原发病灶和转移癌的具体情况而定。乳腺癌的转移，通常在其术后；而胃肠道的转移几乎可同时，甚至当发现卵巢转移瘤时并未确定其原发灶于何处，只是光镜下见到典型印戒细胞或大肠癌形态。手术应行全子宫双侧附件切除，可以缓解症状；若原发癌已属晚期且未能切除，或病人情况很差，则妇科之处理效果有限。其化疗选择以原发癌为考虑依据。

三、手术中的检视与剖探

1. 卵巢的检视　在卵巢肿瘤手术时，肿瘤剔除、卵巢切除或保留主要取决于肿瘤的性质。而肿瘤性质的确定有时是很困难的，甚至病理学家也会对同一张切片有争议。术中送冰冻切片具有病理学意义，但妇科医生或术者应该有对大体标本进行初步判断的能力。根据形状、房腔、切面颜色、囊实性等形态作出估价。例如，单房、壁薄，囊内液无色或草黄色清亮，多考虑为单纯囊肿、浆液性囊腺瘤；多房、充满黏液，见于黏液性囊腺瘤；有内生或外生乳头是浆液性或黏液性囊腺瘤或囊腺癌；部分为实性，伴出血、坏死，应警惕子宫内膜癌、透明细胞癌；切面呈红色，有出血、坏死，要考虑内胚窦瘤；黄色实性，见于卵泡膜细胞瘤；白色实性，见于纤维上皮瘤、纤维瘤，卵巢纤维瘤可坚硬如石，为卵巢肿瘤实硬之最；双侧、肾形、实性半透明胶状是转移性癌的特点；灰红、棕黄、橡皮样，要考虑无性细胞瘤；巧克力汁样内液是最富特点的子宫内膜异位囊肿的内容物，但铁锈色、稀薄的液体可能是陈旧性出血，不一定是巧克力囊肿。凡此种种，只是一种初步印象，权作术中处理的参考。

2. 卵巢的剖探　标准的卵巢剖探应是用一只手之示、中指夹持卵巢系膜缘，固定卵巢，然后在对系膜缘，即独立缘的缘脊切开，应至少达到 2/3 深度，检视切面，并做一细狭楔形切除组织送检，随意切开或取些组织是不规范的。当然，有乳头、结节或可疑部位亦应取材送检。

[原载《中国实用妇科与产科杂志》1999，15（12）：708-709]

122. 妊娠合并卵巢肿瘤的处理

卵巢肿瘤是妇科的常见病，生育年龄妇女妊娠合并卵巢肿瘤亦不少见。但处理颇为棘手，要兼顾母体和胎儿两方面的因素。现回顾我院 12 年间的 72 例妊娠合并卵巢肿瘤，分析卵巢肿瘤的发生频率、临床特征及处理对策。

一、临床资料

1986 年 1 月至 1998 年 6 月间，我院共分娩13 890人次，经手术病理证实为妊娠合并卵巢肿瘤者 72 例。其中良性肿瘤和瘤样病变 69 例，发生率为 1：201；恶性肿瘤 3 例，发生率为 1：4630。本组年龄 24~43 岁，平均 28.95 岁。孕次 1~6 次，平均 1.96 次。卵巢肿瘤发生在左侧 30 例，右侧 32 例，双侧 10 例。

二、结果

1. 卵巢肿瘤的类型　72 例妊娠合并卵巢肿瘤的病理类型见表 1。

表 1　妊娠合并卵巢肿瘤的病理类型

病理类型	例数〔例（%）〕
瘤样病变	39（54.2）
黄体囊肿	13（18.1）
巧克力囊肿	14（19.4）
卵泡囊肿	12（16.7）
良性和恶性肿瘤	33（45.8）
成熟畸胎瘤	22（30.6）
浆液性囊腺瘤	4（5.6）
黏液性囊腺瘤	3（4.2）
硬化间质瘤	1（1.4）
黏液性囊腺瘤（部分生长过快）	1（1.4）
畸胎瘤（部分未成熟）	2（2.8）
合计	72（100.0）

2. 妊娠合并卵巢肿瘤的诊断时间　鉴于子宫内膜异位症病人常伴有不孕，有巧克力囊肿（巧囊）的病人仍在争取妊娠，故本资料的卵巢肿瘤的诊断时期把巧囊单列一项。72 例中，孕前诊断巧囊 6 例、卵巢良性肿瘤 18 例；孕期诊断巧囊 1 例、卵巢良性肿瘤 9 例、恶性卵巢肿瘤 3 例；术中诊断巧囊 7 例、卵巢良性肿瘤 28 例。

3. 妊娠合并卵巢肿瘤扭转　72 例妊娠合并卵巢肿瘤，有 8 例发生扭转，扭转发生率为 11.1%。扭转的卵巢肿瘤在病理分类上，4 例为畸胎瘤（50%）、3 例为卵巢黄体囊肿（37.5%）、1 例为浆液性囊腺瘤（12.5%）。在发生时间上，4 例发生在孕 16 周以前（50%）、1 例发生在孕 20 周（12.5%）、3 例发生在孕 22 周以后（37.5%）。8 例扭转的卵巢肿瘤的直径平均为 7.85cm。8 例扭转的卵巢肿瘤，7 例行急诊手术，其中 5 例因扭转的卵巢已缺血坏死，而行一侧附件切除术（占 71.4%），2 例行囊肿剥除术（28.6%）。术后均行哌替啶镇痛和黄体酮保胎，无流产和早产发生。另 1 例为孕 34 周发生卵巢肿瘤扭转，保胎至 36 周早产，因骨盆狭窄而行剖宫产术，术中见卵巢囊肿蒂较松弛的扭转 2 圈，血运好，行囊肿剥除术，术后病理诊断为成熟畸胎瘤。有 29 例妊娠合并卵巢肿瘤在孕 22 周前已被诊断，其中 7 例在孕 16~22 周行囊肿剥除术，6 例为畸胎瘤，1 例为黄体囊肿，7 例术后均无流产及早产。

4. 妊娠合并卵巢肿瘤的诊断　妇科检查和 B 超综合判定卵巢肿瘤的性质和类型，以术后病理标准来判定诊断准确率。3 例恶性卵巢肿瘤中 2 例在 Ⅰa 期被诊断；在良性卵巢肿瘤的术前诊断上，我们比较了 39 例瘤样病变和 22 例成熟畸胎瘤（表2）。

表2　不同种类的卵巢肿瘤的诊断符合率

组别	总数	符合数	符合率	χ^2检验
瘤样病变	39	38	97.4%	
成熟畸胎瘤	22	17	77.3%	$P < 0.05$

5. 恶性卵巢肿瘤　3 例妊娠合并卵巢恶性肿瘤的临床特征和结局见表3。

表3　3例妊娠合并卵巢恶性肿瘤的临床特征和结局

病例	年龄（岁）	发现孕周	FIGO分期	病理诊断	处理	结局 母体	胎儿
1	26	6	Ⅰa	部分未成熟畸胎瘤	附件切除术	至今无瘤存活 4 年	足月分娩，存活
2	25	7	Ⅲc	未成熟畸胎瘤	肿瘤细胞减灭术	存活 3 年后失访	死亡
3	26	18	Ⅰa	多房黏液乳头囊腺瘤（灶性生长快）	左附件切除和动静脉高位结扎、大网膜阑尾切除、右卵巢楔切	至今无瘤存活 5 年	19 周引产

三、讨论

1. 妊娠合并卵巢肿瘤的临床特征　妊娠合并卵巢肿瘤的发生率文献报道差异较大，1:130~1:13000 次妊娠，其中恶性肿瘤的发生率在 1:805~1:52800 次妊娠。差异大的原因取决于产前妇科检查和孕期的 B 超检查。我院的发生率与多数学者的报道相似。

妊娠合并卵巢肿瘤的病理类型较多，本组资料显示成熟畸胎瘤最多见，占 30.6%，其他依次为巧囊（19.4%）和黄体囊肿（18.1%）。Ueda 报道的 106 例中，也是成熟畸胎瘤最多见，占 45.3%，依次为黄体囊肿（14.2%）和浆液性囊腺瘤（10.4%）。从以往和新近的文献报道来看，妊娠合并卵巢肿瘤仍以成熟畸胎瘤最多见，排在 2、3 位的分别是浆液性或黏液性囊腺瘤，关于黄体囊肿及巧囊占位各文献不一。子宫内膜异位症虽然多合并不孕，但其输卵管通常无梗阻，不孕的发生和内膜异位症的程度亦不完全平行。随着子宫内膜异位症的发病率的增高，妊娠合并巧囊的发生率也有所增加。

妊娠合并卵巢肿瘤的确定和时机至关重要，本组病例中 48.6% 为术中诊断，说明有半数在孕前和孕中均未发现，乃于剖宫产时方予确定和处理。Perkins 等报道妊娠合并的卵巢肿瘤，有 1/3 是于孕早期发现的，而本组早孕时诊断的仅占 4.2%，中孕时占 11.1%，其原因系一些孕妇产前初诊较晚，亦非常规行 B 超检查以及未在我院产前检查而因卵巢肿瘤扭转急诊入院。

本组妊娠合并卵巢肿瘤扭转的发生率为 11.1%。其中畸胎瘤最多，占 50%，因其通常为中等大小（直径 7~10cm）、光滑、活动、质地较沉重。50% 的扭转发生在 16 周以前，虽行急诊手术，却有 71.4% 行单侧附件切除。

妊娠合并卵巢恶性肿瘤的机会很少，通常为恶性生殖细胞肿瘤。妊娠期盆腔充血，肿瘤可生长迅速或易于播散。

通过上述可见，应尽早发现和确定卵巢肿瘤的存在。定期的妇科检查可于孕前发现卵巢肿瘤并予以处理。孕早期亦应进行认真地三合诊盆腔检查，必要时做 B 超扫描，以明确诊断，并注意其性质。这将有益于孕期观察和处理，如卵巢囊肿、畸胎瘤可行肿瘤剥除，以避免因扭转坏死而切除一侧附件。本组恶性肿瘤的 3 例，2 例在孕早期发现，手术时仅为 Ⅰa 期，得到了及时的治疗和良好的结果。

2. 妊娠合并卵巢肿瘤的处理　孕前发现附件肿物若除外卵巢非赘生性肿瘤，应及时手术治疗后再妊娠，可以避免卵巢扭转和破裂及流产和早产的发生，提高产科质量。

孕早期发现卵巢肿瘤后，应结合 B 超判定卵巢肿瘤的性质，如为良性，并追踪观察至孕 8 周后了解肿物有无缩小和消失。因为孕 7 周前维持妊娠的孕酮来自黄体，为维持高水平的孕酮而形成黄体囊肿，孕 8 周后临床黄体开始退化。除外临床非赘生性肿物后，应选择孕 16~22 周行囊肿剔除术，此时的子宫敏感性最低，子宫又不过大，手术操作较方便，流产率（约 2%）明显低于孕早期时的流产率（35%）。我院的 4 例孕 16 周前及 8 例孕 16~22 周手术的病人，术后予以哌替啶镇痛和黄体酮保胎，均未发生流产。手术通常剖腹进行，但新近国外文献报道腹腔镜下卵巢囊肿剔除术，手术时间短、术后恢复快、无母体和胎儿的并发症发生，效果优于剖腹手术。

孕 22 周后，卵巢肿瘤若位于盆腔内，可影响胎先露入盆，发生胎位异常以及梗阻，应密切观察，决定分娩方式。阴道分娩时注意卵巢肿瘤有无破裂和囊内出血，适度放宽剖宫产指征，同时行卵巢囊肿剔除术。

本资料 8 例扭转的卵巢肿瘤，无 1 例是巧囊。北京妇产医院的 24 例妊娠合并卵巢肿瘤扭转的病例，也均非巧囊。可见妊娠合并巧囊的囊肿扭转发生率极低；子宫内膜异位症的病人常伴有不孕，妊娠较为珍贵，如中孕行囊肿剔除术，有流产的风险；妊娠本身对子宫内膜异位症是一种积极的治疗方法。鉴于以上几点，我们认为较明确的巧囊诊断，在妊娠期间可以考虑严密观察而不手术，待分娩时放宽剖宫产指征，并于剖宫产时处理巧囊。不管在妊娠任何时期，肿瘤发生扭转、破裂及恶变等并发症，均应行急诊手术。已诊断或怀疑卵巢恶性肿瘤者，处理原则完全等同于非妊娠期，手术范围取决于临床分期和组织分类，而不考虑胎儿因素。

［原载《中国实用妇科与产科杂志》1999，15（10）：605-606］

123. 淋巴造影及其在妇科恶性肿瘤诊断和治疗中的价值

淋巴造影（LAG）是一项较新的影像学技术，开始它只在淋巴瘤的病因研究中应用，但随着对肿瘤淋巴转移认识的深入，淋巴造影越来越多地应用于妇科恶性肿瘤的诊断和治疗中。

一、淋巴造影的方法

显示淋巴管和淋巴结主要有直接法和间接法两种。间接法是将对比剂注入体腔或软组织，使之被淋巴吸收而显影。由于费时颇长，造影剂吸收不完全，淋巴管及淋巴结仅部分被对比剂充填，且需要特殊的造影剂，故实际应用价值目前还不大。直接法是将对比剂直接注入找到的淋巴管内，该法简便可靠，显影清晰，高位淋巴结亦可显示，故目前临床常用。直接法造影技术分两大步骤，即外科技术部分和影像学检查部分。外科技术部分包括：注射染料，显示及找出淋巴管；淋巴管穿刺；对比剂灌注。影像学检查包括摄 X 线片、读片及分析诊断报告。也有用计算机体层扫描及磁共振代替 X 线摄片者，但由于价格昂贵，故目前影像学检查仍以 X 线摄片为主。

1. 材料准备　包括指示剂（使淋巴管吸收、显示的染料）、对比剂（造影剂）、穿刺和注射装置以及其他一些相当于静脉切开的手术器械。一般以蓝色染料为指示剂，常用 11% patent blue violet，此外也可用亚甲蓝（美蓝）、台盼蓝等；油类对比剂显影效果好，为目前常用，如鹏苯酯（myodi lophendylate）和乙碘油（ethiodized oil），还有一些新的造影剂，但价格不菲。术前应作碘过敏试验，过敏者不宜造影。

2. 操作步骤　对妇科恶性肿瘤一般采用 Kinmonth 法双足背淋巴管造影：在患者第 1、2 趾蹼间皮下注射指示剂，待足背皮下显现放射状蓝色淋巴管线后，于清晰的淋巴管处切小口，暴露淋巴管，然后用 27~30 号头皮针小心穿刺淋巴管；注射对比剂，剂量为每侧肢体（一般身材）4~6ml，最多 7~10ml，儿童 1~4ml。速度是 0.1~0.15ml/min，一般应在 1~1.5 小时内灌注完毕。术后常规摄片 2 次，即注射完毕及 24 小时后各摄片 1 次，应同时投照前后位及侧位。

二、淋巴造影的影像学表现及结果判定

盆腔淋巴系统的显影分两个阶段：①充盈期或淋巴管期，即造影剂灌注完毕后的摄片，此时盆腔淋巴管基本充盈。正常淋巴管直径为 0.25~1.0mm。②储藏期或淋巴结期：注射对比剂

24 小时后，一般盆腔淋巴结即显影完全。正常淋巴结呈椭圆形数目和大小个体差异较大，一般横径 < 1.5cm，同一患者两侧数目大致相同。淋巴结周边界限较清晰，常相连成锤。

　　一般将下述征象视为异常，淋巴管期：①扩张，淋巴管增粗，直径 > 2mm。②迂曲，淋巴管仍在相应部位，但扭曲迂折。③绕行：淋巴管有反流，侧支循环形成。有时可见造影剂有"逃逸"到远处征象。④滞留，造影剂于 24 小时后仍存在于淋巴管内或组织中。淋巴结期：①增大，横径 > 1.5cm。②充盈缺损，边缘性缺损直径 > 5mm，或缺损占该淋巴结 1/3 以上。③破坏：充盈明显不均，性状不规则、破碎或虫蚀状。④相应的淋巴结数目减少或完全消失。

　　充盈缺损可作为直接的 X 线征象，其他为间接征象。本院根据 X 线征象与术后病理相对照，提出淋巴造影的诊断标准：凡同时各出现 1 项或 1 项以上淋巴管及淋巴结间接征象，或只有淋巴结充盈缺损者，均认为有转移存在，为阳性，否则为阴性。

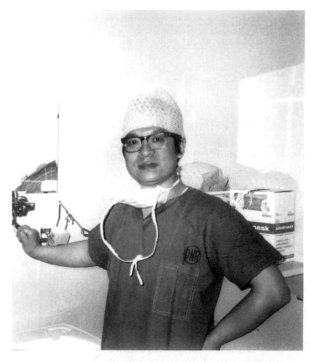

郎景和院士于挪威镭锭医院（1984 年）

三、淋巴转移在妇科恶性肿瘤淋巴转移诊断治疗中的价值

　　1. 淋巴结转移的诊断　　妇科恶性肿瘤多有区域淋巴结转移，除浅表淋巴结可经触诊发现外，深部淋巴结不能通过一般的体检确定。而淋巴造影则为估计有无淋巴结转移及制订治疗方案提供了可能性。

　　（1）外阴及阴道癌：通常为腹股沟浅淋巴结转移，亦可进而向腹股沟深淋巴结及髂淋巴结转移，上于上部阴道癌淋巴转移的预测。

（2）宫颈癌：淋巴造影常作为术前常规检查，并常得出和临床检查不一致的新发现，使诊断更为可靠。Muyleder 等对 100 例 Ⅰb 宫颈癌于术前作淋巴造影，显示 5 例阳性，15 例可疑及 80 例阴性。手术及病理结果表明淋巴造影对转移者 100% 的特异性及准确性。一般认为淋巴造影对宫颈癌淋巴转移的诊断准确率为 85%。

（3）宫体癌：Musumeci 等对 295 例子宫内膜癌患者进行淋巴造影，发现淋巴结转移的阳性率在 Ⅰ 期为 8.9%、Ⅱ 期为 28.6%、Ⅲ 期及 Ⅳ 期分别为 57.1% 及 66.6%，其造影-病理符合率达 86.3%。还有研究指出，在 Ⅰ 期子宫内膜癌，如果仅有浅肌层浸润（Ⅰb）腹主动脉旁淋巴结转移只有 4.5%，而深肌层浸润（Ⅰc）可增加到 45.5%；细胞分化 1 级淋巴结转移为 0，2 级为 13.6%，而 3 级者增加到 37.5%。

（4）卵巢癌：以前淋巴造影用于卵巢癌较少，这与对卵巢癌淋巴转移的认识不足以及卵巢癌的腹膜后淋巴结清除术未能广泛开展有关。近年由于开展了系统的腹膜后淋巴清除，深入揭示了淋巴转移的规律，术前淋巴造影的意义日趋明显。北京协和医院的一组结果表明其准确率为 83.3%。有 1 例右髂部 14 个淋巴结中仅有 1 个病理阳性，而术前淋巴造影已显示异常。

2. 对治疗上的选择作用

（1）在淋巴造影技术及阅片有一定经验的基础上，可利用术前造影来协助规划手术范围。因为腹膜后淋巴清除毕竟是创伤较大、较为复杂的操作，合理的方案是切除有转移的淋巴，而无转移者则可不作切除。此外，淋巴造影的结果使术者在行淋巴清除时更有主动性，可特别注重于造影阳性的部位，增加清除术的彻底性。

（2）有效地帮助设计放射治疗术后盆腔摄片可以发现淋巴结残留的有无和部位，病理阳性病例的残留淋巴结定位，作为补充放疗的标记。有时因术中判断和技术等问题，未能施行淋巴清除，术后可作淋巴造影。若为阴性，则不必再次剖腹手术；若有阳性征象，则需行淋巴切除及放射治疗或者化疗。

对 Ⅰ 期子宫内膜癌仅作全子宫切除者，若病理证实细胞分化为 3 级、有深肌层浸润或有未预料的宫颈侵犯者，建议行淋巴造影，以提供治疗之依据，如加用放射治疗。包括了髂翼及闭孔区较多的正常组织，而遗漏了晚期病人应包括的腹主动脉旁淋巴结，因此应将照射野略加调整。如果造影报告髂总淋巴结有转移，应将照射野上缘上移 2~4 个椎体，并适当加宽上端照射野。

3. 淋巴造影的准确性　　淋巴造影在妇癌淋巴转移的总的准确率为 52%~92%。假阳性通常是因慢性淋巴结炎、淋巴结增生、纤维脂肪增生及造影技术等引起。而假阴性则多因造影剂灌注不足，尤其是腹主动脉旁淋巴结更易发生。北京协和医院报道的一组结果中，假阳性及假阴性都为 16.7%。假阳性均为髂组淋巴结，腹主动脉无假阳性。假阴性均在腹主动脉区，髂部无假阴性。因此建议：髂部淋巴造影阳性者，应行腹膜后淋巴清除，而阴性者可不做。腹主动脉旁淋巴结阳性者，需行淋巴清除，阴性者亦不应轻易免除这一操作，以避免漏掉少数有转移的病例。

　　因此，淋巴造影是较可靠的诊断淋巴转移的方法，并能协助治疗设计。随着造影技术的提高、影像设施的发展及阅片经验的积累，定能减少假阴性和假阳性率，使之更有效地应用于临床。

[原载《中国实用妇科与产科杂志》1999，15（6）：335-336]

124. 新的诊断技术与临床思维

随着生物化学、免疫学、遗传学以及电子学、光学、工艺学等学科的发展，促进了医学诊断学的进步，新仪器设备将医院装备得日益现代化，这无疑是个进步。正像本期几篇文章介绍的，妇产科学领域也增添了不少新的检查诊断技术，它使我们有了一些新的手段。但事情又出现了另一方面的问题，即医生和病人可能过分地相信仪器和它给予的数字，而忽视医生与病人面对面的工作、床边的工作，即临床经验的重要作用。越来越多的新仪器、新技术有可能将医生与病人隔离开来，这将有悖于医学的宗旨，也是当代医学的新危机。有专家统计，现今的临床误诊率并没有明显下降，其原因可能是多方面的，但忽略基础知识和新的诊断技术的学习，忽略基本功和临床诊断思维的训练，忽略诊断技术和疾病本质的有机联系与辩证关系是值得注意的。这里提出几点，以期引起重视和讨论。

一、正常、正常值与异常、异常值

实验室或技术检测会报告出一个结果，或称正常或异常。这对临床医生来说，也只能是个参考数字，它要经过医生的全面分析，方可成为决断的依据。

首先，因为无论是生化的，或是免疫、遗传的检测结果，总要有个正常或异常的范围，同时也必然有个没有被范围包括的误差。尽管这个误差或大一些或小一些，甚至这个误差并非技术上的，而是疾病或病人本身就存在的。事实上，这种可能很小的误差所造成的错误却很大，而且屡见不鲜，比如肝、肾功能结果正常，而实际上很不正常；反之亦然。这就需要把实验报告与完整准确的病史和查体结合起来，才能得出正确的结论。

其次，检测结果的假阳性和假阴性几乎是难以完全避免的。以先进的子宫颈和阴道细胞学的电子计算机辅助诊断（CCT 或 PAPNET）为例，其漏诊率（Koss 的报告）为 3.0%，而显微镜直接观察为 16.7%，其假阴性率甚至可以高达 50%。造成假阴性的原因是多方面、多环节的，诸如取材、涂片、染色、镜检等。这时医生的责任不仅在于对结果的分析，还包括如何正确采取标本。

最后，许多新的诊断检测技术引自欧美，由于地域、国家与种族等的不同，其结果的判定也会有所差别，有些不仅是仪器调试、标准及标准差的区别，还有需要对国人的进一步调查研究等问题。如美国人的遗传性卵巢癌综合征的 *BRCA1* 基因之突变率是 80%，而日本人只有 15%，我们的新近研究也才有 10%。

二、数据、表象与认识、解释

对于检测所获得的数据和对内镜、影像观察所显示的表象，能否清楚认识和正确解释，是使用好先进仪器的关键问题，遗憾的是我们很难尽善为之。

每项技术、每个医生都有起始阶段，这是一个容易出错误的时期。可是，对病人不应该遭受这样的后果。比如对子宫内膜异位症的内镜检查，内异症的病变是各种各样的：活动性及非活动性，从白色的到紫黑色的。高明的医生既要有经验丰富的感性认识，又要有观念崭新的理性认识。

有时需要相当多病例的积累，相当长时间的验证，才能较好地掌握一种新技术。淋巴造影的摄片何谓正常和异常，怎样确定阳性和阴性？首先要确定淋巴管期和淋巴结期的正常图像，再描述出两期的异常表现，进而和病理结果相比照，得出"凡同时各出现 1 项或 1 项以上淋巴管及淋巴结间接异常征象，或只有淋巴结充盈缺损者，均认为有转移存在，为之阳性，否则为阴性"。须知，按照这个方法和标准，其准确率也只是 83.3%，而不是 100%。

对新技术的应用最忌检查与临床的脱离。妇产科医生往往对一些新技术不甚了解，我们阅读 CT、MRI 片子可能不很在行，对某个生化实验的原理也未必十分理解，只好依赖医技科室的报告，而医技科室的某些人员又往往脱离临床，不了解病人的具体情况，其结论的错误实不少见，出现了只凭 X 线和超声测量骨盆就说"从阴道分娩没有问题"的笑话（完全忽略了产力和胎儿两大分娩因素），也有根据直肠占位性病变，按直肠癌手术，而结果是子宫内膜异位症的教训（没有注意病人痛经和周期性便血）。

新的阴道细胞学 TBS 分类法的一个重要优点是报告的病变描述容易被临床医师理解，而且将标本质量也作为报告的一部分，标本划为三等，细胞率达到 10% 以上，也有比较客观的检查治疗建议。这比原来简单地报告巴氏Ⅰ~Ⅴ级更有利于临床与实验室的沟通。

三、仪器、检测与人、思维

无论怎样现代的仪器设备，也无论如何先进的检测技术，使用和掌握它的以及进行判断和最后下决断的仍然是人。医生的知识和经验是最基本、最重要的。即使是电脑给了超乎寻常的显示，它必须以我们存入的经验和信息为依据，而对其结果的认识和分析亦需要经验。CCT 的计算机只是完成了一次筛选，细胞的检视和诊断要由细胞学家来完成。更有美国 FDA 2 年前通过的"新巴氏超薄片测试法"（thinprep pap test），也只是滤去了血液、黏液及炎性碎片残迹，使玻片上是一个薄薄的清晰的细胞层，便于观察。

肿瘤标志物是我们所青睐的，尽管可以把它们分为生物学标志（biological markers）、血清学标志（serum markers）和遗传学标志（genetic markers），但特异性和敏感性都还不甚理想。比如 CA125 虽然是非黏液性卵巢上皮癌较好的血清标志物，晚期阳性率可达 80%，而早期只有50%。况且约有 1% 的健康妇女、3% 的良性卵巢疾病患者、6% 的非肿瘤患者也可有非特异性升高。所以医生要根据病人具体情况，进行个体化分析和处理。因此，在我们介绍新的诊断技术的时候，必须强调基本临床技能的绝对重要性，以及把临床和实验结合起来的辨证思维方法。同时，这种介绍本身可以帮助我们理解这些技术的原理、意义和注意事项。我们常说知识重要，运用知识的能力更重要。在这里，我们也应该说新的诊断技术方法重要，科学的思维方法更重要。

［原载《中国实用妇科与产科杂志》1999，15（6）：323-324］

125. 卵巢恶性肿瘤保留功能性手术

卵巢的去留关系到卵巢内分泌以及生殖功能。患侧卵巢，无论是何种恶性肿瘤，都应切除，而不主张剥除肿瘤保留剩余卵巢。子宫和另一侧卵巢能否保留，则须视肿瘤组织学类别、临床期别、细胞分化、患者年龄、婚姻状况及生育要求等情况综合分析，作个体化抉择处理。

一、卵巢上皮性癌

该类卵巢癌占卵巢恶性肿瘤的 70%，且就诊时 70% 已属晚期，其预后甚劣，病死率亦达 70%。所以，总体而言，对卵巢上皮癌保留功能的手术比例很小，适应证选择应十分谨慎。仅限于交界性肿瘤和某些早期病例。

交界性肿瘤占卵巢上皮性肿瘤的 10% 左右，发病年龄较轻，平均在 34~44 岁，合并妊娠者 9%，可见保留功能手术之重要。所幸交界性肿瘤以Ⅰ期为主，占 50%~80%，其次是Ⅱ期或Ⅲ期，几乎无Ⅳ期。对于Ⅰa期，年轻有生育要求者，可行患侧附件切除，对侧应剖腹探查（或送冰冻切片证实）阴性，并作腹腔冲洗液细胞学及多点活检均阴性。若虽为Ⅰa期，但年龄大或无生育要求，以及Ⅰb、Ⅰc期者，则应行全子宫、双附件切除，大网膜、阑尾及腹膜后淋巴结切除，所谓"全面分期的手术"。Ⅱ期以上行肿瘤细胞减灭术。

值得提出的是，交界性肿瘤恶性程度低、预后好，Ⅰ期的 5 年存活率可达 80%~100%。但仍有复发的可能性，且复发晚，随时间的推移而增加。交界性肿瘤复发，绝大多数的病理形态仍为交界性，再次手术仍可得到较好结果。此外，交界性肿瘤病人有并发其他恶性肿瘤的倾向（可占 14.5%，如宫颈癌、子宫内膜癌、乳癌、肠癌和肺癌等）且并发的肿瘤之预后均较卵巢交界性肿瘤为差，是病人死亡的主要原因。这在行保留功能手术及随诊中应予注意。

在卵巢上皮癌中，Ⅰ期属于早期，一般应行全面确实的分期手术包括全子宫双附件切除、大网膜切除、腹水或腹腔冲洗液细胞学检查以及盆腔、腹主动脉旁淋巴结清除术。只有在高选择情况下方可行保留功能手术，即保留对侧附件和子宫。但必须符合下列所有条件：①患者年轻，渴望生育。②Ⅰa期。③细胞分化好（G_1）或交界性。④肿瘤光滑活动。⑤对侧卵巢外观正常，活检阴性。⑥腹腔细胞学检查阴性。⑦腹膜多点活检阴性。⑧有随诊条件。或建议于完成生育后应切除子宫及对侧附件。

不符合上述条件及Ⅱ、Ⅲ、Ⅳ期的卵巢上皮癌不应行保留功能手术。

二、卵巢恶性生殖细胞肿瘤

由于对该类肿瘤治疗方法的重大进展，使之有了良好的治疗结果和可以成功地保留功能。这种治疗策略初始于 20 世纪 60 年代，只试用于恶性程度较低的无性细胞瘤；70 年代，认识到了未成熟畸胎瘤有向成熟或良性转化的规律，采用反复手术切除复发瘤仍可使卵巢及生育功能得以保留；此后，由于有效的联合化疗，将这一手术方式扩大到恶性程度很高的内胚窦瘤等。从表 1（北京协和医院材料）可见这种手术处理方式日益增多，表明治疗的改善和策略的正确。

表 1　恶性生殖细胞肿瘤保留生育功能的手术（PS）

年份	病例数	PS 数	%
1949~1976	80	27	33.8
1977~1992	85	43	50.6
1993~1996	23	19	82.6
合计	188	89	47.3

现今，已将切除患瘤侧附件列为幼年、青年及有生育愿望患者的常规术式，其适应证几乎不受临床期别和组织学类型的限制，形成了与卵巢上皮癌很不相同的积极保留功能的原则，甚至对 Ⅱ、Ⅲ、Ⅳ 期患者，在切除转移灶和腹膜后淋巴结后，仍可保留子宫和对侧附件。

这一策略的可行性在于：①恶性生殖细胞肿瘤多数为单侧。除无性细胞瘤双侧性可达 10% 以外，其他如未成熟畸胎瘤、内胚窦瘤之双侧性均很少。②该类肿瘤虽然也易于转移和复发，甚至达肝脏或淋巴结等部位，但盆腔复发，子宫与卵巢受累较为少见。③对化疗敏感如 VAC（长春新碱、放线菌素、环磷酰胺）、BVP（博来霉素、长春新碱、顺铂）及 BEP（博来霉素、VP16、顺铂）等对该类肿瘤有很好的疗效。④患者多为青少年。

这一处理使近 90% 的病例得以存活，已婚有生育要求而妊娠者可达 80%，极大地提高了患者的生活质量。

在进行保留功能手术和处理时尚应注意三点：其一，手术时要作全面细致探查，切除转移灶。恶性生殖细胞肿瘤易淋巴转移，特别是无性细胞瘤，看似 Ⅰ 期，盆腹腔光滑，但亦有报道有 30% 左右的淋巴结转移，谓之"沉静地转移"，应常规清除淋巴结。其二，术后化疗非常重要，尤以上述之 VAC、BVP、BEP 为佳，用这些方案持续缓解率可达 90%，而用其他方案只有 43%。其三，严密随诊，除盆腔及影像检查外，AFP 是内胚窦瘤或混合型未成熟畸胎瘤的重要"肿瘤标志物"，要定期检测。

三、性索间质肿瘤及其他

性索间质肿瘤主要有纤维瘤、颗粒细胞瘤、支持-间质 Leydig 细胞瘤等。许多性索间质肿瘤能分泌类固醇，从而导致临床内分泌症状，但每一种性索间质肿瘤的诊断完全根据其肿瘤组织学形态，而不以临床内分泌功能及肿瘤分泌的激素而定。

能否保留女性性功能，要依其组织学类型和临床期别酌定。多数性索间质肿瘤（如纤维瘤、泡膜细胞瘤、支持细胞瘤、硬化性间质瘤）是良性的，故只行单侧附件切除即可。有些是低度恶性或潜在恶性的（如颗粒细胞瘤、间质细胞瘤、环管状性索间质瘤）则在Ⅰa期的年轻患者行单侧附件切除。Ⅰb或以上期别者行确定分期手术或肿瘤细胞减灭术，不宜做保留功能之处理；而且术后要给予化疗。本瘤有晚期复发的特点，应长期随诊。这时原来表现的某种"功能"就成为肿瘤的一种标志物，用以监测。

在卵巢的其他恶性肿瘤中，如转移性或继发性卵巢癌，一般其原发癌，如乳癌、胃肠癌都属晚期，不再主张施行保留功能性手术。

［原载《中国实用妇科与产科杂志》1999，15（5）：261-262］

126. 老年妇女与性

老年妇女由于生殖内分泌的变化以及伴随的生殖器官的退行性变化，与青年女性相比，可能遭遇更多的性问题。了解老年期的生理过程，对正确看待和理解老年期生活中的性问题，保持良好的性兴趣，提高性生活质量是十分必要的。

一、老年妇女生殖内分泌及生理特点

妇女 45~55 岁进入更年期，生殖内分泌系统显出明显的变化，卵巢功能逐渐衰退，雌激素分泌减少，排卵变得不规律甚至无排卵，导致黄体功能不良甚至无黄体形成，孕激素分泌减少，月经周期变得不规则。月经完全停止即进入绝经期，卵巢功能进一步衰退甚至完全丧失，表明妇女已进入老年期。妇女进入老年期的年龄和卵巢衰退的速度存在个体差异，受遗传、营养、孕产以及疾病的影响。卵泡逐渐衰萎，雌激素的分泌亦渐停止。生育年龄妇女体内的雌激素主要为雌二醇，而绝经后妇女体内雌激素主要为雌酮，主要来源于肾上腺的分泌及外周组织的转化。由于卵巢分泌的性激素减少，负反馈作用降低，垂体促性腺激素 LH 及 FSH 含量明显增高，绝经 1~3 年这两种促性腺激素水平达高峰。FSH 水平为生育年龄妇女卵泡早期含量的 10~20 倍，LH 上升约 3 倍。以后垂体的功能随年龄的老化而降低，促性腺激素轻度下降但仍维持一个高水平。

雌激素是维持泌尿、生殖功能的重要因素。雌激素水平低下，能引起这些器官严重萎缩及分泌功能降低。如阴道干燥、弹性差，阴道萎缩，子宫及阴道脱垂，膀胱及直肠膨出。由于局部抵抗力低下，易继发感染如阴道炎、泌尿系感染等。此外，高血压、冠心病及骨质疏松的发生率亦升高。

二、性欲的生理基础及其有关因素

性欲的同义词有利比多（libido）、冲动、情欲欲望等。具有生理-心理-社会三维含义。性欲的生理基础除与性激素有关外，近年的神经组织、神经生理等研究表明，多种神经递质具有重要意义。雄激素是维持性欲重要的物质保证，女性大脑中有睾酮受体的存在。有些妇女排卵前性欲增加是由于肾上腺分泌的雄激素增加所致，这也解释了为什么妇女在切除卵巢及子宫后仍能保持正常的性欲。血中睾酮水平与女性性反应存在显著的相关性。雌激素并不能提高性欲，但在性活动中，雌激素对维持女性生殖道的润滑是非常重要的。有作者认为多巴胺是维持性欲的主要神经递质。动物实验已经证实大鼠被剥夺了多巴胺后，将对任何性刺激毫无兴趣。老年人性欲的降低与多巴胺下降有关。抗多巴胺药物常常具有抑制性行为的作用，并能增加血中泌乳素水平。高泌乳素血症常伴女性性欲减低，这些往往与脑组织中多巴胺含量降低有关，同时泌乳素亦可降低血中睾酮浓度并对主管性功能的大脑皮层中枢具有直接的抑制作用。

性欲受生物学、心理学及社会学的影响，各种因素是互相统一、相辅相成的。性与生殖的关系密切，但人类的性活动与生殖无关。性欲反映了一种心理驱动，它涉及性器官、性激素、性神经、性快感中枢等一系列生物因素。心理学的力量反映了内在的生物学过程和表现形式。性活动是一种带有创造的或审美意味的自我表现形式，是爱与奉献的深情表达方式。性还受社会及文化因素的制约。保持性活力，对体现个人价值观念亦是非常有益的。

三、老年妇女的性问题

绝经的年龄因人、因地区而异，在45～55岁。随着社会的发展和科学水平的提高，人类的寿命不断延长，许多妇女绝经后还要经历平均25年甚至更长的生命时间，约相当于整个生命的1/3时间。生殖能力的终止并不意味着性要求及性反应能力的结束。但是由于绝经后雌激素水平的下降，老年妇女常常出现潮热、出汗、阴道干涩和瘙痒及抑郁、头痛、失眠、背痛、关节痛、性欲降低等症状。阴道分泌物的减少，阴道皱襞的消失及阴道萎缩，易出现性交疼痛、性交时阴道裂伤出血甚至性交困难。由于泌尿生殖道的抵抗能力降低，易继发泌尿系及阴道炎症如尿道炎、膀胱炎及老年性阴道炎。阴道萎缩使得尿道口更接近阴道口，性交时会出现反射性的排尿感及尿道痛。这些因素均导致老年妇女性生活的困难及顾虑。老年妇女常合并高血压、心脏病等，往往不敢进行性活动。但有的妇女进入绝经期后，由于不再担心妊娠的问题，可能会出现性欲增强。像人体其他器官一样，生殖系统亦遵循经常使用就会灵活，不用或少用就会废用性萎缩的规律。缺少性生活妇女，阴道萎缩更为明显。老年人较为积极的性生活，性交痛可减少至最低程度，任何原因的禁欲都可能引起性交疼痛。传统的观念认为性生活应属于青壮年或身体健康的人，老年人尤其是患有心血管疾病的妇女，害怕性活动会危害身体健康。其实除了某些严重的疾病如冠心病外，老年人没有必要限制性活动。但在老年的性生活中，比单纯性交更为重要的是包括拥抱、抚摸以及充满感情的话语等一系列亲昵的举动。老年夫妻只有互相关心、互相理解和体贴，其性生活才会完美。

四、老年妇女性问题的处理

如上所述，老年妇女由于生殖内分泌的一系列变化以及伴随而来的泌尿生殖系统变化，使老年妇女的性活动受到限制。正确地认识老年的生理变化并给予适当的处理是解决老年妇女性问题的关键。

雌激素替代治疗，可解除雌激素低下引起的如阴道萎缩干涩，增加阴道的润滑性、黏膜的厚度及肌肉的扩张能力，减少性交痛、阴道炎症以及阴道子宫脱垂的体会。亦可增加膀胱及尿道的张力及抵抗力，减少泌尿系统感染的机会。并可预防绝经后妇女的骨质疏松及心血管疾病，从而改善老年妇女的生活质量。目前，最常用的雌激素包括倍美力、炔雌醇、戊酸雌二醇、尼尔雌醇等。还可应用具有雌激素、孕激素及雄激素活性的合成激素利维爱，其中雌激素的应用方法有单独应用雌激素及雌-孕激素联合应用两种方式，并可分为连续用药及周期性用药，具体的应用方法视个人的情况有所不同。对有肝脏疾病、静脉栓塞、乳腺及子宫肿瘤者，雌激素替代治疗不用或慎用。

对症治疗：对阴道干涩的老年妇女，可外用阴道润滑剂，增加性生活时阴道的润滑感并增加舒适感，减少性交疼痛的机会。积极治疗泌尿道感染及老年性阴道炎，对保证老年妇女的性生活，也是十分重要的。

目前全世界人口越来越老龄化，且妇女的平均寿命比男子要长，正确认识及处理老年妇女的性问题很有必要。健康愉快的性生活对老年妇女的健康、精神愉快以及家庭和睦，其意义是十分重要的。

［原载《中国实用妇科与产科杂志》1999，15（2）：77-78］

127. 阴道疾病与阴道手术

随着人们的经济、文化、社会生活的改变以及科学技术的发展，妇女阴道疾病的发生、诊治观念和方法亦有不少变化，阴道手术的价值又被重新关注。

一、阴道感染诊断和治疗的现代概念

阴道感染或者阴道炎症作为一种独立的临床疾病虽然极为常见，但我们对它的重视还不够，表现在对其研究的不深入和治疗的盲目性。从发病而论，某些阴道感染无疑属于性传播疾病，一些则否，另一些是否由性传播尚有争议。除了念珠菌、滴虫和细菌感染以外，淋球菌、单纯性疱疹病毒、砂眼衣原体及人乳头瘤病毒（HPV）等感染的危害现今尤为突出。除妇女体内环境以外，生殖激素、抗生素和避孕措施对阴道微生物群的微妙影响也显得越来越重要。

自从 1892 年 Doderlein 发表了对人类阴道菌群的首次广泛研究以来，乳酸杆菌在维持阴道生态系统动态平衡的地位似乎是不可动摇的。实际上，所谓"正常"的阴道中有大量各种各样的微生物，其中不少是具有潜在或"条件"致病能力的。乳酸杆菌要达到一定数量，关于细菌的定量研究甚少，厌氧菌与需氧菌之比为 2:1~5:1。有时乳酸杆菌的总体数量并不少，而是菌株的变化，正常情况下 96% 为产生 H_2O_2 的菌株，厌氧性乳酸杆菌仅占 4%。反之，在阴道病患者中仅有 35% 查到 H_2O_2 菌株，更有甚者，厌氧性乳酸杆菌竟高达 94%。

应该说对细菌性阴道病（bacterial vaginosis，BV）的认识表明了对阴道炎症研究的一种发展，该病早在 1955 年就被 Gardner 和 Duke 首次描述，而直到 1984 年才在瑞典的专题国际会议上确定为 BV。BV 实际上是一种以加德纳菌、各种厌氧菌、莫必伦（Mobiluncus）菌及支原体引起的混合性感染。与其他阴道炎不同的是局部炎症表现并不明显，而且有 10%~15% 的感染者没有症状。现已公认 BV 的临床诊断标准是：①匀质、稀薄的阴道分泌物。②分泌物与 10% KOH 混合后出现鱼腥味（胺试验阳性）。③阴道 pH > 4.5。④发现线索细胞（clue cell）。以上 4 项中，有 3 项出现当可诊断。其中线索细胞是特异性最高的一项。实验室诊断，如 GV-DNA 探针检测可有 95% 的敏感性和 99% 的特异性。

诚然，阴道炎不大会死人，也极少接受住院治疗，但它对妇女生活质量的影响很大，对于其他妇科疾病的发生和围生期不良结局的作用却不容忽视。阴道感染特别是 BV 和淋球菌感染常可引起不孕和异位妊娠及反复发作的泌尿系感染；促进 HPV 感染，增加宫颈和阴道不典型增生和癌的发生；以及绒毛膜羊膜炎、羊水感染、胎膜早破、早产、低出生体重儿和产后子宫内膜炎等。

阴道感染的治疗方法很多，也推出了有特异性作用的全身或局部药物，但炎症的复发及再感染仍颇多见，而能供孕期选择的药物却较少。在绝经后妇女阴道感染的治疗中，雌激素起到至关重要的作用。雌激素的变化确实控制着细菌的类型，研究发现给予雌激素治疗者的阴道乳酸杆菌明显高于未给予者。雌激素对于老年性阴道炎以及反复发作的泌尿道感染可以说有奇效。学者们也在研究乳酸杆菌疗法，包括饮食和细菌代谢，或者局部用药，应用乳酸杆菌疫苗或未灭活的乳酸杆菌。乳酸杆菌能刺激宿主免疫系统和阻止潜在致病菌生长，甚至试图用于治疗艾滋病。

二、阴道肿瘤的发生和早期诊断

阴道的恶性肿瘤较为少见，近年 HPV 感染及阴道上皮内瘤变（vaginal intraepithelial neoplasia，VaIN）更引起重视，这包括 HPV 和 VaIN 的关系以及 VaIN 和阴道癌的关系。

其实人们早就注意到生殖器疣的性传播性，HPV 是长期未受重视的"灰姑娘"，只是近年才吃惊地发现它是始作俑者，而疣是人类中能明确转化为恶性肿瘤的病毒性感染。大多数 HPV 感染是亚临床的，其表现多为不正常细胞学涂片，而不是临床上可识别的疣。十几年前，可识别的 HPV 类型不足 6 种，而现今已有几十种之多。和 CIN 和 VIN 一样，HPV16、HPV18 亦是 VaIN 的重要病因因素，在感染早期，病毒位于核内作为游离基因，挖空细胞是其特征。当病毒整合到宿主细胞内则表明病变已进展到高级别的上皮内瘤变。

VaIN 的发病率在上升，平均年龄在下降（平均为 50 岁）。与外阴的癌变前期变化相比，VaIN 更具恶变潜能。这一特点不仅对阴道癌的早期诊断，而且对子宫颈癌的治疗及随诊中有重要意义。HPV 感染的鳞状上皮亦常隐匿，使术后易于复发。不少大组材料的报告指出，即使在 VaIN 治疗后，仍有 6% 发展为浸润癌；在宫颈原位癌子宫切除术后，可发现不典型细胞（ASCUS）占 42%，穹隆的 VaIN 也有 54%，阴道不正常级别有 51% 是与宫颈原病变是相同的。可见阴道细胞涂片、阴道镜检在严密随诊中是不可忽视的。就是妇科良性病变切除子宫后的阴道涂片（6265 例大组报道），亦有 0.5% 的不典型细胞；0.5% 的 $VaIN_1$；0.1% 的 $VaIN_2$ 和 0.02% 的鳞状细胞癌。

阴道癌恶性程度高，以往多用放疗和手术，效果不理想。近年认为化疗的作用值得重视，如多发于幼女的胚胎横纹肌肉瘤（又称葡萄状肉瘤）、阴道内胚窦瘤，经用化疗取得了良好的疗效。

三、阴道手术地位的重新估价

所谓阴道手术包括阴道本身病变的手术和通过阴道所施行的手术。阴道部位的手术由于空间狭小、照明不利、操作不便，较之剖腹手术更为困难。

阴道本身病变的手术常见的有畸形矫治、阴道成形、病变及肿瘤切除、损伤和脱垂的修补等。我国学者在生殖道脱垂、生殖道瘘的手术治疗方面曾积累了相当丰富的经验，近一二十年虽然由于产科原因造成的生殖道支持结构的损伤明显减少，但年龄的普遍增长以及其他原因，女性泌尿生殖器官支持结构松弛所带来的问题，如张力性尿失禁、阴道前后壁松弛和脱垂等。这些患者为改善生活质量而要求治疗日趋迫切。但我们在女性泌尿学的研究较少，也缺乏手术治疗的高质量论文报道。以往常施行的有阴道前壁修补术（Kelly operation）、库柏韧带悬吊术（Colpo suspension），效果尚可。现今国外由腹腔镜完成悬吊术者亦不乏报道。此外，阴道子宫切除后穹隆膨出，特别是如何鉴别肠疝的存在和处理也是临床值得注意的问题。

子宫切除是妇科最常施行的手术，目前有三种方式供选择：经腹、经阴道、经腹腔镜。应该说，谁也不能完全代替谁，每一种都有其适应证和利弊。子宫脱垂经阴道子宫切除可不限于子宫的大小，小于10周妊娠大小的子宫肌瘤亦可从阴道切除，采用劈分、去核、碎体等方法将其去除。这要求有很好的阴道手术的训练和经验，但应除外严重盆腔粘连和恶性肿瘤等情况。腹腔镜辅助的阴道子宫切除（LAVH）可分离粘连（如子宫内膜异位症），从镜下完成主要步骤，再切开阴道穹隆去除子宫。镜下施行的步骤多少则依术者的习惯和经验而定，阴道手术的技巧亦然是需要的。尽管阴道子宫切除和手术难度较高，时间也略长些，但病人术后恢复快、病率低、住院时间短、腹部无瘢痕，受到欢迎。有人预言，在下一世纪，除了恶性肿瘤，绝大多数的妇科手术都可以从腹腔镜和阴道途径完成。对此，也可能仁者见仁、智者见智，但阴道手术的地位将需重新被提升，青年医师要加强在该方面手术的培训。

［原载《中国实用妇科与产科杂志》1998，14（3）：131-132］

128. 尖锐湿疣的诊断与治疗

生殖器尖锐湿疣（condyloma acuminate，CA）是生殖器皮肤与黏膜的尖锐疣瘤状良性病变，由人类乳头瘤病毒（human papilloma virus，HPV）引起的一种生殖道性传播疾病，是以人类作为自然宿主的具有高度组织特异性 DNA 病毒。已鉴定出 60 余种亚型，其中 HPV 6、11 型主要存在于女性生殖道。近年来女性生殖道 HPV 感染呈上升趋势，曾对 1987—1989 年的妇女普查发现，感染率由 3% 上升至 18%，美国的一项调查表明女性尖锐湿疣的发病率，1978 年比 1950 年增加了 8 倍。提高全社会对尖锐湿疣的认识，已是当务之急。

一、本病特点及妊娠期改变

HPV 感染后取决于多种因素，包括 HPV 类型、受感染皮肤类型、宿主免疫力、营养因素及吸烟等，可分为临床、亚临床和潜伏期感染三类。Evander 对 276 例年龄 19~25 岁的调查发现，登记时 21%（59/276）HPV 阳性，1~3 年随诊时为 8.3%（23/276）阳性，可以认为年轻妇性感染 HPV 呈暂时性，可自然消退。

本病的潜伏期 3 周~8 个月，初为针头大丘疹，呈红色或污灰色，后逐渐增大，集聚融合成乳头瘤样或鸡冠样突出，质柔软，表面湿润，糜烂，可有浑浊的浆液或脓液，病变常以大小阴唇、会阴及肛门附近为好发部位，并向四周扩散，累及阴道时常在阴道下段后壁，甚至累及宫颈、尿道口及肛门附近。初发时患者常无自觉症状，增大后有瘙痒及压迫感。

妊娠期由于盆腔血供丰富，体内雌激素水平增加、细胞免疫中 T 辅助细胞与 T 抑制细胞的比值降低，多数学者认为妊娠期生殖道 HPV 感染增加，尖锐湿疣的发生率也较非孕期高 2.8%~28%。Rando 对 110 例孕妇在不同阶段及产后 HPV 感染情况调查发现：孕前 3 个月内宫颈 HPV 感染率为 28.2%，孕 9 个月时感染率增至 46%。110 例孕妇有 52.5% 至少有一次 HPV 感染，而产后 HPV 阳性率降为 11.5%。但 Remp 对 375 例孕妇 HPV 检测发现，早、中、晚孕期，产褥期，HPV 感染率在各期间均无显著差异。无临床疣者，HPV 检出率为 11.1%。

母婴具体传播方式尚不明了。一般认为新生儿感染源于产道接触传播，导致新生儿咽喉乳头瘤病、结膜乳头瘤病，但发生率并不高，与孕妇 HPV 感染率相比，1:80~1:500。但无法解释剖宫产的新生儿阴茎、口腔及羊水中 HPV 的存在。T seng 对 52 例孕妇 HPV 检测，孕妇外周血单核细胞 HPV 检出 9 例，新生儿脐血 HPV 检出 7 例，此 7 例均为孕妇外周血单核细胞中 HPV 16 阳性者，提示新生儿 HPV 感染可能在产前来自胎盘血流，而不是经产道感染。外周血单核细胞中 HPV DNA 可能是潜在的感染原因或是同一病人重复感染的来源，新生儿 HPV 感染率与有无胎膜早破有关。Remp 在 115 例 HPV 感染的孕妇观察发现：有胎膜早破者比无胎膜早破者的新生儿 HPV 感染率明显增加，且死产率增加。作者认为生殖道 HPV 感染合并羊膜绒毛膜炎者，其新生儿 HPV 感染率和死产率均明显增加。在分娩方式的选择上，除生殖道较大的尖锐湿疣堵塞产道、胎膜早破、活动性生殖道 HPV 感染宜行剖宫产外，一般可行阴道分娩。

二、诊断

根据外阴、阴道分泌物增多的病史及典型体征，诊断并不困难，对可疑尖锐湿疣者，局部涂以 3%~5% 的醋酸，3~5 分钟后 HPV 感染的区域泛白，对诊断有一定帮助，尤其对宫颈 HPV 感染适用。但该试验并非对 HPV 感染特异，常有假阳性结果。此外可以进行以下检查，以明确病因及分型。

1. 阴道镜和组织细胞学检查　阴道镜检查，放大局部组织形态，必要时辅以醋酸白试验，可以提高尖锐湿疣的诊断率。对宫颈脱落细胞涂片进行巴氏染色，以典型的挖空细胞为诊断依据，HPV 感染后病理改变为基底层和棘细胞层增生，中表层可见核增大，不规则，外周有不规则透亮区，可环绕核形成核周单状的挖空细胞。Nuova 报道 57 例外阴病变挖空细胞阴性者，用其他检测方法的 HPV 阳性率为 27%。多数学者认为以挖空细胞作为诊断尖锐湿疣的标准，特异性高而敏感性差。

2. 电子显微镜检查　电子显微镜检查病变组织，如见细胞核内的病毒颗粒，则可诊断尖锐湿疣。电子显微镜诊断尖锐湿疣也是特异性高，敏感性较低。用电子显微镜价格昂贵，临床应用不多。

3. 血 HPV 抗体　Bonnez 在 1991 年第一次报道了尖锐湿疣患者血清中发现 HPV6、11 特异性抗体，并指出该抗体是疾病活动的标志。用酶联免疫吸附试验（ELISA）进一步对 HPV 感染、曾有 HPV 感染史和无 HPV 感染的患者血清测定，发现 HPV 型间有广泛的交叉反应。另外，生殖道 HPV 感染者血清的抗 HPV 抗体普遍阳性，尤其在一些先前有 HPV 感染史者的抗体水平较高，而无 HPV 感染史的健康对照组，具有高效价抗体的比例也不少，推测可能曾经有 HPV 亚临床感染，包括非性传播的 HPV 感染。抗晚期蛋白抗体的产生率为 25%~65%，较抗早期蛋白的抗体产生率高。

4. 免疫组织化学方法　HPV 感染后在细胞内增殖合成衣壳蛋白，衣壳蛋白为人种特异性抗原，用抗原检测的 PAP 和 ABC 法可以对组织细胞的 HPV 抗原成分检测。此法也是特异性高，敏感性低。

5. 核酸杂交和 PCR 法　核酸杂交技术是用分离纯化的已知 RNA 或 DNA 序列片断去检测未知的核酸样品，可以定性或定量地检测特异 RNA 或 DNA 序列片断。主要方法有 Southern 杂交、斑点杂交、反向杂交，原位杂交。Borst 对细胞学检查正常的妇女行 Southern 杂交技术检测，HPV 16 的阳性率为 11.6%。

目前，应用前景最好的为聚合酶链反应技术（polymerase chain reaction，PCR）。PCR不仅能对新鲜或冰冻的组织进行检测，对亚临床感染及潜伏期感染也能诊断，它具有特异性高、灵敏度强、简便快速和无反射性等优点。Nino对201例妇女进行细胞学和阴道镜检查后行PCR检测HPV，在细胞学和阴道镜检查正常的124例中，PCR检测HPV16的阳性率为8.87%；细胞学正常、阴道镜检查阳性的77例中，HPV 16的阳性率为32.4%。Nuova发现原位杂交方法检测HPV阳性率为2.4%，而PCR法检测的HPV阳性率为18%。可见就HPV检测的灵敏度而言，核酸杂交和PCR方法优于其他方法，而PCR方法与核酸杂交比较，PCR方法更胜一筹。

三、治疗

由于目前还没有根除HPV的方法，尖锐湿疣易复发，因此治疗方法多为去除外生性疣，改善症状和体征。

1. 药物治疗　　药物治疗有化学腐蚀剂和表面化疗剂。化学腐蚀剂有足叶草脂（podophyllin）、足叶草毒素（podophyllotoxin）和三氯乙酸（trochloroacetic acid，TCA）、二氯乙酸。

足叶草脂和足叶草毒素可使局部小动脉痉挛，3~4天后疣即脱落。使用方法为10%~50%的足叶草脂溶于安息香乙醇中，涂擦病灶上，每次面积<$10cm^2$，深度<0.5cm，涂药时应将疣周围的健康组织用凡士林纱布掩盖，以防损害皮肤，用药后4小时清洗用药部位。每日一次，3~4天为一疗程。未愈者可重复第二疗程。足叶草毒素（商品名：尤脱欣）是从足叶草脂中提炼，比足叶草脂的局部刺激轻，且可自我治疗，故被广泛应用。每日涂药2次，共3天，休息4天为一疗程，未愈者可重复疗程，治愈率49%~82%。Sundharm在动物实验中发现是足叶草脂对胚胎有毒性作用，并影响胚胎的生长发育，故孕妇禁用。

三氯乙酸和二氯乙酸涂擦局部病灶的作用似足叶草脂，但对胎儿无明显副作用，是唯一能用于治疗孕期尖锐湿疣的药物。

表面化疗剂5-氟尿嘧啶（5-FU）是抗代谢药能抑制病毒的复制，较适用于病灶的数量多、面积大的外阴、肛门尖锐湿疣，对阴道尖锐湿疣也适用。常用的方法为5%油膏涂擦病灶，每日2次，7~14天为一疗程。未愈者可重复疗程。5-FU可致流产、早产和对胎儿有致畸作用，故孕期禁忌。

2. 物理和手术治疗　　物理治疗有冷冻、激光和电灼等方法。

冷冻治疗一般采用液氮或二氧化碳干冰使疣组织坏死，冷冻以基底部可见有一受冻皮肤晕为度。适用于疣体不太大或病灶不太广泛的病人，不适阴道疣的治疗。

钕-YAG激光可用于治疗任何部位的疣，对难治的、体积大、多发性疣均可使用。姜国调报道激光治疗25例，一次治愈16例两次治愈5例，三次治愈1例，治愈率88%（22/25）。术后随访6个月，复发2例，复发率9.1%。

电灼也是将疣体在基底处凝固，适用于治疗丘疹疣、体积小的疣，特别是带蒂疣。手术剪除为沿疣的基底部剪切除疣体，从后向前剪，以免渗出物和血液影响手术操作。适用于治疗数目少（2~4 个），病损小（＜10mm 直径）的疣，以切除治疗肛门周围的疣效果较好。袁钟岱等报道用刮术治疗女性尖锐湿疣 871 例，为局麻后用通心双面镜刮匙沿疣基底将疣体逐个刮除，一次治愈率 100%，术后前 3 个月内复发 11%，4~6 个月复发 14%。孕期合并尖锐湿疣治疗因要兼顾母婴双方面，目前仍以冷冻和激光治疗为首选。治疗时间在孕中期最好，孕晚期也可。David 对 32 例妊娠合并尖锐湿疣行激光和三氯乙酸治疗，分娩时 31 例病灶消失，与对照组比较，剖宫产率，新生儿出生的 Apgar 评分和产程进展均无差异。

四、干扰素

干扰素（interferon，IFN）可作为其他治疗手段的辅助治疗。IFN 的作用机制有三：①抗病毒作用，可暂时结合于细胞表面的受体，活化细胞质中酶，影响 mRNA 翻译，从而限制病毒复制。②免疫调节作用，增强宿主对 HPV 的感染防御反应。③抗增殖作用，IFN 的制剂有 IFN-α、IFN-β、IFN-γ 及重组 IFN（α、β、γ）。临床应用：病灶内注射，每周 3 次，共 3 周。全身性应用，剂量 10~180IU 不等，皮下注射每天一次，共 10~14 天，后改每周 3 次，连续 4 周，或肌注每天 1 次，共 28 天。一般认为 IFN 对原发性，顽固性尖锐湿疣有疗效。但 Amstrong 采用随机、双盲、平行分组的方法对足叶草脂+α-2αIFN 和足叶草脂+安慰剂治疗尖锐湿疣 10 周，前者的治愈率为 36%（15/42），后者为 26%（11/43），26 周复发率在 IFN 持续应用组为 7%，安慰剂组为 80%，两组间均未见显著差异。

IFN 常见副作用有肌痛、发热、发冷等流感样症状，可发生暂时性的白细胞、血小板减少和轻度肝功能异常。一般用对乙酰氨基酚（扑热息痛）预防流感样症状。

[原载《中国实用妇科与产科杂志》1998，14（2）：75-77]

129. 重视妇科肿瘤的临床研究

1996 年召开的第五届全国暨国际妇科肿瘤学术会议，展示了两年来妇科肿瘤基础与临床研究的进展，再一次体现了妇科肿瘤的诊治业已成为热点和非常活跃的领域。同时，我们也看到，此研究领域中的动向、偏颇和观念的交叉，以下几个问题尤其值得重视。

一、普查和流行病学研究

在未来的 21 世纪，妇女于绝经后可能再生存 30~40 年，而她们中的一半要面临癌症的威胁，也就是说，癌症将是生命延长的主要危险。其中，除了乳癌、肺癌，便是生殖道恶性肿瘤。因此，妇科恶性肿瘤的防治肯定是我们的艰巨任务。至少，我们从此次会议的文件中发现，有关普查和流行病学方面的研究报道还显缺乏。尽管先前我国在这方面曾经做出了相当出色的工作（如子宫颈癌的普查和流行病学调查），但现今的情况与 10~20 年前毕竟发生了很大的变化，如子宫颈上皮内瘤样变（CIN）患者的年龄日趋年轻化，年轻妇女的子宫颈癌并非偶见，人乳头状瘤病毒（HPV）感染已经被认为是重要的致病因素等。激素替代治疗对子宫内膜癌发生的影响，虽然国外文献多有报道，但国内尚无研究结果。因此，有必要调动有志于此项研究的学者参与。

普查的益处自不待言，它能改善预后，发现和治疗癌前病变，降低癌的发病率，普查结果阴性者可解除思想负担，免除不必要的医疗花费。普查的可行性要考虑到健康资源的合理应用和政策决定，经济效益不是指普查的表面收支，而是使其工作得到最大的收效和达到最低的消费。普查的重点应是癌前病变、浸润前期以及早期浸润病变。

普查当然有一定的局限性，因为假阴性和假阳性都难以完全避免，不正确的流行病学调查会造成偏见和混淆预后，对早期病变的不恰当处理也将影响远期追随的价值。此外，普查竞争还会造成资源浪费。所以，普查的科学性、计划性的设计至关重要，既需提高方法的敏感性（减少假阴性），也需注意特异性（减少假阳性）。普查中取样技术、信息收集、结果判定和统计处理都可能造成偏误。

从理论和实践上，普查新生物的自然过程中，时间的把握是十分重要的。肿瘤的发生、发展及发现大致是这样的过程：生物学发生→早期发现和诊断的可能性→通常的临床诊断→结果（恢复与治愈、难以治愈、进展、死亡）。普查的效力应发挥在第 2 步，或第 2、3 步之间。从普查确定诊断到非普查诊断之间发现的病例均可谓早期，当然也有临床诊确早期者，恐怕多是一种机会和幸运。肿瘤的早期发现显然取决于普查诊断的进展和实施，以及对疾病的认识。

在生物学发生阶段检出肿瘤，还是相当困难的，但并非不可能，寻找敏感而特异的肿瘤标志物是途径之一，分子流行病学研究令人瞩目。如在对遗传性卵巢癌综合征（HOCS）患者家系调查的基础上（患病危险可高达50%），可进行BRCA1基因的检测，以决定和选择预防性卵巢切除的时机。其他的原癌基因和抑癌基因的检测，其失活或过度表达可以是癌瘤的早期事件，成为流行病学调查、筛查及早期诊断的现代手段，值得深入研究和开发。

二、确切分期对治疗选择和预后估价的重要性

随着基础与临床研究的发展，人们对妇科恶性肿瘤的生物学行为及临床结局的认识日益深刻。临床分期集中表达了这种认识，并以此选择治疗方式与估价预后。

我们遇到的问题是，其一，临床分期不断修正、完善，如何理解和正确地进行临床分期；其二，如何依照临床分期选择治疗及判断后果。

宫颈癌的分期，早在1928年首先由WHO提出讨论，后几经变迁，大致分两个阶段，现今流行的分期基本上是1985年国际妇产科联盟（FIGO）的量化标准。而于1996年又有新的修改，如Ib期原只描述为病变范围大于Ia_2期者，修改方案则又分Ib_1期（临床病变≤4cm）和Ib_2期（病变>4cm）。我们应及时反映和报道这些变化。

FIGO于1988年吸收了国际抗癌协会（IUCC）的分期特点以及其他因素，推出了子宫内膜癌的手术病理分期方案。这个分期系统至少提示我们于术前或术中就要重视肌层有无浸润及浸润的程度（涉及Ia、Ib和Ic亚分期）；要进行腹水细胞学检查（阳性为IIIa期）；要考虑盆腔和腹主动脉旁淋巴结清除（阳性为IIIc期）；以及全面的体格检查和盆腹腔探查，以做到较为准确的分期和给予合适的治疗。值得注意的是，临床分期和手术病理分期会出现差异，临床分期的"升期"（upstage）或"降期"（downstage）都会给治疗选择和结果造成偏误。对于此点，美国妇科肿瘤学组（GOG）作了一组前瞻性研究，共895例，结果表明，所谓临床I期者中竟有22%病变超出了子宫。这种错误率在临床诊断II期者尤为多见，可达60%以上。其错误判断的原因包括未能规范地进行分段诊断性刮宫、宫腔内癌组织掉入颈管中，以及术前放疗的影响等。因此，要特别认真地进行术前期别估价，如利用影像扫描或彩色多普勒观察子宫肌层的浸润，分析细胞分化等高危因素，检视术中标本或行冰冻切片检查，以决定治疗选择或手术范围。

卵巢癌的分期（1988，FIGO）中，也已明确规定腹腔腹膜种植转移瘤>2cm，或有腹膜后淋巴结转移为IIIc期，使之分期更为细腻。同时也要求我们注意腹腔转移瘤的大小及进行腹膜后淋巴结的活组织检查（最好是系统性清除术）。否则，我们会将10%~20%有淋巴结转移者误认为I期，而使治疗不足，造成30%~40%的肿瘤细胞减灭术不彻底。这对治疗结果的影响是不言而喻的。

举凡上述几种妇科恶性肿瘤的分期分析，提示我们要重视分期和根据分期采取治疗。一个分期方案的制订或修正是经过大量材料综合研究做出的。1958年斯德哥尔摩出版的子宫癌处理

年报，收集了 129396 份子宫颈癌病例，来自 86 个医疗单位；11722 份子宫体癌病例是 29 个医疗单位的结果。由此也可见大联合、大协作的重要，这也应该是中国 GOG 的任务。此外，应将妇科癌瘤的全面、确定分期的手术（comprehensive staging operation）列为诊断与治疗的规范化要求，不可无视于斯而我行我素。

三、不断总结手术、化疗和放疗的新经验

尽管近年来以分子生物学、免疫学和遗传学为先导的肿瘤基础研究有了长足的进展，生物治疗崭露头角，但手术、化疗和放疗三大经典手段仍是治疗癌瘤的基本方法，而且也可以使治疗有所突破，大剂量化疗根治绒癌，就是典型的例子。问题在于要善于不断总结经验、探索规律。

外阴癌的治疗一直存在争论，特别是手术范围，学者们多有不同意见。大切口、大面积的整块切除术使切口难以Ⅰ期愈合，容易并发下肢水肿、丹毒等，现倾向于根据每例的分期估价、活组织检查发现浸润深度及区域淋巴结转移情况来判定个体化的手术或术后放疗计划。如Ⅰ期外阴癌病变活组织检查证实，其间质浸润＜1mm，外阴又无其他异常发现，则行完全的局部切除而不做腹股沟淋巴结清除；若浸润＞1mm，需增加同侧腹股沟淋巴结切除。只有当癌灶属中线型时（阴蒂、尿道、后阴唇系带），方考虑双侧腹股沟淋巴切除。Ⅰ、Ⅱ期病例通常需行根治性外阴切除及双侧腹股沟淋巴结切除和腹三角解剖在有一个以上阳性淋巴结、切除标本边缘阳性或肿块较大时，术后均应加用放疗。对于外阴癌根治术也多主张采用分离切口术（三切口术式）。

子宫内膜癌治疗最重要的是Ⅰ期和Ⅱ期的处理，深肌层浸润、细胞分化不良（G_2、G_3）、宫颈间质浸润、血管淋巴管间隙侵犯、不良的组织学类型（腺鳞癌、透明细胞癌、乳头状浆液性癌）等为高危因素，若有其一种或以上，必须行盆腔及腹主动脉旁淋巴切除，并主张术后加用外照射。美国 GOG 正在进行前瞻性研究，将上述病例术后分为两组：盆腔放疗（50Gy）或阿霉素（ARM）+顺铂（DDP）化疗6疗程。也许当完成这一研究后，我们将对早期子宫内膜癌的治疗有更好地理解，特别是在辅加放疗或化疗方面。设计良好的前瞻性临床研究会得出有益的结果。对于Ⅰa 期、分化好的子宫内膜癌可以考虑不作淋巴结清除术，山东省立医院曾进行了很好的临床分析，105 例中，Ⅰa 期无盆腔和腹主动脉旁淋巴结转移，而Ⅰb、Ⅰc 期各有 8.82% 和 21.05% 的淋巴结转移率，也说明对Ⅰc 期是值得重视和需积极处理的。

这些只是临床研究重要性的实例。临床研究是忌左冲右突、杂乱无章，现今的临床水平已经为前瞻性研究打下了基础，也正是复杂多变、层出不穷的临床问题，为研究提出了广泛、深入的课题，如卵巢癌复发的对策，化疗对子宫颈浸润癌的价值和实施，复发性子宫内膜癌的化疗应用，恶性滋养细胞肿瘤耐药病例的处理等，都值得进一步积累资料、总结经验、指导临床实践。有条件、有目的、与临床密切结合的基础研究固然是必要的，但切莫趋之若鹜、一哄而上。作为抗癌常规武器的手术、化疗和放疗，至少在目前或未来的相当长的时间里，仍然起基本的决定性作用。

［原载《中华妇产科杂志》1997，32（8）：451-453］

130. 庆回归，话未来

今年 7 月 1 日，我国政府对香港恢复行使主权。香港回归，普天同庆。百年沧桑难忘过去，一雪国耻展望未来，我们翘首期盼的愿望终于得以实现。

香港回到祖国的怀抱，是邓小平同志一国两制伟大构想的胜利，一个繁荣稳定的香港、六百万勤劳智慧的香港同胞，将同祖国一道跨入更加美好的 21 世纪！

香港的回归也使香港和内地的医学，包括妇产科学的交流更加通畅、活跃，使学科发展更加迅速、全面。

香港的妇产科学在临床、教学和科研诸方面都有丰富的经验。特别是在围生医学、妇科肿瘤、生殖内分泌、助孕技术、计算机应用等的基础研究和临床工作卓有成效。香港的妇产科医师多有良好的教育背景和严格的训练，对外交流广泛、信息灵通、知识新颖。医院的设备先进、管理完善。这一切都可为我国的妇产科学界学习和借鉴。

而内地幅员广大、人口众多，妇产科医师力量雄厚，积累了从病种到病例，从预防到治疗的宝贵经验。近年来，基础研究受到重视，得到长足进展，对外交流已日益活跃。

因此，香港与内地的协作在学科发展上有很好的互补和促进作用，有广泛的前景。这必将有利于全体中国妇女健康，并对妇产科学事业的发展产生积极影响。

实际上，香港和内地的妇产科学业务交流早已有之，特别是改革开放以来日渐频繁。共同组织学术研讨会，互派代表参加有关会议、互聘专家担任客座教授或名誉教授，合作制定和完成科研课题、培养研究生，以及各种形式，不同期限的对年轻医师的培训等。这些交流还不仅限于香港大学、香港中文大学医院与北京、上海、广州、杭州等医学院校之间，也涉及各社区医院、私人医生或在港的内地院校同学会的学术聚会和活动。香港医生还受聘参与本刊及其他妇产科杂志的撰稿、审稿工作。这对增进双方的了解和友谊，对于我们今天和以后的合作都奠定了良好的基础。

我们对未来的合作和发展充满了信心，正像对香港的未来充满信心一样。本刊恰在 7 月 1 日刊出了香港同道的论著，权作一次新的开端。这些文章较为细致地介绍了香港地区的妇产科历史和现状，以及目前在妇产科领域的一些新理论、新技术的进展，读起来颇有新鲜感。我们也希望今后有更多更好的文稿赐来，并参与中华医学会妇产科学会、中华妇产科杂志组织的各种学术活动，这一定会受到热烈的欢迎。

在香港回归的盛大节日和庄严时刻，在这珍贵而难忘的一页，表达中华医学会妇产科学会和中华妇产科杂志的妇产科同道、编委、编辑、作者和读者的喜悦激动之情，更愿香港和内地的妇产科工作者紧密团结协作，共创美好的明天！

[原载《中华妇产科杂志》1997，32（7）：389]

131. 要重视妇产科学中的性问题

这是令人奇怪而具有辛辣讽刺意味的事实，即有些对人类生活和社会有着极大影响的问题，在科学研究或高等教育中几乎无人问津，更不屑说它如何在人群中正确地、广泛地普及。

欧洲思想家卢梭曾说：我觉得人类各种知识中，最有用而不完备的，就是关于人的知识。我们还可以说，关于人的知识中，最有用而不完备的，是性的知识。

严重的还在于对于性的诸多与妇产科有关问题，恰恰是被妇产科医生忽略的，甚至是不甚了了的，这将影响我们对病人的整体认识、诊断和治疗，也影响了病人的治疗结果和生活质量。

因此，简要地回顾一下性学发展的历史，冷静地正视它的现状，实事求是地讨论我们的任务，应该是有益的。

一、性学、性医学和性治疗学

恰在 100 多年前，克拉夫特-埃宾（Krufft-Ebing）于 1886 年出版了他的《性心理学》，被认为是性学的肇始。后来，布洛赫（Block）把社会学引入其研究，并正式创用了性学（sexology）一词。性学是研究两性发育、性生理、性心理、性病理以及有关社会学意义的科学。在性心理学研究方面的一个重要人物是弗洛伊德（Freud），他的代表作是性学三论，其精神分析学说是以性为核心的。霭理士（Ellis）是一位很有影响的科学家、思想家，他终生严肃地从事人类性科学的研究和教育，认真地探讨人类精神世界和性的生物学行为的密切关系。1933 年出版了《性心理学》，潘光旦先生于 1941 年将其译成中文，梓成自题曰"我亦传来竺国经，不空不色唤人醒"，可见其用心良苦。20 世纪中叶，重点移向美国的生态学研究和广泛的性学调查，当推金赛（Kinsey）博士，他的《人类男性的性行为》和《人类女性的性行为》是性学的经典著作。接着，性学进入实验科学的新领域。它的开拓者是华生（Watson），为此曾濒于身败名裂。玛斯特斯（Masters）和约翰逊（Johnson）夫妇建立在科学实验基础上的《人类性反应》《性医学教科书》等是当代性学、性医学和性治疗学的权威著作。

性医学（sexual medicine）是医学的一个分支，是专门研究性的各种医学问题的；而性治疗学（sex therapy）则是对各种不正常性疾患和问题，给予治疗和解决方法的科学。

在中国与东方，可以说，除了性的实验科学以外，现代性学的基本思想在东方古代文化中都曾经涉及过。我国早在汉代即有关于性的研究，当时这种学问被称作"房中术"，并被后人收集到中国古代钜著《医心方》。十五六世纪，印度就有一本流行的性学书《性欲之舞台》，是当时写给王室的性教育书。在古代艺术中，如图腾、绘画、雕塑和文学作品，都不乏看到关于性崇拜、性爱的表达。

这不仅受国人有识之士，甚至受到西方科学家的关注，如李约瑟的《中国科技史》、佩高罗的《中国房中术》。1977 年伦敦还出版了《阴阳之道》（*To A of Love*），是专门以现代性学观点分析、注释及对照中国古代性论的，饶有趣味。

1950 年，赵志一等出版了《性的知识》，这是只有 5 万字的小册子，但它打破了性学领域长期沉寂的局面，受到广大群众的欢迎。但以后又横遭批判，经历了可怕的停滞与空白。后来韩向阳、郎景和出版了《新婚必读》，印数达千余万册。1982 年吴阶平等编译的玛斯特斯和约翰逊的《性医学》是正式将经典著作介绍给国人。阮芳赋的《性知识手册》和刘达临的《性社会学》以及相继翻译的西方专著，都对我国性学发展以巨大推动力。

近十余年，由于改革开放的良好氛围，各地开始公开举办关于性学、性教育的讲座、展览、培训班，成立了性学会，出版了《中国性学》杂志，这似乎意味着性科学可以堂堂正正的立于科学之林了。

二、中国性学面临的主要问题

虽说"太阳从这里升起，文化最先从这里开始"，虽说圣人有哲语早出"食、色，性也"，但性在我国一直是个被禁锢的领域。

封建意识、低文化素质仍然是最严重的因袭力量，它一方面对性科学有"天然"的抵抗，另一方面又常常将淫秽、色情滥充于市。表现在性学宣传教育上，也难免鱼龙混杂，泥沙俱下，一些低级庸俗的、以讹传讹哗众取宠的作品不仅蛊惑于众，也给性学的深入研究和正常发展带来了不小的障碍。

性学是内涵深刻、外延广阔的领域，包括生殖、不孕、性乐趣、性障碍、性传播疾病、性伦理、性立法以及色情文化等，而且性的医学、心理范畴远远不及其社会、伦理范畴广泛深重，因而遇到的后者方面的问题越来越多，也越发感到解决这些问题的沉重和困难。在西方已经面临着一个严峻的现实，也许我们也将或要开始遭遇，这就是二十多年前掀起的"性自由""性解放"和所谓"开放婚姻"，这与科学家们的严肃研究成了鲜明的对照。一方面政府关于性的控制有增无减，另一方面又不能不被外来的冲击而发生难以预料的震感。在一种文化和道德的病态中，爱情正无法遏制地丧失其意义。而包括艾滋病在内的性传播疾病的泛滥，使人们从"性革命"初期的陶醉情绪中似乎清醒过来，那种追求放肆的纯粹的快乐不过是一种妄想。因为如今世界的开放如若同淫乱相结合，将引起并促进一场规模无法预测的全球性灾难！地球上的任何角落、任何人群都要迎接挑战，都要做出抉择—它将影响我们这个星球上的人类文明和子孙繁衍。我以为，医生的力量可能是十分有限的。

据载，我国现今有 10 大性问题：中学生早恋（占 60%）、婚前性行为（24～28 岁中有 80%）、婚外性行为（占夫妇纠纷之 36%）、夫妇性生活不满意（23%，一个低估的数字）、强奸罪上升、卖淫嫖娼屡禁不止、性病发病上升、黄色淫秽物品流传、性观念混乱及计划生育推广困难。面对这些问题，应该说我们对性学的真正研究尚少，性学调查刚刚开始，更谈不上科学实验。因此，并不很了解国民生活中那些隐匿的，但是十分重要的问题和状况，如性障碍、同性恋、婚外性行为、青少年性尝试等。

面对这些问题，怎样帮助人民改善性行为，怎样克服和治疗性障碍与不和谐，还缺少方法；怎样制止和减少性罪错，也缺乏科学的有效的医学和社会学措施。目前，我国已经有了一批有胆识的学者在致力这一事业，但真正的性学家队伍还处在形成阶段，而且遇到的问题很不少。

三、妇产科学中的性问题

在整个临床医学中，与性关系最密切的应属妇产科学、男性学及精神神经科学，妇产科学又具有十分特殊的地位，因为涉及诸多妇女社会学问题。

问题从一出生便会遇到，或者延迟到青春期，这就是性发育异常和生殖道畸形。现今的分类日趋细腻，常见的先天性无阴道、无子宫、处女膜闭锁、阴道横隔与斜隔等，多在月经来潮或婚前检查时得以发现，并能施行必要的手术矫治、成形，使婚姻生活得到解决。婚前的性咨询是必要的，医生应该理解婚姻的满足并不等于性满足，但完全没有性满足的婚姻，恐怕也是不理想的。

其次是妇女的几个特殊时期，即月经期、妊娠及产褥期、更年期及之后的性问题。病人往往对此羞于启齿，而医生也无暇顾及或根本忽略，它也应作为妇产科咨询及教育的内容之一。

再者，在我们解决不孕和执行计划生育工作中，如果对性问题缺乏考虑，则是明显的缺憾，甚至有碍事成。近年推行的生殖健康，实际上已经将性和谐、性健康归于其中。

还有一个值得重视的问题是各种妇产科治疗对性生活的影响。治愈一个病人，挽救一个生命当然是重要的，但这是否能使其健康、愉快的生活有时并不是一回事。至少医生需考虑到性生活，也许被认为可笑，可是病人是要想的。一位女病人说：如果手术后，我不能和丈夫进行性生活，他一定会遗弃我的。一个截瘫的男病人说：我情愿失掉两条腿，也不愿意丧失性交能力。可见，一个人无论如何丑陋或伤残，都不会摒除对性的考虑。我们在选择卵巢切除、部分子宫与全子宫切除、肿瘤的手术与放疗时，当应把减少对性生活的影响作为设计内容；而对于生殖道脱垂、外阴及阴道的裂伤，松弛的修补，更应把改善性生活质量放在重要地位。同时关于涉及性功能障碍的诸如性冷淡、性高潮缺乏、性交痛以及与丈夫有关的问题，都不应被妇产科医生所轻视和草率处之。

因此，应将性问题作为大学教程或继续教育的不可缺少的内容，也应鼓励专门的课题研究，在妇产科杂志中也应有其一席地位。本刊将此列为重点专题讨论实在难能可贵，系有开创性的，值得称道，希冀引起重视。

［原载《中国实用妇科与产科杂志》1997，13（3）：131-132］

132. 妇科腹腔镜手术的现状、争议和发展

腔镜外科（endocopic surgery）作为一场革命，正在日新月异地发展，它把现代最先进的科学技术与现代医学结合起来，广泛地应用于临床。它将改变医生的思维观念、技术路线和操作技巧，以达到预期的目的与效果。腔镜外科业已成为现代外科学的一门新的学料分支，而妇科腹腔镜的诊断与治疗居于十分突出和重要的地位。

20 世纪初（1910 年），瑞典人 Jacobaeus 首次成功地应用膀胱镜观察了 3 例病人，他的报告简单却堪称是开拓性的，仪器设备的改进，特别是光学传递系统的发展，给腔镜检查带来了革命性的变化。到 50 年代，已经有了妇科腹腔镜教科书，70 年代，美国成立了妇科腹腔镜医师协会（American Association of Gynecologic Laparoscopists，AAGL），腹腔镜检查一跃成为仅次于刮宫的妇科手术。80 年代，妇科腹腔镜技术在我国开展，至今方兴未艾。

如果说在 90 年代之前，腹腔镜主要用于诊断和简单的手术操作，那么，在此之后，特别是摄录彩色屏幕的介入，腹腔镜手术给医生们带来了极大的热情。器械和配件品种翻新、精彩绝伦，有人甚至提出"没有腹腔镜不能做的手术"。当我们在这条道路上迅跑的时候，应该不失时机地总结和思考，以确定未来的方向。去年，在我们国内举办了多个妇科腹腔镜手术学习班，今年 5 月由中华妇产科杂志编委会主持召开了该技术的学术会议，9 月又将有国际腔镜会议在北京举行。值得提上的是，1995 年 11 月 8~12 日在美国佛罗里达州的奥兰多召开的国际妇科腔镜学术会议暨 24 届 AAGL 年会，代表来自世界各地 31 个国家，论文 400 余篇，展示了妇科腔镜外科的现状。复习这些材料，结合国内近年来腹腔镜技术的进展情况，提出以下问题与同道讨论。

一、妇科腹腔镜手术的种类和范围不断扩大，适应证的选择仍然至关重要

予宫切除是目前妇科腹腔镜手术中最受人关注，并已成为最有代表性和基础水平的手术，正像妇科剖腹手术一样以子宫切除为中心。从 1989 年美国 Reich 完成了世界第一例腹腔镜子宫切除以来，大组报道不断涌现，如 Hall 的 500 例、Galen 的 200 例，O'shea 的 482 例，国内多是几十例的总结。常用的腹腔镜子宫切除（laparoscopic hysterectomy，LH）、有腹腔镜辅助的阴道子宫切除（laparcscopic assisted vaginal hysterectomy，LAVH）、标准的筋膜内 Semm 子宫切除和宫颈上子宫切除（classic intrafascialsemm hysterectomy classic intrafascia supracervical hysterectomy，CISW），以及一些改良法。其基本适应证是扩大了阴式子宫切除的指征，一些不适于阴式子宫

切除的病例、子宫内膜异位症、慢性盆腔炎、附件包块等，均可于镜下完成盆腔内操作，再经阴道切除子宫。子宫大小以小于 10 孕周为宜。所谓腹腔镜子宫切除未能完成（aborted）而转为剖腹手术，主要是因子宫过大、活动操作受限，其次是盆腔严重粘连及大出血镜下止血控制不利。中转剖腹率为 2.6%～11.1%，则肯定与适应证选择、操作技术有关。有人总结，子宫平均重量为 230g 的病例均可顺利进行 LH，而 LH 失败者子宫平均重量为 576g。术前应用促性腺激素释放激素激动剂（GnRH-a）或 RU486 等，可使子宫体积缩小以便于手术。

腹腔镜检查不仅对盆腔包块的诊断有重要意义。近年来，镜下盆腔包块手术也被广泛应用，但关键的是术前检查和对肿物的估价。除非是临床基本确定或高度怀疑恶性肿瘤，拟以腹腔镜检查确诊及初步分期，否则对于盆腔包块的腹腔镜手术应严格选择良性病变。术前应进行详细的病史询问、全身物理学检查及盆腔检查、超声扫描及必要的血清 CA125，或其肿瘤标志物检测。德国的 Bonatz 等于 10 年中进行了 2355 例，分析其前后两阶段的材料提示，这种术前审慎选择、避免术中遇到恶性情况的被动局面的重要性，他们甚至提出经过超声检查，单腔、囊壁光滑、直径<8cm 者进行这种镜下手术更为安全可靠。如术中发现为可疑恶性，应取活体组织即送冰冻病理切片进行检查，确定后应剖腹手术。任何腹腔镜手术都应做好剖腹手术的准备，任何盆腔包块的腹腔镜手术都要做好恶性肿瘤处理的准备。在应用腹腔镜手术初期，卵巢皮样囊肿作为腹腔镜手术的禁忌证，而近年来的经验证明，镜下施术是安全有效的。关键是通过小切口。用热水冲洗后再切囊肿。即便囊肿破裂、油脂外溢，经反复冲洗，并无化学性腹膜炎发生。同时探查另一侧卵巢是必要的。

可以说，腹腔镜技术是兼确认和治疗子宫内膜异位症的避免开腹的唯一方法。它可准确作出（american fertility society score，AFS）评分和分期，并于镜下切除子宫内膜异位囊肿和散在病灶，分离粘连，适于轻、中度的病例，症状改善者可达 90% 以上，妊娠率为 42%，显然优于药物治疗。术前应用孕激素药物、达那唑及 GnRH-a 更好。严重的或完成生育计划的内膜异位症患者施行 LAVH，也为传统的阴式子宫切除所不及。

妇科急腹症的腹腔镜处理已经到了除非病人休克或有重要器官功能障碍等反指征，都可以采用的阶段。主要是各种类型的输卵管妊娠、卵巢黄体破裂、卵巢巧克力囊肿破裂、卵巢囊肿扭转及盆腔炎等。腹腔镜对异位妊娠的确诊和术中处理是很值得称道的，根据情况可以做输卵管切开、输卵管切除和局部注射甲氨蝶呤（MTX）。意大利罗马的 Campo 做了 142 例异位妊娠腹腔镜手术，其中 85 例输卵管切开、46 例输卵管切除（其中 19 例为输卵管破裂者）和 11 例 MTX 注射，除 7 例出血多需剖腹手术外均获成功，对于间质部和宫角部妊娠，腹腔镜直视下注射 MTX 也可达到治愈的目的。急性化脓性盆腔炎的腹腔镜手术也曾为人们所顾虑，恐有炎症扩散之虞。但就炎症的卡他渗出、化脓、粘连及脓种形成各期而言，腹腔镜下处理均可有消退炎症之功，如切开引流、分离粘连、充分冲洗清理盆腔，不仅促进了炎症的消退，而且保护了输卵管，大大改善了病人的生育能力。但于急性炎症期，组织娇嫩，操作应格外小心，然而其粘连却易于分离。

腹腔镜手术用于妇科恶性肿瘤是最新的发展也是最有争议的问题。早期子宫颈癌根治术可以历经 4~7 个小时的腹腔镜下操作得以完成，包括子宫切除、输尿管解剖、子宫动脉的分支处结扎和主韧带处理、阑尾切除以及盆腔和腹主动脉旁淋巴结清除。也有关于卵巢癌肿瘤细胞减灭术的报道，切除的大网膜面积达 25cm×37cm，重 560g。开展此手术的国家不仅在欧洲、美洲、澳洲，甚至在以色列和韩国也有有几十例的报道。但基本处于初级阶段，限于早期癌瘤病例和技术娴熟的手术者。

妇科腹腔镜手术在其他妇科疾病应用最多的是对真性张力性尿失禁（genuine stress urinary incontinence，GSUI）的矫治。传统的作法是剖腹将膀胱颈水平的阴道旁筋膜固定于耻骨弓后的库柏韧带（Cooper ligament）上，以纠正膀胱尿道角度及膀胱颈缺陷，称 Burch 手术或 Marshall-Marchetti-Krantz（MMK）手术。腹腔镜下可以完成这一手术而免于剖腹，腹腔镜能提供很好的暴露来秋间隙（Retziu's space），便于操作、缝合打结，紧固的悬吊是关键。我国尚无这一腹腔镜手术的报道，值得一试。也有经腹腔镜将阴道穹隆固定于骶骨前治疗子宫切除后的阴道穹隆膨出的报道。可谓腹腔镜的巧用。

二、不断积累材料，比较和评价腹腔镜手术的利弊，预防和减少并发症

从腹腔镜手术伊始，妇科医生便很自然地将其与传统的剖腹手术和阴道手术进行比较，这种比较包括手术效果、安全性、出血量、手术时间、术后恢复，住院时间、并发症及手术费用等。

以奥地利 O'shea 等综合的 15 家医院 482 例 LAVH 为例，平均手术时间为 137 分钟，住院时间 4.02 天，较大的并发症占 11%，有出血多、感染、肠损伤和膀胱、输尿管损伤等。应该说，腹腔镜手术的并发症较剖腹手术相对多一些，这与手术者的熟练程度，经验有明显关系。

对于住院时间和费用，我国国情与国外不同，国外的腹腔镜手术住院时间短、费用低，大量总结材料说明，我国目前患者尚不愿意缩短术后住院时间，而仪器设备、消耗材料的昂贵又使腹腔镜手术费用明显高于剖腹手术，这将成为推广腹腔镜手术的一个需要解决的问题。

腹腔镜子宫切除不能代替阴道子宫切除，也不能完全代替腹部子宫切除，尽管它可以部分减少上述两种手术的数量。腹腔镜子宫切除的最大优点是保持机体内环境的稳定，对腹腔干扰少。有时虽然手术时间长，但术后依然恢复快。如果认真地清洗盆腔、放置阴道引流，则术后病率会很低，盆腔粘连也少。

如果将 LAVH 和 CISH 相比较，手术时间和出血量分别为 2.04 天、247ml 和 1.46 天、200ml；住院时间各为 1.7 天和 1.1 天。手术后距开始性生活与完全如常活动分别为 5.9 周、3.5 周和 3.5 周、3.3 周；而且并发症后者也比前者发生率低。CISH 明显优于 LAVH，CISH 盆底结构不受破坏，术后穹隆脱垂少，性生活改善也是其优点。但也不能说 CISH 可以完全取代 LAVH，两者毕竟有各自的适应证。

为了预防和减少腹腔镜手术的并发症，应注意：①加强手术医师的培训，建立经验丰富、

合作默契的手术组（这在以后还会详细叙述）。②严格掌握适应证和禁忌证，术前要进行全面而详细地体格检查和妇科检查，谨慎地选择手术对象、权衡利弊。手术者会因有些经验和技术较为熟练而放宽手术指征或滋长轻视态度，这常常是发生问题的根源。腹腔镜手术是外科学的进步而不应是单纯技巧的炫耀。③术前必需认真检查器械设备配件，保证充气、照明、电灼、冲吸各个环节完好无误，使气腹满意、视野清晰、操作方便。术中应有人专门在台下掌管仪器。④术者要恪守目不离荧光屏的原则，剪切、钳夹、电灼都应做到清楚、准确。双极电凝比单极电凝安全。⑤做好处理出血的各种准备。⑥做好随时剖腹手术的准备，以便及时处理腹腔镜手术中发生的严重损伤问题。

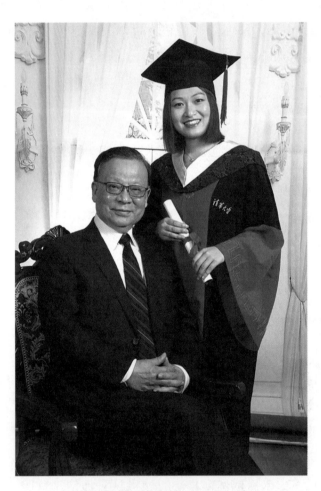

郎景和院士与宁丽博士（2018 年）

三、加强妇科腹腔镜手术队伍的建设，提高手术水平

腹腔镜手术是通过腔镜，经 3~4 个孔道伸入器械，由摄录系统在荧光屏上监视进行的外科操作。开展和提高这一崭新的外科技术，至少应具备以下三个条件。

1. 转变观念　腔镜的诊断应用不过百年，真正的屏幕监视下的手术只有 10 余年的历史，作为一个年轻的外科分支，远不及传统的开放手术成熟，积累的经验尚少，各类手术还没有规范化。但它的优点却十分突出，有着广阔的发展前景。问题是如何使之日臻完善，预防和减少并发症。腔镜手术不是开放的直视下手术，术者要建立新的形象思维及眼手配合，把进入盆腹腔的两双手 10 个手指变成 3~4 个"钥匙"，打开各种手术的门径。克服开始手术时的不顺手和力不从心，达到随心所欲、游刃有余。

2. 手术者的培训　腹腔镜手术人员必须有相当的剖腹手术基础和经验，但这仍然是不够的，还必须经过一定的培训和考核。我国尚未建立这一培训制度。这里引用澳大利亚妇科腔镜联合会（Austrian Gyneeologic Endoscopic Society，AGES）的培训标准以资参考。培训分为以下 4 级。

第 I 级培训：手术者在独立操作前，至少要在上级医师指导下，完成 40 例以上诊断性腹腔镜手术操作。

第 II 级培训：手术者在独立完成手术操作前，至少需要在上级医师指导下，完成 20 例简单的手术操作，如输卵管结扎、单纯囊肿穿刺、简单的粘连分离等。

第 III 级培训：手术者在指导医师协助下，完成 10~20 例复杂的手术操作，如卵巢囊肿切除、肌瘤切除、卵巢切除、输卵管造口及 LAVH 等。

第 IV 级培训：手术者独立完成复杂手术，操作熟练，成为妇科腹腔镜专家。

腹腔镜手术培训应有注册记录、通过考核，并不断实践，每年至少施行 12 例手术以保持其手术技能。不少国家已经有了专门的妇科腹腔镜医师协会，以促进学术文流，制定工作目标，培训技术人员、提高手术水平。我国妇科腹腔镜手术队伍已初具规模，为促进其发展，也应考虑成立中国妇科腹腔镜医师协会（Chinese Association of Gynecologic Laparoscopists，CAGL）。

3. 改善器械设备　腹腔镜手术是靠一套特殊的设备和必要的器械完成的，不仅"人巧更需工具妙"，而且没有某些配件，手术就根本无法完成。器械设备不可"将就"，否则会十分被动，还会发生严重并发症。如应以双极电凝取代单极电凝；要应用和掌握各种结扎止血的方法和器械，熟练进行内外打结或用套环（endo-loop）结扎；使用施夹器及钛夹。有些器械十分巧妙，如蹼状肠管拨开器、切割吻合器（endo GIA）以及只有直径 1.4mm 的纤维腹腔镜手术的各种器械，唯其价格昂贵。

总之，妇科腹腔镜已成为妇科疾病诊断和治疗不可缺少的工具，其价值和安全性取决于正确地选择适应证和操作。尽管现在或今后还存在一些认识和技术问题上的分歧，还会出现一些并发症，但它在妇科领域中的地位已经确立，并将日益完善，得到越来越广泛的应用。

［原载《中华妇产科杂志》1996，31（6）：323-326］

133. 外科手术刀就是剑

对于一般人，甚至实习医生，外科医生总是有些神秘感；对于非外科医生而言，外科也有相当大的风险性。应该说，外科医生需要有特别的人格修养、品德作风，以及技能训练。外科医生手中的手术刀就是剑，用以披荆斩棘于病患毒瘤，不能伤害于病人，同时也不要误伤于自己。怎样游刃有余、安全有力呢？本文提出几点，愿与同道讨教。

一、掌握四个基本技能（CASE）

C（concept，观念）——这里指一个外科医生对于疾病诊断和治疗的正确观念，是施行外科操作的基础。外科医生不是一个只会进行手术的匠人，他应该具有深厚的理论知识，准确地掌握手术适应证、术式选择，以及在何种情况下扩大手术范围或保守处理与适可而止。当然，这一切应从病人、病情和外科原则出发，在术前与术中考虑和作出抉择。

A（anatomy，解剖）——解剖如同行车路线，陌生或不明则寸步难行。不仅要对通常状况下的解剖了如指掌，而且能够发现和分辨某种变异。特别是在炎症、肿瘤和病变时，解剖不清，组织粘连、糟脆，亦能"开山劈路"，找出门径来。一个外科医生最好能根据自己的专业进行一阶段局部解剖的训练；一个外科医生应该有经常研读解剖图谱的习惯；一个外科医生要善于在写手术记录时画图描绘手术情况，培养形象思维能力。

S（skill，技巧）——切（剪）开、缝合、结扎、止血是基本操作手法，它们的重要自不待言，技巧则是各种外科手法的娴熟掌握和灵活运用。技巧还在于把"眼睛"长在刀尖、剪尖和针尖上，动作总是准确无误、恰到好处。技巧还在于或者用器械，或者用手指去探、去分、去断、去托时，那种只能意会体验而又难以言传的丰富经验。不能简单地理解技巧就是动作如何快捷，其实除非一个生手，就切、剪、缝、扎而言，速度的差距是很小的，关键在于每一个动作都"一步一个脚印"，清爽稳妥，看似不快但没有费动作，不浪费时间。否则，"拖泥带水"，走过去又要回头处理自己弄出来的麻烦，看似很快，实则欲速则不达。当今还有许多不断涌现的"特种"技术，如心血管外科、显微外科、腔镜外科、整复再造、导管介入等，都为外科医生充分施展技巧开拓了新领域。

E（emergency，应急）——这不仅在于如何去处理急诊、急救，还有在手术中遇到的各种难以避免或可能发生的紧急情况，如大出血、脏器损伤，甚至病人危笃。一个称职的司机，不仅会驾车，也应该会修车。一个优秀的外科医生要对术中出现的问题应付裕如，化险为夷。普通外科医生在以急性阑尾炎开腹后发现并不是阑尾问题，应该会去探查和处理宫外孕、卵巢囊肿蒂扭转或黄体破裂等；同样，妇瘤科医生应该自己能缝合血管破口，修补膀胱或做肠管吻合等。这不排除科际帮助和协作，但总是让别人来"保驾"，那么我们将永远没有胆量、不得成熟。

于是，我们要靠一例接一例（case by case）的用心和积累，使经验丰富起来，做起来才会如有神韵。

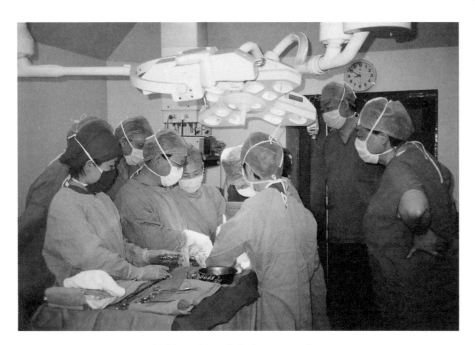

郎景和院士手术中（1988 年）

二、处理三个关系（G&G，M&M，Q&Q）

G&G（General and Group，将军和团队）——手术通常是由一个手术组共同完成的，术者是将军，其他人是他的团队成员。手术是一场战斗，紧张激烈，要求指挥员机敏、果断，迟缓、优柔寡断不是外科医生应有的品格。所以外科医生多少有些主观武断，但是他应该尊重他的助手，发挥他们的积极性。默契的合作是必要的，他们的意见和提醒有时可以避免大错。有人这样描述外科医生和实习医生，虽然有失偏颇，但也耐人寻味："Surgeons do anything, but know nothing. Interns know anything, but do nothing"（外科医生什么都会做，却什么都不知道；实习医生什么都知道，可什么都不会做）。

M&M（Major and Menor，大手术和小手术）——年轻的外科医生总想做大手术，年老的外科医生又失去了做小手术的机会，但每个外科医生都是从做小手术开始的。有经验的外科医生甚至深刻地认为小手术是不可小视的，可以套用那句"外（科）事无小事"的话。一个阑尾炎手术做上几个小时、一个阴道壁囊肿竟然做不下来的事并不罕见。皮肤的切开与缝合被认为是最简单的、最初始的外科操作，手术做到缝皮的时候，资深的医师下台了，年轻的医生谈笑间就完成了。可是，我们却要想到病人对于切口是多么关注：切口多长、缝了几针，愈合的是否漂亮，更不要说伤口感染、裂开和瘢痕。他们无从知道内部的状况，他们看到的手术只是切口，切口是外科医生给病人留下的永久纪念！

Q&Q（quantity and quality，数量和质量）——这里讲的数量与质量不仅意味着一个外科医生应该对施行的手术保质保量，从外科医生的培养和成长而言，数量和质量还有另一层辩证关系。外科手术更强调实践和经验，纸上谈兵是不行的。但是单靠重复的"练"却是不够的，也应强调思考和总结。有出息的外科医生对自己的每一次手术，不论其大小、难易、顺利与不顺利，过后都要"反刍"一番，从中悟出点感受来。有意思的手术，记录一式两份，留一份备案于自己总结复习。再经历这样的手术，自然有深一步领会。即使作助手或参观手术，也要勤于思考。这样用心的外科医生也许在最初的二三年，由于经验不足，的确不如高他二三年的医生；但经过六七年的认真下工夫，他的本领便不一定亚于高他二三年的医生，甚至会超过他们。有一次，我做腹股沟淋巴结清除，解剖股三角，沿股动脉向下游离淋巴脂肪组织，见一分支，问助手和参观者"这是什么动脉？"无人回答，我亦未说话。翌日晨查房，我又问"昨天我说的那个动脉是什么？"，仍无动静。有一位年轻医生说他回去查了解剖书，结合术中情况应该是股深动脉。至少可以说这是一位善于学习的年轻医生。

三、避免三件事（NOT）

我将开空手术、遗物及病人死于手术台认为是外科医生的三大忌讳！

N（nothing to find）——并不是指某些情况下的探查手术，而是诊断有肿瘤或其他病变，拟行某种手术，可是开进去却什么都没有。这会使术者陷入非常尴尬的境地，也使病人遭受一次不必要的损伤和痛苦。所以，我们一定要在术前详细地询问病史，进行全面的身体检查以及必要的影像学和其他实验室检查，甚至诊断性腔镜检查，根据病情、时间和条件，尽量做得周全。疑难复杂的病例邀请多科会诊，做出手术方案。不可仓促上阵，或抱着"打开再说"的态度。外科医生是动刀子的，但并不是什么都要动刀子或只会动刀子。让我们记住希波克拉底的格言吧——请你不要损伤！

O（foreign object or foreign body）——遗留纱布、纱垫或器械之类是最糟糕、最不幸的事情。无论什么原因，都不应该，也没有理由犯这样的错误，一次也不行，一辈子都不要。每一次手术都要认真清点用物，少了不对，多了也不对。不要以为清点只是护士的事，固执和侥幸是危险的，数字对不上，要用各种方法把它弄清楚，否则将不会安心。若留有遗物，才应了那句话——隐瞒是不能持久的，总有一天会暴露出来。

T（dead on table）——由于病情危重，心肺功能不佳、手术复杂、时间长，或术中严重并发症、麻醉意外等，病人可能死在手术台上。无论怎样，这也使外科医生颇为难堪。为了避免这一情况的发生，要做好充分的术前准备，如病情允许，要给予一定的支持疗法，纠正心肺功能衰竭，使病人能够经得起手术。术中要加强监护和麻醉管理，避免严重并发症，并有相应的紧急处理措施。如情况使手术难以继续完成，亦应立即停止，积极抢救。要有 ICU、CCU 医生共同协作，做好急救及转运。

外科医生是个神圣而令人自豪的职业，胆大心细、灵活应变，既动脑又动手，文武相兼，其乐无穷。美国《读者文摘》曾有一则征询：什么是最快乐的？答案有三：一是经过千辛万苦把肿瘤切除的外科医生；二是完成了作品，叼着烟斗自我欣赏的画家；三是正在给婴儿洗澡的母亲。外科医生竟名列榜首。

外科医生之乐在于手到病除，为患者解脱痛苦；还在于外科不仅是门技术，也是一门艺术、一门哲学。经过多年磨一剑，外科医生会有一种"得气"的感觉，一招一式都见功夫，做到了得心应手。但学无止境，平生需谨慎。要能有创意、有革新就更难了。

［原载《现代手术学杂志》1996，1（1）：3-4］

134. 卵巢恶性肿瘤诊断与治疗策略的建议

卵巢恶性肿瘤是我们面临的重要挑战，其发病率上升，是妇科恶性肿瘤的首要死亡原因。70%的卵巢癌患者在就诊是已届晚期，70%的卵巢癌患者不能治愈。先提出诊断与质量的建议，供同道参考。

一、发病危险因素

卵巢癌的病因未明。年龄的增加、未产或排卵年增加，乳腺癌、结肠癌或子宫内膜癌的个人史及卵巢癌家族史被视为危险因素。

已明确的遗传学卵巢癌综合征（HOCS）有遗传性非息肉性结、直肠癌，遗传性位点特异性卵巢癌，遗传性乳腺癌和/或卵巢癌综合征，可使有些妇女有极高的患卵巢癌危险。若有HOCS，危险高达50%，并随年龄之增长而危险增加。没有卵巢癌家族史妇女一生患卵巢癌的危险为70%；若有1名一级亲属患病，危险增至5%；有2名一级亲属患病，危险为7%。

所谓"卵巢癌三联征"，即40～60岁、卵巢功能障碍、胃肠道症状，是卵巢癌早期警报信号。

二、筛查

目前，尚缺乏理想的筛查方法　先普遍使用的筛查方法有以下几种。

1. 盆腔双合诊和三合诊　这是重要的妇科检查。但作为筛查，其敏感性和特异性不足。

2. 经阴道B超扫描或彩色多普勒显像　此方法用于判断肿物的良、恶性尚有困难，与CA125联合应用，可明显提高特异性。

3. 血清CA125检测　80%的上皮性卵巢癌可有升高，但Ⅰ期患者中仅有一半为不正常，并且有相当一部分健康妇女及良性疾病患者CA125也可升高。故作为早期诊断手段尚欠理想。

4. 内镜检查　主要用于诊断、鉴别诊断，不适用于筛查。

三、预防与保护

1. 妊娠，特别是全期妊娠对卵巢癌的发生有明显的保护作用，以3次为高峰，大于3次后则变得微弱。但多产与计划生育相悖。

2. 口服避孕药可降低卵巢癌的危险性（40%～50%），但也应考虑避孕药的其他利弊。

3. 确诊的 HOCS 家族成员，应在完成生育计划或 35~40 岁后实施预防性卵巢切除（prophy-lactic oophorectomy，PO）。这是根据 HOCS 发病年龄早（乳腺癌 31~36 岁，卵巢癌 40~45 岁）而制订的。

4. 妇科良性病变手术时，切除卵巢固然可以减少残余卵巢综合征的发生及继发性附件疾病再次手术的机会。但这种可能性只有 2.46‰~5‰，国内 940 例分析，参与卵巢癌仅 1 例。保留卵巢以维持一定量雌、雄激素分泌所带来的好处，比卵巢癌的机会大很多。

5. 对于附件包块的正确处理是预防和早期发现卵巢恶性肿瘤的重要措施。下列情况是腹腔镜检查或剖腹探查的指征。

（1）青春期前卵巢增大。

（2）附件实性包块。

（3）附件囊性包块直径 > 5cm，观察 3 个月经周期，不缩小或有增大。

（4）妊娠期附件包块小于 16 周后不缩小。

（5）绝经后能摸到的卵巢（PMOPS）。

四、完整的病史采集及身体检查

1. 详细采集病史。特别是妇科情况，以及胃肠道、乳腺疾病史和家族史。

2. 全身物理学检查。特别注意乳腺、腹部（肝、脾、腹水、肿块）、直肠、区域淋巴结等部位检查。

3. 妇科盆腔检查。特别注意不可忘记三合诊。

4. 宫颈、阴道细胞涂片（CV papsmear）。必要时测雌、雄激素水平。

5. 实验室常规检查。包括血、尿常规分析、血型、凝血功能等。

6. 血液生化检查。包括 K、Na、Cl、Ca、尿素氮、肌酐、尿酸、碱性磷酸酶、乳酸脱氢酶、丙氨酸氨基转移酶、白蛋白与球蛋白比值、乙型肝炎表面抗原、类固醇激素水平等，35 岁以下者测定甲胎蛋白及 hCG 水平。

7. 胸、腹部 X 线摄片。

8. 肾图及静脉肾盂造影。

9. 系统胃肠造影。包括钡灌肠、胃镜、肠镜。必要时行纤维结肠镜检查。

10. 腹腔镜检查。可同时行活检组织检查及腹水细胞学检查，以进行初步的临床分期。

11. 影像学检查。包括 B 型超声，必要时可行 CT 及磁共振（MRI）检查。

12. 心电图。必要时行彩色超声心动图检查。

13. 放射免疫显像。必要时行肝 γ 扫描及照相。

14. 淋巴造影。

15. 单克隆抗体 CA125 等检测。

16. 必要时行染色体分析。

五、组织学分类

由 Scully 于 1988 年提出的卵巢肿瘤组织学分类，是目前国际上普遍采用的分类方法，见图 1。

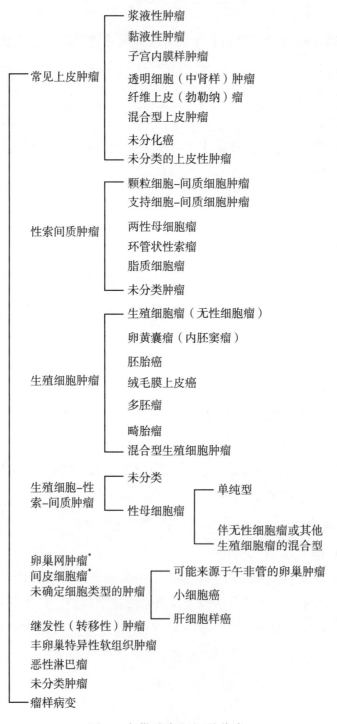

图 1　卵巢肿瘤组织学分类

* 为 1973 年 WHO 分类中未涉及者

六、卵巢恶性肿瘤分期

由国际妇产科联盟（FIGO）癌症委员会于 1986 年提出的卵巢癌分期标准，是目前国际上普遍采用的分期标准（表1）。

表1　卵巢癌 FIGO 分期

Ⅰ期	病变局限于卵巢
Ⅰa	病变局限于一侧卵巢，包膜完整，表面无肿瘤，无腹水
Ⅰb	病变局限于双侧卵巢，包膜完整，表面无肿瘤，无腹水
Ⅰc*	Ⅰa 或 Ⅰb 期病变已穿出卵巢表面；或包膜破裂；或在腹水或腹腔冲洗液中找到恶性细胞
Ⅱ期	病变累及一或双侧卵巢，伴盆腔转移
Ⅱa	病变扩展或转移至子宫或输卵管
Ⅱb	病变扩展至其他盆腔组织
Ⅱc*	Ⅱa 或 Ⅱb 期病变已穿出卵巢表面；或包膜破裂；或在腹水或腹腔冲洗液中找到恶性细胞
Ⅲ期	病变累及一或双侧卵巢，伴盆腔以外种植或腹膜后淋巴结或腹股沟淋巴结转移，肝浅表转移属于Ⅲ期
Ⅲa	病变大体缩减局限于盆腔，淋巴结阴性，但腹腔腹膜面有镜下种植
Ⅲb	腹腔腹膜种植瘤直径＜2cm，淋巴结阴性
Ⅲc	腹腔腹膜种植瘤直径＞2cm，或伴有腹膜后或腹股沟淋巴结转移
Ⅳ期	远处转移，胸腔积液存在时需找到恶性细胞；肝转移需累及肝实质

注：* 如细胞学阳性，应注明是腹水还是腹腔冲洗液；如包膜破裂，应注明是自然破裂还是手术操作时破裂

七、Ⅰ期上皮性卵巢癌的处理

在新诊断的卵巢癌中，大于 25% 是临床Ⅰ期，多数有较好的预后。仍有一部分死亡，与组织学类型、临床亚分期、细胞分级及处理是否恰当有关。如何处理Ⅰ期上皮性卵巢癌，意见尚未一致，基于现有资料，提出以下建议。

1. 全面的、确定分期的剖腹手术（comprehensive staging laparotomy）　这是准确分期、完成治疗及决定辅加治疗的基础。手术应包括以下主要步骤。

（1）腹部纵切口。

（2）腹腔细胞学检查，包括腹水和/或盆腔、结肠侧沟、横膈冲洗液细胞学检查。

（3）全子宫和双附件切除，必要时，高度选择地保留一侧卵巢和子宫。

（4）大网膜切除。

（5）仔细探查腹腔，特别应注意对粘连及可疑病变部位进行或组织检查，并对盆腔侧壁、肠浆膜及系膜、横膈进行探查。

（6）盆腔及腹主动脉旁淋巴结清除术。

如果手术不包括上述主要步骤，隐匿阳性或分期的错误判断率是 10%～20%。

2. 保留生育功能的手术　对于上皮性癌应该谨慎和严格选择的，需具备以下条件。

（1）患者年轻，渴望生育。

（2）Ⅰa 期。

（3）细胞分化 G_1 级或交界性肿瘤。

（4）腹腔细胞学检查阴性。

（5）高危区域，如直肠窝、结肠侧沟、肠系膜、横膈、大网膜、腹膜的淋巴结等部位活组织检查及切除组织病理学检查均呈阴性。

（6）有随诊条件。

有些学者还主张完成生育后再行手术，切除子宫及对侧附件。

3. 术后化疗对象　Ⅰ期患者的预后与临床分期、组织学类型、细胞分级、肿瘤包膜是否完整、术中是否破裂、腹腔液细胞学检查结果等有关。对于Ⅰa、Ⅰb 期，且细胞分级 G_1 级的患者，不需要辅助治疗。患者具有下列一个以上的复发高危因素，术后应予化疗。

（1）无精确手术分期，即未行大网膜切除和/或腹膜后盆腔淋巴结清除术。

（2）透明细胞癌。

（3）中分化或低分化肿瘤，即细胞分级为 G_2、G_3。

（4）卵巢表明有肿瘤生长，为Ⅰc 期。

（5）肿瘤破裂或包膜不完整。

（6）肿瘤与盆腔粘连。

（7）腹水和/或腹腔冲洗液细胞学检查阳性，为Ⅰc 期。

4. 化疗方案及疗程　据研究，化疗方案对预后的影响不确定。应以顺铂为主，采用较为简便的方案，如顺铂、环磷酰胺（PC）方案。以 6 个疗程为宜。

八、卵巢交界性肿瘤或低度潜在恶性肿瘤

交界性肿瘤占卵巢上皮性肿瘤的 9.2%～16.3%，发病年龄较轻，平均 34～44 岁，合并妊娠者占 9%。以Ⅰ期为主，占 50%～80%，其中主要是黏液性，而Ⅲ期中则主要是浆液性。

1. 手术为交界性肿瘤的最重要、最基本的治疗，手术范围视患者年龄、生育状况及临床分期而定。

（1）对于Ⅰa 期、年轻、有生育要求者行患侧附件切除、对侧切开探查、腹腔冲洗液细胞学检查及腹膜多点活组织检查。

（2）对于Ⅰa 期、年龄大或无生育要求及Ⅰb、Ⅰc 期患者行全子宫和双附件切除，大网膜、阑尾切除及淋巴结清除术。

（3）对于Ⅱ、Ⅲ、Ⅳ期患者施行肿瘤细胞减灭术。

2. 辅助化疗亦视期别和手术情况而定。

（1）Ⅰ期患者在完成单侧附件切除或全子宫、双附件切除后，可不再加用化疗。

（2）Ⅱ、Ⅲ、Ⅳ期患者在术后应施行正规化疗 3~6 个疗程，方案同上皮性卵巢癌，但亦有学者认为辅助化疗不提高生存率，有待证实。

3. 预后与复发。交界性肿瘤恶性程度低，预后好，Ⅰ期 5 年生存率可达 80%~100%；Ⅲ期亦可达 64%~96%。复发晚，复发率随时间推移而增加。交界性肿瘤复发，绝大多数病理形态仍为交界性，再次手术仍可得到较好结果。

九、性索间质肿瘤

主要包括有纤维瘤、颗粒细胞瘤、支持-间质细胞肿瘤等，占卵巢肿瘤总数的 5% 以下。许多性索间质肿瘤能分泌类固醇，从而导致临床内分泌症状，但每一种性索间质肿瘤的诊断完全根据肿瘤的形态，而不以临床内分泌功能及肿瘤所分泌的特殊激素来确定。

多数性腺间质肿瘤，如纤维瘤、泡膜细胞瘤、支持细胞瘤、硬化性间质瘤是良性的；有些是低度或潜在恶性的，如颗粒细胞瘤、间质细胞瘤、环管状性索间质瘤。

1. Ⅰa 期的年前患者可行单侧附件切除或确定分期手术。

2. Ⅰa 或Ⅰb 期已完成生育计划的患者，行确定分期手术。

3. Ⅰc、Ⅱ、Ⅲ、Ⅳ期患者行肿瘤细胞减灭术。术后化疗方案应选择顺铂、阿霉素、环磷酰胺（PAC）方案或顺铂、平阳霉素、长春新碱（PVB）方案，以 6 个疗程为宜。

4. 本瘤晚期复发的特点，应长期随诊。

十、恶性生殖细胞肿瘤

恶性生殖细胞肿瘤是国内人群中较为常见的妇科恶性肿瘤，主要有未成熟畸胎瘤、内胚窦瘤和无性细胞瘤等。虽然是高度恶性肿瘤，但对化疗或放疗敏感，且未成熟畸胎瘤可向良性逆转，故治疗结果有明显的改善。切除单侧附件几乎成为对青年、幼年及有生育愿望患者的常规术式。

1. 对恶性生殖细胞肿瘤采取保留生育功能的治疗方法。其原因为，病变绝大多数为单侧；少有盆腔复发及子宫、对侧卵巢受累；对化疗敏感。

2. 保留生育功能的手术适应证可不受期别的限制。对Ⅱ、Ⅲ、Ⅳ期患者，可切除转移灶及腹膜后淋巴结，但仍可保留子宫及对侧卵巢。

3. 术后化疗十分重要，以长春新碱、放线菌素、环磷酰胺（VAC）方案或 PVB 方案为首选，以 8 个疗程为宜。

十一、晚期上皮性卵巢癌

1. 影响预后的危险因素

（1）年龄。年轻者（＜50岁）预后较好。

（2）期别。为主要影响因素，真正的Ⅰ期患者预后更好，5年生存率＞90%。

（3）病理分级。高、中、低分化的五年生存率分别为59%、25%、7%。

（4）初次手术肿瘤切除的彻底性及残存瘤体大小。残存瘤体愈大，预后愈差。

（5）肿瘤组织类型。浆液性癌、透明细胞癌较黏液性癌及子宫内膜样癌预后差。

（6）腹膜后淋巴结转移。淋巴结转移阳性患者预后差。

（7）CA125检测。肿瘤细胞减灭术后4周的血清CA125水平下降不满意者（不及术前50%），或术后2个月未降至正常，预后差。

2. 手术选择　对于卵巢癌患者，充分而完全的手术是首选的、基本的治疗，以达到准确分期、正确诊断、最大限度减灭肿瘤细胞及提高生存率的目的。

（1）满意的或成功的肿瘤细胞减灭术（optimal cytoreductive surgery）。包括以下内容：尽最大努力切除原发灶及一切转移瘤，使残余瘤＜2cm；切口应为足够大的直切口；腹水或腹腔冲洗液细胞学检查；全子宫、双附件切除及卵巢动静脉高位结扎；从横结肠下缘切除大网膜；切除阑尾；切除横膈、结肠侧沟、盆壁腹膜、肠系膜及直肠子宫窝转移灶或行多点活组织检查；处理肝、脾、肠转移灶；行腹主动脉旁及盆腔淋巴结清除术。

细胞减灭术的彻底性是影响预后的重要因素。手术彻底性评价标准如下。切除干净：肉眼所及癌灶全部切净。基本切净：残余癌灶＜2cm，或切除90%以上。大部切除：残余癌灶＞2cm，或切除不及90%。部分切除：切除不及70%。未切除：剖腹探查及活组织检查。

（2）"中间性"肿瘤细胞减灭术（interval cytoreductive or intervening cytoreductive）。对于某些晚期卵巢癌病例，估计难以切净或基本切净，先用1~2个疗程化疗，再行肿瘤细胞减灭术。这种手术可能促使减灭术成功率提高，但对术后化疗不利，也不改善治疗效果，以少用为宜。仍应力争采用第一种手术。

（3）再次肿瘤细胞减灭术（re-cytoreductive surgery）。是指对残余瘤或复发瘤的手术，如果没有更有效的二线化学药物，这种手术的价值是有限的。

（4）二次探查术（second look operation）。是指经过满意的成功的肿瘤细胞减灭术1年内，又施行了至少6个疗程的化疗，通过临床物理学检查及辅助或实验室检测，包括CA125等肿瘤标志物的检测，均无肿瘤复发迹象，而施行的再次剖腹手术。其目的在于了解腹腔内癌灶有无复发，以此为依据，选择日后治疗方案：停止化疗，或少数疗程巩固；改变化疗方案或治疗方法；切除所见癌灶。

二次探查术的内容包括：全面细致的探查和活组织检查；腹腔冲洗液细胞学检查；盆底、双侧盆壁、结肠侧沟、膀胱窝、直肠窝、大网膜及骨盆漏斗韧带根部、肠系膜、肠浆膜、大网膜的可疑结节及可疑腹膜后淋巴结等活组织检查；有条件者，可行组织的雌、孕激素受体及癌基因、抑癌基因检测。

对交界性肿瘤、Ⅰ期上皮性肿瘤、恶性生殖细胞肿瘤、性索间质瘤可不做二次探查术。

3. 化疗　化疗是晚期卵巢癌的重要治疗措施，一定要及时、足量、正规。否则，手术将功亏一篑。对于进行了最大限度的肿瘤细胞减灭术或瘤体本来就很小的患者更为有效。

（1）对于上皮性卵巢癌，PAC 及顺铂、环磷酰胺（PC）方案可作一线方案，马法兰可作早期病例及巩固治疗用药；泰素（taxol）、米托蒽醌（mitoxantrone）、异环磷酰胺（ifosfamide）亦可选用。

（2）对于恶性生殖细胞肿瘤及性索间质肿瘤，VAC、PVB 方案可做一线方案。

（3）采用腹腔化疗及腹腔与静脉联合化疗。腹腔化疗的主要优点：提高局部药物浓度；药物与肿瘤的广泛解除；降低副作用；对肝转移更为适宜。主张采用单针穿刺腹腔灌注化疗法。

（4）化疗期限一般以 8 个疗程为宜。

4. 放疗　某些肿瘤对放疗非常敏感，如无性细胞瘤。对于残余瘤或淋巴结转移可作标记放疗；亦可选用移动式带形照射（movingstriperadiation）；放射性核素^{32}P 适于腹腔内灌注。放疗为卵巢癌手术和化疗的辅助治疗方法。

5. 随访与监测　卵巢癌易于复发，应长期予以随访和监测，其内容包括：

（1）临床症状、体征及全身、盆腔检查。

（2）影像检查，如 B 超、CT，有条件者可行 MRI。

（3）有条件者可行放射免疫现象（RⅡ）。

（4）肿瘤标志物 CA125、AFP、hCG。

（5）类固醇激素测定，包括雌激素、孕激素，对某些肿瘤需测定雄激素。

（6）二次探查术（如前述）。

（7）术后随访计划：术后 1 年，每月 1 次；术后 2 年，每 3 个月 1 次；术后 3 年，每 6 个月 1 次；＞3 年，每年 1 次。

6. 复发的处理

（1）对于大多数复发的患者，目前采取的救治措施不是治愈性的。因此，治疗的目的应将改善生命质量作为处理的不可忽视的一部分。

（2）再次手术只对复发较轻的病例有效，多数只能缓解症状（如能解除肠梗阻），不能提高生存率。对于恶性生殖细胞肿瘤、性腺间质肿瘤和交界性肿瘤的复发应积极再次手术切除。

（3）如果是先前应用顺铂化疗而复发的患者，可试用米托蒽醌、泰素等，这被认为是当前最积极的单药。

（4）由于化疗的严重反应，患者的生命质量应予考虑，要尊重患者的选择，不应给患者不现实的期望。

（5）不主张在骨髓或周围血干细胞缺乏保护的条件下，或肝、肾功能有损害的情况，给患者大剂量化疗。

（6）放疗可以用来治疗局部复发和缓解局部症状。

（7）必须给患者适当的精神支持，并研究心理因素对疾病预后、治疗结果和存活的影响。

十二、未来的研究方向

1. 环境及其他流行病学因素对发病的影响。

2. 提高卵巢癌高危妇女的检出率，集中进行基因研究，如 *BRCA1* 基因，其突变是早发性乳腺癌、卵巢癌的易感因素，80%的 HOCS 家庭中发现有该基因的变异。

3. 口服避孕药以降低卵巢癌的发病危险。

4. 临床检查、影像学技术和肿瘤标志物的检测对早期发现卵巢癌，降低死亡率的意义，特别是对绝经前后妇女的筛查。

5. 研究新的血清标志物，使之更敏感、更特异。

6. 建立血清库及组织库。

7. 研究泰素和顺铂的联合应用，确定泰素的理想剂量和疗程。

8. 进行前瞻性随机和对照研究，找出 I 期上皮性癌各亚分期的合适治疗方案。

9. 多药耐药基因（*MDR1*）及克服耐药的研究和临床应用。

10. 免疫治疗。

11. 基因治疗及分子导向治疗。

12. 评价全腹腔照射和新的放疗技术对于临床 II、III 期彻底手术后的治疗作用，以及放疗对复发灶的作用。

13. 优先探讨初治完全有效病例的巩固治疗。

14. 淋巴转移的对策。

15. 腹腔化疗的评价和确定。

16. 确定和评价衡量卵巢癌患者生命质量的指标，并用于进一步完善患者的治疗。

17. 化疗不良反应的预防和处理。

［原载《中华妇产科杂志》1995，30（9）：569-573］

135. 迎接妇科肿瘤研究的新挑战

　　第四届全国暨国际妇科肿瘤学术会议已于 1994 年 11 月 25 日结束。自 1992 年 4 月第三届全国妇科肿瘤学术会议结束后，两年余来，我国的妇科肿瘤临床和研究工作有了新的进展。此间，国际上关于妇科肿瘤的重要会议有 1993 年 8 月 29 日至 9 月 2 日在瑞典斯德哥尔摩召开的第四届国际妇科肿瘤协会双年会（Fourth Biennial Meeting of the International Gynecologic Cancer Society）、1994 年 9 月 25 日至 30 日在加拿大蒙特利尔召开的第 14 届国际妇产科联盟（FIGO）世界大会（XIV FIGO World Congress）和 1994 年 11 月 6~9 日在中国香港召开的第七届国际滋养细胞疾病会议（VII World Congress on Gestational Trophoblastic Diseases），纵观和比较这些会议上交流的情况，以及近年期刊杂志的有关论文，有益于估价我国妇科肿瘤工作所处的地位，确定目标和方向，运筹方法和途径。

一、卵巢恶性肿瘤仍然是最严重的挑战，对其研究仍然是活跃的领域

　　1. 关于卵巢恶性肿瘤的流行病学调查　国内又陆续有了几篇报道，但这些结果尚无新的突破性见解。而近年发展起来的分子流行病学恰恰可以深刻分析某些卵巢癌患者的高度家族倾向。现已确定几种遗传性卵巢癌综合征（hereditary ovarian cancer syndrome，HOCS），其中遗传性卵巢癌则特指表现为常染色体显性遗传的聚集性卵巢癌家族，同时可存在整体相关的其他种卵巢癌，详细地家族分析对于筛查颇为重要。分子生物学的成果也使基因标记区别 HOCS 与非遗传性卵巢癌成为可能。这一分子流行病学研究显然对早期卵巢癌的检测，甚至推断风险，而作预防性卵巢切除（preventive oophorectomy）是有意义的。

　　2. 卵巢癌的处理是以手术为主的综合治疗　目前，对于手术及术后辅助治疗的考虑越加审慎。肿瘤细胞减灭术（cytoreductive surgery）或大块切除术（debulking surgery）的意义似乎已毋庸置疑，而且在国内亦逐渐得到开展。但是必须强调的是初次成功的或满意的肿瘤细胞减灭术（optimal primary cytoreductive surgery）非常重要，应尽最大努力完成之。所谓"中间性"肿瘤细胞减灭术（internal cytoreductive surgery），即先用若干疗程化疗后再施术后，但对日后化疗不利，效果欠佳。而再肿瘤细胞减灭术（re-cytoreductive surgery）则是指残存瘤或复发瘤的手术，如果没有更有效的二线化学药物，再次减灭术的价位是很有限的。全面的、判定期别的剖腹手术（comprehensive staging laparotomy）对于早期卵巢癌的诊断与治疗至关重要，它包括盆、腹水或腹腔冲洗液细胞学检查、全子宫及双附件切除术、大网膜切除术、盆腔及腹主动脉旁淋

巴结清除术以及盆腹腔多点活组织检查。这将至少避免了 10% 以上的非早期病例的误判，并可作为确定术后辅助治疗的依据。因为，若经过精确的分期证明是 Ⅰa 期或 Ⅰb 期，细胞分化为 G_1 级，则术后可不用化疗，只进行监测追随，而如有复发之高危因素存在，即无精确手术分期，或未行大网膜、腹膜后淋巴清除，细胞分化为 G_2 或 G_3 级，卵巢表面有肿瘤生长、破裂、粘连，细胞学检查阳性，具备上述高危因素之一，则应加用术后化疗。

卵巢恶性生殖细胞肿瘤保留生育功能的手术已有较多作者报道，甚至不论其组织学类型和期别经手术和化疗，可达到痊愈和生育的目的。对于早期卵巢上皮性癌的年轻患者，此举尚需谨慎从奉。先前 Di Saia 等建议的 10 条准则仍然是可行的，主要是确切判定是 Ⅰa 期，即应有全面探查、多点活组织检查以及术后的严密随诊。

卵巢癌的化疗仍然是以顺铂为主的联合化疗为主导，近年国外启用了紫杉醇（taxol，泰素）、异环磷酰胺（ifosfamide），有报道认为有较好疗效。但由于药源及价格问题，国内尚难广泛采用，腹腔化疗或腹腔与静脉联合用药渐受到重视，前瞻性对照研究还需积累材料。卵巢癌的术后化疗应注意生活质量，在满意的减灭术后化疗 6 或 8 个疗程为宜。对于卵巢癌及其他妇科恶性肿瘤的淋巴系化疗，国内研究已有数年，可望在近年内找到有效的淋巴系化疗途径。现行的监测手段已较为适用可靠，知临床检查、影像学（B 超、CT、MRI）检查，以 CA125 等肿瘤标志物检测，对判定疗效与决定治疗措施十分有用。

二、子宫颈癌普查及癌前病变的防治有待加强

据新近统计，在各种癌瘤中，子宫颈癌对妇女的威胁仅次于乳腺癌，其发病率仍居女性生殖道癌瘤之首位。全世界每年因子宫颈癌死亡的人数逾 30 万，新确诊的病例达 45 万。虽然确诊病人的年龄一般都在 35 岁以上，但存在这种疾病诱因的妇女却往往远在这个年龄以下，如果及时发现和诊断，早期子宫颈癌是可以治愈的，因此普及防癌知识及筛查非常重要，如果每隔 5 年对妇女至少进行 1 次普查，子宫颈癌的总体死亡率就可能降低 60%。我国曾于 20 世纪 50、70 年代做过较大规模的防癌普查，林巧稚、杨大望分别于 1960 年、1985 年做过大样本的报告，并有《中华人民共和国恶性肿瘤地图集》可索其地理分布。但是近年尚未有大组普查报道，关于年发病率，以及普查间隔等重要问题亦无定论。

1. 子宫颈及阴道细胞病理诊断是子宫颈病变的简便而有效的检测、普查方法，但其命名、分级较为混乱，未臻统一。有学者认为巴氏法分类已经过时，不能准确地与现今的命名、组织学研究相对照。Richart 提出的子宫颈上皮内瘤变（CIN）的概念；1988 年又有了 Bethesda 系统（TBS）的提法，参照办法是 TBS 的低度鳞状上皮内瘤变（LGSIL）相当于 CIN₁ 和人乳头状瘤病毒（HPV）相关病变；高度鳞状上皮内瘤变（HGSIL）相当于 CIN₂ 和 CIN3。我国学者对 CIN₂ 包括在 HGSIL 中的观点提出异议，但 TBS 确有很多进展和优点，值得广泛采用、总结经验。

2. 细胞学检测的质量控制及普查规划有待解决，子宫颈癌及癌前病变普查的重要手段是子

宫颈及阴道（CV）涂片检查，其质量至关重要，如敏感性及特异性指标，尤应提高敏感性，降低假阴性率。对假阴性率的报告不一，1%～29.7%。虽然人为因素或技术性问题占有重要位置，包括涂片标本、读片和解释等各环节。用肉眼检查 CV 涂片，由于眼睛疲劳、经验局限及其他人为失误，假阴性或假阳性有时是难免的，因为每张涂片平均有 30 万～50 万个细胞，而异常细胞不足 100 个或更少，将其检出不啻大海捞针。新问世的 PAPNET 系统利用神经网络计算，从 CV 涂片中选出 128 种最异常的细胞，这些细胞经数字化处理后的成像会单独显示在高分辨率彩色屏幕上，再由细胞学检测人员复验，其准确率几乎达 100%，速度是人检的 3 倍、准确性是人检的 10 倍，特别便于我国的大规模普查。

大规模普查花费颇巨，仍然是发展中国家面临的严重问题。在发达国家，由于卫生知识普及、普查的准确性提高，其普查问题有逐渐拉长之趋势，可 3～5 年 1 次，普查基础是首要因素。我国的普查未成制度化，也不普遍，如何开展并制订规划有待解决。

三、妇科恶性肿瘤的基础研究及与临来的结合是促进发展的重要环节

1. 近年来，由子分子生物学、细胞生物学、免疫学和遗传学等学科的迅速发展，使妇科肿瘤的基础研究甚为活跃。特别是关于癌基因、抑癌基因，已有较多有关的研究报告，新近作为热点的 p53、p16 检测已成为妇科肿瘤恶性转化的标记，用于早期诊断和判断预后。聚合酶链反应（PCR）、流式细胞检测（FCM）技术得以在更多的实验室应用。但是，纵观我们的基础研究，其多数仍然是跟踪性的，只有少数是属于独创，这与投入资金、设备条件有关。而我们的优势是临床，即丰富的病源、标本与材料。就我们当前的形势，妇科肿瘤研究的发展仍应建立在基础和临床的密切结合上，这当然不排除纯基础研究。我们的病例数量、病种数量之大，肿瘤家系之广且稳定，都是进行流行病学，诊断治疗学研究的有利条件，应充分发挥。尤应结合现今的诊断、治疗的临床基础研究，各种癌瘤都面临的耐药问题，当前的研究热点是多药耐药基因（multidrug resistance gene，MDRG）及其编码 p-糖蛋白的过度表达。此类物质起着能量外输泵的作用，把抗癌药物输出细胞外，从而产生耐药。其表达的规律如何？可否有针对性地寻找克服的方法？如用耐药修饰剂（resistance modifing agents，RMA）逆转耐药，可否提高化疗效果？都将足有实用价值的探讨。

2. 生物学治疗仍要走漫长的道路。恶性肿瘤的治疗现在仍以手术、化疗和放疗三大经典手段为主，所谓"第四里程碑"的生物治疗崭露头角，但遇到的问题尚多、道路尚远。细胞因子及生长因子的生长调节虽已应用，但似乎作为辅助治疗更为合适。将单克隆抗体交联核素、毒素、化疗药物的导向治疗还需要有前瞻性的临床研究，以求证其治疗效果。基因治疗的一个策略是抑制信使核糖核酸（mRNA）的功能以阻断基因功能的表达，反义寡核苷酸（ODNS 或 ASOS）正是通过抑制靶基因 mRNA 的功能而阻断该基因表达的，而且还能增强耐药癌细胞对化学药物的敏感性。基因治疗的策略还包括基因替代，如导入重组人野生型 *p53* 基因后，抑制肿瘤生长。此外，若将 *MDR*1 导入造血干细胞，则可使正常骨髓细胞能够耐受化疗的不良反应，

以增加化疗剂量及效果，也是一种有希望的基因治疗。至于利用肿瘤疫苗对肿瘤进行主动免疫调节，已有卵巢癌的独特型单克隆抗体制备的成功，理论和实验研究表明有更大的优越性。但这方面工作还只是开始，遇到的临床实践问题会很多，需要深入研究解决。

四、妇科肿瘤学科和队伍建设值得高度重视

妇科肿瘤学已有分野成为一个学科的趋势，此系妇科肿瘤的特殊性和发展使然，学科规划和队伍建设是发展的基础。

1. 妇科肿瘤学组（GOG）每两年召开一次会议是个极好的制度，但仅仅是这样的会议是不够的。而且除了会议上报告和交流工作与研究经验、成果外，应该经常地或定期地对妇科肿瘤学的基本问题进行认真讨论，如命名、分类、分期等，对于新概念、提法、标准、解释等求得共识。否则我们自己难以统计资料，也不好与国际接轨。现今的科学发展需要多学科联合及大兵团作战。我们必须组织起来联合行动，如普查、流行病学调查、临床治疗包括手术方式、放疗及化疗方案的统一，以及某些前瞻性研究和基础研究，这种联合可以是国际性的，但更主要的是国内的，而做好这些工作必须有统一的标准、周密的设计、科学的方法。

2. 妇科肿瘤学专科医师需要有较丰富的妇科、外科、化疗、放疗经验，擅长手术操作，还要有肿瘤学基础研究的知识和能力，应该是完成主治医师训练后定向培养起来的。有的国家，又将妇科肿瘤分为肿瘤内科（medical oncology）、肿瘤外科（surgical oncology）和放射肿瘤（radiologic oncology）也值得参考。总之，应该有从事妇科肿瘤诊治研究的专门人才和队伍。与妇科肿瘤密切相关的某些技术专家有后继之人之虞，如妇科肿瘤病理、CV 细胞学等，虽然新人辈出，关键是培养和训练。例如，1989 年 11 月美国病理学会举行了第一次细胞病理学的证书考试，旨在加强质量监督。考试不仅考检验技术，还包括细胞病理诊断术语，以及要求有较好的临床实践经验。这种严格管理和质量控制的做法是值得借鉴的。

［原载《中华妇产科杂志》1995，30（5）：259-261］

136. 癌前病变和交界性肿瘤的几个问题

改善恶性肿瘤的治疗结果，除了进行病因学、流行病学的调查研究，以及提高总体的诊断治疗（从基础到临床）水平之外，突出一个"早"字至关重要，即早发现、早诊断、早治疗。而所讲早，莫过于在癌前阶段即得到确认和处理，体现预防为主、防范为先的策略。

就常见的妇科恶性肿瘤而言，癌前病变过程已经受到了较高的重视。但病理学家们对组织学的诊断颇具争议，临床医师们对其处理亦不尽相同。这本不足为怪，然而讨论的目的在于比较与鉴别，求同存异，促进学科发展。现提出几个问题，希望得到重视及深入研究和讨论。

一、概念与名称

子宫颈上皮内瘤样病变（cervical intraepithelial neoplasia，CIN），这一名称和概念于 1967 年由 Richart 首先提出，后由 Koss（1978 年）引申及阐述，似乎可以将以往用于表达子宫颈异常增殖的鲜鳞状上皮而又不足以诊断原位癌者的种种命名（如结构不良、不典型化生等）统一起来。CIN 作为癌前病变，也就是介乎于"病理医师眼下的病和病人的病"之间，它既具有上皮细胞的异型性，又保持正常的分化能力。依其不典型增生的程度可分为轻、中、重，即 CIN1、CIN2、CIN3（我国的妇科病理学家基本上认同 CIN 与不典型增生各级的相比照）。CIN 中有 20% 可发展为子宫颈癌，我们很难预测每例 CIN 的预后结果，它们都有进一步向恶变发展的危险（CIN1，15%；CIN2，30%；CIN3，45%）。甚至 CIN1 或 CIN2 可以直接发展为浸润癌，而不经过 CIN3 和原位癌阶段。虽然仍有部分幸运者不经治疗自然地发生逆转（CIN1，70%；CIN2，40%；CIN3，20%），但这对每个病例来讲是难以预测的。无论如何，CIN 发展为原位癌是平常的 20 倍，发展为浸润癌为平常的 7 倍，这就是要对 CIN 予以重视和正确处理的理由。

子宫内膜癌前病变的称谓比较混乱，未臻统一。Norris 和 Kurman 于 1985 年提出了他们的分类建议，两年后得到国际妇科病理协会（ISGP）的确认，将子宫内膜增生分为单纯增生（simple hyperplasia，SH）、复合增生（complex hyperplasia，CH）和不典型增生（atypical hyperplasia，AH）。单纯与复合增生的区别在于结构不良的程度，但均无细胞的异型性；而不典型增生与前两者的不同在于它有细胞的异型性，并分有轻、中、重。这一分类使组织学诊断更加明确，形态上增生的程度与临床、预后更加符合，比如复合增生、轻度不典型增生对孕激素治疗有良好的反应；单纯、复合及不典型增生发展成癌的"危险"分别是 1%～3%、3%～4% 及 23%。目前，仍有囊性增生（cystic hyperplasia）、腺瘤样增生（adenomatous hyperplasia）的诊断，如确无细胞异型性，似可与单纯增生、复合增生相比照。子宫交界性平滑肌瘤的诊断刚被提出，报道尚少。

卵巢交界性肿瘤（borderline ovarian tumor，BOT）或卵巢低度潜在恶性肿瘤（low malignant potential tumors of the ovary，LMPTO）。于 1929 年由 Taylor 首先描述，称为"半恶性"，1971 年 FIGO 正式将卵巢上皮性肿瘤分为良性、交界性与恶性三类；1973 年 WHO 也采用了这一分类法。与卵巢上皮性癌不同，交界性肿瘤的特点是虽有肿瘤细胞生长活跃及异型性，但无间质浸润。很难说交界性是良、恶性肿瘤的发展过程，因为交界性肿瘤在若干年后复发也多为交界性，它只表明肿瘤的一种组织学形态。值得提出的是，卵巢交界性肿瘤病人有并发其他恶性肿瘤的倾向（可占 14.5%，如宫颈癌、子宫内膜癌、乳腺癌及肠癌、肺癌等），且并发肿瘤的预后均较卵巢交界性肿瘤为差，是病人死亡的主要原因，应在随访中注意。

在滋养细胞肿瘤中，良性葡萄胎居重要地位。因为良性葡萄胎、恶性葡萄胎及绒癌为滋养细胞肿瘤的不同阶段，恶性葡萄胎基本上均起源于良性葡萄胎、绒癌也大多来自葡萄胎。当然，葡萄胎的恶性变率仅 10%~20%，而绒癌则有相当一部分直接来自足月产、流产。但是，毕竟葡萄胎发生绒癌的机会比正常妊娠大 1000 倍，故完全有理由将葡萄胎作为高度危险因素加以重视。

二、诊断

癌前病变是组织学诊断，临床表现常无特异性，细胞学可作初筛手段。阴道镜、宫腔镜和腹腔镜可直视其表象及提供活体组织采取的准确部位，其他实验室检查及研究可进一步揭示这一病变的生物学特征。

传统的宫颈细胞巴氏分级固然已经起到了相当可观的作用，但其重要缺憾是不能表达它与组织学诊断的密切关系。美国国立肿瘤研究所（NCI）于 1988 年、1991 年召开的两次研讨会上，提出了所谓子宫颈/阴道细胞学诊断的 Bethesda 系统，试图取消巴氏分级并提出便于细胞学家与临床医师沟通的，易于准确解释的新诊断标准。比如在不正常上皮细胞项中包括鳞状上皮内病变（SIL），分低程度不典型增生 CIN1；高程度 SIL，分为 CIN2、CIN3 和原位癌。使临床医师得到更有意义的细胞学诊断报告。

宫颈细胞学普查的意义自不待言，现今有学者对每一年一次抑或每两三年一次的普查工作提出了质疑，即从防癌的安全性及经济角度出发，每三年检查一次（一定需有连续性）是安全可行的，这有助于制订适合我国国情的防癌普查方案。此外，自行操作的细胞采取器 MY-PAP 为普查提供了方便，即受检者可不必到医院而自行采取（如阴道灌洗注射器），得到细胞并固定标本，再进行显微镜下检查。用电子计算机识读的最新荧光屏观测自动检测系统（new papnet cytological screening system）已经诞生，它不仅准确而且快捷，每一分钟可读 150 个视野，这对大规模普查无疑是有益的。人乳头瘤病毒（HPV）感染在宫颈癌发生方面所起的作用已经引起了高度重视，HPV DNA 杂交技术不仅可以确定 HPV 的类型，而且是从 CIN 到浸润癌发展过程的研究也提供了新的认识。

对于子宫内膜增生的最可靠诊断还是分段诊断性刮宫（诊刮），尽管影像学检查会提供有关内膜的一些情况。临床医师绝不可轻视这一简便有用的手段，即在下列情况应进行诊刮：功能失调性子宫出血、绝经后出血、宫腔不正常细胞、阴道异常细胞而又除外宫颈病变者、激素替代治疗、某些配合激素的其他治疗（如三苯氧胺）等。宫腔镜下的直接活检更为准确，但由于其操作的费用高和费时，作为常规并不适宜。在不正常子宫出血、诊刮阴性或对药物治疗没有反应的病人，一次宫腔镜检查可能帮助确诊为内膜息肉或黏膜下肌瘤，宫腔镜检查也可解除病人和医生的忧虑，即当病人不正常出血而刮宫阴性又经宫腔镜检查发现为萎缩性内膜时，这便是宫腔镜检优于普通诊刮之处。电镜比光镜具有更高的分辨微细结构的能力。所以，电镜下观察超微结构有助于子宫内膜增生与子宫内膜癌的诊断和鉴别。

在近年开展的性激素受体研究中，以子宫内膜癌的检测最为有成效。大量研究证明，子宫内膜癌变后，雌激素受体（ER）、孕激素受体（PR）含量显著下降，相当于正常子宫内膜的 $1/20 \sim 1/10$；阳性率也低于正常内膜的 50% 左右。值得注意的是，在子宫内膜癌前病变中，ER、PR 有不同程度地下降，且首先是 PR 含量下降，反映了正常生理功能受癌变损伤的过程和程度。故可用受体量的改变指示癌变危险性的大小，也对激素治疗的选择及检测有帮助。有条件的地方，可作为常现检测（定性或定量）。

尽管在术前很难确定一个卵巢肿瘤是良性、恶性或者交界性，但交界性肿瘤与上皮性癌相比，仍有一定的临床特点以资参考，如发病年龄较轻（平均 $34 \sim 44$ 岁）。多数（50% ~ 80%）为 I 期、CA125 可升高，但比上皮性癌为低等。对于卵巢肿瘤切除后常规作冰冻切片病理检查是一种谨慎的作法，除非是单纯囊肿、"巧克力"囊肿、囊性成熟畸胎瘤于术中医师可明确判定外，送冰冻切片的确是明智之举。

近年来，由于分子生物学的惊人发展，对于卵巢癌的癌基因研究日渐展开。目前发现与卵巢癌有关的常见原癌基因 C-myc、C-ras、C-erbB-2 以及抑癌基因 P53 的研究，在国内亦有学者着手进行，其中最有临床意义的 C-erbB-2（或称 HER-2/neu）扩增的发生率，一般报告是 30%，扩增的出现与预后不良有关。最令人感兴趣的应是早期癌瘤，或者交界性肿瘤的基因表达情况，但还有待于深入研究。

应用流式细胞分析技术（FCM），也能发现在卵巢良性-交界性-恶性肿瘤系列中，异倍体和/或非整倍体率递增。随肿瘤恶性程度的增加，DNA、RNA 以及其指数等参数的变化均有理论和实际价值。应用 FCM 对滋养细胞肿瘤的研究表明，葡萄胎刮宫组织的 DNA 和 RNA 含量可以作为预测将来是否恶变的依据，值得重视。

三、治疗

从癌前病变发展到癌，如 CIN 到宫颈癌，SH、CH、AH 到子宫内膜癌，都经历一个较长的时间，大约是 10 年，当然 CIN3 到宫颈原位癌、AH3 到子宫内膜癌 I a 期，其过程可能模糊莫测。病人一般都比较年轻，因此治疗选择应考虑疾病程度、年龄、婚姻生育，治疗反应及生活质量等诸方面。

对于 CIN，至少有两点应该取得共识：一是所有的 CIN 病人都需要治疗；二是治疗的方法（电灼、微波、激光、冷冻、中药、锥切等）可有不同选择。实际上，在过去的 20 年里，CIN 的治疗颇有成效（包括防癌普查），美国于 20 世纪 80 年代，宫颈癌的发病率从先前的 40/10 万，下降到 3/10 万；宫颈癌的死亡率减少了 70%！

对于 CIN1、CIN2，电灼、冷冻、激光等治疗均可，并采取随诊随治（see and treat）的方针。对于 CIN3 则主张电挖（loop electrosurgic excision procedure，LEEP）和锥切，有人认为这样也许做得过分，强调应控制切挖的深度。关于电挖的经验表明，挖切的深度为 7.0mm，CIN 累及颈管腺体的深度一般是 5.2mm。故 LEEP 不仅有效地破坏了 CIN，而且对以后妊娠结果无不良影响。用激光治疗亦可达到 6~8mm 的深度，可酌情施行，一般均可达到 90% 以上的治愈。在阴道镜下清楚地切除 CIN 将更为有效。

时于 40 岁以上的子宫内膜 AH 病人，应考虑子宫切除。而对年轻并希望生育病人，则多数可先行保守治疗，提高受孕机会，减少发展为癌的危险。

CH 和轻度 AH 对周期性促排卵药或短期应用小剂量高效孕激素很敏感，1~2 个疗程后病变退缩，妊娠率亦较高；而中、重度 AH 需用较大剂量（2~8 倍）的高效孕激素，2~4 个疗程后，病变才好转或退缩，停药后常很快复发，妊娠率较低，甚至妊娠后仍可复发，对于内膜增生的保守治疗应定期作内膜监测，一方面，不要轻易切除子宫；另一方面，经积极保守治疗无效者应考虑切除子宫。增生的程度无疑对癌变有重要影响，除前述的危险因素外，从时间上，也随 AH 增生的程度增加而缩短。

在孕激素治疗子宫内膜增生时，有两点值得提出：其一，应检测 PR，孕激素通过与 PR 结合后发挥作用，可使 ER 下降并抑制，产生持续抗雌激素作用，同时反馈抑制下丘脑，使促卵泡激素（FSH）、促黄体生成激素（LH）合成分泌减少、使子宫内膜维持分泌状态。一般认为，PR 阴性，对孕激素治疗反应不佳。其二，现多有将雌激素拮抗剂，如三苯氧胺单独或与孕激素联合治疗子宫内膜增生或内膜癌。但在用该药治疗乳腺癌时，已不乏诱发子宫内膜癌的报道，当应注意。

由于卵巢癌的预后恶劣，使对交界性肿瘤的治疗顾虑重重。但据近年相继报告的（如 Chambers 等的 677 例大组总结、北京协和医院 1980 年、1993 年的两次总结）经验，证明卵巢交界性肿瘤恶性程度低，转移及复发晚，预后好。对 I 期病人保留生育功能的治疗多可获得成功。I a 期交界性肿瘤有生育要求者切除患侧附件，对侧应常规探查（有报道交界性肿瘤的双侧发生率可达 24.5%），术后化疗意义不大。Ⅲ期病人应施行细胞减灭术，术后化疗的作用尚待今后进行前瞻性研究。交界性肿瘤病人常要长期随诊，对复发者应采取积极态度，再次手术仍可得到较好效果。

葡萄胎的处理在于一经确诊，应立即予以清除，并以血 hCG 监测。切除子宫不能完全防止恶变，反易发生恶变，且难以治疗。关键在于是否都要采用预防性化疗，临床上可参考一些高危因素（如年龄、hCG 浓度、水疱大小、刮宫后状况等）以及实验室研究（如前述 FCM、PCR 技术的应用）结果决定之。预防性化疗以 5-FU 为好，一般 1 个疗程即可，除非 hCG 持续阳性，再加用治疗。不要随便应用预防性化疗或剂量过大，否则化疗的副作用及并发症发生，其结果与期望相悖。长期随诊及需避孕 1 年已为医师们所熟知了。

癌前病变和交界性肿瘤的诊断及治疗不仅涉及改善预后的问题，也可能是认识恶性肿瘤发生、发展的突破口。因此，加强对癌前病变和交界性肿瘤的临床和基础研究的意义，将会越来越令人瞩目。

[原载《中华妇产科杂志》1994，29（4）：194-197]

137. 子宫颈癌及其普查

据统计，在各种癌症中，宫颈癌对妇女的威胁仅次于乳腺癌。全世界每年因宫颈癌死亡的人数为 30 万，确诊和发现早期症状者各为 45 万。虽然确诊病人的年龄一般都在 35 岁以上，但存在这种疾病诱因的妇女却往往远在这个年龄以下。如果及时得到诊断，早期宫颈癌是可以治愈的。但由于发展中国家的妇女对这一疾病的了解较少，加之医疗及经济条件的限制，常失去早期诊断和治疗的机会，三分之一的宫颈癌死亡病例出现在发展中国家。因此，普及防癌知识及防癌普查是非常重要的，世界卫生组织指出，如果发展中国家每隔 5 年对妇女至少进行一次普查，宫颈癌的总体死亡率就可能降低 6%。此外，加强有关避免或减少患病危险因素的教育，引起妇女对潜在症状的关注，有利于宫颈癌预防和早期发现与治疗。

一、宫颈癌发病情况

宫颈癌的发病率和死亡率，从总的趋势看确有下降，美国 40 年间的变化是宫颈癌发病率从 1940 年的 32.6/10 万减少到 1980 年的 8.3/10 万，死亡率从 9.5/10 万减少到 1.8/10 万。我国进行过有意义的区域性普查，宫颈癌的地理分布形成一个从内蒙古、山西、陕西经湖北、湖南到江西的高发地带。由于普查，在某些区域宫颈癌的发病率和死亡率亦明显下降，如上海地区 1972—1974 年，宫颈癌发病率为 26.7/10 万，1987—1988 年下降至 3.7/10 万，死亡率从 7.4/10 万下降到 3.0/10 万。但应该看到我国幅员辽阔，经济文化及卫生工作发展不平衡。此外我们尚缺乏大规模普查的总体资料。

虽然宫颈癌的病因尚未完全明了，但国内外流行病学的调查资料均说明早婚、多产、多性伴、吸烟，以及人乳头瘤病毒（HPV）感染和前次宫颈上皮内瘤变（CIN）史等和宫颈癌的发生有关。

综上所述，结合国人当今社会经济文化状况，宫颈癌发生之危险因素不是减少而是有增多的趋势，应当引起重视。此外，对于防癌普查及癌前病变的治疗也应有计划、有组织地进行。

二、宫颈阴道细胞学的意义和命名

1943 年巴巴尼古拉（G. N. Papani colaou）改革了细胞学染色法，应用巴氏染色及分类法进行宫颈阴道（CV）细胞学检查，几十年来明显地降低了宫颈癌的发病率和死亡率。但仍然存在一些问题，主要有：①敏感性。应避免和减少假阴性。②特异性。应避免和减少假阳性。③细胞学分类、认识和解释。④对发现不正常细胞的进一步检查和处理。这些问题除了标本采取、涂片染色及阅片技术以外，细胞学的分类和处理非常重要。好的分类应该是能更好地反映异常细胞的特点、意义和便于处理，能使细胞学家和临床医生在观念上易于沟通，也使实验室与实验室之间认识易于统一。

先前，乃至当今，一个不正常细胞学的报告可能失却其作用，原因是命名不统一和混淆的情况很普遍，临床和实验室不能很好地交流，有时临床医生难明其含义和做出处理。不少学者认为巴氏法分类已经过时，不能准确地与现今的命名、组织学研究及引阴道检查相对照。后来，特别是引入了子宫颈上皮内瘤（CIN）的概念后，世界卫生组织有了一个改良的分类系统（1973年）。1988年，美国国立肿瘤研究所（NCI）在马里兰的 Bethesda 的研讨会上又推出了新的分类系统（TBS，1989年发表），见表1。

表 1　细胞学报告系统之比较

	巴氏分级（1943）	WHO 系统（1973）	TBS（1989）
Ⅰ级	阴性	正常	正常范围
Ⅱ级	不典型细胞	不典型细胞；鳞状上皮、炎症等	良性细胞变化，反应性、修复性改变
Ⅲ级	可疑癌	CIN-1	LGSIL
		CIN-2	
Ⅳ级	高度可疑癌	CIN-3	HGSIL
Ⅴ级	阳性	癌	癌

注：CIN（cervical intraepithelial neoplasia，宫颈上皮内瘤变）；LGSIL（low-grade squamous intraepithelial lesion，低度鳞状上皮内病变）；HGSIL（high-grade squamous intraepithelial lesion，高度鳞状上皮内病变）

从表1可见，宫颈上皮内瘤变的组织学分类从现行的轻、中、重不典型增生或 CIN1、CIN2、CIN3 变为低度和高度鳞状上皮内病变，这使细胞组织学得到了直接的对应，提高了细胞组织学实验室的工作质量，保证了研究。当然，TBS 应用的时间尚短，范围亦不够广泛，有待进一步实践才能确定其价值。

三、细胞涂片（pap smear）及普查

保证宫颈癌及癌前病变普查重要手段的 CV 涂片的质量是至关重要的，特别是敏感性要高，即降低假阴性率。假阴性率的报告为 1.0%～29.7%。假阴性可使有病变的患者漏掉，所以应尽量避免和减少这种错误。从表2中不难看出假阴性的发生有时属人为性或技术性的。

表 2　CV 细胞学假阴性的原因

・标本	要诊断的细胞未在玻片上
・读片	镜检疏漏
・解释	认识和判断错误

敏感性的计算公式是：

$$敏感性 = \frac{真阳性}{真阳性+假阴性} \times 100\%$$

这一计算公式的意义是确定检出所有异常情况的比率，而不遗漏阳性者。

Koss 的研究还表明，即使有目标的重复普查的细胞学检查仍有一定的假阴性率。如 1989 年是 4.4%，1990 年是 5.5%，1991 年是 5.1%。这三年平均为 5%，似乎并不随时间的推移而减少，不能不引起人们的注意。

所谓特异性是指排除正常细胞被误认为是异常细胞的比率，其计算公式是：

$$特异性 = \frac{真阴性}{真阴性+假阳性} \times 100\%$$

一般报告特异性接近 99.8%，即"扩大化"的机会很少。这 0.2% 的假阳性常常是把炎症、修复、放射或化疗反应等误认为 CIN 或癌。

加强细胞学检查的训练和具有这方面的经验非常重要。1989 年 11 月美国病理学会举行了第一次细胞病理学的证书考试，旨在加强质量监督。考试不仅考检验技术，还包括细胞病理诊断术语，以及要求：有较好的临床实践和经验。这些成功的做法是值得借鉴的。

四、改善细胞采取方法

采集宫颈阴道细胞一般使用木制刮片，也有用吸管采集阴道穹隆分泌物之脱落细胞的。但宫颈外口为颈管之柱状上皮与外部之鳞状上皮交界处，常为癌瘤发生之处应为防癌普查取样的重点。因至少有 5% 的子宫颈管腺癌发生，为了取得颈管细胞，又将常用的小脚板改为小戟式刮板。小戟式刮板之尖顶可放入颈管内，使取材有一定的改善。但戟尖长度有限，取样仍受到很大限制。瑞典 Medscand AB 公司新近研制的"爱思康"（accellen）宫颈细胞双取器，具有同时取得宫颈及宫颈管细胞的优点，因为它是用毛刷制作，所以取材全面满意。北京协和医院曾用于临床，认为其采集细胞多、镜下细胞清晰，特别是能清楚看见用一般刮片难以看清的柱状细胞。这种双取器一次性使用，可预防交叉感染。与两张片子比较，价格也较合理，患者能够接受，值得推广。

从普查的角度而言，另一个值得注意的问题是有的妇女不能或不愿接受宫颈刮片检查，如边远地区的妇女害羞为难等。因此有了自我采集细胞普查法（MY-PAP），这对医疗条件较差的地区，无疑是非常实用的。这是一种相当于卫生棉条的小型阴道灌洗器，轻轻插入阴道，挤压灌洗，细胞便会吸引到收集管内。标本经邮寄即可得到实验室检验，十分方便。经研究者对 MY-PAP、常规 PAP 及活检结果的比较，认为 MY-PAP 较为准确。与常规 PAP 一样，有一定的假阴性率和假阳性率，分化越好，假阴性率越高。该方法不能完全取代盆腔检查和常规宫颈刮片，可作为缺医少药地区的一种补救方法。

五、新的宫颈细胞分析技术

用肉眼检查宫颈细胞涂片，由于眼睛疲劳、经验不足及其他人为失误，假阴性或假阳性是难以避免的。因为每张涂片平均有 30 万~50 万个细胞，而异常细胞不足 100 个或更少，所以检出无异于大海捞针。新近问世的"PAPNET 电脑涂片分析系统"则是由计算机将每个细胞进行初步辨认筛选，找出最可疑的 128 个细胞，经高敏度显像器拍摄，显示在荧屏上，再由细胞学家复验，其准确率可达 97%，甚至达 100%。十分准确、快捷，效率是人检的 3 倍，准确性是人检的 10 倍。

Koss 报道了应用 PAPNET 技术的经验，认为这是细胞学质量控制的可期目标，它的及时有效避免了人为的失误。

综上所述，防癌普查应具备的条件和预期的目标是：

1. 检查必须能做到早期诊断、早期治疗，取得佳良的预后。

2. 检查必须是十分敏感的，特别是早期病变。

3. 检查必须是十分特异的，能除外非疾病的不典型变化。

4. 检查必须是有效花费。

5. 普查操作必须是可以接受的。

也只有在进行了较大面积的普查，才能得出癌前病变和癌的确切发病率，并制订出普查的时间和频度等政策。

［原载《现代妇产科进展》1994，3（3）：276-278］

138. 必须重视卵巢恶性肿瘤的诊断、治疗及预防

当前，妇科肿瘤的重点问题是卵巢恶性肿瘤的诊断、治疗及预防。其他妇科肿瘤，即使是少见的输卵管癌等，通过病史、体征及运用现代技术，大多可以作出诊断，必要时辅以影像检查，如 B 超、CT 或磁共振成像（MRI），也可进一步进行分期。在诊断、治疗及预防方面均已收到显著效果。唯有卵巢恶性肿瘤，不仅种类繁多，且至今尚无切实可行的早期诊断方法。临床上至确诊时，70% 以上的患者已届晚期（≥Ⅱ期），故虽经数十年努力，其 5 年存活率一般仍在 30% 左右，何况更有贻误诊治者。而近年卵巢恶性肿瘤的发生率国内外均有上升趋势，其死亡率之高，已超过子宫颈与子宫体恶性肿瘤之和。为此，就当前国内外情况，对卵巢恶性肿瘤的诊断、治疗以及预防提出评议，谨供参考。

一、关于卵巢恶性肿瘤的诊断

卵巢恶性肿瘤当前在诊断上所面临的有以下几个问题：

1. 早期诊断　由于卵巢恶性肿瘤在早期常无典型症状与体征，故检查不易发现，以致误诊。但基本的临床病史询问与常规身体检查及妇科检查仍极重要，有可能从中发现早期卵巢恶性肿瘤的"蛛丝马迹"，如好发年龄多在 40~60 岁，发病高峰在绝经前后（平均 49.3 岁）；35 岁以上妇女多发生卵巢上皮性癌，而 35 岁以下多发生殖细胞类恶性肿瘤；较久的卵巢功能障碍（性早熟、无排卵性不孕、早衰或延迟绝经）；长期不明原因的胃肠道症状；久治不愈的"附件炎"；幼女卵巢增大或绝经后扪及卵巢；以及原疑为卵巢瘤的迅速增大、固定、变硬及子宫直肠窝结节等。在此基础上，进一步选用现代影像学检查（B 超、CT、MRI），和/或腹腔镜检查、子宫直肠窝穿刺吸液或冲洗液的细胞学或/及组织学检查，当能较早作出诊断。

2. 定位诊断　早期病例能扪及附件肿块及子宫界限者，再结合影像检查，不难作出定位诊断。晚期则需更多依据影像学检查，因身体检查及妇科检查往往不易分清肿块界限。

3. 定性诊断　近代发展了不少先进的技术，但由于卵巢恶性肿瘤种类、组织复杂繁多，这从卵巢肿瘤的分类即可看出。故卵巢恶性肿瘤的定性诊断，不仅要求判断是否恶性，更要求判断是何种恶性肿瘤。判断的方法随着医学科学的进展不断更新，但基本目标在于寻找并证实肿瘤标志（tumor marker）。此词由于涉及的科学领域日新月异，迄今其定义仍未规范化。就其广义而言，应包括机体中任何能提示有肿瘤存在的变化，如结构突化（细胞学检查、病理组织学检查及免疫组化检查等）及生物化学变化（免疫学、生物化学及内分泌检查等）。

（1）细胞学检查：可结合病情采用不同方法取材检查。①阴道后穹隆吸液涂片检查：虽阳性率仅为 33% 左右（因输卵管可能梗阻），但检查方便，可重复，无损伤，如能排除子宫、输卵管癌，则可成为卵巢恶性肿瘤诊断的指标之一。②子宫直肠窝穿刺吸液或冲洗液检查：在无炎症、粘连、瘢痕者可行。宜用 21 号 2cm 长针及 10ml 吸筒，由子宫颈后方 1.0~1.5cm 处刺入抽吸，吸出物注入 3ml Ringer 液中（反复冲净吸筒），离心、涂片、染色、镜检。如吸出液多，可按腹水处理。③腹水检查：可经腹壁或阴道后穹隆穿刺取液，但所取腹水量至少需 200ml，分置试管，以 2000r/min 离心，沉渣涂片以巴氏或 HE 染色，瘤细胞发现率可达 93%。值得注意的是，有时虽不能发现典型恶性细胞，但如出现间皮细胞（肿瘤刺激）、砂粒体或黏液卡红阳性细胞，亦为恶性肿瘤的特征。④纯化腹水恶性细胞检查：1992 年 Hirte 曾介绍一种快速、简单的纯化卵巢癌腹水癌细胞方法。用 20μm 尼龙网孔滤器，滤去腹水中的单一细胞与小细胞，留取大细胞块，其中几乎全为癌细胞，用免疫细胞化学分析，癌细胞阳性率可达 90.6%±1.7%~97.5%±0.5%。⑤瘤体穿刺细胞学检查：可在适当的病例采用，即肿瘤贴接腹壁或阴道前或后穹隆部者，可用毫针穿刺（针管内径仅 0.6mm），以 5ml 吸筒负压吸引。吸出物注入 3ml Ringer 液中，以 2000r/min 离心，涂片，巴氏染色，诊断正确率高达 85%~90%。实性或囊性肿瘤还可用肝穿刺针取材，做细胞学或组织学诊断。

（2）病理组织学检查：卵巢恶性肿瘤治疗前的诊断仅能通过腹腔镜或剖腹探查来实现，对病变的分期则是不可缺少的手段。近年来，免疫组化的发展，将传统的形态学分类与功能结合，不仅在协助诊断，且在确定肿瘤组织来源、监测治疗效应及估价预后等方面，均有重要意义。

（3）免疫学诊断：前述免疫组化法亦属免疫学诊断之一，但偏重回顾性研究或鉴别诊断。目前，用血清学方法发现的卵巢恶性肿瘤抗原多属肿瘤相关性抗原，其特异性尚不显著。通过传统方法产生多克隆抗体，进而发展为用体细胞杂交技术产生特异的单克隆抗体；以放射性核素标记尚可用于原发瘤与转移瘤的定位、定性诊断。目前，国内外常用于卵巢上皮性恶性肿瘤的抗原有 OC125、OC133、SONA、SGA（用于浆液性腺癌）、CEA（用于黏液性癌、纤维上皮癌）、OC125 或 CA125 或 COC166-9（用于子宫内膜样癌、透明细胞癌）；T、P、E（用于恶性性腺间质肿瘤）；AFP 用于恶性生殖细胞肿瘤（卵黄囊瘤、无性细胞瘤、胚胎性癌、畸胎瘤）、hCG（用于妊娠性及非妊娠性滋养细胞瘤、混合性畸胎瘤）。因此，单凭一种免疫学检测，要在治疗前判断某一种恶性卵巢肿瘤尚难做到。

（4）内分泌检查：上述恶性性腺间质肿瘤的免疫学诊断实际是内分泌检查，只是具体方法为免疫组化法。因卵巢性腺间质瘤具有特殊的内分泌功能及影响，如性早熟、绝经后出血、男性化等，有助于诊断。而卵巢浆液性、黏液性及纤维上皮瘤，有的由于肿瘤周围滤泡组织增生，也有非特殊的内分泌功能而能分泌激素，即使是性腺间质瘤，不同的情况也可产生相同的激素。此外，近年来，由于激素测定方法的进展，发现某些非内分泌器官的肿瘤亦能分泌激素，或虽属内分泌器官肿瘤，却可产生某些不相关的激素而引起相应的临床现象，特称为异位内分泌综合征（heterotopic endocrine syndrome）或副内分泌综合征（para-endocrine syndrome），如透明细胞癌有的即能分泌甲状旁腺素样物质（实为甲状旁腺素前体）而引起高钙血症，卵巢原发性绒癌能分泌甲状腺激素而引起甲状腺功能亢进症，有的卵巢浆液性囊腺瘤、无性细胞瘤能分泌胰岛素而导致持续性血糖过低，此类情况虽极罕见，却使"一定激素只能由一定内分泌器官生长的肿瘤产生"的临床传统观念冲突，也给临床诊断造成一定困难，但有希望为临床提供监测某些肿瘤的标志。

（5）生化检查：虽在20世纪70年代即有学者发现卵巢恶性肿瘤患者腹水中的钙、磷、尿素氮、尿酸、胆固醇、总蛋白、总胆红素、GOT、LDH、AKP等生化指标测定值，较良性肿瘤患者及正常妇女明显增高，但并无特异性，临床上仅可用作鉴别良恶性肿瘤及监测疗效的参考。

（6）影像学检查：如B超、CT、MRI虽已能精确显示肿瘤内部结构像，但由于囊性、实性或两者兼而有之者在各种卵巢肿瘤均可存在，而所含组织的复杂，又往往使影像缺乏特异性，故需结合其他检查方能定性。单抗^{131}I-CEA、^{99m}Tc-CEA、^{131}I COC163 B$_2$放射免疫显像诊断在这方面将发挥作用。

近年来，由于开展了系统腹膜后淋巴结清除术，阐明了淋巴结转移在卵巢癌扩散转移中的重要性及规律。而术前盆腔淋巴造影则可于术前比较准确地估价盆腔及腹主动脉旁淋巴结转移的存在（准确率在80%~90%），提高了术中淋巴结清除的主动性和彻底性，对由于种种原因淋巴管堵塞而区域淋巴结不能显影者，则需借助于CT或MRI。

4. 肿瘤的分期　在判断卵巢恶性肿瘤的基础上，还应进一步明确肿瘤累及的范围，作出分期，方能给予合理治疗。故分期极为重要。但在临床上常被忽视，甚至已经剖腹探查仍未明确分期，造成处理及预后的混乱。

目前，由于卵巢恶性肿瘤的定性仍有赖于病理组织学检查，且按FIGO对卵巢恶性肿瘤分期（1987年）的要求，不仅要了解原发肿瘤的性状（单侧、双侧；类型；是否有目检或镜下穿刺），还需检查腹水或冲洗液（无腹水者）中有无癌细胞，以及转移灶的范围、大小（镜下、小于或大于2cm）与腹膜后淋巴结转移的部位。因此，未经过腹腔镜检查或剖腹探查以及细胞学与组织病理学检查不能精确分期。经过治疗的患者，虽恶化而尚有可能再手术（re-operation），或虽经定性、定位诊断已临床治愈但不能确定是否应结束治疗而行二次探查手术（second look operation，SLO）或二次腹腔镜检查（second look laparoscopy；SLL）者，均需做再分期（re-staging），以确定进一步处理方案。

总之，只有做到正确诊断（定性、定位、分期），才有可能进行合理的治疗。

二、关于卵巢恶性肿瘤的治疗

卵巢恶性肿瘤可用手术、化学药物和/或放射治疗。但由于其种类繁多，定性、定位诊断及分期未经腹腔镜或剖腹探查结合细胞学与病理组织学检查，难以明确。故除不能手术的病例或大致已了解肿瘤类型而患者全身情况不能胜任手术者，可先试用化疗和/或放疗，以后再视情况（全身和/或局部改善）考虑手术外，一般均首选手术治疗。手术探查可进一步明确肿瘤类型及其累及范围（分期），不仅可为术后化疗和/或放疗提供依据，而且术中尽可能切除肿瘤，亦可为术后化疗或/及放疗，创造条件，提高疗效。

1. 卵巢癌的手术治疗　卵巢癌的手术称为肿瘤细胞减灭术（cytoreductive surgery）或大块切除术（debulking surgery），其目标就是要尽一切可能切除原发肿瘤及所能看到的盆腹腔转移灶，或使其残留癌灶直径小于 2.0cm。所以，这种手术切口要纵行、足够大，要能充分暴露术野；要全面仔细探查盆、腹腔，取腹水或腹腔冲洗液作细胞学检查。盆腔肿物的切除，常由于子宫和附件与之粘连，浑然一体，且紧贴盆腹膜而难以下手，现多采取"卷地毯式"或"包饺子式"，从腹膜外间隙剥离侧壁腹膜、膀胱浆膜及盆底腹膜，将子宫和肿物连同盆腔腹膜整块切除。对于上皮性癌，还要切除大网膜和阑尾。肠道转移的处理是卵巢癌手术的重要组成部分，也是影响预后的决定因素之一。浸润较浅的癌块，可行剔除术；而肿块较大或浸润较深者，则不容姑息，而应毅然施行肠切除及吻合术。肠道转移或受累及最多的是横结肠、乙状结肠和直肠，若切除乙状结肠直肠后，所剩直肠仍有 8~10cm，应尽可能作吻合术，如难以吻合或断端组织不健康，则需行结肠造瘘术。用肠吻合器可在低位直肠切除时，完成端-端或端-侧吻合，既快速、效果佳，又可免除造瘘之苦。肝、脾及横膈的细小种植结节，一般不需切除，赖以化疗消灭之；而大的癌块应努力切除。肝实质转移亦可经胃网膜右动脉行肝动脉插管术，于术后作动脉化学药物灌注。卵巢癌的淋巴转移率高达 50% 以上，目前多数经验已趋向淋巴结清除应作为肿瘤细胞减灭术的组成之一。但临床所面临的问题是，早期病例触视探查无淋巴结转移（卵巢癌Ⅰ期者淋巴结转移亦可达 10%~20%）是否需要清除，而晚期肠系膜淋巴结已有转移、固定者能否切除干净。因此，较实际的原则是，凡能切除原发及继发病灶者切除腹膜后淋巴结较为有利，如若原发瘤或转移瘤不能达到细胞减灭者，则强行淋巴结清除亦无补益。腹主动脉淋巴结转移有与髂淋巴结几乎相等的转移机会，故腹膜后淋巴清除应达到肠系膜下动脉分支水平。卵巢恶性生殖细胞肿瘤更趋向于早期即有腹膜后淋巴结转移，甚至盆腹腔处于光滑、无任何种植转移表现的所谓"沉静的转移（silent metastasis）"时，已经有了淋巴结转移。

卵巢癌手术不像子宫颈癌根治术那样规范，卵巢癌的广泛盆腹腔转移使多器官受侵，手术目标是尽可能切除转移瘤，常涉及肠管、膀胱、输尿管以及盆腹腔的大血管，解剖复杂，手术难度大。因此，要求妇瘤科医生有普通外科、泌尿外科的训练，娴熟的手术技巧、丰富的经验及处理紧急情况的能力。提高有关认识，改变妇科手术观念和拓展有关操作技能等，已提到妇科医生的业务日程上来了。

2. 卵巢癌的化疗　化疗在卵巢癌的治疗中居重要地位，多数情况下很难将卵巢癌的转移灶切除干净，特别是细小的颗粒结节种植，有赖于化学药物杀灭之。所幸卵巢癌大多对化疗有较好的反应。卵巢癌种类繁多、组织结构复杂，化疗药物选择目前基本上是：上皮性癌及恶性性腺间质肿瘤多用单一烷化剂或以顺铂为主的联合方案，如 TSPA、CHexUP（环磷酰胺、六甲嘧啶、5-氟尿嘧啶、顺铂）、PAC（顺铂、阿霉素、环磷酰胺）、PC 等；对于恶性生殖细胞肿瘤常用的方案有 VAC（长春新碱、更生霉素、环磷酰胺）、PVB（博来霉素或平阳霉素、长春新碱、顺铂）及 FAC（5-氟尿嘧啶、放线菌素、环磷酰胺）等。如有条件，可用表阿霉素替换对心脏有明显损害的阿霉素；对肾功能不佳者可用卡铂（或碳铂）替换顺铂。

较长期的化疗是卵巢癌治疗的一个特色，中断化疗常使癌瘤复发或转移。化疗的途径除全身用药外，也可经动脉插管（如腹壁下动脉、胃网膜右动脉）作区域灌注。化疗方案虽变换纷繁，但多数作者缺乏前瞻性研究，难定孰优孰劣。单一烷化剂与联合化疗亦各有所长。腹腔化疗虽然从理论上对盆腹腔散在残余癌灶有杀灭作用，且应用颇为广泛，但尚缺乏有说服力的研究报告；且腹腔内化疗导管的留置亦未臻理想。淋巴结转移后对全身化疗反应不佳，直接从淋巴管灌注化学药物，无疑是一种新途径的尝试。

3. 放疗、免疫治疗　放疗除对特别敏感的肿瘤（如卵巢无性细胞瘤）有独特的治疗作用外，国内尚未有足够的认识和经验；卵巢癌广泛的盆腹腔转移，使一般外照射很难达到有效剂量，而增加剂量又会产生副作用。放射线移动条技术（moving strip technique）有望解决照射野和剂量兼顾的问题。放射性核素腹腔灌注有较好的效果，特别是对广泛散在的细小癌灶。常用胶体^{98}金（^{98}Au）、胶体^{33}磷（^{33}P），后者是纯 β 射线，半衰期 14.3 天，更为适宜。免疫治疗和近年所倡用的白细胞介素-2（IL-2）、LAK 细胞、肿瘤坏死因子（tumor necrosis factor，TNF）等均有机体反应，难以实现其理想效果；单克隆抗体导向治疗虽具有高度特异性，但要使之成为彻底杀灭癌细胞的临床实用手段，尚待时日。

综上所述，卵巢恶性生殖细胞肿瘤有望成为最先克治的卵巢恶性肿瘤。这类肿瘤曾经是最恶性的肿瘤之一，手术和化疗的发展扭转了以往束手无策的局面。对卵巢未成熟畸胎瘤良性转化的研究证实，手术切除原发瘤及反复切除复发瘤，配合化疗，可使未成熟畸胎瘤过度到成熟型，特别是渡过一年以上者。患者的存活率已从 20 世纪 60 年代的 27% 提高到 90 年代的 96%。又由于 VAC、PVB 化疗的良好作用，使整个恶性生殖细胞肿瘤的治疗结果有了明显的改观，不仅提高了治愈率，而且可以保留生育能力。其依据有：①卵巢恶性生殖细胞肿瘤患者都年轻，甚至是青春期前的女性。②90% 以上的肿瘤为单侧。③复发病变累及子宫和对侧卵巢的机会很少。④成功的手术和化疗也使保留生育功能得以可能。60 年代这种治疗只限于低度恶性的无性细胞瘤，到 70 年代开始在未成熟畸胎瘤尝试，70 年代和 80 年代该治疗已可推广到所有希望生育的卵巢恶性生殖细胞肿瘤患者，成功的妊娠与分娩逐渐增多。实践证明，对于卵巢恶性生殖细胞肿瘤保留生育功能的治疗是安全可行的。

以上仅就卵巢恶性肿瘤治疗问题中的荦荦大者而言，其实有争议的细节和存在的问题尚多。数十年来，除恶性生殖细胞肿瘤外，治愈率之所以无显著提高，主要在于：①妇科医生对提出已 20 多年的细胞减灭术还缺乏深刻认识或尚未转变观念，尤其是第一次手术的彻底性尚未受到重视，或由于种种原因未能达到。应该强调，肿瘤细胞灭术不仅是手术技术，更重要的是手术相关条件的建立与术中、术后并发症的正确处理，如术前备血充分，但术中出血多，大量输血带来的问题亦不容忽视。②辅助治疗如何配合未臻理想。化疗方案之多亦表明选择之难，敏感药物的选择、药物浓度的测定、不良反应的预防与处理及用药的坚持与何时停止等，都有待于研究，放射治疗和免疫治疗水平都有待于提高。但力求肿瘤切除和适宜的化疗仍是治疗的基础。③第二次探查仍有 20% 以上的残余瘤或复发瘤，说明卵巢癌治疗的艰巨和难以彻底。所以又有"二次细胞减灭术"（second cytoreductive surgery）及"间断大块切除术"（interval debulking），但对于上皮性癌，此举并未明显提高生存率。其最大症结仍在于不能早期发现，尤其未能如子宫颈癌，做到癌前病变的阻断。

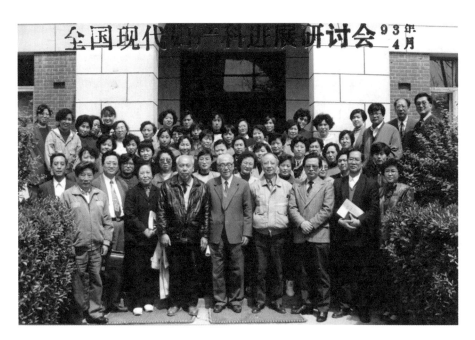

郎景和院士与江森教授等合影（1990 年）

三、关于卵巢恶性肿瘤的预防

对于恶性肿瘤的最佳预防措施是癌前病变的阻断。子宫颈癌的预防卓有成效，尤其江西省靖安县已形成的三级预防经验值得汲取。一级预防旨在排除高危因素，从根本上预防、阻断引起癌瘤发生的高危流行因素，以控制其发生。二级预防着眼于癌前病变及早期诊断，并进行妥善的早期医疗监护和处理。三级预防着重于普查、早治和门诊防癌检查。

卵巢恶性肿瘤的预防也必须通过流行病学调查的方法，了解其流行病学概况（地区分布与种族差异、年龄分布、上升的发病趋势）及发病的高危因素（内分泌因素如孕产状况和初孕年龄、口服避孕药的应用、外源性雌激素的影响；"盆腔污染"与化学致癌物质如石棉、滑石粉等；遗传因素与家族史如家族集聚性、血型等；病毒感染史如腮腺炎、风疹、流感；放射因素如 X 线等；营养与饮食因素，以及其他如肥胖与胆囊疾病、甲状腺疾病等）。

用流行病学方法作为调查肿瘤病因的手段，国内近十余年始兴起，用于卵巢恶性肿瘤的流行病学调查国外起步较晚，国内仅有蔡桂茹等曾于 1984 年报道过。主要由于卵巢恶性肿瘤及其恶性前病变，尚无如子宫颈癌易取材、能肯定诊断的实用方法，如宫颈刮片细胞学检查和/或局部活检，至多加用阴道镜检查协助精确取材，或用免疫组化提高鉴别诊断。而卵巢恶性肿瘤，即使应用影像检查（至少用 B 超）结合各种肿瘤标志检查，亦难做到精确诊断，且用于普查费用极大，难以推广实施，故目前对卵巢恶性肿瘤的筛查均采取流行病学病例对照研究（epidemi-ologic case-control study）。所选病例均经过手术并有确切的病理学诊断，然后采用人群对照，按 1:2 配例。配例条件为对照者在年龄上与病例相差在 ±1 岁范围内，并在居住上与病例同地；调查项目相同，包括月经史、妊娠生育、婚姻史、家族史、饮食情况等可能与肿瘤及卵巢恶性肿瘤发病有关的各因素，同时抽取外周静脉血进行血型及流行性腮腺炎等（结合病史）病毒抗体效价测定。所得资料用多因素连续变量 Logistic 回归模型进行分析，计算各因素的相对危险度及其 95% 可信区间，并做出相应的趋势检验；同时对可能存在的混杂效应进行调整。北京协和医院收集北京地区 1982—1986 年发病的卵巢恶性肿瘤经手术病理证实仍存活并愿意接受调查的 112 例，进行上述流行病学病例对照研究，结果表明生育及有关因素在卵巢恶性肿瘤发病中起重要作用，初步证实妊娠特别是足月妊娠，对卵巢恶性肿瘤的发病有保护作用；同时观察到排卵年数的增加可使发病危险增高；滑石粉的应用可能是发病高危因素，但腮腺炎病毒对卵巢恶性肿瘤发病无明显影响；初孕年龄过大并非发病高危因素，而某些饮食（如鱼类）可能与发病有关。但该研究者亦指出，考虑到在回顾性调查中，获得每个研究对象在过去相当长时间内准确的饮食情况较困难，故所作结论的真实性与实际意义仍有待进一步探讨。然而，毕竟已为卵巢恶性肿瘤的流行病学调查奠定了模式。中华医学会妇产科学会妇科肿瘤学组，将成立卵巢恶性肿瘤的流行病学调查协作组，行将积极投入全国性的调研工作，深信在不久的将来定能仿效子宫颈癌的三级预防的经验，建立卵巢恶性肿瘤的三级预防具体措施，发现与阻断高危因素，在预防卵巢恶性肿瘤中发挥巨大的效应。

　　临床实践中，对于附件肿块的高度重视仍然是最重要、最基本和最简便的早期发现和预防卵巢恶性肿瘤的措施，有经验医生经认真盆腔检查以及 B 超等影像检查，对所发现的附件肿块（特别是直径 > 5cm 以上的囊性肿块、实性肿块、青春期前与绝经期后能扪及的卵巢等）进行随访，甚至腹腔镜检及剖腹探查，常可捕捉到早期病例，得到良好的治疗效果。所以，对妇女的普查不仅对宫颈癌，对卵巢癌也是必要的。

　　在结束此文之际，我们不禁忆及已故吴葆祯教授对卵巢癌研究的卓著贡献，本篇所述，颇多引申其意，特此附志，亦寓纪念耳。

［原载《中华妇产科杂志》1992，27（6）：323-328］